GUIA AMBULATORIAL DE NUTRIÇÃO MATERNO-INFANTIL

GUIA AMBULATORIAL DE NUTRIÇÃO MATERNO-INFANTIL

ORGANIZADORAS

JANINE MACIEL BARBOSA
Nutricionista e Coordenadora de Nutrição Materno-Infantil do Instituto de Medicina Integral Professor Fernando Figueira – IMIP. Especialista em Nutrição Clínica pela Associação Brasileira de Nutrição – ASBRAN. Pós-graduada pelo Curso de Especialização em Nutrição Clínica do IMIP. Mestre e Doutoranda em Nutrição pela Universidade Federal de Pernambuco – UFPE.

CONCIANA MARIA ANDRADE FREIRE NEVES
Nutricionista do Instituto de Medicina Integral Professor Fernando Figueira – IMIP. Especialista em Nutrição Clínica pela Associação Brasileira de Nutrição – ASBRAN. Pós-graduada em Nutrição Clínica pelo Programa de Residência do IMIP. Mestranda em Nutrição pela Universidade Federal de Pernambuco – UFPE.

LUCIANA LIMA DE ARAÚJO
Nutricionista do Instituto de Medicina Integral Professor Fernando Figueira – IMIP. Pós-graduada em Nutrição Clínica pelo Programa de Residência do IMIP. Mestre em Nutrição pela Universidade Federal de Pernambuco – UFPE.

EDIJANE MARIA DE CASTRO SILVA
Nutricionista e Vice-Coordenadora do Departamento de Nutrição do Instituto de Medicina Integral Professor Fernando Figueira – IMIP. Pós-graduada pelo Curso de Especialização em Nutrição Clínica do IMIP e em Gestão da Qualidade e Vigilância Sanitária em Alimentos pela Universidade Federal Rural do Semi-árido – UFERSA.

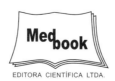

EDITORA CIENTÍFICA LTDA.

Guia ambulatorial de nutrição materno-infantil
Direitos exclusivos para a língua portuguesa
Copyright © 2013 by
MEDBOOK – Editora Científica Ltda.

NOTA DA EDITORA. As organizadoras desta obra verificaram cuidadosamente os nomes genéricos e comerciais dos medicamentos mencionados; também conferiram os dados referentes à posologia, objetivando informações acuradas e em acordo com os padrões atualmente aceitos. Entretanto, em função do dinamismo da área da saúde, os leitores devem prestar atenção às informações fornecidas pelos fabricantes, a fim de se certificarem de que as doses preconizadas ou as contraindicações não sofreram modificações, principalmente em relação a substâncias novas ou prescritas com pouca frequência. As organizadoras e a Editora não podem ser responsabilizadas pelo uso impróprio nem pela aplicação incorreta de produto apresentado nesta obra.

Apesar de terem envidado o máximo esforço para localizar os detentores dos direitos autorais de qualquer material utilizado, as organizadoras e a editora desta obra estão dispostas a acertos posteriores caso, inadvertidamente, a identificação de algum deles tenha sido omitida.

Editoração Eletrônica: EDEL

CIP-BRASIL. CATALOGAÇÃO NA PUBLICAÇÃO
SINDICATO NACIONAL DOS EDITORES DE LIVROS, RJ

G971

    Guia ambulatorial de nutrição materno-infantil/organização Janine Maciel Barbosa... [et al.] – 1. ed. - Rio de Janeiro: MedBook, 2013.
    488 p.: il.; 25 cm.

    ISBN 978-85-99977-92-7

    1. Gravidez – Aspectos nutricionais. 2. Gravidez – Complicações e sequelas – Aspectos nutricionais. 3. Lactação – Aspectos nutricionais. 4. Crianças – Nutrição. 5. Crianças – Doenças – Aspectos nutricionais. I. Barbosa, Janine Maciel.

13-00569

CDD: 615.854
CDU: 615.874

29/04/2013   29/04/2013

Reservados todos os direitos. É proibida a duplicação ou reprodução deste volume, no todo ou em parte, sob quaisquer formas ou por quaisquer meios (eletrônico, mecânico, gravação, fotocópia, distribuição na Web, ou outros), sem permissão expressa da Editora.

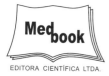

Rua Professora Ester de Melo, 178 – Benfica
20930-010 – Rio de Janeiro – RJ
Telefones: (21) 2502-4438 e 2569-2524
contato@medbookeditora.com.br – medbook@superig.com.br
www.medbookeditora.com.br

Agradecimentos

A inspiração para este livro veio durante os muitos anos em que nos dedicamos à assistência ao grupo materno-infantil no ambulatório de Nutrição do IMIP, e sua realização foi possível graças ao esforço coletivo daqueles que fazem parte do Departamento de Nutrição desta instituição.

Agradecemos a esta instituição na figura de seu superintendente geral Dr. Gilliartt Falbo, que, com competência, seriedade e dedicação, conduz a instituição em caminhos cada vez mais desafiadores.

Em especial aos colaboradores, que dedicaram precioso tempo na elaboração deste livro e com empenho alicerçaram seus escritos com suas valiosas experiências profissionais, sabemos que por vezes fizeram dos capítulos o seu descanso.

Somos gratos ao Departamento de Nutrição do IMIP pela confiança e pelo contínuo incentivo ao crescimento profissional, na certeza de que os conhecimentos adquiridos ao longo desse percurso se revertem em bons frutos na assistência aos pacientes.

Aos nossos familiares, por estarem sempre presentes e entenderem os momentos de ausência, e mesmo diante das dificuldades apoiarem nossos sonhos e projetos. E, sobretudo, agradecemos a Deus, Aquele que é o princípio, o meio e o fim, e que nos permitiu percorrer o caminho que nos trouxe até aqui.

Dedicatória

Dedicamos esta obra as mães e crianças que, com sabedoria, sabem sorrir diante das adversidades e aos profissionais que se dedicam a promover a saúde da mulher e da criança.

Dedicamos de modo especial a duas figuras inspiradoras: ao Professor Fernando Figueira (*in memoriam*), excepcional educador e exemplo de amor ao trabalho, e ao querido Professor Malaquias Batista Filho, pelo constante incentivo ao crescimento da área de nutrição e pela vivacidade com que conduz seus escritos e sua vida.

Colaboradoras

Adriana Carla Santos de Menezes Ramos
Nutricionista do Instituto de Medicina Integral Prof. Fernando Figueira – IMIP. Tutora de Ensino a Distância do Programa Etec-Brasil do Núcleo de Educação a Distância – NEAD. Docente do Curso de Graduação em Hotelaria com ênfase em Gastronomia na Faculdade Boa Viagem – FBV. Mestre em Ciência e Tecnologia de Alimentos pela Universidade Federal Rural de Pernambuco – UFRPE.

Alcinda de Queiroz Medeiros
Nutricionista do Instituto de Medicina Integral Prof. Fernando Figueira – IMIP. Especialista em Nutrição Parenteral e Enteral pela Sociedade Brasileira de Nutrição Parenteral e Enteral – SBNPE. Pós-graduada em Nutrição Clínica pelo Programa de Residência do Hospital das Clínicas da Universidade Federal de Pernambuco – HC/UFPE.

Aline Figueirôa Chaves de Araújo
Nutricionista do Instituto de Medicina Integral Prof. Fernando Figueira – IMIP. Especialista em Nutrição Clínica pela Associação Brasileira de Nutrição – ASBRAN. Pós-graduada em Nutrição Clínica pelo Programa de Residência do IMIP e em Nutrição Clínica Funcional pelo Centro Valéria Paschoal de Educação da Universidade Ibirapuera – CVPE/UNIBI-SP.

Anne Ellen Alves e Oliveira
Nutricionista do Instituto de Medicina Integral Prof. Fernando Figueira – IMIP. Pós-graduada pelo Curso de Especialização em Nutrição Clínica do IMIP. Pós-graduada em Nutrição Clínica pelo Programa de Residência do IMIP.

Camila Yandara Sousa Vieira de Melo
Nutricionista do Instituto de Medicina Integral Prof. Fernando Figueira – IMIP. Pós-graduada pelo Programa de Residência em Nutrição Clínica do Hospital Universitário Oswaldo Cruz – HUOC. Mestranda em Biologia Celular e Molecular Aplicada pela Universidade de Pernambuco – UPE.

Camilla Araújo de Brito
Nutricionista do Instituto de Medicina Integral Prof. Fernando Figueira – IMIP; e do Instituto do Fígado de Pernambuco – IFP. Pós-graduada pelo Programa de Residência em Nutrição Clínica do Hospital Universitário Oswaldo Cruz – HUOC. Mestre em Biologia Celular e Molecular Aplicada pela Universidade de Pernambuco – UPE.

Carolina Beatriz da Silva Souza
Nutricionista do Instituto de Medicina Integral Prof. Fernando Figueira – IMIP. Mestre em Nutrição pela Universidade Federal de Pernambuco – UFPE.

Chika Wakiyama Carvalho
Nutricionista do Instituto de Medicina Integral Prof. Fernando Figueira – IMIP. Coordenadora do Programa de Residência em Nutrição Clínica do IMIP. Coordenadora de Ensino e Pesquisa do Departamento de Nutrição do IMIP. Especialista em Nutrição Clínica pela Associação Brasileira de Nutrição – ASBRAN. Mestre em Nutrição pela Universidade Federal de Pernambuco – UFPE.

Conciana Maria Andrade Freire Neves
Nutricionista do Instituto de Medicina Integral Professor Fernando Figueira – IMIP. Especialista em Nutrição Clínica pela Associação Brasileira de Nutrição – ASBRAN. Pós-graduada em Nutrição Clínica pelo Programa de Residência do IMIP. Mestranda em Nutrição pela Universidade Federal de Pernambuco – UFPE.

Daniela Souza Soares
Nutricionista do Instituto de Medicina Integral Professor Fernando Figueira – IMIP. Mestre em Nutrição pela Universidade Federal de Pernambuco – UFPE.

Desirré Duda de Oliveira Sales
Nutricionista do Banco de Leite Humano e Centro de Incentivo ao Aleitamento Materno do Instituto de Medicina Integral Prof. Fernando Figueira – CIAMA/IMIP. Pós-graduanda pelo Curso de Especialização em Nutrição Clínica do IMIP.

Edijane Maria de Castro Silva
Nutricionista e Vice-Coordenadora do Departamento de Nutrição do Instituto de Medicina Integral Professor Fernando Figueira – IMIP. Pós-graduada pelo Curso de Especialização em Nutrição Clínica do IMIP e em Gestão da Qualidade e Vigilância Sanitária em Alimentos pela Universidade Federal Rural do Semi-Árido – UFERSA.

Gerlane Henrique de Lima
Nutricionista do Instituto de Medicina Integral Professor Fernando Figueira – IMIP. Pós-graduada em Nutrição Clínica pelo Programa de Residência do Hospital das Clínicas Universidade Federal de Pernambuco – HC/UFPE.

Gisele Almeida de Noronha
Coordenadora do Curso de Nutrição da Faculdade dos Guararapes. Pós-graduada pelo Programa de Residência em Saúde Coletiva da Universidade Federal do Rio de Janeiro – UFRJ. Mestre em Nutrição pela Universidade Federal de Pernambuco – UFPE. Doutoranda em Epidemiologia e Políticas de Saúde pelo Instituto de Estudo em Saúde Coletiva da Universidade Federal do Rio de Janeiro – IESC/UFRJ.

Ililian Kleisse Ferreira da Silva
Nutricionista do Instituto de Medicina Integral Professor Fernando Figueira – IMIP. Pós-graduada em Nutrição Clínica pelo Programa de Residência do IMIP.

Janine Maciel Barbosa
Nutricionista e Coordenadora de Nutrição Materno-Infantil do Instituto de Medicina Integral Professor Fernando Figueira – IMIP. Especialista em Nutrição Clínica pela Associação Brasileira de Nutrição – ASBRAN. Pós-graduada pelo Curso de Especialização em Nutrição Clínica do IMIP. Mestre e Doutoranda em Nutrição pela Universidade Federal de Pernambuco – UFPE.

Kellyane Correia da Cruz
Nutricionista do Instituto de Medicina Integral Professor Fernando Figueira - IMIP. Vice-Coordenadora do Programa de Residência em Nutrição Clínica do IMIP. Pós-graduada em Nutrição Clínica pelo Programa de Residência do IMIP. Mestre em Nutrição pela Universidade Federal de Pernambuco – UFPE.

Larissa de Andrade Viana
Nutricionista do Instituto de Medicina Integral Professor Fernando Figueira – IMIP. Coordenadora e Docente do Curso de Graduação em Nutrição da Faculdade São Miguel. Conselheira Suplente do Conselho Regional de Nutricionistas – 6ª Região. Especialista em Nutrição Clínica pela Associação Brasileira de Nutrição – ASBRAN. Pós-graduada em Nutrição Clínica pelo Programa de Residência do Hospital das Clínicas da Universidade Federal de Pernambuco – HC/UFPE. Mestre em Nutrição pela Universidade Federal de Pernambuco – UFPE.

Lidiane Conceição Lopes
Nutricionista e Coordenadora da Unidade de Alimentação e Nutrição do Instituto de Medicina Integral Professor Fernando Figueira – IMIP. Pós-graduada em Nutrição Clínica pelo IMIP.

Lívia Cabanez Ferreira
Nutricionista do Instituto de Medicina Integral Professor Fernando Figueira – IMIP. Mestre em Ciência e Tecnologia de Alimentos pela Universidade Federal Rural de Pernambuco – UFRPE.

Luciana Lima de Araújo
Nutricionista do Instituto de Medicina Integral Professor Fernando Figueira – IMIP. Pós-graduada em Nutrição Clínica pelo Programa de Residência do IMIP. Mestre em Nutrição pela Universidade Federal de Pernambuco – UFPE.

Maria Josemere de Oliveira Borba Vasconcelos
Nutricionista e Coordenadora do Departamento de Nutrição do Instituto de Medicina Integral Professor Fernando Figueira – IMIP. Especialista em Nutrição Clínica pela Associação Brasileira de Nutrição – ASBRAN. Pós-graduada em Saúde Pública pela Universidade de Ribeirão Preto – UNAERP. Mestre em Nutrição pela Universidade Federal de Pernambuco – UFPE. Doutoranda em Saúde Materno-Infantil pelo IMIP.

Nathália Paula de Souza
Professora Substituta do Departamento de Nutrição da Universidade Federal de Pernambuco – UFPE. Docente da Faculdade do Vale do Ipojuca – FAVIP. Mestre em Nutrição pela UFPE.

Patrícia Calado Ferreira Pinheiro Gadelha
Nutricionista do Instituto de Medicina Integral Professor Fernando Figueira – IMIP. Tutora do curso de Nutrição da Faculdade Pernambucana de Saúde – FPS. Pós-graduada em Nutrição pela Universidade Gama Filho – UGF. Pós-graduada em Nutrição Clínica pelo Programa de Residência do Hospital das Clínicas da Universidade Federal de Pernambuco – HC/UFPE. Mestre em Nutrição pela UFPE.

Paula Catirina Pereira da Silva Germano
Nutricionista do Instituto de Medicina Integral Professor Fernando Figueira – IMIP. Mestre e Doutoranda em Nutrição pela UFPE.

Rebecca Peixoto Paes Silva
Professora Substituta do Departamento de Nutrição da Universidade Federal de Pernambuco – UFPE. Pós-graduada em Nutrição Clínica pelo Programa de Residência do Hospital das Clínicas da Universidade Federal de Pernambuco – HC/UFPE. Mestre e Doutoranda em Nutrição pela UFPE.

Rita de Cássia Rodrigues Silva
Nutricionista do Instituto de Medicina Integral Professor Fernando Figueira – IMIP. Pós-graduada em Atividade Física e suas Bases Nutricionais pela Universidade Veiga de Almeida – UVA.

Prefácio

A princípio apenas um guia, um roteiro de princípios e condutas para orientar ações multiprofissionais no atendimento ambulatorial de nutrição aplicado ao grupo materno-infantil. Mas, paciente e ordenadamente, os temas foram sendo tratados sob a direção de um fio condutor, articulados uns aos outros formando uma rede, com toda a certeza graças à coordenação competente e perseverante do quarteto de organizadoras (Janine Maciel, Conciana Maria Andrade, Luciana Lima e Edijane Castro), de tal modo que, em sua composição final, o guia foi se *metamorfoseando* em livro didático, sem perder sua essência de guia. E aqui está a publicação: amadurecida, articulada interna e externamente com as demandas próprias de um ambulatório especializado e com as antenas mais genéricas da nutrição humana. Assim, além da praticidade de um manual, informando o como fazer, apoia-se no bom suporte da teoria, com os fundamentos seguros do por que fazer, a lógica da razão operativa. É esta a visão sintética que me chama a atenção sobre o conjunto desta publicação.

O *time* básico do guia é do próprio IMIP (de Adriana Carla Santos a Rita de Cássia Rodrigues por ordem alfabética), compondo um índice de 23 autoras que representam o contingente de pessoal engajado, como nutricionistas, na força trabalho especializado da instituição. Isto significa um quadro efetivo do complexo de serviços que ocupa todos os estratos da demanda potencial do IMIP, desde as ações básicas até as requisições mais específicas do atendimento terciário. É um arco de responsabilidades e ações que, evidentemente, valida e expande a experiência institucional e profissional no campo de nutrição. Ademais, a colaboração externa de três autoras (Gisele Almeida de Noronha, Nathália Paula de Souza e Rebeca Peixoto) completa e aprofunda o espectro temático que compõe a publicação.

Trata-se, assim, de um trabalho de marcante importância, contribuindo para que as atividades de nutrição possam se desenvolver com a fluidez que, infelizmente, até agora ainda não se faz no Brasil. É isso que confere ao guia um papel de peculiar relevância como material didático de primeira ordem. Fazendo um exercício de profecia (enfim, o meu nome bíblico encoraja essa ousadia!), cultivo a esperança de que esta obra será um sucesso editorial. Para tanto, o zelo por uma edição bem cuidada, paralelamente a pequenas correções no texto, possibilitou uma aceitação bem maior que a imaginada pelas próprias autoras. Ou seja, o guia pode ocupar um espaço ainda aberto em um país em que as atividades de alimentação e nutrição assumiram importância notável e até histórica nos 10 anos mais recentes.

Não é um chute no vazio, afinal o Brasil construiu uma política de alimentação e nutrição que serve de referência para qualquer das grandes ou pequenas nações do mundo atual. A Estratégia Saúde da Família (ESF) acolhe 107 milhões de beneficiários, o que é um contingente humano acima da clientela institucional de qualquer outro país. O Sistema Único de Saúde, operando com suas próprias estruturas ou complementarmente, mediante serviços contratados na rede privada, permite, teoricamente, alcançar uma cobertura universal, buscando, ademais, equidade e integralidade. É neste amplo estuário de atendimento, tendo como porta de entrada a atenção básica, da qual mais de dois terços da demanda é formada pelo grupo materno-infantil, que se estabelece o grande espaço do Sistema Único de Saúde.

E é nessa ampla enseada que devem aportar as normas do manual. Creio ser dispensável abordar um por um os 33 capítulos que formam o guia normativo de atividades de nutrição nos ambulatórios de atenção materno-infantil. Assim, em uma perspectiva mais generalista, a publicação comporta cinco partes, a partir do capítulo que trata da anamnese nutricional, representando a Parte I, que se refere à abordagem nutricional na prática ambulatorial, incluindo o relato de antecedentes dos casos, estratégias de intervenção, análise do consumo alimentar e interpretação de exames laboratoriais.

Compondo três capítulos, referentes a gestantes e nutrizes e outro tratando de crianças e adolescentes, a Parte II enfoca a avaliação e as recomendações nutricionais. É uma abordagem de reconhecida importância, seja pela vulnerabilidade biológica desses segmentos populacionais, seja por uma constatação perturbadora: com exceção de uns poucos países desenvolvidos, não se focaliza com o devido interesse, na rotina do atendimento institucional, os aspectos básicos envolvidos nesses grupos. É uma dívida profissional e institucional que deve ser resgatada.

A Parte III discorre sobre orientações nutricionais na gestação e lactação, compreendendo quatro capítulos. Por conseguinte, ocupa-se de um processo fisiologicamente diferenciado, mas de certo modo contíguo e contínuo em sua cadeira natural, um processo sucedendo ao outro e ambos interessando a um desfecho comum: a saúde da mãe e do concepto.

Como decorrência do ciclo vital em sua ordenação biológica, a Parte IV aborda as implicações nutricionais referentes a crianças e adolescentes, ou seja, o período de transição para a vida adulta. Falar de transição, por princípio,

é considerar questões de instabilidade, de processos indefinidos, de condutas controversas. Como exemplos ilustrativos: os pontos de corte dos níveis de hemoglobina para separar normalidade e anemia mudam com a idade, diminuindo nos primeiros meses de vida e se elevando nos primeiros anos, distinguindo-se depois, na puberdade, com valores diferentes para homens e mulheres. Procedimentos semelhantes ocorrem nas classificações antropométricas, principalmente nos índices que relacionavam peso e altura. É diante desse campo desafiador que se desenvolve o capítulo de Janine Maciel e Conciana Maria Andrade, identificando consensos normativos em um cenário de incertezas e divergências.

Essa Parte IV é a mais extensa de todas, compondo um bloco de 19 capítulos. Adequa-se à própria diversidade dos problemas considerados, como o aleitamento materno, sempre presente na pauta de demandas clínicas, epidemiológicas, econômicas e até ecológicas. A questão da alimentação complementar da criança, em que se trava um conflito com os interesses desmedidos das grandes empresas industriais e comerciais, alcançar, por extensão, o grande tema da alimentação saudável. Entra em jogo, também, a polaridade obesidade/desnutrição e, formando uma tríade, a abordagem da anemia, a mais difundida das doenças carências dos tempos atuais. De fato, a anemia ultrapassa fronteiras continentais, marítimas, geopolíticas e socioeconômicas, sendo ironicamente apresentada como uma deficiência nutricional "democrática". Como a economia mundial, é uma carência globalizada. E, de certo modo, tolerada e até aceita. Já é o momento mais do que oportuno e adequado para tratar o problema em escala global. E isto inclui, evidentemente, a contribuição do setor e dos profissionais de saúde.

Segue-se, compondo essa parte, uma pertinente abordagem de questões clínicas específicas na área de gastroenterologia, como a constipação, as diarreias, o refluxo gastroesofágico, a doença inflamatória intestinal e a doença celíaca. Abre-se um capítulo para um tópico senão emergente, pelo menos de crescente importância na modernidade: as alergias e intolerâncias alimentares, complicadas pela multiplicidade das formulações industriais, pelos aditivos, pelos agrotóxicos e, quem sabe, pelas alterações genéticas de plantas e animais usados na alimentação humana. Seja como for, os processos alérgicos estão em franca progressão, particularizando-se os casos que têm origem alimentar. A publicação trata ainda de doenças específicas, síndromes, desvios do metabolismo ou demandas peculiares das tecnologias de saúde nas quais o manejo dietoterápico torna-se necessário, como na hipertensão arterial, doença renal crônica, dislipidemias, diabetes *mellitus*, fibrose cística, hiperuricemia, neuropatias, encerrando-se com a nutrição enteral.

A Parte V aborda a qualidade dos alimentos, um aspecto que tende a ser profissional e politicamente valorizado como um direito dos consumidores, um atributo da segurança alimentar e, nessa perspectiva, uma obrigação do estado e da sociedade. É nesse arco de atribuições que se insere a rotulagem dos alimentos, os nutrientes e, por fim, receitas para situações especiais.

Parabéns às autoras. E parabéns ao público, beneficiário das boas lições aqui apresentadas. Bom proveito para todos!

Malaquias Batista Filho

Sumário

PARTE I – ABORDAGEM NA PRÁTICA AMBULATORIAL, 1

1. **Anamnese Nutricional**, 3
   Luciana Lima de Araújo
   Nathália Paula de Souza

2. **Estratégias para aconselhamento nutricional**, 9
   Nathália Paula de Souza
   Luciana Lima de Araújo

3. **Avaliação do consumo alimentar**, 21
   Patrícia Calado Ferreira Pinheiro Gadelha

4. **Interpretação de exames laboratoriais**, 29
   Camilla Araújo de Brito

PARTE II – AVALIAÇÃO E RECOMENDAÇÕES NUTRICIONAIS, 43

5. **Gestantes**, 45
   Larissa de Andrade Viana
   Luciana Lima de Araújo
   Maria Josemere de Oliveira Borba Vasconcelos

6. **Nutrizes**, 61
   Chika Wakiyama Carvalho
   Kellyane Correia da Cruz
   Rita de Cássia Rodrigues da Silva
   Paula Catirina Pereira da Silva

7. **Criança e adolescente**, 67
   Janine Maciel Barbosa
   Conciana Maria Andrade Freire Neves

PARTE III – ORIENTAÇÕES NUTRICIONAIS NA GESTAÇÃO, 83

8. **Alimentação saudável e orientações em sinais e sintomas comuns na gestação**, 85
   Gisele Almeida de Noronha
   Luciana Lima de Araújo
   Maria Josemere de Oliveira Borba Vasconcelos

9. **Doenças hipertensivas da gestação**, 95
   Larissa de Andrade Viana
   Gisele Almeida de Noronha

10. **Diabetes melito na gestação**, 103
    Gisele Almeida de Noronha
    Larissa de Andrade Viana

11. **Aleitamento materno**, 109
    Chika Wakiyama Carvalho
    Desirré Duda de Oliveira Sales
    Maria Josemere de Oliveira Borba Vasconcelos

PARTE IV – ORIENTAÇÕES NUTRICIONAIS PARA CRIANÇAS E ADOLESCENTES, 119

12. **Alimentação complementar**, 121
    Nathália Paula de Souza
    Ililian Kleisse Ferreira da Silva
    Rebecca Peixoto Paes Silva
    Janine Maciel Barbosa

13. **Alimentação saudável**, 129
    Gisele Almeida de Noronha
    Daniela Souza Soares

14. **Obesidade**, 137
    Janine Maciel Barbosa
    Conciana Maria Andrade Freire Neves

15. **Desnutrição, 147**
    Janine Maciel Barbosa
    Ililian Kleisse Ferreira da Silva

16. **Anemia ferropriva, 157**
    Gisele Almeida de Noronha

17. **Constipação intestinal, 163**
    Alcinda de Queiroz Medeiros
    Camila Yandara Sousa Vieira de Melo

18. **Diarreia aguda e persistente, 171**
    Anne Ellen Alves e Oliveira
    Maria Josemere de Oliveira Borba Vasconcelos

19. **Refluxo gastroesofágico, 177**
    Conciana Maria Andrade Freire Neves
    Alcinda de Queiroz Medeiros
    Gerlane Henrique de Lima

20. **Doença inflamatória intestinal, 183**
    Conciana Maria Andrade Freire Neves
    Janine Maciel Barbosa

21. **Intolerâncias e alergias alimentares, 191**
    Ililian Kleisse Ferreira da Silva
    Conciana Maria Andrade Freire Neves
    Janine Maciel Barbosa

22. **Doença celíaca, 201**
    Conciana Maria Andrade Freire Neves
    Janine Maciel Barbosa

23. **Hipertensão arterial, 207**
    Conciana Maria Andrade Freire Neves
    Janine Maciel Barbosa

24. **Doença renal crônica, 213**
    Carolina Beatriz da Silva Souza
    Aline Figueirôa Chaves de Araújo

25. **Dislipidemia, 227**
    Janine Maciel Barbosa
    Gisele Almeida de Noronha

26. **Hiperuricemia, 241**
    Gisele Almeida de Noronha

27. **Diabetes melito, 245**
    Luciana Lima de Araújo
    Nathália Paula de Souza
    Gisele Almeida de Noronha
    Conciana Maria Andrade Freire Neves

28. **Fibrose cística, 261**
    Conciana Maria Andrade Freire Neves

29. **Paralisia cerebral, 269**
    Ililian Kleisse Ferreira da Silva
    Luciana Lima de Araújo
    Daniela Souza Soares

30. **Nutrição enteral, 313**
    Luciana Lima de Araújo
    Daniela Souza Soares
    Ililian Kleisse Ferreira da Silva

PARTE V – QUALIDADE DOS ALIMENTOS, 343

31. **Rotulagem nutricional, 345**
    Nathália Paula de Souza
    Adriana Carla Santos de Menezes Ramos

32. **Nutrientes: alimentos fontes e funções, 361**
    Lidiane Conceição Lopes
    Lívia Cabanez Ferreira
    Edijane Maria de Castro Silva

33. **Receitas para alimentação saudável e dietas especiais, 381**
    Lidiane Conceição Lopes
    Adriana Carla Santos de Menezes Ramos

Anexos, 395

Índice Remissivo, 457

GUIA AMBULATORIAL DE NUTRIÇÃO MATERNO-INFANTIL

PARTE I

Abordagem na Prática Ambulatorial

CAPÍTULO 1

Anamnese Nutricional

Luciana Lima de Araújo
Nathália Paula de Souza

Etimologicamente, a palavra anamnese vem do grego *anámnesis*, e significa recordar, relembrar todos os fatos significativos relacionados com um assunto específico;[1] consiste na prática em um roteiro de diferentes tipos de pergunta que permite a condução de uma entrevista, pela qual o profissional de saúde pode identificar problemas, iniciar um processo de diagnóstico de determinada situação e, posteriormente, de planejamento e programação da assistência.[2,3]

O objetivo do atendimento nutricional é a promoção da saúde do indivíduo mediante recuperação ou manutenção do estado nutricional e monitoramento metabólico. O diagnóstico nutricional constitui ferramenta importante para uma adequada prescrição dietética e deve ser realizado com base em informações obtidas pela anamnese nutricional, tais como dados dietéticos, antropométricos e bioquímicos.

Dessa forma, a anamnese disponibiliza dados subjetivos e deve ser complementada por dados objetivos fornecidos pelos demais indicadores do estado nutricional do indivíduo.[2] Para uma anamnese bem-sucedida, é necessário um bom planejamento, devendo-se considerar os seguintes aspectos: modo de registro, ambiente, objetivos, teor e tempo da entrevista, postura do entrevistador, condução do relato, linguagem, idade do entrevistado que serão abordados de modo mais abrangente no Capítulo 2 – Estratégias para aconselhamento nutricional.

A anamnese pode ocorrer de forma ativa, quando resultante da sequência de perguntas realizadas pelo entrevistador, ou passiva quando resulta de informações espontâneas relatadas pelo paciente.[3] É importante que o entrevistador realize uma anamnese ordenada e que saiba dirigir as perguntas em uma linguagem acessível ao paciente para facilitar suas respostas, não se satisfazendo com poucas informações (detalhando-as o máximo possível), devendo ocorrer registro contínuo dos dados em formulário estruturado conforme modelos descritos nos Anexos I a III. Esses formulários devem conter as informações úteis para a etapa inicial da entrevista, bem como para as etapas subsequentes de avaliação nutricional, bioquímica, cálculo das necessidades nutricionais e planejamento dietético.

O paciente e seu responsável devem ser tratados pelo próprio nome, e o entrevistador deve demonstrar interesse, respeito, paciência, cordialidade, simpatia e imparcialidade, balanceando os dados mediante anamnese ativa e anamnese passiva.[3] Os dados podem ser obtidos por meio da entrevista do paciente e/ou do acompanhante, da observação, do exame físico e de uma revisão do prontuário.[4]

A anamnese alimentar, por sua vez, insere-se na investigação inicial do estado nutricional e pode ser considerada o primeiro passo para se avaliar a ingestão alimentar de um indivíduo.[5] Considerando-se que o hábito alimentar é um fenômeno complexo influenciado por aspectos psicológicos, fisiológicos e socioculturais,[6] a anamnese alimentar possibilita ao nutricionista condições de melhor direcionar o planejamento e orientações dietéticas para seu paciente.[7]

Objetivos da anamnese nutricional:[2,7,8]

- Conhecer o paciente;
- Conhecer o seu estado nutricional;
- Conhecer o seu estado patológico;
- Definir estratégias de intervenção;
- Padronizar investigações e procedimentos.

DADOS RELEVANTES PARA ATENDIMENTO NUTRICIONAL

A classificação da criança por faixa etária,[9] como descrita no Quadro 1.1, irá direcionar o roteiro de perguntas. É importante que a anamnese nutricional seja composta, no mínimo, pelos seguintes dados:[2,3]

Fatores socioeconômicos e culturais: este item ajuda o nutricionista a conhecer o paciente como indivíduo, facilitando a identificação de fatores que possam ter contribuído para a origem do problema clínico e/ou nutricional.[2] Para isso, é importante a coleta de dados relativos ao grau de escolaridade do indivíduo e/ou dos pais, à ocupação, renda *per capita* ou familiar, número de pessoas que moram na residência, condições de saneamento (coleta de lixo, água encanada e esgotamento sanitário), presença de animais no domicílio, condições

Quadro 1.1 Classificação de crianças e adolescentes por faixa etária.

Fase	Faixa etária
Recém-nascido	0 a 28 dias de vida
Lactente	29 dias a 2 anos
Pré-escolar	2 a 6 anos
Escolar	6 a 10 anos
Adolescente	10 a 20 anos incompletos
Pré-puberal	10 a 12-14 anos
Puberal	12-14 anos a 14-16 anos
Pós-puberal	14-16 anos a 18-20 anos

Fonte: MS, 2002.

de habitação.[8,10] Estes fatores irão interferir na disponibilidade de alimentos e no risco de ocorrência de agravos à saúde.

História clínica: deve-se registrar o histórico de doenças pregressas, e para isso o paciente deve relatar se é portador de outras doenças associadas, se apresenta alergias e se apresentou doenças quando menor ou em gestações anteriores. Além disso, deve-se verificar e registrar a história da doença atual, de modo que o indivíduo saudável relate sobre seu estado de saúde geral e o paciente enfermo relate os sintomas, queixas, eventos e motivos que o levaram a procurar a assistência nutricional.[2,3,8]

Alterações na capacidade funcional: identificação de possíveis alterações nas atividades habituais (atividades escolares e recreativas), tais como redução na intensidade ou na frequência de atividades que persistam por mais de duas semanas.[5]

História nutricional: nesse momento é importante verificar o comportamento ponderal, coletar dados sobre peso atual e habitual referido pelo paciente ou pelos responsáveis, bem como perda ou ganho recente de peso. Na criança qualquer perda de peso, não intencional, maior que 5% em 1 mês deve ser considerada grave.[11] Além disso, em lactentes, é importante registrar o peso ao nascer e, em gestantes, o peso pré-gestacional e o ganho de peso durante a gestação.[2,10] Investiga-se também como ocorreu a perda ou ganho: se de modo contínuo ou com recuperações, associado(a) a sintomas gastrintestinais ou ao uso de medicamentos, bem como a situação mais recente do processo (as duas últimas semanas anteriores ao atendimento).

As medidas antropométricas (peso atual e estatura reais ou estimados, dobras cutâneas, circunferências e outras) deverão ser aferidas por meio de instrumentos para obtenção dos dados, e em geral são coletadas após a anamnese. Para mais informações, ver, na Parte II – Avaliação e recomendações nutricionais, o Capítulo 5 – Gestantes – e o Capítulo 6 – Criança e adolescente.

Presença de alterações gastrintestinais: investigar dificuldades de sucção (em lactentes), regurgitação, dificuldades de deglutição, mastigação, ocorrência de náuseas, vômitos, distensão abdominal, hábito intestinal (frequência, aspecto e consistência das evacuações), alterações no apetite (*anorexia* – ausência de apetite; *hiporexia* – redução do apetite; *hiperexia* – aumento do apetite), disfagia (dificuldade de deglutir), odinofagia (dor ao deglutir), pirose (azia), dispepsia (má digestão).[3,8,13] Esses sintomas podem ser considerados importantes quando presentes por mais de duas semanas.[5]

História alimentar ou dietética: contempla informações sobre consumo de alimentos e/ou de nutrientes. Entre lactentes e crianças deve-se verificar a história da amamentação, o tempo de amamentação exclusiva ou mista, ocorrência da oferta de outros alimentos como água, chá e outros tipos de leite, além do período de introdução e características da alimentação complementar. Para mais detalhes, ver Capítulo 11 – Aleitamento materno. É importante ainda a identificação de história de aversões, intolerâncias e alergias alimentares.[8] No adolescente é importante verificar a frequência das refeições, consumo de *fast-foods*, a ocorrência de transtornos alimentares, o consumo de álcool, anabolizantes e suplementos, o tabagismo e o uso de drogas ilícitas.[8,14] Na gestante, deve-se observar se há ocorrência de história de picamalácia e presença de alterações gastrintestinais que irão influir diretamente na ingestão de alimentos.[12] A história alimentar pode ser identificada através da aplicação de inquéritos alimentares, como o recordatório de 24 horas (R24h), registro ou diário alimentar e o questionário de frequência alimentar (QFA), entre outros,[13] tal como descrito no Capítulo 3 – Avaliação do consumo alimentar. A coleta da história alimentar é um método rápido e simples, que poderá gerar informações sobre o número, os horários, e o local em que são feitas as refeições, dificuldades e acomodações no que se refere ao preparo e ao consumo de alimentos, além de aspectos referentes ao apetite, às preferências alimentares e ao uso de suplementos nutricionais. Pode ainda abranger o uso de R24h com mais detalhes sobre padrões de consumo dos alimentos e variações sazonais, além de informações adicionais de rotina diária (prática de exercícios físicos, trabalho, estudo e outras atividades sociais).[13]

Alterações do padrão alimentar: investigam-se a duração da mudança e o tipo de mudança alimentar (se na quantidade ou na qualidade dos alimentos, ou em ambas).[13]

Principais parâmetros aferidos durante a anamnese nutricional de acordo com a faixa etária ou com a condição fisiológica (gestação):

Gestação[8,14]

- Realização ou não do pré-natal: número de consultas, presença de intercorrências.
- Avaliação antropométrica (peso pré-gestacional, peso atual e altura);
- Ganho ou perda de peso durante a gestação;
- Presença de edema;
- Doenças associadas (hipertensão, diabetes, hemorragias, anemia e infecções) previamente diagnosticadas ou próprias do período gestacional;
- O hábito alimentar deve ser verificado através de R24h e/ou de QFA (Anexos IV e V);
- Uso de medicamentos e de suplementos vitamínicos e minerais;
- Tabagismo, etilismo ou uso de drogas ilícitas.

Do período neonatal ao 2º ano de vida[8,15-17]

- Avaliação antropométrica (peso, comprimento e perímetro cefálico ao nascer e atual);

- Aleitamento materno: é importante observar satisfação da criança, aspectos gerais das mamas, avaliar posição, pega e sucção do bebê, o tempo das mamadas, se há esvaziamento e revezamento das mamas, a quantidade de fraldas utilizadas ao dia e as características das evacuações e da diurese, bem como esclarecer dúvidas da mãe e dos familiares;
- Quando em uso de fórmula infantil: perguntar sobre o modo de preparo, diluição e oferta da fórmula (utensílios utilizados), modo de armazenamento da lata e a possível adição de mucilagens. Verificar também oferta de líquidos;
- História alimentar detalhada: introdução de alimentação complementar, diversidade e quantidade da alimentação oferecida, cuidados higiênicos na preparação dos alimentos;
- Uso de suplementos vitamínicos e minerais (ferro, flúor, vitamina D);
- Intercorrências (doenças, internações e cirurgias, entre outras);
- Condições de habitação e saneamento;
- Atividades da vida diária, incluindo-se as atividades lúdicas (tipo e tempo destinado) e as sedentárias.

Fases pré-escolar e escolar[8,16,18]

- Hábitos alimentares: deve ser realizado inquérito alimentar por meio de R24h e/ou QFA (Anexos IV e VI), sendo importante a observação da qualidade e da quantidade da alimentação oferecida: horário das refeições, alimentos ingeridos, modo de preparo, presença de líquidos, adição de sal ou açúcar, aversões ou preferências, local das refeições, presença da família, utilização de métodos de chantagem ou distração, sentimentos e comportamentos da mãe ou dos responsáveis;
- Acompanhamento do crescimento (estatura, peso e ganho ou perda de peso nos últimos dias, motivo);
- Atividade física curricular e extracurricular (incluir atividades dos momentos de lazer);
- Internações e doenças (infecciosas, anemia, desnutrição e outras);
- Presença de risco familiar de desenvolvimento de doenças crônicas não transmissíveis (obesidade, diabetes, doenças cardiovasculares e neoplasias, entre outras);
- Percepção materna e familiar do estado nutricional da criança (associação entre a percepção e o real estado nutricional para possível interferência na conduta nutricional).

Adolescência[8,16]

- Avaliação antropométrica (peso, altura e outras medidas complementares);
- Avaliação do estadiamento puberal;
- Percepção da imagem corporal;
- Comportamento: relacionamento com amigos e parentes, rendimento escolar, atividades físicas e de lazer e frequência a *fast-foods* e praças de alimentação;
- Hábitos alimentares por meio do R24h e/ou QFA (Anexos IV e VI);
- Consumo de álcool, anabolizantes e suplementos, tabagismo e uso de drogas ilícitas;
- Percepção materna e familiar do estado nutricional do adolescente.

REFERÊNCIAS

1. Ramos Jr J. Anamnese. In: Semiotécnica da observação clínica: fisiopatologia dos sinais e sintomas. 7. ed: São Paulo: Sarvier; 1995. p. 868.
2. Guimarães AF, Galante AP. Anamnese nutricional e inquéritos dietéticos. In: Rossi L, Caruso L, Galante AP. Avaliação nutricional – novas perspectivas. São Paulo: Roca, 2009. p. 23-8.
3. Lima EJF, Souza MFTS, Brito RCCM. Pediatria ambulatorial. Rio de Janeiro: Medbook, 2008. p. 34-8.
4. Cunha SMB, Barros ALBL. Análise da implementação da Sistematização da Assistência de Enfermagem, segundo o Modelo Conceitual de Horta. Rev Bras Enferm. 2005; 58(5):568-72.
5. Vannucchi H, Marchini JS. Nutrição e metabolismo: Nutrição clínica. Rio de Janeiro: Guanabara Koogan, 2007. p. 78-95.
6. Proença RPC, Poulain JP. Sociologia da alimentação: um enfoque na compreensão dos comportamentos alimentares. In: Jornadas Científicas do Núcleo Interdepartamental de Segurança Alimentar e Nutricional 2004-2005. Barueri: Manole, 2006.

7. Palma D, Oliveira FLC, Escrivão MAMS. Guia de nutrição clínica na infância e na adolescência. Barueri: Manole, 2009. p. 55-67.
8. Sociedade Brasileira de Pediatria. Avaliação nutricional da criança e do adolescente – Manual de Orientação/Sociedade Brasileira de Pediatria. Departamento de Nutrologia. – São Paulo: Sociedade Brasileira de Pediatria. Departamento de Nutrologia, 2009. 112 p.
9. Brasil. Ministério da Saúde. Secretaria de Políticas de Saúde da Criança. Acompanhamento do Crescimento e Desenvolvimento Infantil. Série Cadernos de Atenção Básica 11. Série A, Normas e Manuais Técnicos, n.173. Brasília–DF, 2002.
10. Brasil. Ministério da Saúde. Secretaria de Atenção à Saúde. Departamento de Ações Programáticas Estratégicas. Área Técnica de Saúde da Mulher. Pré-natal e Puerpério: atenção qualificada e humanizada. Série A . Normas e Manuais Técnicos, 2005. p. 20-1.
11. Merritt RJ, Blackburn GL: Nutritional assessment and metabolic response to illness of the hospitalized child. In: Suskind RM (Ed.). Textbook of pediatric nutrition. New York: Raven Press, 1981:285-307.
12. Saunders C, Bessa TCCD. A assistência nutricional pré-natal. In: Accioly E, Saunders C, Lacerda EMA. Nutrição em Obstetrícia e Pediatria. 2. ed. Rio de Janeiro: Guanabara Koogan, 2009.
13. Fisberg RM, Martini LA, Slater B. Métodos de inquéritos alimentares. In: Fisberg RM, Slater B, Marchioni DML, Martini LA. Inquéritos alimentares: Métodos e bases científicos. Ed. Manole Ltda., 2007.
14. Brasil. Ministério da Saúde. Manual técnico pré-natal e puerpério – Atenção qualificada e humanizada. 3. ed. Brasília, 2006.
15. Brasil. Ministério da Saúde. Série A. Caderneta de saúde da criança. 6. ed. Brasília: Secretaria de Atenção à Saúde. Área técnica de saúde da criança e aleitamento materno, 2009. p. 39-50.
16. Accioly E, Padilha PC. Semiologia nutricional em Pediatria. São Paulo: Atheneu, 2007:113-36.
17. Cordeiro MT. Postura, posição e pega adequadas: um bom início para a amamentação. In: Rego JD. Aleitamento materno. Atheneu, 2009. p. 165-80.
18. Sigulem DM, Devincenzi UM, Lessa AC. Diagnóstico do estado nutricional de crianças e do adolescente. J Pediatr (Rio J) 2000; 76:S275-84.

CAPÍTULO 2

Estratégias para Aconselhamento Nutricional

Nathália Paula de Souza
Luciana Lima de Araújo

Aconselhamento nutricional (AN) é o processo pelo qual pacientes e familiares são efetivamente auxiliados a selecionar e programar comportamentos desejáveis de nutrição e de estilo de vida saudáveis, de maneira específica para as necessidades e a situação de saúde de cada indivíduo,[1] e fundamenta-se em uma relação de confiança construída, a partir de uma escuta ativa, individualizada e centrada no sujeito com o propósito de fazê-lo reconhecer-se responsável por sua própria saúde e sua transformação.[2]

A necessidade de AN tem crescido significativamente nos últimos anos, face ao diagnóstico precoce das doenças crônicas, sobretudo a crescente epidemia de sobrepeso e obesidade, e ao reconhecimento da influência da alimentação sobre elas.[3-5] Trabalhos atuais mostram que o AN tem sido adotado como importante estratégia de prevenção ou tratamento de agravos à saúde, em alguns programas e serviços de saúde, com abordagem de temas como amamentação, alimentação infantil, atenção à gestante, obesidade e nutrição clínica, trazendo resultados satisfatórios.[6-13]

O processo de intervenção ou educação nutricional busca mudanças de comportamento e não apenas melhora do conhecimento,[8] e para tanto o profissional pode dispor de recursos auxiliares a fim de facilitar o reconhecimento das necessidades do paciente, aproximando conceitos teóricos de práticas cotidianas,[14] sendo possível a utilização de jogos, álbuns, encartes, livretos, pirâmides, vídeos, internet e outros recursos audiovisuais. O AN constitui, dessa forma, um processo contínuo, de interação mútua e que deve ocorrer a longo prazo.[15]

Entre as doenças crônicas, destacamos o sobrepeso e a obesidade, que têm emergido precocemente no estrato de crianças e adolescentes num processo reconhecido como transição nutricional, que será por vezes abordada neste capítulo. Assim, têm sido avaliadas estratégias para o enfrentamento dessa patologia, como tratamento medicamentoso, mudanças no estilo de vida, prática de atividade física, suporte psicológico e mudança no padrão alimentar. Esta última atividade está associada a aconselhamento dietético e educação nutricional providos por profissionais da área.[16,17]

Alguns fatores poderão contribuir para adesão às orientações dietéticas e devem ser identificados ao longo dos atendimentos. Esses fatores são relacionados ao paciente, ao conselheiro, ao ambiente[8] e ao teor das orientações nutricionais, além dos métodos utilizados durante o atendimento e seguimento do tratamento nutricional.

FATORES QUE INTERFEREM NA ADESÃO AO AN

Fatores relacionados ao paciente[1,14,18]

Condições socioeconômicas

Pacientes de baixa condição socioeconômica podem apresentar baixa adesão ao tratamento nutricional devido a menor disponibilidade de alimentos, maior dificuldade de entendimento e outras questões que envolvem o desenvolvimento psicossocial.

Grau de escolaridade

Pacientes e familiares com bom grau de instrução escolar podem receber atendimento e orientações dietéticas mais elaboradas (p. ex., plano alimentar com lista mais extensa de substituição ou elaborado por método de contagem ou substituição de alimentos).

Pacientes e familiares de baixo grau de escolaridade necessitam de métodos mais simples e de fácil entendimento, devendo-se atentar para alguns cuidados:

- Utilizar métodos e materiais educativos apropriados: o ideal é que se alterne a utilização de informações escritas com explicações verbais;
- Selecionar informações relevantes;
- Realizar sessões curtas e com intervalo de tempo menor;
- Dar exemplos práticos, de fácil assimilação;
- Reconhecer as pequenas conquistas do paciente.

Composição de pessoas na moradia

Pacientes que moram sozinhos ou aqueles inseridos em famílias numerosas parecem apresentar níveis mais baixos de adesão às orientações.

Expectativa do paciente e da família

Quanto mais positiva a expectativa pela mudança de comportamento, melhor o nível de adesão.

Apoio da família, dos parentes e dos amigos

O envolvimento do cônjugue, dos pais, dos irmãos e de outros familiares na adesão às orientações favorece um melhor seguimento do tratamento dietético.

Nível de ansiedade

Níveis extremos de ansiedade (baixo ou alto) podem contribuir para baixa adesão às recomendações.

Rotina diária

Quanto mais irregular o estilo de vida do paciente, menor a adesão.

Fatores relacionados ao conselheiro[1,16,18]

O conselheiro nutricional exerce importante papel ao facilitar a mudança de comportamento sugerindo comportamentos adequados, facilitando a compreensão e o controle do paciente e/ou de sua família. A sensibilidade do profissional para escutar, sua disposição para o diálogo e sua predisposição à formação de vínculo são características relevantes para o sucesso do aconselhamento.

Quanto maiores a frequência aos encontros com o mesmo profissional, a duração dos encontros e a capacidade de comunicação do conselheiro, maior será a adesão. Para facilitar a adesão é importante que o conselheiro:[8]

- Atue com empatia, de modo que não se torne o motivo para a adesão ao tratamento;
- Não assuma uma posição de ser mais responsável pelo tratamento do que o próprio paciente;
- Realize as orientações "com" o paciente, não "para" ele;
- Não espere resultados imediatos, despertando expectativas no paciente;

- Não enfoque o tratamento no resultado final, mas no caminho que será percorrido, ou seja, nas metas traçadas;
- Não diga o que deve ser feito, mas ofereça sugestões.

Ao finalizar o aconselhamento, o paciente deve estar apto a identificar os "sinais de risco" que serão a indicação da necessidade de retorno ao acompanhamento.

Fatores relacionados ao ambiente[1,18]

Um local de atendimento acolhedor, uma atitude positiva da equipe de apoio e menor tempo de espera pelo atendimento poderão influir positivamente na adesão.

Fatores relacionados às orientações nutricionais[1,18]

A complexidade da prescrição e o excesso de informações podem impedir o prosseguimento do plano alimentar. Para facilitar a adesão, deve-se:

- Selecionar as informações e repassá-las em diferentes sessões, para evitar sobrecarga de informações;
- Estabelecer metas por atendimento e expô-las de maneira clara e objetiva;
- Enfatizar os alimentos recomendados e, em seguida, relatar aqueles que devem ser evitados;
- Elaborar material escrito em linguagem simples, objetiva e adequada ao grau de alfabetização.

ETAPAS DO ACONSELHAMENTO NUTRICIONAL

Rodrigues et al. (2005),[16] após realizarem uma revisão dos fundamentos teóricos que possibilitaram a construção do modelo básico de aconselhamento, apresentaram uma proposta de abordagem do aconselhamento dietético fundamentada em três etapas:

- Descoberta inicial: esta etapa é importante para a formação de vínculo entre o nutricionista e o paciente. Portanto, o profissional deve saber ouvir e saber aceitar, sem concordar ou discordar. Além disso, deve estar preparado para captar informações fornecidas pelo paciente através da linguagem verbal (tom de voz, nível de articulação do raciocínio e de entendimento, erros gramaticais, sotaque, silêncio total ou parcial) ou não verbal (gestos, postura, movimentos do corpo, expressões faciais).
- Exploração em profundidade: esta etapa tem como objetivo incentivar e encorajar o paciente para a formação de *insight*, através da problematização do cotidiano alimentar. No intuito de facilitar a abordagem do tema, podem sera adotadas várias técnicas, como:
  1. Questões fechadas (são limitadas e não permitem exploração aprofundada do tema);
  2. Questões abertas (estimulam a discussão do problema a respeito) e reflexão;
  3. Uso de diretivas (incentivos utilizados pelo nutricionista quando o cliente não formula a ideia);
  4. Uso de estímulos (habilidades não verbais que indicam atenção e compreensão);
  5. Escuta efetiva.
- Preparação para a ação: na última etapa o paciente é incentivado a elaborar estratégias para enfrentamento dos seus problemas. Por isso, é um estágio que pode causar certa ansiedade naqueles que não estão acostumados a aventar estratégias próprias. A formulação da solução pode requerer tempo, disciplina e paciência. Nutricionista e paciente devem participar em conjunto da avaliação das estratégias selecionadas para enfrentar os problemas, dos resultados alcançados e das mudanças conjunturais.

ESTRATÉGIAS DE ACONSELHAMENTO NUTRICIONAL

O modelo de aconselhamento baseia-se no reconhecimento da importância de se identificar e responder aos aspectos afetivos e também aos comportamentais.[19] Dessa forma, exige que se trabalhe com abordagens amplas que considerem os determinantes culturais e sociais do problema.[19]

A intervenção focada no aconselhamento dietético pode estar associada à visão de problematização,[21] que rejeita situações formais de ensino-aprendizagem e prioriza a construção autônoma de estratégias e ações que se identifiquem com a realidade e a história de vida do sujeito.[20,21]

Na concepção de Morin (2001),[22] o aconselhamento traz a perspectiva de poder inserir as ações educativas de nutrição em um processo comprometido com a compreensão da condição humana. Sendo assim, o aconselhamento é considerado uma estratégia educativa, e precisa ser revista pelo nutricionista com o propósito de melhorar a sua relação com o paciente que necessita mudar seu comportamento alimentar.[16]

É importante ressaltar que o processo de aconselhamento busca estabelecer uma relação de ajuda entre o aconselhador e o paciente, sem impor respostas prontas para o problema.[19] Para isso, é importante a concretização do processo com a problematização do problema e utilização de recursos de educação alimentar e nutricional.

Segue-se a descrição de estratégias de aconselhamento em nível individual ou em grupo, com ênfase na formação de grupos focais, além da educação alimentar e nutricional.

ATENDIMENTO INDIVIDUALIZADO

O atendimento individualizado consiste em fornecer terapia nutricional individualizada, de modo que o paciente e/ou seus familiares devem adquirir habilidades e aprendizagem de técnicas que irão sustentar mudanças de hábitos alimentares (p. ex., conhecimento de grupos alimentares e de seus nutrientes, leitura do rótulo dos produtos, balanceamento das refeições, entre outros), sendo importante a observação de características específicas de cada grupo, tal como descritas a seguir.

Gestantes

A gestação constitui uma fase em que a mulher vivencia modificações orgânicas e psicossociais que a predispõem a maior vulnerabilidade a fatores ambientais.[23,24] Entre esses fatores, a alimentação e a nutrição configuram-se como os mais relevantes, por interferirem no estado nutricional da gestante e em aspectos básicos do desenvolvimento do feto, o que torna o aconselhamento nutricional uma estratégia importante para prevenção de agravos à saúde do binômio formado por mãe e filho a curto e longo prazos.[25,26]

Segundo Líbera et al. (2011)[27] e Kashyap (2009),[28] o aconselhamento nutricional pode favorecer mudanças positivas de hábitos alimentares quando realizado de modo contínuo e precoce, desde o primeiro trimestre ou antes da 20ª semana de gestação.[29]

Crianças[1,3]

A criança acumula fatos, possui aprendizagem com foco centralizado no indivíduo, diferentemente do adulto, que possui aprendizado com foco no problema. Além disso, experimenta o aprendizado por meio de realizações pessoais e interações com outros indivíduos e, dessa forma, o aconselhamento de crianças deve envolver os pais e os cuidadores.

A criança tem uma capacidade limitada de racionalização, e sendo assim é importante:

- Estabelecer com ela uma relação amigável;
- Envolver pais e familiares no tratamento, de forma conjunta e às vezes dissociada da criança, que se possam entender as angústias e dúvidas específicas de ambas as partes;
- Não sobrecarregá-la com informações;
- Utilizar recursos visuais para estimular a conversa e demonstração de sentimentos. Uma criança pode motivar-se a aprender quando joga, lê livros ou brinca com bonecos, atividades que facilitam o entendimento e a resolução de um problema nutricional.

Adolescentes[1,3]

Os adolescentes preocupam-se com estabelecer sua identidade e denotam grande preocupação com o físico, com a aparência e com o aspecto emocional, demonstrando aceitação variável dos conselhos dos adultos. Portanto, é importante:

- Enfatizar comportamentos imediatos, concretos e de impacto pessoal;
- Concordar ou discordar, mas não julgar;
- Parabenizar e encorajar quando o adolescente toma decisões sozinho;
- Estabelecer objetivos realistas de acordo com as necessidades do adolescente;
- Que se sintam seguros e guiados por indivíduos em quem possam confiar.

A Sociedade Brasileira de Pediatria (2012)[14] descreve o passo a passo para o aconselhamento de crianças e adolescentes que têm sobrepeso e obesidade. Para isso, prioriza cinco etapas.

- **1ª Etapa – Esclarecimentos:** o nutricionista deve conhecer em detalhes a alimentação da criança ou adolescente, para estabelecer as estratégias de atuação a curto e longo prazos. São ações importantes: "desmitificação" de conceitos inadequados; explicar que não há alimentos proibidos e todos podem ser consumidos desde que com moderação e esporadicamente; estimular o conhecimento sobre alimentação saudável.
- **2ª Etapa – Avaliação do comportamento:** pretende-se identificar algumas atitudes inadequadas e promover a correção gradativamente, começando por aquelas consideradas mais simples. São exemplos de inadequações alimentares: mastigar rápido os alimentos, comer na frente da televisão, falta de horários de rotina para realização das refeições e não realização de parte das refeições. É necessário estabelecer metas a serem alcançadas ao final dessa etapa, como, por exemplo, que o paciente passe a realizar seis refeições por dia; que o intervalo entre elas seja de cerca de três horas; que as refeições sejam realizadas à mesa e na companhia dos familiares.
- **3ª Etapa – Quantidade:** busca-se redução gradativa da quantidade de alimentos consumida em excesso (especialmente os ricos em carboidratos simples e gorduras), com redução das porções e do número de repetições. Reduções bruscas podem levar ao abandono do tratamento.
- **4ª Etapa – Qualidade:** nessa etapa o objetivo é a melhora da qualidade da dieta, incentivando ao consumo de alimentos de valor nutricional importante (frutas, verduras, legumes, cereais integrais).
- **5ª Etapa – Manutenção:** o paciente e sua família fazem uso das informações e aprendizados das fases anteriores para se adaptarem às diversas situações (festas, viagens, cotidiano), buscando atingir uma alimentação equilibrada.

A Figura 2.1 mostra um fluxograma dos passos para atendimento e tratamento dietético que toma como exemplo de patologia a obesidade.

É importante o debate de que a terapia individual parece ser menos eficaz para redução do peso corporal do que a terapia em grupo, como observaram Kalavainen et al. (2007)[30] ao compararem os dois tipos de tratamento com crianças de 7 a 8 anos por um período de 6 meses, incluindo a família na terapia de grupo. Outros estudiosos[11,31] acreditam que a educação alimentar e nutricional em grupo, quando ocorre semanalmente ou a um intervalo de tempo reduzido para evitar abandono, possibilita a interação dos participantes, motivando-os a atingir um mesmo objetivo, e por isso trata-se de importante estratégia para mudança de comportamento alimentar em crianças e adultos.[31,32]

Nesse contexto, a técnica de grupo focal pode ser utilizada para diagnóstico inicial e final de uma intervenção. Isto porque, segundo Minayo (1992)[33] é um importante instrumento para tratar das questões de saúde com uma visão social, uma vez que considera as representações, as relações, os processos de trabalho e outras situações; entretanto, o tipo de terapia a ser empregado deve ser avaliado para cada caso de paciente e de acordo com as possibilidades disponíveis na instituição envolvida.

Atendimento em grupo ou grupo focal

A técnica do "grupo focal" constitui uma modalidade de entrevista grupal ou grupo de discussão entre indivíduos que apresentem pro-

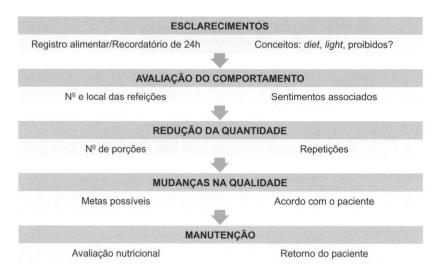

Figura 2.1 Passo a passo para tratamento individualizado de obesidade em crianças e adolescentes. (*Fonte*: adaptada da Sociedade Brasileira de Pediatria.[14])

blemas nutricionais similares.[34] Esse tipo de intervenção envolve uma abordagem qualitativa que, por sua vez, está voltada para a compreensão do problema, utilizando artifícios como a interpretação, significância e subjetividade.[35,36]

Entre as vantagens oferecidas por este método destaca-se a formação de um ambiente propício para um debate informal entre os participantes, no qual sejam compartilhados sentimentos, entendimentos, experiências e conceitos. Trata-se de uma forma ideal para a exploração das atitudes e percepções dos adolescentes no ambiente social em que foram construídas.[37]

O grupo focal deve ser composto por 6 a 15 pessoas, para que sejam possíveis a interação e o compartilhamento das percepções de cada membro, variando de acordo com o objetivo de cada grupo. Além disso, o trabalho no grupo requer um coordenador (nutricionista) e no mínimo um observador.[38] Estima-se que a duração aproximada de cada encontro deve variar de 1 hora e meia a 2 horas, para evitar prejuízo em função e cansaço e desgaste mental.[39]

Para a condução dos grupos focais é necessária a elaboração de um roteiro (guia de tema) com algumas questões que contemplem os temas-chave a serem investigados. Para tornar a conversa mais natural, pode-se organizar as perguntas iniciando com uma abordagem geral até atingir os temas específicos.[34]

Dessa forma se pretende facilitar o entendimento dos fatores associados ao problema alimentar e assim direcionar o tratamento. Na prática ambulatorial, o profissional pode elaborar o guia de perguntas a partir da ficha de anamnese, selecionando os aspectos importantes de acordo com o objetivo do tratamento.

Antes de iniciar a discussão é importante que o moderador (nutricionista) apresente algumas regras de funcionamento como, por exemplo:

- Somente uma pessoa deve falar de cada vez;
- Conversas paralelas devem ser evitadas;
- Ninguém deve dominar a discussão;
- Todas têm o direito de falar o que pensam;
- O papel do moderador é apenas introduzir novos temas ou perguntas e facilitar a discussão entre os participantes.

Na prática ambulatorial pode-se elaborar um grupo focal com enfoque clínico, cuja ênfase é no diagnóstico e na intervenção terapêutica dos próprios participantes do grupo. Para Padilha,[40] nas sessões de grupo "todos são normais no contexto", o que torna os pacientes mais seguros para falarem dos seus medos e receios. Na Figura 2.2 encontra-se um resumo dos instrumentos necessários à operacionalização de um grupo focal em âmbito ambulatorial.

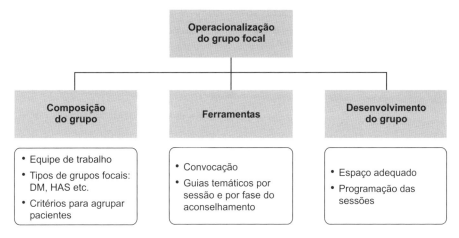

Figura 2.2 Operacionalização de grupo focal clínico. (*Fonte*: adaptada de Mazza, Mello e Chiesa.[39])

Os grupos focais em âmbito ambulatorial podem ser divididos por faixa etária (pré-escolares, escolares, adolescentes, adultos e idosos), por patologias (diabetes, hipertensão, obesidade etc.), ou podem ser mistos (pré-escolares diabéticos, adolescentes obesos etc.). Essa determinação vai variar conforme a demanda e o propósito do atendimento. Seguem-se exemplos de grupos.

Grupo de famílias

A intenção inicial é reunir famílias que apresentem problemas comuns em relação à alimentação, mesmo que o problema seja de apenas um membro da família. O ideal é programar um encontro de aproximadamente quatro dias seguidos com as famílias e manter o seguimento mensal.[41]

Ao adotar esse tipo de tratamento é importante identificar nas primeiras conversas os fatores predisponentes do problema; a partir desses será possível identificar os principais fatores desencadeantes e, por fim, os mantenedores.[41]

Esses levantamentos serão importantes norteadores da conduta dietoterápica. Segue exemplo na Figura 2.3.

Além de detectar a predisposição, a causa e os possíveis fatores que dificultarão o tratamento, é possível sugerir atividades com o objetivo de promover o estreitamento de vínculos e a comunicação com os membros da família e, por

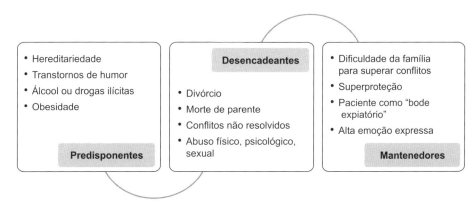

Figura 2.3 Aspectos familiares na etiologia dos transtornos alimentares. (*Fonte*: adaptada do Guia de Medicina Ambulatorial e Hospitalar: Transtornos Alimentares e Obesidade.[41])

conseguinte, a reconstrução de significados sobre os erros alimentares, fortalecendo a importância dos bons hábitos.[41] Esse tipo de grupo pode ser indicado para tratamento de transtornos do comportamento alimentar.

Grupo de pais

É importante considerar o papel da família na mudança de práticas alimentares para controle ou tratamento da obesidade[19] ou de outras patologias. Entretanto, às vezes, os membros da família negam que têm uma parcela de responsabilidade pelo problema e atribuem aos filhos todo o dever de mudar os hábitos alimentares.[19]

Rodrigues e Boog (2006),[19] ao trabalharem com adolescentes de forma individual e em grupo, verificaram que a dependência afetiva em relação à família foi exteriorizada principalmente por aqueles em atendimento coletivo, e a ausência de diálogo, assim como a falta de interesse dos familiares por conversar mais detalhadamente sobre alimentação, foi manifestada por sentimentos de angústia e ansiedade.

No grupo de pais ou responsáveis, o alvo do tratamento é o indivíduo que precisa de orientação e acompanhamento nutricionais, como crianças ou adolescentes obesos ou mesmo adolescentes com transtorno alimentar. Esse grupo difere do anterior por ter como alvo do aconselhamento um indivíduo que não participa das sessões.[41] Os encontros podem acontecer paralelamente ao tratamento do paciente (sendo que em sessões diferenciadas) e podem durar até a alta, ou mesmo antes, conforme avaliação do nutricionista.[41]

Um grupo de pais também pode ser formado quando esses estão interessados em conhecer ou tirar dúvidas sobre a alimentação dos filhos. Um exemplo seria a organização de um grupo motivado pelo tema "Alimentação Complementar Adequada". Nesse caso, o grupo focal pode auxiliar na identificação das principais dúvidas, medos e angústias dos pais, importantes para direcionar o aconselhamento nutricional. Ao final da intervenção, pode-se realizar outra sessão em grupo para verificar a assimilação dos conhecimentos e o nível de segurança dos pais para darem início à complementação alimentar. A Figura 2.4 apresenta um modelo de aspectos etiológicos que podem ser abordados em grupo focal de familiares tomando como exemplo educação para alimentação complementar.

	1ª sessão	2ª e 3ª sessões	4ª e 6ª sessões	7ª e 8ª sessões	9ª e 10ª sessões
TEMA	Importância de alimentação complementar saudável	Quando e como inserir?	Grupo dos alimentos	Como preparar e oferecer?	Aspectos psicológicos da alimentação de crianças
ABORDAGEM	• Alergias • Hábitos alimentares • Obesidade e DCNT	• Crianças amamentadas ou não • Cuidados de higiene • Uso de bico e chupeta	• Grupo de alimentos para papa salgada • Grupo de alimentos para maiores de 1 ano	• Preparo de papa salgada • Frequência, quantidade e consistência	• Inapetência comportamental e orgânica • Limites e disciplina
MÉTODO	• Textos • Vídeos • Teatro	• Demonstração • Relato de experiências • Fotografias	• Lista dos principais alimentos • Prato equilibrado	• Cartilha com preparações • Oficina de manipulação	• Relato de experiências • Vídeo • Fantoches

Figura 2.4 Temas sobre alimentação complementar saudável para aconselhamento nutricional em grupo de pais. (DCNT: doenças crônicas não transmissíveis.)

Grupo de pacientes

Agrupamento de crianças, adolescentes, gestantes ou outros grupos com características similares. Essas características podem ser definidas a partir da análise de prontuário, considerando-se fatores como: faixa etária, condições socioeconômicas, patologia, histórico alimentar, familiar e social, erros alimentares e outros, conforme o objetivo do tratamento.

A equipe de trabalho pode elaborar uma ficha de "identificação inicial do paciente", na qual constem as informações que sejam consideradas necessárias para caracterizar os grupos, e, assim, conhecer melhor a criança ou adolescente. Para cada grupo formado devem ser elaboradas estratégias de intervenção diferenciadas de acordo com as peculiaridades de cada grupo.

EDUCAÇÃO ALIMENTAR E NUTRICIONAL

Para Rodrigues e Boog (2006),[19] a definição de aconselhamento dietético e educação nutricional pode se confundir, sendo que o aconselhamento nada mais é que uma abordagem da educação nutricional; portanto, a educação é mais ampla do que o aconselhamento e este constitui uma estratégia para um determinado tipo de intervenção educativa em nutrição, caracterizada pelo diálogo entre o paciente que procura ajuda para solucionar problemas de alimentação – e tem uma história de vida – e o nutricionista, preparado para analisar o problema alimentar no contexto biopsicossociocultural da pessoa, buscar soluções e elaborar estratégias para o enfrentamento dos problemas identificados.

Para Boog,[42] existe diferença entre orientação nutricional e educação nutricional. Orientação nutricional significa o fazer imediato, dietas com objetivos específicos e com certa rigidez de horários. A educação nutricional, por sua vez, tem por premissa a formação de valores, para o prazer, a responsabilidade, a atitude crítica, assim como para a vivência lúdica e a liberdade.

Essa estratégia deve buscar um alcance coletivo, agindo sobre as tendências populacionais através de uma abordagem grupal para trabalhar com pessoas que compartilhem de momentos ou problemas semelhantes, ou mesmo através de uma abordagem individual para trabalhar com responsabilidade e sensibilidade a singularidade de cada ser humano.[36]

De acordo com o Marco de Referência de Educação Alimentar e Nutricional,[37] esta pode ser entendida como:

> [...] um campo de conhecimento e prática contínua e permanente, intersetorial e multiprofissional, [...] que busca geração de autonomia para que as pessoas, grupos e comunidades estejam empoderados para a adoção de hábitos alimentares saudáveis e a melhora da qualidade de vida.

Leão et al. (2003)[43] observaram que, quando as intervenções nutricionais são direcionadas a um grupo infantil, principalmente formado por crianças com menos de 10 anos de idade, a redução da gravidade da obesidade é maior quando comparadas a pessoas adultas. Acredita-se que os pais podem influenciar em mudanças na dieta e na prática de atividade física dos filhos quando estes estão em idade precoce.

De acordo com a American Dietetic Association (ADA), a educação nutricional é a primeira fase do tratamento dietoterápico de paciente com anorexia nervosa, uma vez que discute conceitos ligados à nutrição.[46] O mesmo órgão propõe que a intervenção e educação nutricional estejam integradas na fase de avaliação e tratamento, em ambulatório ou hospital, de pacientes bulímicos.[47]

Técnicas e dinâmicas podem ser utilizadas para o alcance dos objetivos em tratamento de grupos, por meio da criatividade e da ludicidade,[48] além de favorecer a sensibilização, a expressão e comunicação das experiências, possibilitando ao grupo vivenciar situações inovadoras em todos os níveis.[49] Essa abordagem tem sido bastante utilizada em pacientes com doenças crônicas, pois além da ação informativa também exerce efeito importante em termos de motivação.[49]

Em estudo realizado com adolescentes, pode-se verificar que os materiais educativos apropriados para promoção de uma alimentação saudável nessa faixa etária deveria ser apresentado no formato de revista ou gibi, entregue com uma periodicidade quinzenal ou mensal, envolvendo atrativos visuais e uma linguagem simples e direta. Além disso, foi destacada a necessidade de incluir contextos com os quais os adolescentes possam se identificar.[50]

A Sociedade Brasileira de Pediatria[14] sugere a utilização da pirâmide dos alimentos como instrumento importante para difundir os conceitos de variedade, moderação e proporcionalidade da alimentação, além de tornar possível a realização de trabalho educativo e lúdico com a criança e o adolescente, propondo brincadeiras, jogos e desenhos em nível individual ou grupal. Ao mesmo tempo, ajuda o paciente a assimilar conceitos de quantidade, qualidade, harmonia e adequação, mediante porções e substituições, tal como descreve o Guia Alimentar para crianças menores de 2 anos.[51]

Considerando o êxito da pirâmide como instrumento de orientação nutricional em outros ciclos da vida,[52,53] Demétrio[54] elaborou a pirâmide alimentar para gestantes eutróficas de 19 a 30 anos para ser um instrumento educativo e de incentivo à adoção de uma alimentação saudável nessa fase da vida. Esse modelo traduz de forma qualitativa e quantitativa as recomendações nutricionais para gestantes, com o propósito de reduzir a ocorrência de baixo peso ao nascer, prematuridade e macrossomia. Segue as diretrizes do Guia Alimentar para a População Brasileira, do Ministério da Saúde,[55] e, para determinação do tamanho das porções, os parâmetros estabelecidos por Philippi.[52]

A inserção de temas e métodos educativos para intervenção nutricional pôde ser observada ao longo das estratégias de aconselhamento relatadas neste capítulo. Sendo assim, a Educação Alimentar e Nutricional pode ser um instrumento importante para promover a autonomia dos sujeitos e, por conseguinte, mudança de hábitos alimentares, objetivos também comuns ao aconselhamento nutricional.

REFERÊNCIAS

1. Martins C. Aconselhamento nutricional. In: Cuppari L. Guias de medicina ambulatorial e hospitalar UNIFESP – Escola Paulistana de Medicina – Nutrição clínica no adulto. 2.ed. Barueri, SP: Manole, 2005. p. 129-44.
2. Bassichetto KC, Réa MF. Aconselhamento em alimentação infantil: um estudo de intervenção. J Pediatr (Rio J). 2008;84(1):75-82.
3. Dam RM. New approaches to the study of dietary patterns. Br J Nutr. 2005; 93(5): 573-4.
4. Batista-Filho M, Rissim A. A transição nutricional no Brasil: tendências regionais e temporais. Cad Saúde Pública. 2003; 19(Supl. 1):S181-S191.
5. World Health Organization. Study Group on Diet, Nutrition and Prevention of Noncommunicable Diseases. Diet, nutrition and the prevention of chronic diseases: report of a WHO study group. Geneva: World Health Organization; 1990. In: Fisberg RM, Slater B, Barros RR, Lima FD, Cesar CLG, Carandina L et al. Índice de qualidade da dieta: avaliação da adaptação e aplicabilidade. Rev Nutr. 2004; 17(3):304-18.
6. Coutinho SB, Lima MC, Ashworth A, Lira PI. Impacto de treinamento baseado na Iniciativa Hospital Amigo da Criança sobre práticas relacionadas a amamentação no interior do Nordeste. J Pediatr (Rio J). 2005;81:471-7.
7. Santos I, César JA, Minten G, Marco PL, Valle N. Efetividade do aconselhamento nutricional da Pastoral da Criança sobre a variação de hemoglobina entre menores de 6 anos de idade. Cad Saúde Pública 2005; 21(1):130-40.
8. Bueno LGS, Teruya KM. Aconselhamento em amamentação e sua prática. Pediatr 2004; 80 (Supl 5):S126-S130.
9. Leite AM, Silva IA, Scochi CGS. Comunicação não verbal: uma contribuição para o aconselhamento em amamentação. Rev Latino-Am Enferm. 2004; 12(2):258-64.
10. Adde FV, Rodrigues JC, Cardoso AL. Seguimento nutricional de pacientes com fibrose cística: papel do aconselhamento nutricional. L Pediatr. 2004; 80:475-82.
11. Mello ED, Luft VC, Meyer F. Atendimento ambulatorial individualizado versus programa de educação em grupo: qual oferece mais mudança de hábitos alimentares e de atividade física em crianças obesas? J Pediatr (Rio de Janeiro). 2004; 80(6):468-74.
12. Santos IS, Vistoria CG, Martines J, Gonçalves H, Gigante DP, Valle NJ et al. Avaliação de eficácia do aconselhamento nutricional dentro da estratégia do AIDPE (OMS/Unicef). Rev Bras Epidemiol. 2002;5:15-29.
13. Rea MF, Venancio SI. Avaliação do curso de aconselhamento em amamentação da OMS/Unicef. J Pediatr (Rio de Janeiro). 1999; 75:112-8.
14. Sociedade Brasileira de Pediatria. Departamento Científico de Nutrologia. Obesidade na infância e adolescência – Manual de orientação. 2. ed. São Paulo: SBP, 2012; p. 142.
15. Cunha DT, Albano RD. Educação nutricional por meio de atividade de grupo: o desempenho de intervenção educativa de curto prazo. Rev Bras Nutr Clin 2012; 27(3):170-5.
16. Rodrigues EM, Soares FPTP, Boog MCF. Resgate do conceito de aconselhamento no contexto do atendimento nutricional. Rev Nutr. 2005; 18(1):119-28.

17. Ammerman AS, Lindquist CH, Lohr KN, Hersey J. The efficacy of behavioral interventions to modify dietary fat and fruit and vegetable intake: a review of the evidence. Prev Med. 2002; 35(1):25-41.
18. Martins C. Aconselhamento nutricional. In: Riela MC, Martins C. Nutrição e o rim. Rio de Janeiro, Guanabara Koogan; 2001. p. 264-82.
19. Rodrigues EM, Boog MCF. Problematização como estratégia de educação nutricional com adolescentes obesos. Cad Saúde Pública (Rio de Janeiro), 2006; 22(5):923-31.
20. Freire P. Pedagogia da autonomia: saberes necessários à prática educativa. São Paulo: Paz e Terra 2000; p. 54.
21. Mizukami MGN. Ensino: as abordagens do processo. São Paulo: EPU 1986; p. 119.
22. Morin E. Os sete saberes necessários à educação do futuro. 3.ed. São Paulo: Cortez, 2001; p. 79.
23. Saunders C. Ajustes fisiológicos da gestação. In: Accioly E, Saunders C. Lacerda EMA (Eds.). Nutrição em obstetrícia e pediatria. Rio de Janeiro: Cultura Médica. 2. ed. 2009. p. 91-6.
24. King JC. Physiology of pregnancy and nutrient metabolism. Am J Clin Nutr. 2000; 71(8):121-5.
25. WHO. Physical status: the use and interpretation of anthropometry. Report of a WHO Expert Committee. Geneva 1995 (Technical Report Series, 854). 140-41.
26. WHO/FAO. Diet, nutrition and the prevention of chronic diseases: report of a joint WHO/FAO expert consultation. Geneva: WHO; 2003. (WHO technical report series; 916).
27. Líbera BD, Ribeiro Baião M, Santos MMAS, Padilha P, Alves PD, Saunders C. Adherence of pregnant women to dietary counseling and adequacy of total gestational weight gain. Nutr Hosp. 2011; 26(1):79-85.
28. Garg A, Kashyap S. Effect of counseling on nutritional status during pregnancy. Indian J Pediatr 2006; 73. p. 687-92.
29. Vitolo MR, Bueno MSF, Gama CM. Impacto de um programa de orientação dietética sobre a velocidade de ganho de peso de gestantes atendidas em unidades de saúde. Rev Bras Ginecol Obstet [online]. 2011; 33 (1):p. 13-9.
30. Kalavainen MP, Korppi MO, Nutinen OM. Clinical efficacy of group-based treatment for childhood obesity compared with routinely given individual counseling. Int J Obes (Lond). 2007; 31(10):1500-8.
31. Costa BMF, Araújo TM, Fornés NAS, Sousa LM, Ferreira TAPC, Paulinelli RR et al. Estudo prospectivo do impacto da intervenção nutricional educativa em uma empresa privada no Brasil. Comun Ciênc Saúde. 2008; 19(3):233-41.
32. Guimarães NG, Dutra ES, Ito MK, Carvalho KMB. Adesão a um programa de aconselhamento nutricional para adultos com excesso de peso e comorbidades. Rev Nutr [online]. 2010; 23 (3):323-33.
33. Minayo MCS. O desafio do conhecimento: pesquisa qualitativa em saúde. São Paulo: Hucitec, Rio de Janeiro: Abrasco, 1992. p. 269.
34. Borges CD, Santos MA. Aplicações da técnica do grupo focal: fundamentos metodológicos, potencialidades e limites. Rev Spagesp – Sociedade de Psicoterapias Analíticas Grupais do Estado de São Paulo, 2005; 6(1):74-80.
35. Gondim SMG. Grupos focais como técnica de investigação qualitativa: desafios metodológicos. Rev Paideia. CAD Psicol Educ. 2002; 12(24):149-61.
36. Kidd SA. The role of qualitative research is psychological journals. Psychological Methods, 2002; 7(1):126-38.
37. Stevenson C, Doherty G, Barnett J, Muldoon OT, Trew K. Adolescents' views of food and eating: identifying barriers to healthy eating. J Adolesc. 2007; 30:417-34.
38. Chiesa AM, Ciampone MHT. Princípios gerais para abordagem de variáveis qualitativas e o emprego da metodologia de grupos focais. In: Chianca TCM, Antunes MJM (Orgs.). Classificação Internacional das Práticas de Enfermagem em Saúde Coletiva – CIPESC. Brasília: ABEn; 1999. p. 306-24.
39. Mazza VA, Melo NSFO, Chiesa AM. O grupo focal como técnica de coleta de dados na pesquisa qualitativa: relato de experiência. Cogitare Enferm. 2009; 14(1):183-8.
40. Padilha MGS, Gomide PIC. Descrição de um processo terapêutico para adolescentes vítimas de abuso sexual. Estudos de Psicologia, 2004, 9(1), 53-61.
41. Claudino AM, Zanella MT. Guia de transtornos alimentares e obesidade. Barueri, SP: Manole, 2005 (Série Guias de Medicina Ambulatorial e Hospitalar). P. 344.
42. Boog MCF. Educação nutricional: passado, presente e futuro. Rev Nutr. 1997; 10(1):5-19.
43. Motta DG, Motta CG, Campos RR. Teorias psicológicas da fundamentação do Aconselhamento Nutricional. In: Diex-Garcia RW, Cervato-Mancuso AM (Coord.). Mudanças alimentares e educação nutricional. Rio de Janeiro: Guanabara Koogan, 2012; 1(5):53-64.
44. Brasil. Ministério de desenvolvimento social e combate à fome. Marco de Referência de Educação Alimentar e Nutricional para as Políticas Públicas. Brasília, DF 2012; p. 28.
45. Leão LS, Araújo LM, Moraes LT, Assis AM. Prevalência de obesidade em escolares de Salvador, BA. Arq Bras Endocrinol Metab. 2003;47:151-7.
46. American Dietetic Association. Position of the American Dietetic Association: nutritional intervention in the treatment of anorexia, bulimia nervosa and binge eating. J Am Diet Assoc 1994; 94(8):902-7.

47. American Dietetic Association. Position of the American Dietetic Association: nutritional intervention in the treatment of anorexia and bulimia nervosa – technical support paper. J Am Diet Assoc 1988; 88:69-71.
48. Oliveira TRPR, Cunha CF, Ferreira RA. Educação nutricional como estratégia de intervenção para o tratamento da obesidade na adolescência. Rev Med Minas Gerais, 2008, 18(4 Supl 3):S67-S75.
49. Miranda EMG, Almeida MA. O uso da dinâmica em grupo de pacientes somáticos. Cad Psicol 1999; 6(8):33-43.
50. Toral N, Conti MA, Slater B. A alimentação saudável na ótica dos adolescentes: percepções e barreiras à sua implementação e características esperadas em materiais educativos. Rev Med Minas Gerais 2008; 18(4 Supl 3):S67-S75.
51. Brasil. Ministério da Saúde. Secretaria de Política de Saúde. Organização Pan-Americana de Saúde. Guia alimentar para crianças menores de 2 anos. Brasília, DF. 2002.
52. Philippi ST, Latterza AR, Cruz ATR, Ribeiro LC. Pirâmide alimentar adaptada: guia para escolha dos alimentos. Rev Nutr. 1999; 12(1):65-80.
53. Philippi ST, Cruz ATR, Colucci ACA. Pirâmide alimentar para crianças de 2 a 3 anos. Rev Nutr. 2003; 16(1):5-19.
54. Demétrio F. Pirâmide alimentar para gestantes eutróficas de 19 a 30 anos Rev Nutr, Campinas, 2010; 23(5):763-78.
55. Brasil. Ministério da Saúde. Guia alimentar para a população brasileira: promovendo a alimentação saudável: normas e manuais técnicos. Brasília, DF, Ministério da Saúde, 2006; 210p.

CAPÍTULO 3

Avaliação do Consumo Alimentar

Patrícia Calado Ferreira Pinheiro Gadelha

Estudar o consumo alimentar humano é uma tarefa complexa, pois a alimentação envolve dimensões biológicas, socioeconômicas, culturais e simbólicas. Os dados coletados por meio de inquéritos dietéticos podem sofrer interferências de diferentes fatores relacionados a essas distintas dimensões. Sendo assim, os inquéritos alimentares nem sempre fornecem informações precisas, em especial em indivíduos sujeitos a tratamentos dietéticos, os quais receberam informações sobre a alimentação adequada para seu estado de saúde. No caso específico das gestantes, sabe-se que as alterações dos estados fisiológico e psicológico podem, muitas vezes, influir nos resultados de estudos de análise do consumo alimentar.[1]

Considerando-se que a gestação é um período durante o qual ocorrem importantes modificações fisiológicas e psicológicas, bem como mudanças das necessidades nutricionais, deve-se buscar avaliar o consumo alimentar durante todo o período gestacional, para assim obter dados mais fidedignos.[2]

Os níveis de nutrientes nos tecidos e líquidos disponíveis para sua manutenção mostram-se modificados por alterações fisiológicas (expansão do volume sanguíneo, alterações cardiovasculares, distúrbios gastrintestinais e variação da função renal) e por alterações químicas (modificações nas proteínas totais, lipídios plasmáticos, ferro sérico e componentes do metabolismo do cálcio).[2] Por esses motivos, faz-se necessária uma adequação da qualidade da alimentação e do estado nutricional da mulher, antes e durante a gravidez, pois esses aspectos afetam o crescimento e o desenvolvimento do feto, bem como a evolução da gestação.[3]

Alguns estudos, ao analisarem o consumo alimentar das gestantes brasileiras, observaram um desequilíbrio na ingestão de nutrientes,[2,4] que pode implicar comprometimento do crescimento e do desenvolvimento do concepto, bem como ganho de peso na gravidez. Por isso, é de grande interesse o acompanhamento da evolução ponderal da gestante e dos fatores relacionados, tais como avaliação do consumo alimentar.[3]

A alimentação adequada durante as fases iniciais da vida é importante para assegurar o crescimento e o desenvolvimento do infante, além de contribuir para promoção e manutenção da sua saúde e seu bem-estar.[5] Nessa fase, estimar o consumo de energia e nutrientes é um verdadeiro desafio para o nutricionista, pois existe uma grande variabilidade de erros na mensuração da dieta, devido às dificuldades de se estimar o consumo alimentar diretamente com as crianças, em função da dependência dos pais para relatar os alimentos por elas consumidos.[6]

No caso de pré-escolares, as informações devem ser obtidas dos familiares, muito comumente da mãe. Admite-se apenas uma pessoa para repassar as informações, o que aumenta a probabilidade de as respostas serem mais completas. As evidências têm mostrado que, se as informações forem repassadas pela criança e pelo responsável, há uma tendência a superestimação.[7]

A idade e a capacidade de resposta são importantes fatores para determinar a escolha por diferentes métodos dietéticos de entrevista. Embora tenha havido considerável aumento na capacidade das crianças de responder a questões sobre seu comportamento alimentar, expressar atitudes de decisão sobre o que comer e conceitos sobre nutrição antes de 7 ou 8 anos de idade, somente por volta dos 10 a 12 anos é que a criança tem capacidade de dar respostas sobre sua ingestão alimentar.[8]

Na adolescência, o comportamento alimentar sofre forte influência dos hábitos alimentares e está vinculado ao grupo etário a que o indivíduo pertence. Preocupação com a imagem corporal, os hábitos e os costumes do grupo é uma característica comum. Omissão de refeições, consumo de alimentos altamente energéticos e pobres em nutrientes, consumo precoce de bebidas alcoólicas e tendências a restrições dietéticas são fatores que podem levar a obesidade e a transtornos alimentares. Todos esses fatores tendem a influir fortemente nos registros alimentares desse grupo.[9]

Nas diferentes fases da vida, a lista de alimentos que serve como base para a construção de instrumentos que avaliam o consumo alimentar deve refletir o padrão dietético do grupo avaliado de modo a representar adequadamente o consumo da faixa etária que está sob avaliação.[10,11] Dessa forma, os instrumentos de aferição devem conter os alimentos habitualmente consumidos pelo grupo. A produção científica voltada para a identificação de alimentos tanto para crianças de 7 a 10 anos como para gestantes é reduzida, o que dificulta a construção de instrumentos de aferição do consumo para estes grupos.[12]

A metodologia para avaliação do consumo individual de alimentos foi classificada segundo o período a que se referem as informações coletadas. Dessa forma, classificam-se como retrospectivos os métodos que coletam as informações do passado imediato ou de longa data, e como prospectivos os que registram informação presente. Ambos podem fornecer informações qualitativas e/ou quantitativas.[13] Para obtenção de resultados seguros, a escolha do método deve estar sempre relacionada aos objetivos da pesquisa, mas muitas vezes as impossibilidades técnicas, financeiras e temporais determinam a escolha do método.[2]

A análise do consumo alimentar humano é uma tarefa complexa que exige precisão na coleta de dados e na conversão dessas informações em quantidades de energia e nutrientes.[14] Estão disponíveis no mercado diversos programas virtuais destinados a auxiliar os profissionais na realização de orientações nutricionais, no cálculo e no planejamento de cardápios, na educação nutricional, nos cálculos e nas análises de parâmetros utilizados para avaliação nutricional (antropométrico, consumo alimentar e análise de nutrientes) e para a formulação de dietas especiais.[15]

O ponto crucial da escolha de um programa de análise de consumo alimentar é a qualidade da base de dados de alimentos e nutrientes,[15] que pode variar, dependendo do número de alimentos e nutrientes incluídos, das fontes utilizadas na elaboração da base de dados (tabelas de composição de alimentos, rótulos de alimentos comerciais ou fontes oficiais) e da maneira como o programa apresenta os valores de nutrientes ausentes.[16] Outras características importantes desses programas dizem respeito à sua capacidade de comparar os resultados com padrões dietéticos recomendados, de armazenar arquivos ou pastas, de imprimir relatórios e de transpor os dados para outros aplicativos.[17]

Segundo Vieira,[16] deve-se utilizar a dieta-padrão de órgãos oficiais, como o Guia Alimentar para a População Brasileira do Ministério da Saúde, em pesquisas de comparação de valores de energia e nutrientes obtidos por meio de diferentes programas computadorizados. Além disso, a utilização de tais programas deve ser conduzida com dados de consumo alimentar provenientes de registros e recordatórios alimentares.

Pesquisa realizada com a finalidade de comparar os valores de energia e nutrientes de dez cardápios elaborados por nutricionista, em que se utilizaram os programas computacionais NutWin 2.5[18], DietWin Clínico 3.0,[19] DietPro 4.0[20] e Virtual Nutri 1.0,[21] não mostrou diferença quanto à qualidade das bases de dados nem indicou superioridade de quaisquer desses programas que justifique sua indicação preferencial na prática do profissional de nutrição ou do pesquisador do consumo alimentar.[16] Para análise quantitativa do Questionário de Frequência Alimentar Semiquantitativo, a transformação do parâmetro da frequência de consumo de alimentos para o parâmetro do consumo diário deverá ser viabilizada por meio do *software* Dietsys, versão 4.01.[22]

A avaliação do consumo alimentar individual requer, inicialmente, a definição clara da finalidade a ser alcançada para orientar a escolha do método de inquérito. Fatores como estado geral do indivíduo, evolução da condição clínica e os motivos pelos quais o indivíduo necessita de orientação nutricional direcionam a escolha do método de avaliação do consumo alimentar.[23]

Assim, no contexto da prática clínica, podem ser estabelecidos três diferentes objetivos para avaliação do consumo alimentar: a avaliação quantitativa da ingestão de nutrientes; a avaliação do consumo de alimentos ou grupos alimentares; a avaliação do padrão alimentar individual. A definição, pelo profissional, de mais de um objetivo pode levar à necessidade de aplicação de mais de um método, mas deve-se ressaltar que isso pode tornar a consulta nutricional muito extensa e cansativa.[24]

Os fatores que podem interferir na avaliação dos inquéritos dietéticos são, além de numerosos, de natureza muito diversa, o que afeta, em maior ou menor grau, a qualidade dos resultados.[13]

Entre as principais fontes de erros dos métodos de avaliação do consumo alimentar, listam-se:[24]

- Memória;
- Omissão de informação;
- Sexo, idade, nível educacional, grupo étnico, ambiente do local da entrevista;
- Percepção do que se considera "dieta saudável";
- Fatores comportamentais, como as palavras utilizadas para fazer as perguntas, reações verbais ou não verbais diante das respostas do paciente, a incapacidade de promover uma relação empática com o paciente e omissão de perguntas;
- Identificação correta dos alimentos, bem como a quantificação das receitas e pratos culinários;
- Mudança comportamental.

Os erros na coleta de dados de consumo alimentar podem ser minimizados pelo controle de cada etapa do processo de obtenção das informações.[24]

As técnicas utilizadas para minimizar e prevenir erros de medidas em inquéritos alimentares são:[24]

- Motivar a participação do paciente, estabelecendo com ele uma relação cordial e respeitosa;
- Esclarecer, para o indivíduo, os objetivos da avaliação do seu consumo dietético;
- O profissional deve ser previamente treinado na utilização do método do inquérito, para não cometer erros durante o questionamento;
- Outro ponto crítico é a acurácia das tabelas de composição dos alimentos e dos programas computacionais que auxiliam na conversão dos dados dos alimentos para energia e nutrientes.

MÉTODOS RETROSPECTIVOS

Recordatório de 24h (R24h)

Consiste em definir e quantificar todos os alimentos e bebidas ingeridos no período anterior à entrevista, que pode abranger as 24h precedentes ou, mais comumente, o dia anterior.[25] Realiza-se mediante entrevista pessoal, conduzida por um entrevistador treinado, podendo ser aplicada por telefone, ou respondida pelo próprio indivíduo. Um exemplo de formulário utilizado para aplicar o R24h encontra-se descrito no Anexo IV.

O R24h avalia a dieta atual e estima valores absolutos ou relativos de ingestão de energia e nutrientes amplamente distribuídos no total de alimentos consumidos pelo indivíduo, mas este método não reflete a ingestão usual nem as diferenças de ingestão nos dias de semana e no final de semana, pelo menos quando aplicado em série de vários dias.[13]

O entrevistador deve evitar questionar sobre alimentos específicos; não expressar surpresa, aprovação nem desagrado diante do exposto; identificar o modo de preparo ou cocção dos alimentos, sem induzir as respostas; indagar sobre o hábito de ingerir bebidas alcoólicas, consumo de alimentos com calorias extras ao longo do dia (bombom, chiclete) e uso de suplementos nutricionais; e não comunicar com antecedência o dia da entrevista.[26]

A qualidade da informação depende da memória, considerada a maior limitação do método, e da cooperação do entrevistado, assim como da capacidade do entrevistador de estabelecer boa comunicação e diálogo. É necessário que o entrevistado recorde, de maneira precisa, seu consumo de alimentos. Tal capacidade é influenciada pela idade, pelo sexo e pelo grau de escolaridade, sendo a idade o fator que mais influi nas respostas, sobretudo nas idades extremas (crianças e idosos), com as quais é necessária a presença de um responsável para a coleta das informações.[13]

É importante a indagação sobre a quantidade realmente consumida, atentando-se para quantificação das sobras, em especial quando o recordatório é aplicado a crianças. Uma alternativa para o detalhamento do tamanho da porção é a visualização mediante o uso de álbuns de fotografias, medidas geométricas ou medidas caseiras. Vale salientar que este método é considerado o que menos propicia alteração do comportamento alimentar, já que a informação é coletada após o fato.[13]

Questionário de Frequência Alimentar (QFA)

É considerado o mais prático e mais informativo dos métodos de avaliação de ingestão dietética. Trata-se de uma ferramenta simples, econômica e capaz de distinguir os diferentes padrões de consumo entre os indivíduos.[27]

Conceitualmente, o QFA prevê a medição da ingestão e sua relação com o tempo, de maneira a refletir características de como começa, quando termina e qual a sua distribuição no período de interesse.[28] A leitura dos itens e a explicação detalhada de como o entrevistado deve proceder são fundamentais para obtenção de dados fidedignos.[13]

Um dos objetivos implícitos do QFA é conhecer o consumo habitual de alimentos de um indivíduo ou grupo de indivíduos, e, neste sentido, a estrutura do instrumento contempla o registro da frequência de consumo de alimentos em unidades de tempo.[29]

Entre as vantagens que o QFA oferece estão a rapidez de aplicação e a eficiência na prática epidemiológica para identificação do consumo habitual de alimentos. O QFA, comparado a outros métodos, substitui a medição da ingestão alimentar de um ou vários dias pela informação global da ingestão de um amplo período.[30]

O QFA consiste basicamente em dois componentes: uma lista de alimentos, e um espaço para o indivíduo responder com que frequência consome cada alimento. Quando o objetivo é analisar um ou alguns nutrientes, a lista de alimentos pode ser elaborada a partir da identificação dos alimentos que têm maior teor do nutriente em questão.[31] Se o nutriente de interesse está correlacionado à energia total consumida, ou se o objetivo é estratificar os indivíduos segundo o seu consumo, a lista de alimentos terá de ser ampliada. Nesse caso, deverá ser constituída pelo maior número possível de alimentos que aportam nutrientes à dieta e também permitir a estimativa de consumo energético,[32] podendo ocorrer subestimação do consumo se os alimentos de ingestão habitual não constarem na lista.[26] Os alimentos selecionados para compor a lista devem ser razoavelmente utilizados por uma proporção representativa de indivíduos, apresentar o nutriente de interesse, e seu uso deve variar de pessoa para pessoa. Depois de elaborada a lista, deve-se testá-la em estudo piloto para eliminação de alimentos consumidos com menor frequência. Uma alternativa consiste na elaboração irrestrita de alimentos, gerada com base na aplicação de vários R24h ou registros alimentares em uma população.[13]

A inclusão no QFA, da informação sobre o tamanho da porção consumida vem sendo um tópico bastante discutido. Nesse contexto, pode ser inserida a informação do tamanho da porção como parte da pergunta (p. ex., com que frequência uma xícara de leite é consumida?). Para alimentos que vêm em unidades, como um ovo, uma banana, um pão, esta especificação adicional pode proporcionar clareza à questão. Outra possibilidade será incluir um espaço adicional para cada alimento, no qual o entrevistado possa descrever o tamanho da porção usualmente consumida, normalmente com a ajuda de instrumentos visuais.[29]

No Brasil, foram desenvolvidos vários QFA, porém direcionados para a população infantil, tais como o de Colucci[33] – questionário de frequência alimentar semiquantitativo (QFASQ), desenvolvido para crianças de 2 a 5 anos – e o de Slater et al.[34] – QFASQ para adolescentes, que consiste em 92 itens alimentares e avalia o consumo alimentar nos 6 meses precedentes. Um exemplo de formulário utilizado para aplicar o QFA encontra-se descrito nos Anexos V e VI.

História alimentar

Consiste em uma extensa entrevista com o propósito de obter informações sobre hábitos alimentares atuais e passados. Entre as informações coletadas incluem-se: número de refeições, apetite, preferências alimentares, uso de suplementos nutricionais, R24h com detalhes sobre padrões de consumo, tamanho das porções, frequência de consumo dos alimentos e variações sazonais, além de outras informações como: tabagismo e prática de atividade física.[13] Na nossa prática utilizamos para este fim o formulário apresentado nos Anexos I a III.

Reflete a ingestão da dieta usual, mas requer um nutricionista treinado, exige padronização da coleta de informações, depende da memória do entrevistado, requer longo tempo para aplicação (1 a 2 horas) e apresenta elevado custo para se verificar e codificar as informações.[13]

MÉTODOS PROSPECTIVOS

Registro alimentar

O indivíduo registra, no momento do consumo, todos os alimentos e bebidas ingeridos. O número de dias de registro depende do objetivo do pesquisador, sendo mais comum o registro de três dias (dois dias de semana alternados e um dia de final de semana).[13] Um exemplo de formulário utilizado para aplicar o registro alimentar encontra-se descrito no Anexo IV.

Suas vantagens são: não depender da memória do entrevistado, o que proporciona maior precisão nas informações sobre ingestão e horários das refeições. Como desvantagem, pode-se afirmar que é possível que altere o padrão alimentar usual, ocasionando principalmente subestimação do consumo. Este método exige participação ativa do entrevistado, o qual deve saber ler e escrever. Além disso, requer disponibilidade de tempo e treinamento do entrevistado para a correta anotação dos alimentos consumidos.[26]

Registro alimentar pesado

Assemelha-se ao registro alimentar, mas exige que os alimentos sejam pesados antes do consumo, o que fornece informações precisas acerca da ingestão. É considerado um método de baixa praticidade devido ao tempo que exige, além de poder provocar alteração do consumo usual durante o período de coleta.[26] Requer equipamentos precisos, questionários adequados, pessoal treinado, e não considera os alimentos não consumidos (sobras). A precisão do método depende também do número de dias de observação. Para se obter o consumo alimentar médio de um indivíduo ou de um grupo de indivíduos, deve ser aplicado durante três dias não consecutivos da semana.[26,35] A aplicação desse método fica mais fácil quando é empregado em populações internadas, condição em que se pode utilizar a pesagem direta para coletar informações que permitam estimar níveis de consumo médio do grupo e sua distribuição, ou obter valores médios do consumo individual.[36]

Segundo Fisberg,[13] o profissional nutricionista deve atentar para as características gerais dos pacientes. Sendo assim, o Quadro 3.1 apresenta algumas considerações para a escolha do método de avaliação do consumo em algumas situações especiais.

No Quadro 3.2 encontram-se descritos os principais pontos que podem nortear o profissional nutricionista na escolha do melhor método a ser utilizado para avaliação do consumo alimentar em diferentes grupos (crianças, adolescente e gestantes) atendidos ambulatorialmente.

Quadro 3.1 Considerações para a escolha do método de avaliação do consumo em algumas situações especiais.

Grupo/Estado fisiológico	Considerações
Pré-escolares	A investigação deve ser feita por um observador. Considerar a variação diária da ingestão.
Escolares	Podem ocorrer limitações no momento de recordar os alimentos ingeridos: o vocabulário pode estar incompleto, não conhecimento de ingredientes, grande variação durante o período de aula ou de férias.
Adolescentes	A ingestão alimentar muda com a maturação sexual; padrões de alimentos variados; tendência a omissão pelas meninas.
Gestantes	A ingestão alimentar varia durante a gravidez; deve-se realizar avaliação periódica. O consumo alimentar pode ser alterado devido a mitos ou tabus. Quantificar a ingestão de suplementos.
Indivíduos enfermos	Alimentação diferente do hábito normal; presença de vômitos, diarreia, jejum que podem comprometer a avaliação.

Quadro 3.2 Considerações para a escolha do método de avaliação de consumo alimentar

Método	Vantagem	Desvantagem	Indicação	Limitação
Recordatório de 24 horas (R24h)	Praticidade. Curto tempo de aplicação. O procedimento não altera a ingestão do indivíduo. Baixo custo. É considerado o método que menos propicia alteração do comportamento alimentar. Reflete a dieta atual. Se aplicado em série, pode estimar a ingestão habitual.	Requer entrevistador treinado. Não reflete a ingestão usual nem as diferenças de ingestão em dias de semana e de final de semana. Um recordatório não estima a ingestão habitual. Depende da memória. Requer cooperação do entrevistado. Depende da capacidade do entrevistador de estabelecer comunicação ou diálogo.	Avalia o consumo alimentar retrospectivamente. Aplicável a qualquer faixa etária. Aplicável a analfabetos.	Depende da memória do entrevistado. Para menores de 10 anos deve ser aplicado junto ao responsável. Dificuldade de se estimar o tamanho das porções.

(continua)

Quadro 3.2 Considerações para a escolha do método de avaliação de consumo alimentar (*continuação*)

Método	Vantagem	Desvantagem	Indicação	Limitação
Questionário de frequência alimentar (QFA)	Prático e informativo. Simples e de baixo custo. Pode ser autoaplicado. Reflete a ingestão da dieta usual. Rápido. Não altera o padrão de consumo.	Requer estudos de validação para a elaboração dos questionários. Requer a realização de estudo piloto para a escolha da lista de alimentos. A validade deve ser testada a cada novo questionário. Quantificação pouco exata.	Avalia o consumo alimentar retrospectivamente. Aplicável a qualquer faixa etária. Classifica os indivíduos em categorias de consumo. Minimiza a variação intrapessoal ao longo dos dias.	Depende da memória do entrevistado. Desenho do instrumento requer esforço e tempo. Informação passada pode ser um viés para a informação atual. Dificuldades para o entrevistador conforme o número e a complexidade da lista de alimentos.
História alimentar	Reflete a ingestão da dieta usual. Elimina as variações do dia a dia. Considera os aspectos qualitativos e quantitativos do consumo alimentar.	Requer longo tempo para aplicação. Apresenta elevado custo para verificar e codificar as informações. Alto custo.	Avalia o consumo alimentar retrospectivamente. Requer nutricionista treinado.	Baixa padronização da coleta de informações. Depende da memória do entrevistado.
Registro alimentar	Não depende da memória do entrevistado. Os alimentos são registrados no momento do consumo. Proporciona maior precisão nas informações sobre ingestão e horários das refeições.	Pode alterar o padrão alimentar usual. Exige participação ativa do entrevistado. Requer disponibilidade de tempo e treinamento do entrevistado para a correta anotação dos alimentos consumidos. As sobras são computadas como alimentos ingeridos.	Avalia o consumo alimentar prospectivamente.	Deve ser aplicado no mínimo em três dias não consecutivos, incluindo um dia do final de semana. O entrevistado deve saber ler e escrever. Há dificuldade em estimar as porções.
Registro alimentar pesado	Fornece informações precisas sobre a ingestão, pois exige que os alimentos sejam pesados antes do consumo.	É pouco prático. Requer tempo para obtenção das informações. Pode provocar alteração do consumo. Requer equipamentos precisos, questionários adequados e pessoal treinado. Não considera os alimentos não consumidos (sobras).	Avalia o consumo alimentar prospectivamente. A aplicação desse método é facilitada quando ele é empregado em populações internadas.	A precisão do método depende também do número de dias de observação.

REFERÊNCIAS

1. Garcia RWD. Representações sobre consumo alimentar e suas implicações em inquéritos alimentares: estudo qualitativo em sujeitos submetidos a prescrição dietética. Rev Nutr. 2004; 17:15-28.
2. Bertin RL, Parisenti J, Di Pietro PF, Vasconcelos FAG. Métodos de avaliação do consumo alimentar de gestantes: uma revisão. Rev Bras Saúde Matern Infant. 2006; 6(4):383-90.
3. Fazio ES, Nomura RMY, Dias MCG, Zugaib M. Consumo dietético de gestantes e ganho ponderal materno após aconselhamento nutricional. Rev Bras Ginecol Obstet. 2011; 33(2):87-92.
4. Rodrigues PL, Lacerda EMA, Schlüssel MM, Spyrides MHC, Kac G. Determinants of weight gain in pregnant women attending a public prenatal care facility in Rio de Janeiro, Brazil: a prospective study, 2005-2007. Cad Saúde Pública. 2008; 24 (Suppl 2):S272-S284.
5. Moita GC, Carvalho CMG, Santos RS, Cruz GF. Avaliação dietética em creches municipais de Teresina, Piauí, Brasil. Rev Nutr. 2001; 14:21-32.
6. Livingstone MBE, Robson PJ. Measurement of dietary intake in children. Proc Nutr Soc. 2000; 9:279-93.
7. Baranovski T, Sprague D, Baranovski JH, Harrison JA. Accuracy of maternal dietary recall for preschool children. J Am Diet. Assoc. 1991; 91:669-74.
8. Frank GC. Environmental influences on methods used to collect dietary data from children. Am J Clin Nutr. 1994 (Suppl 59):207S-11S..
9. Fisberg RM, Bandeira CRS, Bonilha EA, Halpern G, Hirschbruch MD. Hábitos alimentares na adolescência. Pediatr Mod. 2000; 36:766-70.
10. Willett WC. Nutritional epidemiology. New York: Oxford University Press; 1988.
11. Block G, Dresser CM, Hartman AM, Carroll MD. Nutrient sources in the American diet: quantitative data from the NHANES II survey. I. Vitamins and minerals. Am J Epidemiol. 1985; 122(1):13-26.
12. Hinnigi PF, Bergamaschi DP. Itens alimentares no consumo alimentar de crianças de 7 a 10 anos. 13. Fisberg RM, Slater B, Marchioni DML, Martini LA. Inquéritos alimentares: métodos e bases científicos. Baruerí, SP: Manole, 2005.
14. Achenson KJ, Campbell IT, Edholm OG, Miller DS, Stock MJ. The measurement of food and energy intake in man: an evaluation of some techniques. Am J Clin Nutr. 1980; 33(5):1147-54.
15. Cuppari L, Anção MS. Uso de programas computadorizados na avaliação dietética. In: Fisberg RM, Slater E, Marchioni DML, Martini LA (Eds.). Inquéritos alimentares: métodos e bases científicos. São Paulo: Manole; 2005.
16. Vieira FGK, Di Pietro PF, Feio LC, Assis MAA, Peres MA, Vasconcelos FAG. Comparação do valor nutricional de dez cardápios segundo quatro programas computacionais. Rev Nutr. 2009; 22(1):29-38.
17. Vozenilek GP. Choosing the best nutrient analysis software for your needs. J Am Diet Assoc. 1999; 99(11):1356-7.
18. Anção MS, Cuppari L, Tudisco ES, Draibe SA, Sigulem DM. Sistema de Apoio à Nutrição. NutWin [programa de computador]. Versão 2.5. São Paulo: Centro de Informática em Saúde, Universidade Federal de São Paulo/Escola Paulista de Medicina; 2002.
19. Software de avaliação nutricional. DietWin clínico [programa de computador]. Versão 3.0. Porto Alegre: Brubins Comércio de Alimentos e Supergelados; 2002.
20. Bressan J, Esteves E. Sistema de suporte de avaliação nutricional e avaliação de dietas. DietPro [programa de computador]. Versão 4.0. Minas Gerais: Agromídia software; 2001.
21. Philippi ST, Szarfac SC, Latterza AR. Virtual Nutri [programa de computador]. Versão 1.0 for Windows. São Paulo: Departamento de Nutrição da Faculdade de Saúde Pública da Universidade; 1996.
22. Dietsys – HHHQ-Dietsys Analysis Software, Versão 4.01 [programa de computador]. National Cancer Institute; 1999.
23. Dwyer J. Dietary assessment. Modern nutrition in health and disease. 10 ed. Philadelphia; Lippincott Williams & Wilkins; 1999. p. 937-629.
24. vFisberg MF, Marchioni DML, Colucci ACA. Avaliação do consumo alimentar e da ingestão de nutrientes na prática clínica. Arq Bras Endocrinol Metab. 2009; 53-5.
25. Gibson RS. Food consumption of individuals. In: Principles of nutritional assessment. Oxford: Oxford University Press, 1990, p. 37-54.
26. Kanimura MA, Bakmann A, Sampaio LR, Cuppari L. Avaliação nutricional. In: Cuppari L. Nutrição clínica no adulto. São Paulo: Manole; 2002:91-4.
27. Abramson JH, Slome C, Kosovsky C. Food frequency interview as an epidemiological tool. Am J Pub Health. 1963; 53: 1093.
28. Armstrong BK, White E, Saracci R. Principles of exposure measurement in epidemiology. 2. ed. Oxford: Oxford University Press; 1995.
29. Slater B, Philippi ST, Fisberg RM, Latorre MR. Validation of a semi-quantitative adolescent food frequency questionnaire applied at a public school in Sao Paulo, Brazil. Eur J Clin Nutr. 2003; 57(5):629-35.
30. Jimenez LG, Martín-Moreno JM. Cuestionario de frecuencia de consumo alimentario. In: Majem LIS, Aranceta BJ, Verdú MJ. Nutricíon y salud publica: métodos, bases científicas e aplicaciones. España: Masson; 1995:120-5.
31. Pufulete M, Emery PW, Nelson M, Sanders TA. Validation of a short food frequency questionnaire to assess folate intake. Br J Nutr. 2002; 87(4):383-90.
32. Zulkifli SN, Yu SM. The food frequency method for dietary assessment. J Am Diet Assoc. 1992; 92:681-5.
33. Coluci A C A. Desenvolvimento de um questionário de frequência alimentar para avaliação do consumo alimentar de crianças de 2 a 5 anos de idade [dissertação]. São Paulo: Universidade de São Paulo, 2003.
34. Slater B, Philippi ST, Marchioni DML, Fisberg RM. Validação de questionário de frequência alimentar – QFA: considerações metodológicas. Rev Bras Epidemiol. 2003; 6(3):200-8.
35. Cruz ATR. O consumo alimentar de crianças: avaliação pelo "Método da Pesagem Direta" em 3 creches no Município de São Paulo, SP [dissertação]. São Paulo: Universidade de São Paulo; 2001.
36. Cadorna CML. Avaliação do consumo alimentar de crianças frequentadoras de creches municipais de São Paulo [dissertação]. São Paulo: Universidade de São Paulo; 1999.

CAPÍTULO 4

Interpretação de Exames Laboratoriais

Camilla Araújo de Brito

As mudanças no estado nutricional, quando comparadas às mudanças no estado de saúde, ocorrem mais lentamente, de modo que depleções do estado nutricional nas fases iniciais podem não interferir no estado de saúde do indivíduo. Por outro lado, após a instalação de doenças, frequentemente se observa um rápido comprometimento do estado nutricional.[1]

A avaliação dos parâmetros laboratoriais associados aos achados clínicos e antropométricos e o histórico alimentar podem auxiliar grandemente no diagnóstico nutricional, uma vez que identificam modificações nos marcadores laboratoriais mesmo antes do início ou da progressão de quadros patológicos.[1] Desta forma, os dados laboratoriais podem auxiliar na triagem ou na confirmação de mudanças do estado clínico e nutricional.[1-3]

Neste capítulo serão explanadas as dosagens sanguíneas de maior relevância para o diagnóstico nutricional no grupo materno-infantil, acompanhada em ambulatório, ressaltando-se a importância de sua associação com a orientação nutricional adequada, bem como a periodicidade da realização das dosagens, séricas ao longo desse acompanhamento. Os valores de referência adotados variam conforme o método de dosagem e, por isso, sua utilização deve estar de acordo com os protocolos de cada serviço.

AVALIAÇÃO HEMATOLÓGICA

Hemoglobina

A hemoglobina é um pigmento respiratório transportado pelas hemácias e responsável pela coloração citoplasmática das mesmas. Sua concentração define a condição de anemia e avalia a intensidade desta. Alterações na estrutura, na forma ou no metabolismo de enzimas da hemoglobina ou ainda modificações na membrana das hemácias provocam destruição precoce desta célula.[4,5]

As anemias podem então ser secundárias a destruição maciça de hemácias (hemólise) ou ausência ou redução da produção medular (anemias carenciais, anemias de doenças crônicas, aplasias ou hipoplasias), ou decorrentes de grandes perdas (sangramentos).[6]

Hematócrito

O hematócrito representa o percentual de hemácias em relação ao volume total de sangue e plasma de uma amostra. Seu valor é calculado, não medido, e por este motivo não é considerado um bom parâmetro para se avaliar anemia. Torna-se útil no acompanhamento de hemorragias. Níveis aumentados são esperados na policitemia, após exercícios de intensidade, em regiões de altitudes elevadas e na hemoconcentração. A redução dos níveis de hematócrito ocorre em quadros de hemodiluição, hemólise e na anemia.[5,6] No Quadro 4.1 estão descritos os valores de referência para hematócrito e hemoglobina em crianças, adolescentes e gestantes.

Na avaliação da anemia por deficiência de ferro (anemia ferropriva) também é necessária a análise dos níveis de ferritina e da saturação de transferrina. Tais dosagens serão abordadas posteriormente neste capítulo.

Quadro 4.1 Valores de referência para hematócrito e hemoglobina segundo a faixa etária em crianças, adolescentes e gestantes.

Faixa etária	Hematócrito (%)	Hemoglobina (g/dL)
31 a 90 dias	28 a 42	9 a 14
3 a 6 meses	29 a 41	9,5 a 13,5
7 meses a 2 anos	33 a 39	10,5 a 13,5
3 a 6 anos	34 a 40	11,5 a 13,5
7 a 13 anos	35 a 45	11,5 a 15,5
> 13 anos Sexo masculino Sexo feminino	36 a 52 35 a 45	13 a 20 11 a 18
Gestantes	33 a 44%	10,5 a 14

Fonte: Burrow & Ferris;[7] Adriolo.[6]

AVALIAÇÃO BIOQUÍMICA DO ESTADO NUTRICIONAL

Estado nutricional proteico

Albumina

Das proteínas plasmáticas, a albumina é a mais abundante, e representa cerca de metade do total dessas proteínas. Tem como principal função a manutenção da pressão osmótica coloidal nos espaços vascular e extravascular.[8] Sua avaliação é relevante apenas em manifestações crônicas de déficit do estado nutricional proteico devido ao tempo relativamente longo de sua meia-vida biológica (de 18 a 20 dias) e ainda à sua grande reserva corporal.[9] Em média, sua concentração em relação ao peso corporal é de 3 a 5 g/kg. No Quadro 4.2 estão descritos os valores de referência para albumina em crianças, adolescentes e gestantes.

A inadequada ingestão calórica e proteica observada em condições de desnutrição acarreta redução nos níveis plasmáticos dessa proteína. Hipoalbuminemia também é verificada em outras circunstâncias, como insuficiência cardíaca, doenças hepáticas, inflamações, má absorção intestinal, infecções, cirurgias de grande porte e grandes traumatismos, como queimaduras, assim como na síndrome nefrótica, porém nesses casos não deve ser considerada parâmetro para avaliação nutricional.[11,12] Na gestação, o aumento do volume sanguíneo é fisiológico e leva a redução da concentração dessa proteína por hemodiluição plasmática.[13]

Quadro 4.2 Valores de referência para concentração de albumina plasmática em crianças, adolescentes e gestantes.

Categoria	Concentração de albumina (mg/dL)
< 5 anos	3,9 a 5,0
5 a 19 anos	4,0 a 5,3
Gestantes	2,5 a 4,5

Fonte: Burrow & Ferris;[7] Vitolo.[10]

Ferritina

A ferritina é a proteína responsável pelas reservas de ferro no organismo. Seus níveis no plasma são diretamente proporcionais à quantidade de ferro armazenada. Pode atuar de maneira inespecífica, aumentando seus níveis em resposta a processos inflamatórios, infecciosos e nos traumatismos.[14,15]

Mostra-se reduzida na anemia ferropriva e seu déficit pode ser observado mesmo antes de se dar o início do quadro anêmico. Níveis elevados são observados na anemia sideroblástica, na hemocromatose e em doenças inflamatórias. Pode apresentar concentração normal quando se combinam doenças inflamatórias e anemia ferropriva.[14] O Quadro 4.3 diferencia os valores de referência de ferritina em crianças, mulheres adultas e gestantes.

Quadro 4.3 Valores de referência de ferritina em crianças, mulheres adultas e gestantes.

Categoria	Ferritina (ng/mL)
Recém-nascidos	25 a 200
Até 1 mês	200 a 600
2 a 5 meses	50 a 200
6 meses a 15 anos	10 a 50
Mulheres adultas	15 a 200
Gestantes	15 a 150

Fonte: Thomas;[16] Vitolo.[10]

Transferrina

A transferrina é a principal proteína plasmática com função de transporte de ferro para a medula óssea. É sintetizada principalmente no fígado e, em menores quantidades, nos testículos, nos ovários e no sistema reticuloendotelial.[4]

Apresenta meia-vida de 8 a 12 dias. Sua concentração no plasma está diretamente ligada às reservas de ferro no organismo. Pode, no entanto, sofrer alterações em indivíduos com frequentes variações nas reservas de ferro do organismo, o que leva o tecido hepático a aumentar ou reduzir sua síntese conforme a necessidade. Faz-se necessário também, ter cautela, para avaliar sua concentração em quadros inflamatórios e infecciosos, enteropatias, estados catabólicos agudos, hepatopatias crônicas, doenças renais e da medula óssea, insuficiência cardíaca congestiva e na terapia de reposição ou excreção de ferro. Tendo em vista as restrições explanadas, o emprego da transferrina como marcador do estado nutricional só deve ser considerado em indivíduos com reserva de ferro estável e sem nenhuma das alterações supracitadas.[2,17] Os valores de referência de concentração de transferrina estão descritos no Quadro 4.4.

A saturação de transferrina é calculada através da relação entre o ferro sérico e a capacidade total de ligação do ferro, sendo expressa em percentual (%).[19] O valor de normalidade para saturação da transferrina situa-se entre 20 e 50%.[20]

AVALIAÇÃO DO ESTADO NUTRICIONAL EM MINERAIS E ELETRÓLITOS

Ferro

O nível sérico de ferro é relevante na avaliação das anemias hipocrômicas microcíticas. Níveis reduzidos são observados após perdas sanguíneas, dietas inadequadas, doenças inflamatórias crônicas, neoplasias, desnutrição e síndrome nefrótica. Nas anemias carenciais microcíticas, o ferro sérico encontra-se reduzido e pode encontrar-se elevado ou normal nas anemias sideroblásticas ou nas talassemias. Níveis elevados são ainda esperados na hemossiderose, na anemia hemolítica, na hepatite e necrose hepática aguda, na hemocromatose ou em pacientes que receberam medicação com esse mineral.[14]

Quadro 4.4 Valores de referência de concentração de transferrina.

Parâmetro	Déficit de proteína			
Proteína	Normal	Leve	Moderado	Grave
Transferrina (mg/dL)	> 200	150 a 200	100 a 150	< 100

Fonte: Grent et al.[18]

A dosagem de ferro, no entanto, está sujeita a falsos resultados positivos ou negativos se for considerada isoladamente. Faz-se necessária nesse caso a associação da dosagem de ferritina com o grau de saturação da transferrina, para uma melhor interpretação dos resultados. Os intervalos de referência para concentração de ferro sérico situam-se entre 40 e 180 µg/dL, com pequenas variações entre a infância (22 a 184 µg/dL) e a gestação (90 µg/dL).[10,14]

Cálcio

O cálcio é um dos minerais encontrados em maior quantidade no organismo. Cerca de 99% do cálcio corporal estão presentes no tecido ósseo. Do total circulante, 45% são encontrados na forma iônica livre, 40% estão ligados a proteínas circulantes (principalmente a albumina) e 15% ligados a ânions séricos como citrato, lactato, fosfato e bicarbonato.[21] Sua dosagem é utilizada para o diagnóstico e acompanhamento de distúrbios metabólicos do cálcio e do fósforo, como nas doenças renais, neoplásicas e ósseas.[4] O Quadro 4.5 descreve as situações clínicas associadas a níveis elevados e reduzidos desse mineral.

Em pacientes que se restringem de consumir leite e derivados, alimentos que são fontes de cálcio, tais como na intolerância à lactose ou na alergia à proteína do leite de vaca, é necessário o acompanhamento regular dos níveis séricos de cálcio.[23] Os valores de referência para cálcio total são de 8,8 a 10,8 mg/dL para crianças, de 8,4 a 10,2 para adolescentes e de 8,1 a 9,5 para gestantes.[10,24,25]

Sódio

A dosagem desse eletrólito é relevante para se avaliar o balanço hídrico do organismo. Ocorre elevação dos níveis de sódio (hipernatremia) na desidratação hipertônica, no diabetes insípido e no coma. Redução dos níveis de sódio (hiponatremia) é observada na síndrome nefrótica, na desidratação hipotônica, na insuficiência cardíaca congestiva e na liberação inadequada do hormônio antidiurético. Os valores de referência são de 135 a 145 mEq/L,[1] com variações entre a infância (130 a 140 mEq/L) e a gestação (138 a 145 mEq/L).[10,24]

Zinco

O zinco compõe inúmeras enzimas que atuam na síntese proteica, sendo o sistema imunológico, a pele e o trato gastrintestinal os tecidos que apresentam maior taxa de síntese.[24] Diferentemente de outros minerais, como o ferro, não apresenta grandes estoques corporais que poderiam ser rapidamente mobilizados em resposta a variações dietéticas.[26]

A deficiência de zinco está associada a quadros de anorexia, hipogeusia, retardo do crescimento, acrodermatite, alopecia, diarreia e retardo da maturação sexual.[27] Na gestação, a deficiência desse mineral foi associada a malformação congênita.[10] São considerados situações de risco de deficiência desse mineral quadros de desnutrição, dietas vegetarianas, baixa condição socioeconômica e dietas hipoproteicas.[27]

Níveis elevados de zinco podem causar efeitos sistêmicos tóxicos representados por dor nos membros inferiores, fadiga, perda de apetite, perda de peso, edema pulmonar, hemorragia alveolar e broncopneumonia.[28]

Os valores de referência vão de 0,7 a 1,5 mg/L,[29] com variações na infância e na adolescência (0,64 e 1,18 mg/L).[24]

Quadro 4.5 Situações clínicas associadas a níveis elevados e reduzidos de cálcio.

Níveis de cálcio	Situação clínica
Elevados	Hiperparatireoidismo primário e terciário, neoplasias com envolvimento ósseo, em particular tumores de mama, pulmão e rins e mieloma múltiplo, acromegalia e uso excessivo de antiácidos, diuréticos e de vitamina D
Reduzidos	Hipoparatireoidismo primário ou pós-cirúrgico, na deficiência de vitamina D, na insuficiência renal crônica, na pancreatite aguda, na acidose crônica e na hipoalbuminemia

Fonte: Adriolo.[22]

AVALIAÇÃO DO ESTADO NUTRICIONAL EM VITAMINAS

Folato

Folato é um termo genérico para os compostos que têm atividade vitamínica similar à do ácido pteroilmonoglutâmico.[30] Atua como coenzima em várias reações celulares fundamentais e é necessário na divisão celular devido ao seu papel na biossíntese de purinas e pirimidinas, e, por conseguinte, na formação do ácido desoxirribonucleico (DNA) e do ácido ribonucleico (RNA). Em geral, o crescimento rápido e as multiplicações celulares, aspecto central do desenvolvimento fetal, requerem um suprimento adequado de folato.[30,31]

Durante a gravidez, o folato interfere no aumento dos eritrócitos, no alargamento do útero e no crescimento da placenta e do feto. Baixa ingestão de folato na gravidez e baixas concentrações de folato materno podem acarretar anemia megaloblástica, parto prematuro e baixo peso ao nascer.[31]

A dosagem de folato é realizada geralmente em associação com a dosagem de vitamina B_{12}, pois a redução do folato leva a diminuição nas concentrações de vitamina B_{12} por bloqueio metabólico. A deficiência das duas vitaminas pode acarretar aumento na concentração de homocisteína.[32] Os valores de referência para o folato vão de 3,1 a 17,5 ng/mL.[29]

Vitamina B_{12}

A vitamina B_{12} está ligada às proteínas alimentares e é liberada por ação da pepsina no estômago. Sua absorção em nível intestinal depende de uma proteína específica (o fator intrínseco) produzida no estômago.[33]

Níveis sanguíneos reduzidos dessa vitamina são observados nos quadros de anemia megaloblástica, anemia perniciosa, nas dietas vegetarianas restritas (realizadas por longos períodos), nas gastrectomias, na ileíte regional, nas malformações que comprometem o íleo ou nas ressecções desta região intestinal.[34]

A deficiência dessa vitamina na gestação pode aumentar o risco de malformação fetal e defeitos do tubo neural.[35,36] Na infância e na adolescência, o déficit de vitamina B_{12} pode levar a complicações neurológicas como fraqueza muscular, dificuldade de andar, incoordenação motora e espasticidade. Podem ainda ser observados quadros mais inespecíficos como sonolência, irritabilidade e baixo rendimento escolar.[37]

Os valores de referência vão de 200 a 900 pg/mL. Níveis inferiores a 100 pg/mL indicam carência clinicamente significativa.[34]

Vitamina A

A vitamina A (ou retinoides) é um nutriente essencial encontrado em sua forma ativa (ésteres de retinil) em produtos de origem animal. Os vegetais apresentam grupos de compostos conhecidos em conjunto como carotenóides, os quais podem produzir retinoides quando metabolizados no organismo. O fígado desempenha papel importante no armazenamento e no transporte dessa vitamina.[33]

Desempenha papel essencial no funcionamento normal do sistema visual, no crescimento e no desenvolvimento, na maturação da integridade celular epitelial, na função imunológica e na reprodução.[38] Apresenta relevância especial durante períodos de proliferação e rápida diferenciação celulares, como na gestação, na infância e na adolescência.[39]

O consumo reduzido ou excessivo de vitamina A na gestação está associado a defeitos congênitos cerebrais, oculares, auditivos e dos aparelhos geniturinário e cardiovascular, podendo ocorrer reabsorção de embriões e morte fetal.[40] Na infância e na adolescência, a deficiência de vitamina A está associada a maior suscetibilidade a infecções e retardo do crescimento e da maturação sexual.[24,25]

Os valores de referência vão de 20 a 200 μg/dL. Níveis inferiores a 10 μg/dL indicam carência clinicamente significativa.[29,41]

Vitamina D

A vitamina D (ou calciferol) pode ser produzida de duas maneiras distintas: endogenamente, através de uma modesta exposição à luz do sol, utilizando a luz ultravioleta e o colesterol da pele (7-di-hidrocolesterol); e pela dieta (ergosterol de fontes vegetais e 7-di-hidrocolesterol de fontes animais).[33,42] Pode ser definida como hormônio e normalmente atua como hormônio esteroide.[33] Esta vitamina é necessária ao organismo humano para manutenção dos níveis normais de cálcio e fósforo, fundamentais para mineralização óssea, contração muscular e condução nervosa.[42]

A deficiência de vitamina D na gestação leva a ganho de peso gestacional insuficiente. Evidências bioquímicas mostram que a deficiência desta vitamina na gestação pode levar a distúrbios na homeostase óssea na criança, e em situações extremas essa deficiência pode levar a redução da mineralização óssea, apresentando efeitos persistentes sobre a massa óssea, e ainda aumentar o risco de fraturas.[43-45]

O raquitismo é a manifestação clínica de carência de vitamina D em crianças e caracteriza-se por mineralização prejudicada dos ossos em crescimento.[33] Os valores de referência da vitamina D (25-hidroxivitamina D) vão de 30 a 100 ng/mL. Níveis inferiores a 20 ng/mL indicam carência clinicamente significativa.[42]

Vitamina C

A vitamina C (ácido ascórbico) é fornecida aos seres humanos por via dietética. Através da enzima gluconolactona oxidase, são sintetizadas as formas ativas desta vitamina a partir de seu precursor natural, a glicose.[41] Os níveis séricos de vitamina C são instáveis e sofrem variações em situações como estresse emocional ou físico, e o tabagismo aumenta sua utilização.[41]

Exerce papel antioxidante na proteção de enzimas e na síntese de inúmeras substâncias, como carnitina, esteroides, catecolaminas e conversão de ácido fólico em ácido folínico. Participa também na síntese de colágeno e na reparação tissular, além de aumentar a absorção intestinal de ferro.[47] A necessidade de vitamina C acompanha, portanto, o crescimento puberal.[48]

A deficiência desta vitamina na gestação foi associada a aumento do risco de infecções, ruptura prematura de membrana,[49] parto prematuro[50] e pré-eclampsia.[51]

Os valores de referência para vitamina C vão de 0,4 a 1 mg/dL.[29]

Vitamina K

A vitamina K desempenha papel essencial na coagulação sanguínea, pois é necessária para síntese de protrombina e vários fatores de coagulação (fatores VII, IX e X). As formas naturalmente encontradas desta vitamina são as filoquinonas (vitamina K_1) sintetizadas pelos vegetais e as menaquinonas sintetizadas pelas bactérias (vitamina K_2). O composto sintético menadiona (vitamina K_3) é alquilado no fígado para produzir menaquinona.[33] Sua absorção ocorre no intestino delgado, onde é incorporada pelos quilomícrons e transportada pelas vias linfáticas. Para um máximo aproveitamento esta vitamina requer bile e suco pancreático.[52]

Hemorragia é o sinal predominante de deficiência de vitamina K. Recém-nascidos são mais suscetíveis a hipoprotrombinemia durante os primeiros dias de vida, em consequência de precária transferência placentária de lipídios, incapacidade de estabelecer uma microflora intestinal produtora de vitamina K, fígado neonatal ainda imaturo para síntese de protrombina e reduzida concentração de vitamina K no leite materno.[33,52]

Os valores de referência para vitamina K vão de 0,13 a 1,19 ng/mL.[29]

AVALIAÇÃO DOS FATORES DE RISCO PARA DOENÇAS CARDIOVASCULARES

Glicemia

A glicose é utilizada como a principal fonte de energia do organismo. Sua concentração sanguínea normal encontra-se na faixa de 70 a 99 mg/dL. Níveis elevados desse carboidrato levam a hiperglicemia. As consequências mais comuns de episódios hiperglicêmicos são as complicações renais, cardiovasculares, oculares e neuropáticas.[4] Baixas concentrações sanguíneas de glicose (hipoglicemias) devem também ser monitoradas. As consequências mais graves encontradas após episódios hipoglicêmicos são perda de consciência (coma) e lesões cerebrais.[54,55]

O acompanhamento glicêmico torna-se uma ferramenta importante para o acompanhamento ambulatorial de pacientes que apresentam fatores de risco para o desenvolvimento de diabetes.[55]

Na gestação são considerados de risco elevado para o desenvolvimento de diabetes melito os seguintes fatores:

- Obesidade grave;
- História anterior de diabetes gestacional e de fetos grandes para a idade gestacional;
- História familiar de diabetes tipo 2;
- Glicosúria.

Glicemia de jejum deve ser solicitada para todas as gestantes já na primeira consulta de acompanhamento da gestação,[56] e deve ser realizada dentro de 120 dias da gestação.[57] Os pontos de corte para rastreamento do diabetes melito gestacional (DMG) são descritos no Quadro 4.6.

Quadro 4.6 Pontos de corte de glicemia em jejum para o rastreamento de diabetes melito gestacional.

Referência	Glicemia em jejum (mg/dL)
SBD, 2009	> 110
ADA, 2012	≥ 92

SBD: Sociedade Brasileira de Diabetes; ADA: American Diabetes Association.
Fonte: SBD;[54] ADA.[58]

Na infância e na adolescência são considerados de risco elevado para o desenvolvimento de diabetes melito (DM) os seguintes fatores:[59,60]

- Obesidade;
- História de DM em parentes de primeiro ou segundo graus;
- Grupos étnicos específicos (índios americanos, afro-americanos, hispânicos, asiáticos/habitantes de ilhas do Pacífico);
- Quem apresente sinais ou condições associadas a resistência à insulina (acantose *nigricans*, hipertensão arterial, dislipidemia e síndrome do ovário policístico).

Na infância e na adolescência os pontos de corte para o diagnóstico de DM seguem os mesmos critérios de diagnóstico dos indivíduos adultos. O Quadro 4.7 descreve os pontos de corte para o diagnóstico de DM na infância e na adolescência.

Quadro 4.7 Pontos de corte de glicemia em jejum para o rastreamento de diabetes melito e seus estágios pré-clínicos.

Categoria	Glicemia de jejum*	Glicemia casual**
Glicemia normal	< 100	–
Glicemia de jejum alterada	> 100 e < 126	–
Diabetes melito	≥ 126	≥ 200 (com sintomas clássicos***)

*Considera-se jejum a ausência de ingestão de alimentos por no mínimo 8 horas; **glicemia casual é aquela realizada a qualquer hora do dia;***os sintomas clássicos de diabetes melito são poliúria, polidipsia e perda de peso não explicada.
Fonte: ADA;[58] ADA.[60]

Teste oral de tolerância à glicose

O teste oral de tolerância à glicose (TOTG) também deve ser realizado para o rastreamento de DM na infância, na adolescência e na gestação.[58,60] Esse teste deve ser solicitado entre a 24ª e 28ª semanas de gestação.[58] Em mulheres com história prévia de diabetes gestacional, o TOTG deverá ser solicitado entre a 16ª e 18ª semanas de gestação. Caso o resultado seja negativo, a gestante deverá repetir o teste na 28ª semana de gestação.[61]

Em crianças e adolescentes o teste de tolerância à glicose é relevante para o diagnóstico de diabetes quando um ou mais dos fatores de risco são observados durante a avaliação ambulatorial. Os valores de ponto de corte das glicemias no TOTG para o diagnóstico de DM na infância e na adolescência seguem os mesmos critérios diagnósticos de indivíduos adultos.[60]

Os pontos de corte para o TOTG no diagnóstico de DMG e DM na infância e na adolescência são descritos nos Quadros 4.8 e 4.9.

Quadro 4.8 Pontos de corte do teste oral de tolerância à glicose para rastreamento de diabetes melito gestacional.

Tempo (minutos)	TOTG – 75 g
Jejum (pelo menos 8 h)	≥ 92 mg/dL
60	≥ 180 mg/dL
120	≥ 153 mg/dL

Observação: se pelo menos uma medida for igual ou superior, o diagnóstico de DMG está confirmado.
TOTG: teste oral de tolerância à glicose.
Fonte: ADA.[58]

Quadro 4.9 Pontos de corte do teste oral de tolerância à glicose para rastreamento de diabetes melito.

Categoria	TOTG*
Glicemia normal	< 140
Tolerância à glicose diminuída	≥ 140 e < 200
Diabetes melito	≥ 200

*Teste oral de tolerância à glicose (TOTG) realizado 2 horas após a ingestão de dextrosol.
Fonte: ADA;[58] ADA.[60]

Hemoglobina glicosilada

A dosagem da hemoglobina glicosilada torna-se útil para o controle glicêmico por longo prazo (2 a 3 meses), tendo em vista o tempo de meia-vida dos eritrócitos (120 dias). Sua concentração pode ser utilizada para monitoramento da média glicêmica nos últimos 90 dias de tratamento, o que a torna um bom parâmetro para se avaliar a continuidade da terapia nutricional entre as consultas. Pacientes que fazem o controle de glicemia apenas semanas antes da dosagem de glicose em jejum podem apresentar valores alterados de hemoglobina glicosilada.[54,58] Os valores de referência para hemoglobina glicosilada estão descritos no Quadro 4.10.

Quadro 4.10 Valores de hemoglobina glicosilada por idade.

Idade	Hemoglobina glicosilada (mg/dL)
< 6 anos	> 7,5 e < 8,5
6 a 12 anos	< 8
13 a 19 anos	< 7 a 7,7
> 19 anos	< 6,5

Fonte: Sociedade Brasileira de Diabetes (SBD);[54] ADA.[58]

Insulina

A insulina é um hormônio que apresenta secreção controlada pelos níveis glicêmicos e por estímulos nervosos e hormonais. Sua dosagem torna-se útil para o diagnóstico de resistência à insulina (RI) e ainda na avaliação de quadros de hipoglicemia.[62] O Quadro 4.11 descreve os valores de insulina plasmática em jejum e a relação entre glicemia e insulina para o diagnóstico de RI.

Quadro 4.11 Valores de referência para insulina plasmática em jejum e a relação entre glicemia e insulina para o diagnóstico de resistência à insulina.

Parâmetro	Classificação	Valores de referência
Insulina plasmática em jejum	Normal Limítrofe-alto Alto	< 15 µg/L 15 a 20 µg/L > 20 µg/L
Relação entre glicemia e insulina	Normal Sugestiva de RI RI	> 8 4 a 7 < 4

RI: resistência à insulina.
Fonte: SBC;[63] SBP.[64]

AVALIAÇÃO LIPÍDICA

O perfil lipídico é definido pelas determinações biológicas de colesterol total (CT), colesterol ligado a HDL ou colesterol-HDL (HDL-C), triglicerídeos (TG) e do colesterol ligado ao LDL (LDL-C).[65] As dosagens lipídicas devem ser solicitadas nas seguintes situações:[63]

- História familiar de dislipidemia;
- Fatores de risco como obesidade, hipertensão arterial, tabagismo e dietas ricas em gordura saturada e/ou ácidos graxos *trans*;
- Pacientes usuários de drogas ou portadores de doenças que cursem com dislipidemias, como na síndrome da imunodeficiência adquirida (SIDA) e no hipotireoidismo;
- Indivíduos com manifestações clínicas de dislipidemias como xantomas, xantelasma, arco corneal, dores abdominais recorrentes e pancreatites.

Os valores de referência para lipídios séricos de acordo com a faixa etária estão descritos no Quadro 4.12.

Quadro 4.12 Valores de referência para concentração de lipídios plasmáticos segundo a faixa etária.

Crianças e adolescentes	Concentração plasmática (mg/dL)			
	Desejável	Limítrofe	Elevada	Muito elevada
CT	< 150	150 a 169	≥ 170	–
LDL-C	< 100	100 a 129	≥ 130	–
HDL-C	≥ 45	–	–	–
TG	< 100	100 a 129	≥ 130	–
Adultos				
COL	< 200	200 a 239	≥ 240	–
LDL-C	< 100	130 a 159	160 a 189	≥ 190
HDL-C	≥ 60	50 a 59 (mulheres)	< 50 (mulheres)	–
TG	< 150	150 a 159	200 a 499	≥ 500

COL: colesterol total; LDL-C: colesterol ligado ao LDL; HDL: colesterol ligado a HDL; TG: triglicerídeos.
Fonte: SBC;[63] AACE Guidelines.[66]

AVALIAÇÃO DA FUNÇÃO ORGÂNICA

Função renal

Ureia

A ureia é oriunda do catabolismo proteico nos seres humanos. Cerca de 90% são excretados pelo rim, onde é filtrada livremente pelos túbulos renais. Apresenta concentração sanguínea elevada nas doenças renais, em dietas hiperproteicas, em quadro de desidratação, uso de algumas medicações, hemorragias digestivas e em situações de hipercatabolismo proteico, como se observa em grandes queimaduras e traumatismos. Seus valores de referência situam-se entre 10 e 40 mg/dL.[4]

Creatinina

A creatinina é um produto metabólico do músculo. Sua concentração plasmática está relacionada às reservas de massa muscular, estando influenciada, portanto, pelo sexo e pela idade do indivíduo. Embora seja pouco influenciada pela dieta, em situações em que se observa uma elevada ingestão de proteína animal, podem ocorrer acréscimos de 10 a 20% em seus níveis plasmáticos.[67]

A via de excreção predominante é a urinária, por filtração renal. O aumento de creatinina sérica está relacionado a uma redução correspondente da função renal e é comumente observado nas doenças renais agudas e crônicas. No entanto, como a creatinina reflete a reserva muscular, pacientes idosos e aqueles que apresentem redução da massa muscular podem apresentar insuficiência renal com valores pouco elevados de creatinina.[67] O Quadro 4.13 apresenta os valores de referência para creatinina sérica em diferentes faixas de idade.

Quadro 4.13 Valores de referência para creatinina sérica segundo a faixa etária.

Faixa etária (anos)	Creatinina (mg/dL)
Até 6	0,3 a 0,7
7 a 12	0,4 a 0,3

Acima de 12
  Sexo masculino
  Sexo feminino
	
	0,8 a 1,2
	0,6 a 1,3

Fonte: Adriolo.[67]

Fósforo

É o segundo mineral encontrado em maior quantidade no organismo. Combina-se com o cálcio, proporcionando a rigidez de ossos e dentes. É ainda fundamental em processos metabólicos geradores de energia, componente essencial das membranas celulares, compõe a molécula de DNA, atua na contração muscular e no equilíbrio acidobásico. Os valores de referência vão de 2,7 a 4,5 mg/dL.[68,69] O Quadro 4.14 descreve as situações clínicas que estão associadas a níveis elevados e reduzidos de fósforo.

Quadro 4.14. Situações clínicas associadas a níveis elevados e níveis reduzidos de fósforo.

Níveis de fósforo	Situação clínica
Elevados	Insuficiência renal crônica, cetoacidose diabética, mieloma múltiplo, metástases ósseas e hipoparatireoidismo
Reduzidos	Osteomalacia, raquitismo, hiperparatireoidismo, alcoolismo agudo, síndrome de Fanconi, deficiência de vitamina D, síndrome de má absorção e acidose tubular renal

Fonte: Burtis.[4]

Potássio

A dosagem de potássio é de grande importância para avaliação dos desequilíbrios hidroeletrolíticos e acidobásicos. O acompanhamento da calemia se faz importante no monitoramento de pacientes que fazem uso frequente de diuréticos, portadores de nefropatias, principalmente na insuficiência renal, na cetoacidose diabética e na insuficiência hepática. Os valores de referência vão de 3,5 a 5,0 mEq/L.[22]

FUNÇÃO HEPÁTICA

Aminotransferases

Os testes para avaliação da integridade hepatocelular incluem a determinação da atividade das enzimas alanina aminotransferase (ALT ou TGP) e aspartato aminotransferase (AST ou TGO). A ALT é exclusiva do citoplasma, enquanto a AST é produzida no citoplasma (70%) e nas mitocôndrias (30%).[70]

Elevações consideráveis nos níveis das aminotransferases são observadas nas hepatites virais agudas, nas hepatites causadas por fármacos e nas lesões isquêmicas do fígado. A ALT encontra-se mais elevada que a AST nas doenças virais agudas, nas hepatites tóxicas, na hepatite crônica ativa e nas colestases.[71,72] A AST mostra-se mais elevada que a ALT na hepatite aguda alcoólica, nas doenças infiltrativas e neoplásicas e na cirrose.[71]

Nos casos mais avançados de insuficiência hepática, em que ocorre falência orgânica e perda de tecido hepático funcionante, as aminotransferases podem apresentar-se em valores normais ou reduzidas.[73] Os valores de referência para aminotransferases segundo o sexo estão descritos no Quadro 4.15.

Quadro 4.15 Valores de referência para aminotransferases segundo o sexo.

Sexo	ALT (UI/L)	AST (UI/L)
Feminino	Até 31	Até 32
Masculino	Até 41	Até 38

ALT: alanina aminotransferase; AST: aspartato aminotransferase.
Fonte: Adriolo.[71]

Bilirrubinas

A bilirrubina é o principal produto da degradação da porfirina IX, que constitui a hemoglobina, a mioglobina e outras hemoproteínas. O acúmulo de bilirrubina é clinicamente observado pela cor amarelada que ela confere a tecidos e líquidos biológicos. Seu catabolismo ocorre no íleo terminal e no intestino grosso pelas bactérias intestinais, produzindo um grupo tetraploide incolor denominado urobilinogênio.[72,73]

Existem situações nas quais os mecanismos normais de neutralização e excreção de bilirrubina encontram-se alterados e geram uma condição clínica conhecida como icterícia. Esse quadro é observado nas anemias hemolíticas, em síndromes que comprometam o metabolismo normal da bilirrubina, como a síndrome de Gilbert e a síndrome de Dubin-Johnson, e ainda pela obstrução do fluxo biliar resultante de processos inflamatórios, infecciosos, neoplásicos e na presença de corpo estranho em algum ponto das vias biliares.[71]

Os valores de referência das bilirrubinas correlaciona-se com a idade do paciente. Os intervalos de referência aceitos para bilirrubina total de acordo com a idade são mostrados no Quadro 4.16.

Quadro 4.16 Valores de referência para bilirrubina total segundo a faixa etária.

Faixa etária	Nascidos a termo (mg/dL)	Prematuros (mg/dL)
Recém-nascidos (24 horas)	2,0 a 6,0	1,0 a 8,0
Recém-nascidos (48 horas)	6,0 a 7,0	6,0 a 12,0
3 a 5 dias	4,0 a 6,0	10,0 a 14,0
Acima de 1 mês	0,2 a 1,0	

Fonte: Adriolo.[71]

Ácido úrico

O ácido úrico é o principal produto metabólico dos ácidos nucleicos alimentares.[4] Níveis elevados deste composto (hiperuricemia) podem ser resultado de redução da excreção, aumento na produção e anormalidades nas enzimas envolvidas na síntese de nucleotídeos purínicos.[74]

Doenças como anemia hemolítica, psoríase e a síndrome metabólica, além do consumo de dietas ricas em purinas, e da ingestão de bebidas alcoólicas, podem então levar ao aumento da concentração plasmática de ácido úrico.[74,75]

Achados recentes apontam que os níveis de ácido úrico podem estar relacionados ao estresse oxidativo, a resistência à insulina e inflamação e alterações envolvidas na síndrome metabólica, o que pode contribuir para o desenvolvimento da doença hepática gordurosa não alcoólica (DHGNA).[76]

Os valores de referência para ácido úrico estão descritos nos Quadros 4.17 e 4.18.

Quadro 4.17 Valores de referência para ácido úrico sérico e urinário.

Amostra	Faixa etária	Valor de referência
Ácido úrico sérico	Pré-escolar	1,7 a 5,8 mg/dL
	Escolar	2,2 a 6,6 mg/dL
	Adolescente menino	3,0 a 7,7 mg/dL
	Adolescente menina	2,7 a 5,7 mg/dL
Ácido úrico em urina de 24 horas	Pré-escolar	≤ 320 mg
	Escolar	≤ 450 mg
	Adolescente menino	≤ 600 mg
	Adolescente menina	≤ 600 mg

Fonte: Pesce;[77] Lima.[78]

Quadro 4.18 Valores de referência para ácido úrico segundo o sexo.

Sexo	Ácido úrico (mg/dL)
Masculino	3,5 a 7,2
Feminino	2,6 a 6,0

Fonte: Burtis.[4]

REFERÊNCIAS

1. Carlson TH. Dados laboratoriais na avaliação nutricional. In: Mahan LK, Escott-Stump S. Krause. Alimentos, nutrição e dietoterápica. 11. ed. São Paulo: Roca, 2005:419-36.
2. Kamimura MA, Cuppari L, Sampaio LR. Avaliação nutricional na prática clínica. In: Nutrição nas doenças crônicas não trasmissíveis. São Paulo: Manole, 2009:27-62.
3. Franceschini SCC, Faria ER, Oliveira FCC, Nascimento CM, Priore SE. Exames de rotina em atendimento ambulatorial nos diferentes grupos populacionais. In: Calixto-Lima L, Reis NT. Interpretação de exames laboratoriais aplicados à nutrição clínica. Rio de Janeiro: Rubio, 2012: 363-82.
4. Burtis CA, Ashwood ER, Bruns DE. Tietz –Fundamentos de química clínica. 6. ed. Rio de Janeiro: Elsevier, 2008.
5. Zago AM, Falcão RP, Pasquini R. Hematologia: fundamentos e Prática. São Paulo: Atheneu, 2004.
6. Adriolo A, Rotondi EM. Testes hematológicos. In: Adriolo A. Guia de medicina laboratorial. São Paulo: Manole, 2005:73-84.
7. Burrow GN, Ferris TF. Complicações clínicas durante a gravidez. 4. ed. São Paulo: Roca, 1996.
8. Matos GC, Rosenfeld S, Martins M. Albumina humana prescrita para casos de desnutrição em hospitais do Rio de Janeiro. Rev Assoc Med Bras. 2008; 54(3):220-4.
9. Harum P. Serum albumin, protein, and malnutrition: a different Approach. Nephrol News Issues. 2007; 21(8):32-3.
10. Vitolo MR. Avaliação nutricional da gestante. In: Vitolo MR. Nutrição da gestação ao envelhecimento. Rio de Janeiro: Rubio, 2008:58-64.
11. Jeejeebhoy KN. Nutritional assessment. Nutr. 2000; 16(7-8):585-90. Review.
12. Vegine PM, Fernandes ANP, Torres MRSG, Silva MIB, Avesani CM. Avaliação de métodos para identificar desnutrição energético-proteica de pacientes em hemodiálise. J Bras Nefrol. 2011; 33(1):55-61.
13. Lima MT, Vasconcelos MJOB. Avaliação nutricional. In: Nutrição clínica obstetrícia e pediatria. Rio de Janeiro: Med Book, 2011:39-56.
14. Adriolo A, Rotondi EM. Avaliação do metabolismo do ferro. In: Adriolo A. Guia de medicina laboratorial. São Paulo: Manole, 2005:69-71.

15. Oliveira RM, Fontes GG, Lima LM, Gomes AP, Vieira PAF, Siqueira-Batista R. Avaliação bioquímica do sangue. In: Calixto-Lima L, Reis NT. Interpretação de exames laboratoriais aplicados à nutrição clínica. Rio de Janeiro: Rubio, 2012:363-82.
16. Thomas C, Thomas L. Biochemical markers and hematologic indices in the diagnosis of funcional iron deficiency. Clin Chem 2002; 48:1066-76.
17. Acosta Escribano J, Gomes-Tello V, Ruiz Santana S. Nutritional and metabolic assessment of the severely ill patient. Nutr Hosp. 2005; 20(2):5-8.
18. Grant JP, Custer PB, Thurlow J. Current techniques of nutritional assessment. Surgical Clinics of North America, 1981; 61:437-63.
19. Lewis S, Bain B, Bates I. Hematologia prática de Dacie e Lewi. 9. ed. PortoAlegre: Artmed, 2006.
20. Thomas L. Transferrin saturation. In: Thomas L. Clinical laboratory diagnostics. Frankfurt: TH Books, 1998:275-7.
21. Jonh BJ. Minerais. In: Mahan LK, Escott-Stump S. Krause – Alimentos, nutrição e dietoterápica. 11.ed. São Paulo: Roca, 2005:118-22.
22. Adriolo A, Rotondi EM. Alguns testes bioquímicos. Avaliação do metabolismo do ferro. In: Adriolo A. Guia de medicina laboratorial. São Paulo: Manole, 2005:13-22.
23. Consenso Brasileiro sobre Alergia Alimentar. Sociedade Brasileira de Pediatria e Associação Brasileira de Alergia e Imunopatologia. Rev Bras Alerg Imunopatol. 2007; 31:64-89.
24. Vitolo MR. Recomendações nutricionais para crianças. In: Vitolo MR. Nutrição da gestação ao envelhecimento. Rio de Janeiro: Rubio, 2008:191-99.
25. Vitolo MR. Recomendações nutricionais para adolescentes. In: Vitolo MR. Nutrição da gestação ao envelhecimento. Rio de Janeiro: Rubio, 2008:277-90.
26. Coleman RJ. Zinc protein: enzymes, storage proteins, transcription factors, and replication proteins. Annual Review of Biochemistry. 1992; 61:897-946.
27. Formon SJ. Nutrition of normal infants. St. Louis: Mosby, 1993: 475.
28. Fosmire GJ. Zinc toxicity. Am J Clin Nutr 1990; 5(1):225-7.
29. The Merck Manual of Diagnosis and Therapy Section Nutritional Disorders. Disponível em: http://www.merckmanuals.com. Acesso em: 20 de novembro de 2012.
30. Krishnaswamy K, Nair KM, Importance of folate in human nutrition. Br J Nutr 2001; 85 Suppl 2:s115-24.
31. Scholl TO, Johnson WG. Folic acid: influence on the outcome of pregnancy. Am J Clin Nutr 2000; 71:1295S-303S.
32. Mafra Filipa OH. Avaliação do risco cardiovascular – metodologias e suas implicações na prática clínica. Rev Port Clin Geral, 2008. 24:391-400.
33. Gallagher ML. Vitaminas. In: Mahan LK, Escott-Stump S. Krause – Alimentos nutrição e dietoterápica. 11. ed. São Paulo: Roca, 2005:99-102.
34. Miller O, Gonçalves RR. Doenças do sangue. In: Miller O, Gonçalves RR. Laboratório para o clínico. 8. ed. São Paulo: Atheneu, 2005:451-56.
35. Molloy AM. Is impaired folate absorption a factor in neural tube defect? Am J Clin Nutr 2000; 73:3-4.
36. Rothenberg SP, da Costa MP, Sequeira JM, Craco J, Roberts JL, Weedon J, Quadros EV. Autoantibodies against folate receptors in women with a pregnancy complicated by a neural tube defect. N Engl J Medr 2004; 350(2):134-42.
37. Garcia-Navarro CEK, Pachaly JR. Manual de hematologia veterinária. 1ª reimpressão. São Paulo: Varela, 1998. p.169.
38. WHO (World Health Organization). Global prevalence of vitamin A deficiency in populations at risc, 1995-2005: WHO global database on vitamin A deficiency. Geneva, 2009.
39. WHO (World Health Organization). Indicators for assessing vitamin A deficiency and their application in monitoring and evaluating intervention programmes. Geneva, 1996.
40. IOM (Institute of Medicine). Vitamin A. In: Dietary reference intakes for vitamin A, vitamin K, arsenic, boron, chromium, copper, iodine, iron, manganese, molibdenum, nickel, silicon, vanadium, and zinc. Washigton, DC: National Academic Press, 2001. p. 82-161.
41. Clark SF. Vitamins and trace elements. In: Gottschlich MM (ed.). The Aspen nutrition support core curriculum: a cased-based approach-the adult patient. Silver Spring: Aspen; 2007. p.129-59.
42. Holick MF. Resurrection of vitamin D deficiency and rickets. J Clin Invest. 2006; 116:2062-72.
43. Pawley N, Bishop NJ. Prenatal and infant predictors of bone health: the influence of vitamin D. Am J Clin Nutr 2004;80(Suppl):1748S-51S.
44. Mannion CA, Gray-Donald K, Koski KG. Association of low intake of milk and vitamin D during pregnancy with decreased birth weight. CMAJ 2006 Apr 25; 174(9):1273-7.
45. Javaid MK, Crozier SR, Harvey NC, Gale CR, Dennison EM, Boucher BJ, Arden NK, Godfrey KM, Cooper C. Maternal vitamin D status during pregnancy and childhood bone mass at age 9 years: a longitudinal study. Lancet, 2006; 367:36-43.
46. Clark SF. Vitamins and trace element. In: Gottschlich MM. The ASPEN nutrition support core curriculum: a case-based approach – the adult patient. American Society for Parenteral and Enteral Nutri, 2007. p. 129-62.
47. Shils ME, Shike M, Ross AC, Caballero B, Cousins RJ. Nutrição moderna na saúde e na doença. São Paulo: Manole, 2009.
48. Jacobson M, Rrees J, Golden N, Irwin C (eds.). Adolescent nutrition disorders. Ann NY Acad Sci 1997; 817:12-16.
49. Pfeffer F, Vales-Ramos R, Avilas-Rosas H. Vitamin C nutritional status in not related to weight gain in pregnat women. Nutrition Research, 1996; 16:555-64.

50. Casanueva E, Ripoll C, Tolentino M, Morales RM, Pfeffer F, Vilchis P, Vadillo-Ortega F. Vitamin C supplementation to prevent premature rupture of the chorioamniotic membranes: a randomized trial. Am J Clin Nutr 2005; 81:859-63.
51. Jendryczko A, Tomala J. The total free radical trapping ability of blood plasma in eclampsia. Zentralbl Gynakol, 1995; 117:126-9.
52. Olson RE. Vitamin K. In: Shils ME, Shike M, Ross AC, Caballero B, Cousins RJ. Nutrição moderna na saúde e na doença. São Paulo: Manole, 2009:167-89.
53. Miller O, Gonçalves RR. Laboratório para o clínico. 8. ed. São Paulo: Atheneu, 2005.
54. Diretrizes da Sociedade Brasileira de Diabetes. Sociedade Brasileira de Diabetes. 3. ed. São Paulo: Araújo Silva Farmacêutica, 2009.
55. American Diabetes Association (ADA). Standards of medical care in diabetes. Diabetes Care. 2011; 34:S11-61.
56. Sociedade Brasileira de Diabetes (SBD). Tratamento e acompanhamento do diabetes mellitus – Diretrizes da Sociedade Brasileira de Diabetes, 2007.
57. Sociedade Brasileira de Endocrinologia e Metabologia. Projeto Diretrizes: diabetes mellitus gestacional. Associação Médica Brasileira (AMB). 20 Junho, 2006.
58. American Diabetes Association. Clinical Practice Recommendations. Diabetes Care. 2012;35:s4-10.
59. Pinhas-Hamiel O, Dolan LM, Daniels SR, Standford D, Khoury PR, Zeitler P. Increased incidence of non-insulin-dependent diabetes mellitus among adolescents. J Pediatr 1996; 128:609-15.
60. American Diabetes Association (ADA). Standards of medical care in diabetes. Diabetes Care 2010; 33:s11-61.
61. Montenegro CAB, Filho-Resende J. Modificações do organismo materno. In: Obstetrícia. 11. ed., Rio de Janeiro: Guanabara Koogan, 2009:526-38.
62. Kratz A, Ferraro M, Sluss PM, Lewandrowski KB, Ellender SM, Peters CC. Reference laboratory values. New Engl J Med. 2004; 351(15):1548-63.
63. Sociedade Brasileira de Cardiologia. I Diretriz de Prevenção de Aterosclerose na Infância e na Adolescência. Arq Bras Cardiol. 2005; 85(Suppl VI):1-36.
64. Sociedade Brasileira de Pediatria (SBP). Departamento de Nutrologia. Obesidade na infância e na adolescência – Manual de orientação. São Paulo, 2008:116.
65. Sociedade Brasileira de Cardiologia. IV Diretriz Brasileira sobre Dislipidemias e Prevenção de Aterosclerose. Arq Bras Cardiol. 2007; 88(Suppl 1):2-19.
66. American Association of Clinical Endocrinologists. Guidelines for management of dyslipidemia and prevention of atherosclerosis. Endocrine Practice. 2012; 18(Suppl 1):3-32.
67. Adriolo A, Bismark ZF. Rim e vias urinárias. In: Adriolo A. Guia de medicina laboratorial. São Paulo: Manole, 2005; 185-213.
68. Dawson-Hughes B. Osteoporose. In: Shils ME, Shike M, Ross AC, Caballero B, Cousins RJ. Nutrição moderna na saúde e na doença. São Paulo: Manole, 2009:1345-49.
69. Arantes HP, Silva AG, Larenzetti-Castro M. Biophosphonates in the treatment of metabolic boné diseases. Arq Bras Endocrinol Metab. 2010; 54(2): 206-12.
70. Pratt DS, Kaplan MM. Evaluation of abnormal liver-enzyme results in asymptomatic patients. NEJM, 2000;342:1266-71.
71. Adriolo A, Bismark ZF. Avaliação das funções hepáticas. In: Adriolo A. Guia de medicina laboratorial. São Paulo: Manole, 2005:63-8.
72. Lin JD, Lin PY, Chen LM, Fang WH, Lin LP, Loh CH. Serum glutamic-oxaloacetic transaminase (GOT) and glutamic-pyruvic transaminase (GPT) levels in children and adolescents with intellectual disabilities. Res Dev Disabil. 2010;31(1):172-7.
73. Kaplan MM. Liver function tests that detect injury to hepatocytes. Disponível em http://www.uptodate.com/contents/liver-function-tests-that-detect-injury-to-hepatocytes, 2010 [Acesso em 15 de outubro de 2012].
74. Pinheiro GRC. Revendo a orientação dietética na gota. Rev Bras Reumatol, 2008; 48(3):157-61.
75. Petta S, Cammà C, Cabibi D, Di Marco V, Craxì A. Hyperuricemia is associated with histological liver damage in patients with non-alcoholic fatty liver disease. Aliment Pharmacol Ther, 2011;34(7):757-66.
76. Ryu S, Chang Y, Kim SG, Cho J, Guallar E. Serum uric acid levels predict incident nonalcoholic fatty liver disease in healthy Korean men. Metabolism. 2011 Jun;60(6):860-6.
77. Pesce MA. Valores de referência para testes e procedimentos laboratoriais. In: Behrman RE, Kliegman RM, Jenson HB (eds.). Nelson – Tratado de pediatria. Rio de Janeiro: Elsevier, 2009. p. 2949-60.
78. Lima EM, Penido MGMG, Vasconcelos MMA. Distúrbios miccionais e funcionais. Dor do aparelho urinário. In: Freire LMS. Diagnóstico diferencial em pediatria. Rio de Janeiro: Guanabara Koogan, 2008. p. 398-412.

PARTE II

Avaliação e Recomendações Nutricionais

CAPÍTULO 5

Gestantes

Larissa de Andrade Viana
Luciana Lima de Araújo
Maria Josemere de Oliveira Borba Vasconcelos

A gestação transcorre em período de 37 a 42 semanas e constitui um estado dinâmico, no qual ocorrem várias adaptações estruturais e metabólicas, no sentido de sustentar o crescimento e o desenvolvimento do feto, mantendo ao mesmo tempo a homeostase orgânica.[1] Essas adaptações se expressam em expansão do volume sanguíneo, alterações cardiovasculares, mudanças funcionais do sistema endócrino, gastrintestinal, respiratório e renal.[1,2] Com isso, ocorre maior gasto energético e necessidade de incremento na recomendação da maioria dos nutrientes,[1,3] sendo importante o acompanhamento nutricional nesse período.[4,5]

A avaliação do estado nutricional é essencial para identificação de mulheres sob risco gestacional, de forma que o monitoramento nutricional é um dos elementos importantes na prevenção da morbidade e da mortalidade perinatais, na promoção da saúde da mulher e da criança a curto[4] e longo prazos.[6-8]

O acompanhamento do ganho ponderal na gestação é uma medida de baixo custo e de grande utilidade para o estabelecimento de intervenções nutricionais visando à redução de riscos para a gestante e o feto.[5] A orientação nutricional pode promover um ganho ponderal adequado, prevenindo ganho excessivo, assim como ganho insuficiente[5] – determinante importante do retardo de crescimento intrauterino.[5,9]

Os desvios do estado nutricional da gestante têm sido tema de diversos estudos, devido ao seu papel determinante sobre os desfechos gestacionais[10] e a suas implicações na saúde da criança no primeiro ano de vida[4] e ao longo de sua vida, particularmente em relação às doenças crônicas não transmissíveis,[6,7,11] predispondo-a ao desenvolvimento de obesidade, intolerância à glicose,[12] diabetes tipo 2[6] e dislipidemia.[13]

A obesidade, que também tem sido crescente nos países em desenvolvimento,[14,15] aumenta o risco de intercorrências para a mãe e o feto, durante a gravidez, o parto e o pós-parto.[10] De tais complicações podem ser citados síndromes hipertensivas, diabetes gestacional, mortalidade, macrossomia fetal[10] e deve ser monitorada durante a gestação.

Estudos demonstraram que a prática de atividade física moderada durante o período de gestação pode atenuar efeitos adversos da desnutrição,[16] além de auxiliar no controle de ganho ponderal excessivo,[17,18] devendo ocorrer sob acompanhamento médico e de profissional habilitado na área esportiva.

Dessa forma, o nutricionista deve trabalhar junto com demais profissionais de saúde e utilizar ferramentas diversas, a fim de proporcionar evolução adequada do estado nutricional da gestante, garantindo melhores resultados e qualidade de vida para a mãe e o filho.

Objetivo da avaliação e acompanhamento do estado nutricional da gestante:[19]

- Identificar gestantes sob risco nutricional (baixo peso, sobrepeso ou obesidade pré-gestacionais);
- Detectar as gestantes com ganho de peso insuficiente ou excessivo para a idade gestacional;
- Corrigir possíveis deficiências nutricionais e propiciar adequado ganho ponderal;
- Realizar orientação adequada para cada caso, visando à promoção de estado nutricional adequado para a mãe, boas condições para o parto e peso adequado do recém-nascido.

AVALIAÇÃO E RECOMENDAÇÕES NUTRICIONAIS

Os requerimentos energéticos da gestante mostram-se aumentados quando comparados aos de uma mulher não grávida,[20,21] a fim de suprir adequado ganho ponderal à gestante e desenvolvimento do feto, da placenta e de outros tecidos maternos, assim como adequada formação de reserva energética para o período seguinte, de lactação. Mulheres com desvios do estado nutricional (baixo peso, sobrepeso ou obesidade) merecem maior atenção.[21]

Os fatores que irão determinar o custo energético da gestação são: quantidade de energia para o ganho de peso gestacional (associado ao acréscimo de proteína e gordura nos tecidos maternos, fetais e placentários); aumento do gasto energético associado ao incremento da taxa metabólica basal; e nível de atividade física.[21]

O custo energético durante a gestação não é homogêneo ao longo dos trimestres de gestação. O depósito de proteínas ocorre, principalmente, no segundo e no terceiro trimestres, na taxa de 20 e 80%, respectivamente; o depósito de gordura ocorre à taxa de 11, 47 e 42% para o primeiro, segundo e terceiro trimestres, respectivamente, e o aumento da taxa metabólica basal (TMB) ocorre na ordem de 5, 10 e 25% para o primeiro, segundo e terceiro trimestres, respectivamente.[21] O estado nutricional pré-gestacional também irá direcionar a dinâmica de requerimentos nutricionais, como será mais bem descrito adiante.

Para avaliação e cálculo das necessidades nutricionais, é importante que seja definida a idade gestacional. O período gestacional deve ser dividido em 1º trimestre (< 14 semanas), 2º trimestre (14 a 27 semanas) e 3º trimestre (> 27 semanas). A partir da data da última menstruação (DUM), uma gestante com 12 semanas e 2 dias deve ser classificada como tendo 12 semanas de gestação, ao passo que, a partir de 12 semanas e 4 dias, deve ser classificada como tendo 13 semanas de gestação.[19]

Gestação única

Avaliação do estado nutricional pré-gestacional

O estado nutricional pré-gestacional deve ser obtido a partir do cálculo do índice de massa corporal pré-gestacional, que utiliza dados do peso pré-gestacional (PPG) referido dividido pela altura ao quadrado (IMCPG = PPG/$(A)^2$). Se a informação sobre o peso não estiver disponível ou não for fidedigna, pode-se obtê-la a partir do primeiro registro no Cartão da Gestante[19] ou prontuário médico, utilizando-se o peso referente ao primeiro trimestre.[5] Na ausência desses registros, emprega-se, para cálculo das necessidades energéticas, o peso pré-gestacional ideal (PPGI) obtido a partir da seguinte fórmula:[19]

$$PPGI = IMCPGI \times (A)^2$$

Empregam-se os valores de IMC aceitáveis que variam de 18,5 a 24,9 kg/m² para mulheres adultas, e uma alternativa é a adoção da mediana do IMC de 21,0 kg/(m²).[19] Para gestantes com sobrepeso ou obesidade devem-se empregar os valores superiores da faixa de eutrofia ou o peso pré-gestacional ajustado (PPGA), como descrito adiante, a fim de evitar perda ponderal e estados de cetose metabólica.

$$PPGA = [(PI - peso\ atual) \times 0{,}25 + PA]$$

Na ocorrência de perda ponderal no 1º trimestre, o peso pré-gestacional a ser considerado deve ser o menor valor registrado nesse período.[19] O período gestacional deve ser dividido em 1º trimestre (< 14 semanas), 2º trimestre (14 a 27) e 3º trimestre (> 27 semanas). Uma gestante com 12 semanas e 2 dias deve ser classificada como tendo 12 semanas de gestação, ao passo que outra com 12 semanas e 5 dias será classificada como tendo 13 semanas de gestação.[19]

A altura deve ser mensurada no momento da consulta para cálculo do índice de massa corporal (IMC) que deve seguir a classificação do Institute of Medicine (IOM),[22] a qual também define as metas de ganho de peso semanal tal como descritas no Quadro 5.1.

O IOM, em sua última publicação, relata que o estado nutricional pré-gestacional de adolescentes pode ser avaliado com parâmetros utilizados para gestantes adultas,[22] entretanto essa recomendação precisa ser mais bem testada em nossa população. Em nossa prática, recomendamos avaliação por meio das curvas de crescimento para adolescentes propostas pela OMS,[23] a fim de evitar recomendação elevada de ganho ponderal e complicações gestacionais, visto que muitas adolescentes podem ser classificadas como de baixo peso quando avaliadas pelos pontos de corte de IMC utilizados para mulheres adultas.

Gestantes adolescentes ou que apresentem desvios do estado nutricional devem realizar acompanhamento nutricional mensal ou, conforme a gravidade do caso, a intervalos menores.

Destacamos, ainda, que gestantes adolescentes classificadas na faixa de baixo peso ou eutrofia devem receber orientações para ganho ponderal gestacional nos limites superiores da faixa recomendada (Quadro 5.1) e que devem receber maior atenção adolescentes com menarca ocorrida a período inferior a 2 anos devido a possível competição de nutrientes entre mãe-feto, devendo-se haver mensuração da estatura em todas as consultas ou ao menos 1 vez por trimestre.[19]

Ganho ponderal

O planejamento de ganho ponderal durante a gestação deve ocorrer com base no estado nutricional pré-gestacional,[22] tal como descrito no Quadro 5.1. O ganho de peso no primeiro trimestre pode comportar-se de três diferentes maneiras, sem prejuízos significativos à saúde da mãe ou do feto: manutenção do peso pré-gestacional (PPG); perda de até 3 kg; ou ganho ponderal de até 2 kg.[22] Desvios ponderais, sobretudo ganho ponderal excessivo (> 0,5 kg/semana e 3 kg/mês), deverão ser monitorados com atenção redobrada durante toda a gestação,[24] este último por ser sugestivo de edema e síndrome hipertensiva da gestação (SHG).

Para avaliação do ganho ponderal a partir do 2º trimestre, deve-se utilizar a seguinte fórmula:

$$\text{Ganho ponderal médio} = \frac{\text{Peso total adquirido}}{\text{Nº de semanas gestacionais a partir da 13ª semana}}$$

Quadro 5.1 Recomendações de ganho ponderal de acordo com o IMC pré-gestacional.

IMC PG	IMC (kg/m²)	Faixa de GP total (kg)	GP no 1º trimestre (kg)	Faixa de GP no 2º e no 3º trimestres de gestação (média de ganho semanal em kg)	Ganho de peso mínimo a partir do 2º trimestre (kg/mês)
Baixo peso	< 18,5	12,5 a 18,0	2,0	0,44 a 0,58 (0,51)	1,0
Normal	18,5 a 24,9	11,5 a 16,0	1,5	0,35 a 0,50 (0,42)	1,0
Sobrepeso	25 a 29,9	7,0 a 11,5	1,0	0,23 a 0,33 (0,28)	0,5
Obesidade	≥ 30,0	5,0 a 9,0	0,5	0,17 a 0,27 (0,22)	0,5

Fonte: Adaptado de WHO;[5] IOM.[22]

Avaliação do estado nutricional para a idade gestacional

No Brasil ainda não existe curva de referência de IMC para a idade gestacional. O Ministério da Saúde[19] recomenda a avaliação de acordo com a curva de IMC proposta por Atalah,[25] que foi construída para população de gestantes do Chile (Figura 5.1), atentando-se para a possível presença de edema corporal, o qual deve ser estimado e subtraído do peso corporal obtido inicialmente. O Quadro 5.2 mostra a estimativa de peso seco a partir do edema retido, de acordo com Martins.[26]

Além da presença de edema, é importante observar possíveis flutuações ponderais resultantes de alterações patológicas que cursam com disfunções no controle de volume do líquido amniótico (poli-hidrâmnio e oligo-hidrâmnio) e outros, pois nesses casos recomenda-se a utilização de outros parâmetros de avaliação, como circunferência do braço (CB), circunferência muscular do braço (CMB) e prega cutânea tricipital (PCT).[27] Alguns fatores que normalmente contribuem para o aumento de peso na gravidez estão listados no Quadro 5.3.

Quadro 5.2 Estimativa de peso seco a partir do edema retido.

Parte acometida	Edema	Excesso de peso hídrico
Tornozelo (até panturrilha)	+	1,0 a 2,0 kg
Perna (até joelho)	++	3,0 a 4,0 kg
Raiz da coxa	+++	5,0 a 6,0 kg
Anasarca	++++	10,0 a 12,0 kg

Fonte: adaptado de Martins.[26]

Quadro 5.3 Distribuição do ganho de peso durante a gestação.

Feto	2,8 a 3,2 kg	Placenta e cordão umbilical	0,5 kg
Útero	0,7 kg	Líquido amniótico	0,6 kg
Estoque materno de nutrientes	2,8 kg	Mamas	0,4 kg

Fonte: adaptado de Fagen.[28]

Medidas de composição corporal na gestação

Essas medidas na gestação são úteis para se avaliarem modificações que ocorrem durante o período gestacional quando se fazem comparações com medidas tomadas anteriormente.[27]

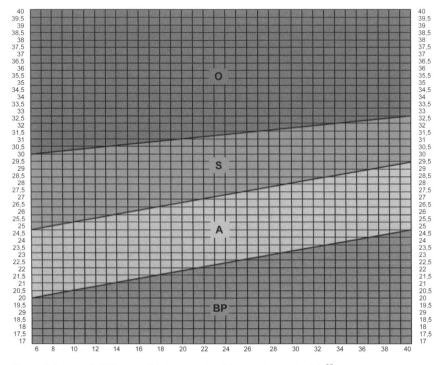

Figura 5.1 Curva de IMC para a idade gestacional de acordo com Atalah.[25]

A CB é utilizada para medir a espessura do braço, a qual contempla a gordura subcutânea e a massa muscular do braço. Os resultados obtidos devem ser classificados de acordo com tabelas de constantes de conversão de Frisancho[29] (Anexo XVIII).

A PCT é utilizada para se estimar a reserva de gordura subcutânea. A gestante avaliada deve ficar em posição ortotástica e o avaliador traça, a partir do ponto médio do braço não dominante, uma linha horizontal até a face posterior do braço (tríceps), onde marca o ponto. Com fita inelástica o avaliador marca a CB e, no ponto anatômico, pinça a dobra verticalmente. Os tecidos adiposo e subcutâneo devem ser separados do tecido muscular e a pega deve ser realizada 1 cm acima do ponto médio anatômico. A mão do avaliador deve permanecer segurando a prega durante a leitura. Devem ser realizadas duas pinçadas e anotados os valores; se houver diferença, realiza-se uma terceira pinçada. A partir desses valores obtém-se uma média, e esta deve ser lida na tabela de conversão de Frisancho[29] (Anexo XXIII).

Considera-se que a CB aumenta do início até o final da gestação, mas é possível encontrar diminuição da medida do tríceps como padrão normal de evolução nutricional, visto que durante a gestação há transferências de reservas energéticas entre os segmentos corporais.[30]

A CMB é uma medida de avaliação da reserva de massa proteico-somática. Deve ser utilizada em gestantes, juntamente com a PCT, para se definir a retenção de tecido da CMB, mediante aplicação da seguinte fórmula:[31,32]

$$CMB\ (cm) = CB\ (cm) - PCT\ (mm) \times \pi$$

Para intrerpretação, usa-se a tabela de Frisancho[29] (Anexo XX).

Cálculo das necessidades energéticas

De acordo com as recomendações publicadas pelo IOM, para os norte-americanos, as *Dietary Reference Intake* (DRI)[20] com valores de macro- e micronutrientes, mulheres gestantes necessitam a partir do segundo trimestre de gestação, de adicional de energia, quando comparadas a mulheres adultas não grávidas, e acréscimos de alguns micronutrientes.

Dessa forma, deve-se obter o requerimento energético estimado (EER) da mulher utilizando-se seus parâmetros antropométricos do período pré-gestacional, acrescentando-se adicional de acordo com a idade gestacional, de modo que o valor energético total (VET) = EER pré-gestacional + Adicional de energia para o gasto durante a gestação + Energia necessária para depósitos,[20] como mostram os Quadros 5.4 a 5.6.

Uma outra opção para cálculo do gasto energético basal (GEB) é a proposta pela FAO/WHO/UNU[21] tal como indicado nos

Quadro 5.4 Estimativas dos requerimentos energéticos durante o período gestacional.

Idade	Cálculo EER pré-gestacional
Adolescentes (14 a 18 anos)	135,3 − (30,8 × I) + NAF × [(10,0 × P) + (934 × A)] + 25 kcal
Mulheres (19 a 50 anos)	354 − (6,91 × I) + NAF × [(9,36 × P) + (726 × A)]

EER: necessidade estimada de energia; P: peso (kg); A: altura (m); NAF: nível de atividade física.
Fonte: IOM.[20]

Quadro 5.5 Nível de atividade física de gestantes adolescentes e adultas.

Nível de atividade	Adolescentes (14 a 18 anos)	Mulheres (19 a 50 anos)
Sedentária	1,0	1,0
Pouco ativa	1,16	1,12
Ativa	1,31	1,27
Muito ativa	1,56	1,45

Fonte: IOM.[20]

Quadro 5.6 Adicional energético gasto na gestação e adicional necessário para formação de depósitos energéticos durante o segundo e o terceiro trimestres.

Gasto na gestação	Formação de depósitos
8 kcal × IG	180 kcal

IG: idade gestacional.
Fonte: IOM.[20]

Quadros 5.7 e 5.8, que considera a idade e o nível de atividade física (NAF) descritos nos Quadros 5.9 e 5.10, respectivamente, e o adicional energético por período trimestral descrito no Quadro 5.11 a fim de garantir adequado ganho ponderal, para o qual se considera o segundo trimestre (14 a 27) e o terceiro (> 27 semanas). Para gestantes adolescentes deve-se ainda multiplicar o GEB pelo fator 1,01, a fim de garantir a continuidade do crescimento e desenvolvimento da adolescente,[21] seguindo descrição do Quadro 5.7.

Saunders *apud* Accioly[33] realizou estudo comparando gestantes que receberam plano alimentar baseado nas recomendações do IOM[20] e outro grupo baseado nas recomendações da FAO/WHO/UNU,[21] verificando melhores resultados para ganho ponderal gestacional e obstétricos com estimativas da FAO/WHO/UNU.

Para gestantes não obesas que iniciaram o pré-natal depois do 1º trimestre e que estejam evoluindo com ganho ponderal inadequado, pode-se utilizar adicional de 370 kcal/dia a partir do 2º trimestre (somatório do adicional do 1º e do 2º trimestres).[21]

A obtenção do adicional energético também pode ocorrer de forma individualizada quando, no momento da consulta, a gestante apresenta ganho ponderal muito além ou aquém do previsto para a idade gestacional. Nesse caso, supõe-se que para um ganho de peso gestacional de 12 kg são necessárias 77.000 kcal. Logo, para 1 kg, são necessários 6.417 kcal.

Dessa forma, verifica-se o ganho ponderal e quanto de peso a gestante necessita para atingir a faixa de ganho ponderal recomendada. Considerando-se a ingestão energética para ganho de 1 kg, obtém-se o adicional energético diário,[21] tal como descrito no exemplo a seguir.

Quadro 5.7 Equação para cálculo do valor energético total.

Gestantes adultas	VET = [(TMB × NAF) + Adicional energético gestacional]
Gestantes adolescentes	VET = [(TMB × NAF) × 1,01] + Adicional energético gestacional

Fonte: FAO/WHO/UNU.[21]

Quadro 5.8 Equação para cálculo da taxa metabólica basal.

Idade (anos)	TMB (kcal/dia)
10 a 18	13,384 P (kg) + 692,06
18 a 30	14,818 P (kg) + 486,6
30 a 60	8,126 P (kg) + 845,6

Fonte: FAO/WHO/UNU.[21]

Quadro 5.9 Nível de atividade física de gestantes.

Idade (anos)	Atividade física		
	Leve	Moderada	Intensa
10 e 11	1,45	1,70	1,95
11 e 12	1,50	1,75	2,00
12 e 13	1,50	1,75	2,00
13 e 14	1,50	1,75	2,00
14 e 15	1,50	1,75	2,00
15 e 16	1,50	1,75	2,00
16 e 17	1,50	1,75	2,00
17 e 18	1,45	1,70	1,95
Adulta	1,40 a 1,69 (1,53)	1,70 a 1,99 (1,76)	2,00 a 2,40 (2,25)

Fonte: FAO/WHO/UNU.[21]

Quadro 5.10 Classificação das atividades para mulheres adultas de acordo com o nível de atividade física (NAF).

Categoria	Nível de atividade física
Estilo de vida sedentário ou leve	Indivíduos que não realizam grande esforço físico, não caminham por longas distâncias, geralmente usam transporte, não praticam regularmente exercícios nem esportes. Passam a maior parte do tempo sentados ou parados, e pouco se deslocam.
Estilo de vida ativo ou moderadamente ativo	Indivíduos com ocupação que envolve mais gastos energéticos do que os descritos para estilos sedentários. Indivíduos com atividade ocupacional sedentária e que regularmente gastam determinado tempo da sua rotina diária para praticar atividades físicas moderadas a vigorosas (p. ex., indivíduos que praticam diariamente 1 hora de exercício moderado, tais como corrida, ciclismo ou atividade aeróbica).
Estilo de vida vigoroso ou moderadamente vigoroso	Indivíduos que realizam trabalhos ou atividades de lazer intensos por várias horas. Mulheres com ocupação não sedentária que dançam ou nadam uma média de 2 horas por dia ou trabalhadores rurais que usam equipamentos manuais por várias horas ao dia e caminham longas distâncias, muitas vezes carregando peso.

Fonte: FAO/WHO/UNU.[21]

Quadro 5.11 Adicional energético de acordo com o trimestre gestacional.

Período gestacional	Adicional
1º trimestre (IG < 14 semanas)	85 kcal/dia
2º trimestre (IG ≥ 14 a < 28 semanas)	285 kcal/dia
3º trimestre (IG ≥ 28 semanas)	475 kcal/dia

Fonte: FAO/WHO/UNU.[21]

Exemplo de cálculo de necessidades por estimativa energética individual

Gestante de 30 anos, agricultora, idade gestacional de 18 semanas, peso pré-gestacional de 63 kg, peso atual de 67,0 kg e altura de 1,68 m.

1º Passo:

A. Avaliação do estado nutricional pré-gestacional, segundo o IMC pré-gestacional.[22]

IMC: $\dfrac{63}{(1,68)^2}$ = 22,32 kg/m² (gestante eutrófica)

B. Avaliação do ganho de peso gestacional:[22]

1. Ganho de peso até a 18ª semana: 4,0 kg
2. Ganho estimado até o final da gestação: 0,4 kg/semana × 22 semanas = 8,8 kg
3. Ganho de peso total = 4 kg (adquiridos até a data da consulta com IG de 18 semanas) + 8,8 kg (ganho ponderal estimado até o final da gestação) = 12,8 kg (ganho total estimado; neste exemplo é considerado adequado, pois está na faixa de 11,4 a 15,9 correspondente a gestante com IMC pré-gestacional normal).

2º Passo:

A. Cálculo de adicional remanescente/dia:

1. Multiplica-se o remanescente de ganho ponderal pela quantidade energética necessária para ganho de 1,0 kg: 8,8 × 6.417,0 kcal = 56.469,6 kcal
2. Verifica-se o número de semanas que faltam para o final da gestação, considerando-se que o período de gestação compreende um total de 40 semanas: 40 – 18 = 22 semanas
3. Verifica-se o número de dias restantes: 22 × 7 = 154 dias
4. Para obter o adicional energético necessário para 1 dia, divide-se o total de quilocalorias (kcal) necessárias para o ganho ponderal total calculado anteriormente pelo número de dias que faltam para o final da gestação: $\dfrac{56.469,6}{154}$ = 366,7 kcal/dia

3º Passo:

A. Cálculo do VET, a partir da estimativa da TMB e NAF, segundo as atividades diárias e a idade da gestante:[21]

1) Calcular a TMB a partir da fórmula recomendada pela FAO/WHO/UNU, 2004: TMB (18 a 30 anos) = 14,818 P (kg) + 486,6
TMB = (14,818 × 63) + 486,6 (adotou-se o peso pré-gestacional, pois o IMC pré-gestacional é normal).

2) Calcular VET a partir da fórmula recomendada pela FAO/WHO/UNU, 2004: VET = TMB × NAF + Adicional energético
VET = (1.420,13 × 1,76) + Adicional individualizado (adotou-se NAF = 1,76 devido ao estilo de vida ativo) = 2.866,0 kcal/dia.

Dessa forma, para que a gestante consiga ganhar 8,8 kg durante o período gestacional remanescente é necessário um adicional energético de 366,7 kcal/dia e uma dieta que lhe forneça 2.866,0 kcal/dia.

Quando não existem dados antropométricos pré-gestacionais, pode-se ainda realizar cálculo das necessidades nutricionais pelo método prático utilizando o PIPG ou o PAPG e adicional de 300 kcal a partir do 2º trimestre,[34] tal como descrito no Quadro 5.12.

Quadro 5.12 Método prático para cálculo da necessidade energética diária de gestantes adultas e adolescentes.

	Energia gestante adulta	Energia gestante adolescente	Adicional
1º trimestre	PIPG ou PAPG × 36 kcal	PIPG ou PAPG × 40 – 50 kcal	–
2º e 3º trimestres	PIPG ou PAPG × 36 kcal	PIPG ou PAPG × 40 – 50 kcal	300 kcal

PIPG: peso ideal pré-gestacional e PAPG: peso ajustado pré-gestacional.
Fonte: adaptado de Vitolo.[34]

AVALIAÇÃO LABORATORIAL

A análise dos resultados de exames laboratoriais da gestante pode auxiliar no diagnóstico e permite que se avaliem possíveis deficiências nutricionais e que sejam corrigidas por meio de um plano alimentar individualizado. É importante observar que, devido às adaptações fisiológicas que ocorrem na gravidez, alguns marcadores bioquímicos apresentam-se naturalmente alterados, sem que isso seja motivo de preocupação.[24] Para mais detalhes, ver Capítulo 4 – Intepretação de exames laboratoriais.

Recomendações nutricionais

Distribuição de nutrientes

A distribuição de nutrientes deve suprir as necessidades de macro- e micronutrientes com as seguintes características:[20,22,35,36]

- Normoglicídica: 55 a 75% do VET
  - Açúcar de adição: < 10% do VET
- Normoproteica: 10 a 15%
- Normolipídica: 15 a 30%, sendo 13 g/dia de ácidos graxos ω-6 (ácido linoleico) e 1,4g/dia de ácidos graxos ω-3 (ácido α-linolênico)
  - Evitar ácidos graxos saturados, *trans* e colesterol
- Adequada em fibras: > 25 g/dia, devendo-se incentivar ao consumo diário de alimentos integrais, hortaliças e frutas
- Adequada em micronutrientes de acordo com as DRI, dando-se atenção ao suprimento de cálcio, ácido fólico, ferro, zinco e vitaminas A, C e D.
- Água: 3 L/dia

Recomendação proteica

O comitê da FAO/WHO/UNU[37] define que durante a gestação ocorrem adaptações metabólicas visando a conservação do nitrogênio e aumento da síntese de proteínas (g de nitrogênio/dia), ocorrendo aumento de 1, 15 e 25% no primeiro, segundo e terceiro trimestres, respectivamente, e relata que, para cálculo de requerimentos proteicos, pode-se adotar a relação entre proteína e quilogramas (kg) de peso, semelhante à que se adota para indivíduos adultos, de 1 g/kg/dia,[20] calculado sobre o peso pré-gestacional ou o peso ajustado, e acrescentar adicional proteico,[37] tal como descrito no Quadro 5.13. O adicional de proteínas é diferenciado conforme a idade gestacional e equivale a um ganho de peso gestacional total de 13,8 kg.[37]

No Brasil, segundo recomendação da ANVISA,[38] a ingestão de proteínas no período gestacional deve ser de 71 g/dia, ou, com base nas recomendações do Institute of Medicine (Quadro 5.14), pode-se acrescentar 25 g aos valores de mulheres não grávidas, sendo 50% de alto valor biológico. Para gestantes adolescentes, a ADA[39] recomenda que, se a idade da gestante for inferior a 15 anos, seja ofertado 1,7 g/kg de PI e, se for superior a 15 anos, seja ofertado 1,5 g/kg de PI.

Recomendações de micronutrientes

Os cuidados com a alimentação da gestante devem favorecer aporte adequado de micronutrientes, que em grande parte encontram-se aumentados em comparação às mulheres não grávidas. Sabe-se que o consumo inadequado de vitaminas e minerais está associado a desfechos gestacionais desfavoráveis, tais como defeitos do tubo neural, espinha bífida,[40] parto prematuro e aborto.[41]

As recomendações sobre micronutrientes devem seguir as orientações do Institute of Medicine.[35,42-45] Alguns micronutrientes merecem atenção especial devido ao seu papel na gestação, sendo eles as vitaminas A, C e D e os minerais cálcio, ferro, ácido fólico, zinco,[35] que aqui serão destacados. As recomendações de micronutrientes estão descritas nos Anexos XXXV a XLIII.

Vitamina A

A vitamina A tem relevância comprovada em diversos processos metabólicos, incluindo diferenciação celular, ciclo visual, crescimento, reprodução e sistema imunológico. Nos períodos de proliferação rápida e diferenciação celular, como na gestação, assume papel ainda mais fundamental.[46]

A recomendação nutricional (expressa em equivalente de retinol) é para gestantes adolescentes (14 a 18 anos), de 750 µg de EqR/dia e, para adultas, de 770 µg de EqR/dia. O nutricionista não encontra grandes dificuldades em atingir os requerimentos dessa vitamina, uma vez que as fontes são acessíveis e a ingestão não precisa ser diária.[42]

O consumo de doses diárias superiores a 25.000 UI (8.500 µg de RE), sobretudo entre o 15º e o 60º dias de gestação, tem sido associado a efeito tóxico ou teratogênico,[47] resultando em defeitos congênitos e até morte fetal.[42] A deficiência de vitamina A no período gestacional tem sido associada a diversos desfechos adversos, tais como a ocorrência de anemia no concepto e baixo peso ao nascer.[48,49] A implementação de suplementos vitamínicos contendo dose diária máxima de 10.000 UI (3.000 µg de RE) é considerada medida segura de combate a essa deficiência em populações de baixa renda.[47]

Quadro 5.13 Recomendação proteica de acordo com o período gestacional.

Período gestacional	
1º Trimestre	PPG ou PA × 1 g/kg/dia + 1 g
2º Trimestre	PPG ou PA × 1 g/kg/dia + 9 g
3º Trimestre	PPG ou PA × 1 g/kg/dia + 31 g

Fonte: FAO/WHO/UNU.[37]

Quadro 5.14 Recomendação proteica para gestantes adultas e adolescentes.

Faixa etária	Recomendação
Gestantes adultas	Acrescentar 25 g em comparação a mulheres não grávidas, ou 71 g por dia ou 1,1 g/kg do peso ideal
Adolescentes < 15 anos	1,7 g/kg do peso ideal para a idade gestacional
Adolescentes > 15 anos	1,5 g/kg do peso ideal para a idade gestacional

Fonte: ANVISA;[38] ADA.[39]

Vitamina C

A vitamina C configura-se como importante antioxidante, participando da síntese do colágeno, fundamental para a integridade dos tecidos conjuntivo, cartilagens, matriz óssea, dentina, pele e tendões. A deficiência dessa vitamina provavelmente associa-se a prejuízos no crescimento e no desenvolvimento fetais e placentários,[50] e pode estar associada a ruptura prematura de membranas, deslocamento prematuro da placenta, aumento do risco de infecções, parto prematuro, pré-eclâmpsia e baixo peso ao nascer.[51]

As recomendações são alcançadas quando há na alimentação diária, pelo menos um alimento-fonte, tendo em vista a incapacidade orgânica de reservas.[43]

Vitamina D

A deficiência de vitamina D está relacionada a ganho de peso fetal insuficiente, além de distúrbios da homeostase óssea na criança; em situações extremas, pode haver redução da mineralização óssea e aumento do risco de fraturas.[52]

A indicação de vitamina D para mulheres, gestantes ou não, é de 5 µg/dia, sendo que mulheres que se expõem regularmente aos raios solares não necessitam de suplementação.[44]

Cálcio

O cálcio está envolvido em processos metabólicos fundamentais, tais como coagulação sanguínea, excitabilidade e contração muscular, ativação enzimática e secreção hormonal, além da mineralização de ossos e dentes.[50]

Na gestação, observa-se um aumento da necessidade nutricional de cálcio para suprir as exigências do feto e da lactação. Aparentemente, a necessidade desse mineral nesse período é suprida pelo aumento da reabsorção óssea e do aumento da absorção intestinal.[50] Por esse motivo, as recomendações nutricionais para gestantes são as mesmas praticadas para mulheres não grávidas.[45]

O consumo de cálcio deve ser estimulado na gestação e na lactação, para recuperar ou repor os estoques exauridos da nutriz. As recomendações diárias são de 1.000 mg/dia para adultas e de 1.300 mg/dia para adolescentes gestantes.[45]

Ferro

O crescimento, a saúde e o desenvolvimento do organismo humano dependem essencialmente do estado nutricional do ferro.[54]

As gestantes se destacam como um dos grupos mais suscetíveis ao desenvolvimento de anemia, devido à elevada necessidade de ferro determinada pela rápida expansão dos tecidos e pela produção de hemácias, além do incremento das necessidades fetais para garantir as suas reservas.[55] Estima-se que, nos países em desenvolvimento, mais de metade das gestantes seja anêmica, enquanto nos países desenvolvidos a anemia afetaria cerca de um quarto das gestantes.[56,57]

Entre as principais consequências deletérias da anemia na gestação, destacam-se maior taxa de mortalidade materna e perinatal, maior risco de prematuridade e de baixo peso ao nascer, e menor concentração de hemoglobina (Hb) no recém-nascido.[58]

Segundo o IOM,[42] a recomendação nutricional de ferro na gestação é de 27 mg/dia no 2º e 3º trimestres. Partindo-se do pressuposto de que a dieta habitual fornece 6 a 7 mg de ferro por 1.000 kcal, seria necessária uma ingestão calórica excessiva para atingir o valor recomendado de ferro. Segundo as orientações da OMS,[19] é necessária suplementação medicamentosa no último trimestre como profilaxia de mobilização dos depósitos orgânicos de ferro. Algumas estratégias podem ser adotadas para melhor aporte e aproveitamento de ferro pelo organismo (ver Capítulo 16 – Anemia ferropriva).

Ácido fólico

Durante a gestação, há um aumento significativo da necessidade nutricional de folato, visto que este se encontra envolvido em diversas reações celulares como coenzima, sendo necessário para a divisão celular devido a seu papel na biossíntese de purinas e pirimidinas, e por conseguinte, na formação dos nucleotídeos.[50]

O ácido fólico assume importância especialmente nos últimos meses que antecedem a gravidez, sendo importante a reserva nas primeiras semanas de gestação para um adequado fechamento do tubo neural do feto. A oferta adequada desse mineral previne defeitos do tubo neural,[59] além de reduzir o risco de ruptura da placenta, de restrição do crescimento intrauterino e parto prematuro, aborto espontâneo, doença hipertensiva específica da gravidez, hemorragia, assim como prevenção de doenças respiratórias na infância e de síndrome de Down.[50,60]

Instituiu-se no Brasil, em 2002, a fortificação das farinhas de trigo e milho com ácido fólico na tentativa de aumentar a oferta desse nutriente na dieta dos brasileiros, medida também adotada em outros 40 países do mundo.[59,61] Como alternativa para minimizar os efeitos do baixo consumo dietético de folato durante a gestação, organismos nacionais e internacionais de saúde recomendam a suplementação com ácido fólico, iniciada preferencialmente antes da concepção.[62,63] A recomendação no período periconcepcional é de 0,4 a 0,8 mg/dia de ácido fólico para gestantes primíparas ou que tiveram filhos sem alterações no tubo neural e de 4 mg para gestantes em quem se deseja reduzir o risco de recorrência dessa malformação.[50]

Zinco

A homeostase humana tem uma associação significativa com o estado nutricional de zinco, que desempenha importante papel na reprodução, na diferenciação celular, no crescimento e no desenvolvimento, além de atuar na cicatrização e no sistema imunológico. É componente de mais de 300 metaloenzimas que participam no metabolismo de carboidratos, lipídios e proteínas e na síntese e degradação de ácidos nucleicos, além de divisão celular, metabolismo da somatomedina, modulação da prolactina, ação da insulina e de hormônios tireoidianos, da suprarrenal e dos testículos.[64]

Na gestação, período em que as necessidades apresentam-se ainda mais elevadas, apesar da adaptação orgânica com incremento da capacidade absortiva[64,65] os danos causados pela deficiência de zindo podem estar relacionados a aborto espontâneo, retardo do crescimento intrauterino, nascimento pré-termo, pré-eclâmpsia, prejuízo da função dos linfócitos T e anormalidades congênitas.[66]

A partir de uma avaliação nutricional minuciosa, é possível detectar as gestantes que apresentam importante déficit nutricional, o qual pode ser corrigido através de suplementação nutricional específica. Quando, em gestantes anêmicas, o uso de suplementação de ferro for superior a 60 mg/dia, deve-se associar suplementação de cobre (2 mg) e zinco (15 mg), tendo em vista a interferência do ferro na absorção destes micronutrientes.[69]

GESTAÇÃO GEMELAR

Alguns fatores de risco ou complicações da gravidez são mais frequentes em gestações gemelares, ocorrendo maior incidência de parto pré-termo,[68] pré-eclâmpsia, anemia, descolamento prematuro de placenta,[69] diabetes e hipertensão.[70] A gestação gemelar requer orientação e acompanhamento multiprofissional contínuo, sendo considerada de alto risco.[71]

São escassos os estudos que avaliam necessidades e recomendações nutricionais para gestantes gemelares.[72] A avaliação do estado nutricional pré-gestacional através da obtenção do IMC irá determinar o planejamento de ganho ponderal, tal como descrito nos Quadros 5.15 e 5.16.

A gestação gemelar é dividida em três períodos, sendo o primeiro até a 20ª semana, o segundo entre a 20ª e 28ª semanas e o terceiro após a 28ª semana.[70]

Quadro 5.15 Ganho ponderal semanal na gestação gemelar de acordo com a idade gestacional e com o estado nutricional pré-gestacional.

Ganho de peso (kg) semanal	Baixo peso (IMC < 19,8 kg/m²)	Eutrofia (IMC 19,8 a 26 kg/m²)	Sobrepeso (IMC 26,1 a 29 kg/m²)	Obesidade (IMC > 29 kg/m²)
0 a 20 semanas	0,560 a 0,780	0,450 a 0,670	0,450 a 0,560	0,340 a 0,450
20 a 28 semanas	0,670 a 0,780	0,560 a 0,780	0,450 a 0,670	0,340 a 0,560
> 28 semanas	0,560	0,450	0,450	0,340
Ganho de peso total	22,5 a 27,9	18,0 a 24,3	17,1 a 21,2	13,0 a 17,1

Fonte: Luke et al.[74]

Quadro 5.16 Ganho de peso total por período gestacional gemelar de acordo com a idade gestacional e com o estado nutricional pré-gestacional.

Ganho de peso (kg)	Baixo peso (IMC < 19,8 kg/m²)	Eutrofia (IMC 19,8 a 26 kg/m²)	Sobrepeso (IMC 26,1 a 29 kg/m²)	Obesidade (IMC > 29 kg/m²)
Até a 20ª semana	11,3 a 15,8	9,0 a 13,5	9,0 a 11,3	6,75 a 9,0
Até a 28ª semana	16,7 a 22,0	13,5 a 19,8	12,6 a 16,7	9,5 a 13,5
28ª e 38ª semana	22,5 a 27,9	18,0 a 24,3	17,1 a 21,2	13,0 a 17,1

Fonte: Luke et al.[74]

O IOM estabeleceu normas para o ganho ponderal de gestantes gemelares, sugerindo uma variação de 16 a 20 kg.[73] Luke et al.[74] estabeleceram padrão de ganho ponderal baseado no IMC pré-gestacional, como descrito nos Quadros 5.15 e 5.16, e posteriormente, em 2009,[73] revisou e estabeleceu nova faixa de ganho ponderal de acordo com classificação de IMCPG definido pela OMS[5] para mulheres adultas, definindo ganhos que variam de 11 a 25 kg (Quadro 5.17).

Quadro 5.17 Recomendação de ganho ponderal para gestação gemelar, trigemelar e quadrigemelar de acordo com estado nutricional pré-gestacional.

IMC pré-gestacional (kg/m²)	Ganho ponderal
Gemelar	
Eutrofia (18,5 a 24,9)	17-25 kg
Sobrepeso (25,0 a 29,9)	14-24,0 kg
Obesidade (≥ 30,0)	11-19,0 kg
Trigemelar	
	20,5 – 23,0
Quadrigemelar	
	20,8 – 31,0

Fonte: IOM.[73]

Necessidades energéticas

Estudos indicam que no programa nutricional da gestante gemelar deve-se recomendar o consumo de 3.000 a 4.000 kcal/dia de acordo com o IMC da gestante, distribuídas em 20% de proteína, 40% de carboidratos e 40% de gorduras,[74] tal como se vê no Quadro 5.18. A diferença observada na distribuição dos macronutrientes advém da importância das proteínas e da energia provenientes dos lipídios presentes na dieta dessas gestantes, já que esta condição fisiológica envolve intensa proliferação de tecidos, acúmulo de gordura para ser usada como reserva energética na lactação e gasto energético com os fetos.[72]

Roselló-Soberón et al.[70] indicam acréscimo de 150 kcal/dia sobre as 300 calorias diárias recomendadas para gestação única pelo Ministério da Saúde (2005), totalizando 450 cal/dia de acréscimo.

Rimon et al.[75] apresentam distribuição de macronutrientes considerando um acréscimo de 500 a 600 kcal por feto, tal como descrito no Quadro 5.19. A orientação da FAO/WHO/UNU[37] é de um adicional de 1.000 kcal/dia em relação às gestantes de feto único. Em nossa prática, nos casos de gestação com mais de dois fetos, adicionamos as necessidades calculadas para gestante de feto único, 500 kcal/feto.

Quadro 5.18 Recomendações nutricionais diárias de macronutrientes de acordo com o estado nutricional da gestante gemelar.

Calorias e macronutrientes	Baixo peso (IMC < 19,8 kg/m²)	Eutrofia IMC < 19,8 a 26 kg/m²	Sobrepeso (IMC < 26,1 a 29 kg/m²)	Obesidade (IMC < 29 kg/m²)
Calorias (VET)	4.000	3.500	3.250	3.000
Proteínas	20% (200g)	20% (175 g)	20% (163 g)	20% (150 g)
Carboidratos	40% (40g)	40% (350 g)	40% (325 g)	40% (300 g)
Gorduras	40% (178g)	40% (156 g)	40% (144 g)	40% (133 g)

Fonte: Luke et al.[74]

Quadro 5.19 Recomendações nutricionais diárias de macronutrientes e de calorias totais para gestantes gemelares.

Nutrientes	Recomendações
Acréscimo calórico	36 kcal × kg + 500 a 600 por bebê
Proteínas (%)	20% ou 1 g/kg + 16 g/dia (1º semestre) ou 1 g/kg + 12 g/dia (a partir do 2º semestre)
Carboidrato (%)	40%
Lipídios (%)	40%

Fonte: Rimon.[75]

Recomendações de proteína

Segundo Hytten,[76] a gestante gemelar necessita do acréscimo de 20 g de proteína por dia, enquanto na gestação única a mulher precisa de 10 g. Já Rimon[75] considera um acréscimo de 1 g/kg + 16 g/dia (1º semestre) ou 1 g/kg + 12 g/dia (a partir do 2º semestre), descrito no Quadro 5.19, ao passo que a FAO/WHO/UNU[37] orienta que a gestante gemelar necessita de um adicional proteico de 50 g a partir da 20ª semana gestacional.

Recomendação de micronutrientes

Grande parte dos trabalhos que abordam recomendações de micronutrientes na gestação gemelar apontam para a necessidade de suplementação de 400 µg de ácido fólico e doses duplas do polivitamínico a partir do segundo trimestre.[72]

As recomendações indicadas pelo IOM[73] são de 15 mg de zinco, 2 mg de cobre, 250 mg de cálcio, 2 mg de vitamina B_6, 300 µg de ácido fólico, 5 µg de vitamina D e 30 mg de ferro depois da 12ª semana.

Roselló-Soberón et al.[70] referem a necessidade da suplementação de ferro. Segundo a autora, a gestante gemelar tem maior risco de desenvolver anemia, indicando aumento de 1,8 vez na necessidade de ferro em comparação às necessidades da gestação única. A deficiência de ferro (no segundo e terceiro períodos da gestação) pode estar associada a nascimentos pré-termo, verificando-se um risco quatro vezes maior para o desenvolvimento de anemia gestacional na gestante gemelar em relação à gestação única.[70]

REFERÊNCIAS

1. King JC. Physiology of pregnancy and nutrient metabolism. Am J Clin Nutr. 2000; 71(8):121-5.
2. Saunders C. Ajustes fisiológicos da gestação. In: Accioly E, Saunders C, Lacerda EMA (Eds.) Nutrição em obstetrícia e pediatria. Rio de Janeiro: Cultura Médica. 2. ed. 2009. p. 91-6.
3. Melo ASO, Assunção PL, Gondim SSR, Carvalho DF, Amorim MMR, Benicio MHA et al. Estado nutricional materno, ganho de peso gestacional e peso ao nascer. Rev Bras Epidemiol. 2007; 10(2):249-57.
4. Belarmino GO, Moura ERJ, Oliveira NC, Freitas G. Risco nutricional entre gestantes adolescentes. Acta Paul Enferm. 2009; 22(2):169-75.
5. WHO. Physical status: the use and interpretation of anthropometry. Report of a WHO Expert Committee. Geneva. 1995. (Technical Report Series, 854). 40; 141.
6. Barker DJ. The origins of the developmental origins theory. J Intern Med. 2007; 261(5):412-7.
7. Gluckman PD, Hanson MA, Pinal C. The developmental origins of adult disease. Matern Child Nutr. 2005; (1):130-41.
8. WHO/FAO. Diet, nutrition and the prevention of chronic diseases: report of a joint WHO/FAO expert consultation. Geneva WHO; 2003 (WHO technical report series; 916).
9. Kramer MS. The epidemiology of adverse pregnancy outcomes: an overview. J Nutr. 2003; 2(6):133-59.
10. Claesson IM et al. Consumer satisfaction with a weight-gain intervention programme for obese pregnant women. Midwifery. 2008; 24 (2):163-7.
11. Zadik Z. Maternal nutrition, fetal weight, body composition and disease in later life. J Endocrinol Invest. 2003; 26(9):941-5.
12. Han R, Li A, Li L, Kitlinska JB, Zukowska Z. Maternal low-protein diet up-regulates the neuropeptide Y system in visceral fat and leads to abdominal obesity and glucose intolerance in a sex- and time-specific manner. FASEB J. 2012; 26(8):3528-36.
13. Kajantie E, Barker DJ, Osmond C, Forsen T, Eriksson JG. Growth before 2 years of age and serum lipids 60 years later: the Helsinki Birth Cohort Study. Int J Epidemiol. 2008; 37(2):280-9.
14. Durazo-Arvizu RA, Luke A, Cooper RS, Cao G, Dugas L, Adeyemo A, et al. Rapid increases in obesity in Jamaica, compared to Nigeria and the United States. BMC Public Health. 2008; 8:133.
15. Batista Filho M, Rissin A. Nutritional transition in Brazil: geographic and temporal trends. Cad Saúde Pública 2003; 19 (1):181-91.
16. Leandro CG, da Silva Ribeiro W, Dos Santos JA, Bento-Santos A, Lima-Coelho CH, Falcão-Tebas F et al. Moderate physical training attenuates muscle-specific effects on fibre type composition in adult rats submitted to a perinatal maternal low-protein diet. Eur J Nutr. 2012; 51(7):807-15.
17. Tavares JS, Melo ASO, Amorim MMR, Barros VO, Benício MHA, Takito MY et al. Associação entre o padrão de atividade física materna, ganho pon-

deral gestacional e peso ao nascer em uma coorte de 118 gestantes no município de Campina Grande, Nordeste do Brasil. Rev Assoc Med Bras. 2009; 55(3):335-41.
18. Clapp JF, Litlle KD. Effect of recreational exercise on pregnancy weight gain and subcutaneous fat deposition. Med Sci Sports Exerc. 1995; 27:170-7.
19. Brasil. Ministério da Saúde. Secretaria de Atenção à Saúde. Departamento de Ações Programáticas Estratégicas. Área Técnica de Saúde da Mulher. Pré-natal e Puerpério: atenção qualificada e humanizada. Série A. Normas e Manuais Técnicos, 2006. p. 63-76.
20. Institute of Medicine (IOM). Dietary reference intakes for energy, carbohydrate, fiber, fat, fatty acids, cholesterol, protein, and amino acids (macronutrients). Washington, DC: National Academies Press, 2005.
21. Food and Agriculture Organization/World Health Organization/United Nations University (FAO/WHO/UNU). Human energy requirements. Report of a Joint FAO/WHO/UNU Expert Consulation. FAO. Food and Nutritional Technical Paper Series. Geneva: FAO/WHO/UNU; 2004.
22. Institute of Medicine, National Academy of Sciences. National Research Council. Weight gain during pregnancy: re-examining the guidelines. Washington, DC: National Academies Press, 2009.
23. World Health Organization; de Onis M, Onyango AW, Borghi E, Siyam A, Nishida C, Siekmann J. Development of a WHO growth reference for school-aged children and adolescents. Bulletin of the World Health Organization 2007; 85:660-7.
24. Vitolo MR. Avaliação nutricional da gestante. In: Vitolo MR (Ed.). Nutrição da gestação ao envelhecimento. Rio de Janeiro: Rubio, 2008. p. 57-64.
25. Atalah SE, Castillo CL, Castro RS. Propuesta de um nuevo estándar de evaluación nutricional en embarazadas. Rev Med Chile. 1997; 125:1429-36.
26. Martins C, Cardoso SP. Terapia nutricional enteral e parenteral. Paraná. Nutroclínica, 2000.
27. Rosado EL. Avaliação da composição corporal. In: Rosa G et al. Avaliação nutricional do paciente hospitalizado: uma abordagem teórico-prática. Rio de Janeiro: Guanabara Koogan, 2008; 63-82.
28. Fagen C. Nutrição durante a gravidez e a lactação. In: Mahan LK, Escott-Stump S (Eds.). Alimentos, nutrição e dietoterapia. São Paulo: Rocca, 2002, p. 159-86.
29. Frisancho AR. New norms of upper limp fat and muscle areas for assessment of nutritional status. Am J Clin Nutr 1981; 34:2540-5.
30. Krasovec K, Anderson MA. Maternal nutrition and pregnancy outcomes. Anthropometric Assessment. Pan American Health Organization. Scientific Publication. 1999:529. p. 224. Apud Vitolo M. Avaliação nutricional da gestante. In: Vitolo MR (Ed.). Nutrição da gestação ao envelhecimento. Rio de Janeiro: Rubio; 2008. p. 60.
31. Glorimar R, Palma AGC. Avaliação antropométrica. In: Glorimar R. Avaliação nutricional do paciente hospitalizado: uma abordagem teórico-prática. Guanabara Koogan, 2008.
32. Gurney JM, Jellife DB. Arm antropometry in nutritional assessment: nomogram for rapid calculation of muscle circumference cross-sectional muscle and fat areas. Am J Clin Nutr 1973; 26:912-5.
33. Saunders C. Relatório final do projeto Avaliação do Impacto da Assistência Nutricional pré-natal no resultado obstétrico. Referente à prestação de contas do apoio financeiro concedido pelo CNPq (edital MCT-CNPq/MS-DAB/SAS, nº 51/2005, processo 402129/2005-9). Rio de Janeiro, março/2008. In: Saunders C, Neves EQC, Accioly E. Recomendações nutricionais na gestação. Apud Accioly E, Saunders C, Lacerda EMA. Nutrição em obstetrícia e pediatria. 2. ed: Rio de Janeiro; 2009.
34. Vitolo MR. Recomendações nutricionais para gestantes. In: Vitolo MR. Nutrição da gestação ao envelhecimento. Rio de Janeiro: Rubio; 2008. p. 67-81.
35. Institute of Medicine (IOM). Dietary reference intakes (DRIs). Recommended intakes for individuals. Food and Nutrition Board National Academic, 2004.
36. WHO/FAO. Diet, nutrition and prevention of chronic diseases: report of a joint WHO/FAO expert consultation. Geneva: WHO; 2003. (WHO technical report series; 916.)
37. Food and Agriculture Organization/World Health Organization/United Nations University (FAO/WHO/UNU). Protein and amino acid requirrments in human nutrition: report of a joint FAO/WHO/UNU expert consultation. Geneva: WHO; 2007 (WHO technical report series nº 935).
38. Agência Nacional de Vigilância Sanitária (Anvisa). Ministério da Saúde (MS). Resolução RDC nº 269, de 22 de setembro de 2005. O Regulamento Técnico sobre a Ingestão Diária Recomendada (IDR) de proteína, vitaminas e minerais. Anvisa, Brasília, DF, 23 de setembro de 2005. Prorrogado pela RES-182 de 3 de outubro de 2006. Disponível em: http://portal2.saude.gov.br/saudelegis/leg_norma_espelho_consulta.cfm?id=4023373.
39. American Dietetic Association. ADA Reports. Position of the American Dietetic Association: nutrition management of adolescent pregnancy. J Am Diet Assoc. 1989; 89(1):104-9.
40. Mezzomo CLS, Garcias JL, Sclowitz ML, Sclowitz IT, Brum CB, Fontana T et al. Uso de folato na gestação e fatores associados. Cad Saúde Pública. 2007; 23(11):2716-26.
41. Trumbo P, Yates AA, Schlic S, Poos M. Dietary reference intakes: vitamin A, vitamin K, arsenic, boron, chromium, copper, iodine, iron, manganese, molybdenium, nickel, silicon, vanadium and zinc. J Amer Diet Association; 2001.(101):294-300.
42. Institute of Medicine (IOM). Dietary reference intakes for vitamin A, vitamin K, arsenic, boron, chromium, copper, iodine, iron, manganese, molybdenium, nickel, silicon, vanadium, and zinc. Washington, DC: National Academy Press; 2001.
43. Institute of Medicine (IOM). Dietary reference intakes for vitamin C, vitamin E, selenium, and carotenoids. Washington, DC: National Academy Press; 2000.

44. Institute of Medicine (IOM). Food and Nutrition Board. Dietary reference intakes for thiamin, riboflavin, niacin, vitamin-B6, folate, vitamin B_{12}, pantothenic acid, biotin and choline. Washington, DC: National Academy Press; 1998.
45. Institute of Medicine (IOM). Food and Nutrition Board. Dietary reference intakes for calcium, phosphorus, magnesium, vitamin D, and fluoride. Washington, DC: National Academy Press, 1997.
46. WHO (World Health Organization). Indicators for assessing vitamin A deficiency and their application in monitoring and evaluating intervention programmes. Geneva: The Organization, 1996. (Micronutrient series.) p. 66.
47. Saunders C, Neves EQC, Accioly E. Recomendações nutricionais na gestação. In: Accioly E, Saunders C, Lacerda EMA. Nutrição em obstetrícia e pediatria. Rio de Janeiro, RJ: Guanabara Koogan; 2009. p.132-3.
48. Radhika MS, Bhaskaram P, Balakrishna N, Ramalakshmi BA, Devi S, Kumar BS. Effects of vitamin A deficiency during pregnancy on maternal and child health. Br J Obstet Gynaecol; 2002. (109):689-93.
49. Semba RD et al. Maternal vitamin A deficiency and mother-to-child transmission of HIV-1. Lancet; 1994. (343):1593-7.
50. Vasconcelos MJOB, Gadelha PCFP, Lima TM. Recomendações nutricionais. In: Vasconcelos MJOB, Barbosa JM, Pinto ICS, Lima TM, Araújo AFC (Orgs.) Nutrição clínica: obstetrícia e pediatria. Rio de Janeiro: MedBook, 2011:57-78.
51. Joshi SR et al. High maternal plasma antioxidant concentrations associated with preterm delivery. Ann Nutr Metab 2008; 53:276-82.
52. Pawley NJ, Bishop N. Prenatal and infant predictors of bone health: the influence of vitamin D. Am J Clin Nutr. 2004; 80(Suppl):1748S-1751S.
53. Brietzke EM. Baixa ingestão de cálcio em portadoras de pré-eclâmpsia. (Dissertação de mestrado em Ciências Médicas.) Rio Grande do Sul: Faculdade de Medicina da Universidade Federal do Rio Grande do Sul, Universidade Federal do Rio Grande do Sul, 2003. 169 f.
54. Sharbert JK. Nutrição durante a gravidez e a lactação. In: Mahan LK, Escott-Stump S. Krause. Alimentos, nutrição & dietoterapia. 11. ed. São Paulo: Roca; 2005. p. 172-201.
55. Souza AI, Batista Filho M, Ferreira LOC. Alterações hematológicas e gravidez. Rev Bras Hematol Hemoter.2002; 24(1):29-36. DOI:10.1590/S1516-84842002000100006.
56. Fujimori E et al. Anemia em gestantes brasileiras antes e após a fortificação das farinhas com ferro. Rev Saúde Pública, São Paulo, v. 45, n. 6, dez. 2011.
57. World Health Organization. Iron deficiency anaemia: assessment, preventing, and control: a guide for programme managers. Geneva; 2001.
58. Zimmermann MB, Hurrell RF. Nutritional iron deficiency. Lancet. 2007; 370 (9586):511-20. DOI:10.1016/S0140-6736(07)61235-5.
59. Santos LMP, Pereira MZ. Efeito da fortificação com ácido fólico na redução dos defeitos do tubo neural. Cad Saúde Pública. 2007; 23(1):17-24.
60. Barbosa L et al. Fatores associados ao uso de suplemento de ácido fólico durante a gestação. Rev Bras Ginecol Obstet. [online]. 2011; 33(9):246-51.
61. Brasil. Ministério da Saúde. Resolução RDC nº 344, de 13 de dezembro de 2002. Aprova o regulamento técnico para fortificação das farinhas de trigo e das farinhas de milho com ferro e ácido fólico. Brasília, DF: Ministério da Saúde; 2002.
62. Brasil. Ministério da Saúde. Secretaria de Atenção à Saúde. Departamento de Ações Programáticas Estratégicas. Área Técnica de Saúde da Mulher. Pré-natal e puerpério: atenção qualificada e humanizada. Brasília, DF: Ministério da Saúde; 2005. (Série A. Normas e Manuais Técnicos.)
63. World Health Organization. Department of Making Pregnancy Safer. Integrated Management of Pregnancy and Childbirth. Pregnancy, childbirth, postpartum and newborn care: a guide for essential practice. Geneva: WHO; 2006.
64. Person OC, Botti AS, Féres MCLC. Repercussões clínicas da deficiência de zinco em humanos. Arq Med ABC 2006; 31(1):46-52.
65. King JC. Determinants of maternal zinc status during pregnancy. Am J Clin Nutr 2000;71:1334S-43S.
66. Silva, LSV et al. Micronutrientes na gestação e na lactação. Rev Bras Saúde Materno-Infantil. Recife. Jul/Set. 2007; 7(3):237-44.
67. Anderson AD, Lichorad A. Hypertensive disorders, diabetes mellitus and anemia: three common medical complication of pregnancy. Prim Care 2000; 27:185-201.
68. Rodrigues C, Branco MR, Ferreira ID, Fonseca M, Taborda A, Silva IS et al. Epidemiologia da gestação múltipla: casuística de 15 anos. Acta Med Port. 2005; 1(8):107-11.
69. Rocha JES, Tomaz ACP, Rocha DB, Bezerra AF, Lopes ALC, Breda AMO et al. Morbidade materna e morbimortalidade perinatal associada a infecção ascendente na rotura prematura das membranas. Rev Bras Ginecol Obstet. 2002; 24(1):15-20.
70. Roselló-Soberón ME, Chaparro LF, Casanueva E. Twin pregnancy: eating for three? Mater Nutr Update. Nutr Reviews. 2005; 63(9):295-302.
71. Funayama CAR, Novaes DA, Costa FS, Cavalli RC, Duarte G, Cunha SP. Gravidez gemelar com morte fetal de um dos gêmeos: avaliação neurológica dos gemelares sobreviventes. Rev Bras Ginecol Obstet. 2002; 24(2):107-12.
72. Werutsky NMA et al. Assessment and specific nutritional recommendations for women during and after pregnancy of twins. Einstein. 2008; 6(2):212-20.
73. Institute of Medicine (IOM). National Academy of Science. Nutrition during pregnancy. Washington: National Academy Press, 1990.
74. Luke B, Brown MB, Misiunas R et al. Specialized prenatal care and maternal and infant outcomes in twin pregnancy. Am J Obstet Gynecol. 2003; p. 934-8.
75. Rimon O, Shinwell ES. Breast-feeding multiples. Semin Neonatol. 2002; 7(3):231-9.
76. Hytten FE, Leicht I. The physiology of human pregnancy. Oxford: Blackwell Publishers, 1964.

CAPÍTULO 6

Nutrizes

Chika Wakiyama Carvalho
Kellyane Correia da Cruz
Rita de Cássia Rodrigues Silva
Paula Catirina Pereira da Silva

A lactação caracteriza-se por ser, para a nutriz,[1] uma fase de alta demanda energética e nutricional, decorrente das necessidades de produção de leite, a fim de atender exclusivamente a todas as necessidades do lactente até o 6º mês de vida, e de forma complementar após esta idade.[2]

A adequação da dieta influenciará diretamente no estado nutricional da lactante e em sua capacidade de suprir as necessidades da criança, dando a esta melhores condições de desenvolvimento e proteção à saúde.[3-5] Por isso, a expectativa sobre a produção de leite é um quesito que gera muita ansiedade nas lactantes, aumentando as dúvidas quanto à interferência da dieta, bem como a perpetuação de muitos *tabus alimentares*, que precisam ser esclarecidos no contexto familiar, pois enquanto as mesmas acreditarem nesses subterfúgios estarão inseguras quanto à sua capacidade de amamentar, sujeitas assim ao desmame precoce.[6,7]

É importante que a nutriz compreenda que a produção de leite depende, em maior grau, do estímulo provocado pela sucção do seio pelo bebê, além do estado de hidratação e de fatores psicológicos.[8] Outros fatores importantes estão relacionados às técnicas e atitudes no aconselhamento (ver Capítulo 11 – Aleitamento materno) e não devem ser esquecidos durante a anamnese e a avaliação física. Esses fatores que limitam o aleitamento,[9] quando corrigidos e aliados a uma ingestão nutricional adequada, promovem maior frequência de sucesso com o aleitamento materno, além de melhor recuperação no pós-parto, e auxiliam na reposição das perdas maternas de nutrientes decorrentes da produção de leite.[8]

RETENÇÃO E PERDA PONDERAL NO PÓS-PARTO

A gestação e o período pós-parto constituem dois momentos críticos na vida da mulher devido ao aumento da exposição a fatores que podem levar a obesidade e outras doenças crônicas associadas.[10]

A rápida perda de peso materna, a restrição calórica, o consumo de dietas líquidas e o uso de medicamentos para emagrecer também são prejudiciais durante o pós-parto.[10,11] Nesse período, além do incentivo ao aleitamento materno, as mães devem ser incentivadas a repor os estoques nutricionais necessários e a voltar ao peso pré-gestacional de maneira saudável, reduzindo o risco de problemas em gestações futuras e de doenças crônicas.[12]

Na avaliação nutricional deve-se levar em consideração que, no pós-parto imediato, a maior perda de peso é referente ao feto, à placenta e ao líquido amniótico. No entanto, o volume de líquido extracelular e extravascular pode permanecer aumentado durante seis semanas após o parto. Por isso, recomenda-se que o peso seja aferido após essa normalização, pois será reflexo da quantidade de gordura corporal obtida durante a gravidez e da quantidade aumentada de tecido mamário.[12]

O Institute of Medicine (IOM) recomenda uma perda de peso de até 2 kg/mês a partir do primeiro mês pós-parto em mulheres com peso pré-gestacional adequado para a altura ou baixo peso; no entanto, para mulheres com sobrepeso ou obesidade pré-gestacionais, a recomendação é de uma perda de até 3 kg/mês após o primeiro mês do nascimento do bebê.[11]

OBJETIVOS DA TERAPIA NUTRICIONAL

- Favorecer recuperação no pós-parto;
- Controlar o ganho ou perda ponderais e alterações na composição corporal de acordo com o estado nutricional, nível de atividade física e de produção láctea;
- Adequar a dieta para consumo dos diferentes grupos alimentares;
- Desestimular o consumo de álcool e de outros fatores de risco na dieta.

CARACTERÍSTICAS DA DIETA

- Hipercalórica, com acréscimo de adicional energético para produção láctea;
- Normoglicídica (50 a 60%);
- Hiperproteica (15 a 20%);
- Normolipídica (25 a 30%);
- Rica em fibras (29 g/dia);
- Adequada em micronutrientes com maior aporte de vitaminas hidrossolúveis;
- Maior aporte de líquido, a fim de garantir a secreção média de 750 a 800 mL/dia de leite materno.

NECESSIDADES NUTRICIONAIS

Os valores de Ingestão Dietética de Referência (*Dietary Reference Intakes* – DRI) para nutrizes são baseados no aumento da demanda decorrente da produção, na composição nutricional do leite, bem como na mobilização das reservas maternas para esta finalidade.[6,13] Segundo a FAO/WHO/UNU,[14] o gasto com a produção láctea no primeiro semestre é de cerca de 0,7 kcal/g, sendo mobilizadas, segundo a IOM,[1] cerca de 170 kcal/dia das reservas corporais. Após esse período, o custo energético da produção láctea é reduzido em até 26%.[15] Cerca de 2 a 3 kg do tecido adiposo armazenado durante a gestação são mobilizados no primeiro semestre pós-parto para atender essas demandas metabólicas.[14]

Energia

O cálculo das estimativas das necessidades energéticas (EER) da nutriz deve ser feito a partir do valor da EER obtido para o período pré-gestacional, que leva em consideração a idade, o peso pré-gestacional, a altura e o nível de atividade física (NAF), conforme descrito no Capítulo 5 – Gestação, acrescido da energia necessária para a produção de leite e subtraídos dos depósitos maternos, como se vê no Quadro 6.1.

Caso a nutriz apresente sobrepeso ou obesidade e houver necessidade de perda ponderal, o EER pode ser calculado sem a adição do total de 500 kcal ou 400 kcal, sem prejudicar a lactação.[6]

Carboidratos

A recomendação de ingestão diária (RDA) para carboidratos durante a lactação corresponde a 210 g/dia e são estimadas a partir de dados sobre a concentração de lactose no leite materno (74 g/L). Do total de carboidratos, recomenda-se uma ingestão de 29 g/dia de fibras.[1]

Proteína

A conversão da proteína da dieta materna em proteína do leite representa uma eficiência de 47%. A RDA sugere um adicional de 25 g/dia

Quadro 6.1 Fórmulas para cálculo da EER e valores de adicional energético durante a lactação.

Adolescentes (14 a 18 anos)	Cálculo EER pré-gestacional	Adicional para a produção de leite (kcal)	Adicional por perda ponderal (kcal)
1º semestre	135,3 – (30,8 × I) + NAF × [(10,0 × P) + (934 × A)]	+500	–170
2º semestre		+400	–0
Mulheres (19 a 50 anos)	Cálculo EER pré-gestacional	Adicional para a produção de leite (kcal)	Adicional por perda ponderal (kcal)
1º semestre	354 – (6,91 × I) + NAF × [(9,36 × P) + (726 × A)]	+500	–170
2º semestre		+400	–0

P: peso; I: idade (anos); A: altura (m), NAF: nível de atividade física.
Fonte: IOM.[1]

ou 1,3 g/kg/dia para todas as faixas etárias durante a lactação.[1] Já a OMS sugere um acréscimo de 19 g/dia no primeiro semestre e de 12,5 g/dia no segundo, para um consumo adicional seguro.[16]

Lipídios

De acordo com as recomendações dietéticas publicadas pelo IOM, não há valores de referência para ingestão de gordura total em nenhuma faixa etária. No entanto, sugerem que a gordura forneça 25% a 30% das calorias totais. A ingestão adequada de ácido linoleico é de 13 g/dia e de ácido α-linolênico é de 1,3g/dia, durante a lactação, para todas as faixas etárias.[1]

Os níveis recomendados de ácidos graxos ômega-3 para a produção de leite materno podem ser atingidos com a ingestão de peixe três vezes por semana.[17]

Vitaminas e minerais

As concentrações de vitaminas e minerais no leite materno estão diretamente relacionadas ao consumo alimentar da nutriz, e em geral podem ser alcançadas por meio de uma alimentação adequada e semelhante à de mulheres não lactentes.[18,19] Entretanto, podemos destacar alguns dos micronutrientes que são mais requeridos na lactação, como: vitaminas hidrossolúveis (B_1, B_2, B_3, B_6, B_{12}, B_8 e C) e lipossolúveis (A e E) e minerais (zinco e potássio),[20-22] conforme descritos nos Anexos XXXV a XLIII. No Capítulo 32 encontram-se descritos alimentos que são fontes dos principais nutrientes a serem acrescidos à dieta da lactante.

FATORES DE RISCO NA DIETA DA NUTRIZ

Apesar de não existir alimento proibido para a lactante,[6] sabe-se que alguns nutrientes da dieta podem ser assimilados pelo leite materno e alterar sua composição e suas características sensoriais.[8]

Além disso, estudos sugerem possível correlação da dieta materna com cólicas, desconforto gástrico e alergias no lactente.[23-27]

As cólicas do recém-nascido são queixas bem frequentes e muitas vezes geram ansiedade nos pais, nos familiares e nos profissionais de saúde. No entanto, vale ressaltar que na maioria dos casos não tem como causa a dieta materna, mas sim o próprio amadurecimento do trato gastrintestinal do bebê.[23] Tal fase de adaptação é autolimitada e ocorre no primeiro trimestre, mesmo que a criança esteja em aleitamento materno exclusivo.[24]

Álcool

O efeito da toxicidade do álcool através do aleitamento materno ainda é pouco descrito, devido à interferência de outros fatores referentes ao período gestacional.[24] No entanto, o consumo nessa fase pode causar diminuição de até 20% do reflexo de ejeção de leite e contribuir para atraso no desenvolvimento neuropsicomotor do lactente.[25] Alguns dos prováveis efeitos adversos da transferência do álcool para o leite materno podem ser a redução da produção de leite e as modificações quanto ao volume, ao aroma e à composição.[28,29]

O comitê de drogas da Academia Americana de Pediatria sugere que a ingestão não ultrapasse 0,5 g de álcool/kg/dia, o que corresponde a aproximadamente 60 mL de licor, 240 mL de vinho ou 2 latas de cerveja, considerando-se uma nutriz de 60 kg.[30,31] E ainda recomenda que a nutriz, após ter ingerido quantidade superior às doses citadas, evite amamentar por 2 horas. Nesse intervalo, deve extrair o leite e descartá-lo.[30] Em nossa prática clínica, desaconselhamos o consumo de álcool, mesmo em doses reduzidas.

Cafeína

A cafeína pode estar presente tanto no café como em outros alimentos como chocolates, refrigerantes e chás. A ingestão excessiva de cafeína pode causar irritabilidade e insônia no bebê e aumentar suas necessidades energéticas, por se tratar de um estimulante do metabolismo,[28] além de predispor à ocorrência de cólicas, já que também estimula o peristaltismo intestinal.[31]

Considera-se seguro o limite de ingestão de até 3 xícaras de café por dia, cerca de 300 mL ao todo. Uma xícara média pode conter 100 a 150 mg de cafeína.[6] A ingestão fracionada ao longo do dia pode ser recomendada com critério, devido à lenta metabolização da cafeína, em cerca de 3 a 5 horas.[32,33]

Edulcorantes

Não existem dados conclusivos a respeito do uso seguro de adoçantes artificiais durante a lactação; preconiza-se, portanto, que sua utilização seja reservada às nutrizes diabéticas ou com obesidade grave. Recomenda-se escolher, no caso das nutrizes diabéticas, preferencialmente edulcorantes à base de aspartame, sucralose, acessulfame K ou estévia, recomendação semelhante àquela para o período de gestação (ver Capítulo 9 – Diabetes melito na gestação), pois estes apresentam maior dose segura e não há evidências de complicações gestacionais. Por falta de dados conclusivos na literatura que afastem provável potencial carcinogênico do uso de sacarina e ciclamato, sugere-se evitar tal uso.[33]

Vegetais

Alguns vegetais têm sido associados à ocorrência de cólicas no lactente, segundo relato de nutrizes, que relacionam as cólicas à ingestão de feijões, couve, cebola e alho e passam a evitar estes alimentos.[23,26] Em vegetais crucíferos (repolho, couve-flor, brócolis, couve) é comum a ocorrência de pelo menos duas substâncias derivadas da cisteína: a S-metil-L-cisteína sulfóxido, que libera compostos voláteis de enxofre que podem passar para o leite materno e promover desconforto intestinal e cólicas; e a sinigrina, outro derivado do enxofre, associada ao sabor característico desses vegetais, que também pode estar implicada em distúrbios abdominais em lactentes.[26]

Leite de vaca

A princípio, não existe contraindicação à ingestão de leite e derivados. No entanto, em alguns casos pode ocorrer uma hipersensibilidade do lactente às proteínas do leite de vaca que eventualmente passem para o leite materno, probabilidade que é maior se o paciente apresentar história familiar de alergias diversas.[34] A criança pode desenvolver quadro de cólicas, distensão abdominal, vômitos e diarreia.[35] Deve-se substituir a fonte proteica da dieta da genitora mediante investigação clínica.[34] Para mais detalhes sobre os casos de suspeitas de alergia à proteína do leite de vaca, ver o Capítulo 21 – Intolerâncias e alergias alimentares.

As recomendações gerais de alimentos a serem permitidos e evitados são semelhantes às orientações para o período da gestação e baseados em uma alimentação saudável, conforme se vê no Capítulo 8 – Alimentação saudável e orientações em sinais e sintomas comuns na gestação.

REFERÊNCIAS

1. Institute of Medicine. Dietary reference intakes for energy, carbohydrate, fiber, fat, fatty acids, cholesterol, protein and amino acids (macronutrients), 2005.
2. Brasil. Ministério da Saúde. Saúde da Criança: Nutrição infantil: Aleitamento materno e alimentação complementar. Secretaria de Atenção à Saúde, Departamento de Atenção Básica. Brasília, DF: Caderno de Atenção Básica. 2009; 23(A):112p.
3. Lacerda EMA, Saunders C. Nutrição da nutriz. In: Accioly E, Saunders C, Lacerda MAL. Nutrição em obstetrícia e pediatria. Rio de Janeiro: Cultura Médica, 2. Ed., 2004:227-38.
4. Schneider AP et al. O papel do aleitamento materno, da dieta e do estado nutricional no desenvolvimento de asma e atopia. J Bras Pneumol. 2007; 33:454-62

5. Ferreira AA et al. Análise da influência de determinados fatores sobre o estado nutricional de crianças residentes em comunidades rurais de Diamantina, MG. Revista da Universidade Vale do Rio Verde, 2011; 9(1):89-107.
6. Vitolo MR. Recomendações para a nutriz. In: Vitolo MR (Org.). Nutrição da gestação ao envelhecimento. Rio de Janeiro: Rubio, 2008; 143-6.
7. Paula AO, Sartori AL, Martins CA. Aleitamento materno: orientações, conhecimento e participação do pai nesse processo. Rev Eletr Enf. 2010; 12(3):464-70.
8. Vasconcelos MJOB, Silva ACS, Barbosa JM, Oliveira MGOA. Manejo da lactação e assistência à nutriz. In: Vasconcelos MJOB et al. Nutrição clínica, obstetrícia e pediatria. Rio de Janeiro: MedBook, 2011:181-208.
9. Issler H. Orientação clínica da lactação. In: Feferbaum R, Falcão MC. Nutrição do recém-nascido. São Paulo: Atheneu, 2003; 243-9.
10. Castro MBT, Kac G, Sichieri R. Determinantes nutricionais e sociodemográficos da variação do peso pós-parto: uma revisão da literatura. Rev Bras Nutr Matern Infant. 2009; 9(2):125-37.
11. Institute of Medicine. Nutrition during pregnancy and lactation: An Implementation Guide. Washington, DC: National Academy Press; 1992.
12. Institute of Medicine. Weight gain during pregnancy: Reexaminig the guideline. Washington, DC: The National Academies Press; 2009.
13. American Dietetic Association – ADA. Position of the American Dietetic Association: Nutrition and lifestyle for healthy pregnancy outcome. J Am Diet Assoc. 2008; 108:553-61.
14. FAO. Energy Requirements of Pregnancy. In: Human Energy Requirements: Report of a Joint FAO/WHO/UNU Expert Consulation Rome: FAO Food and Nutrition Technical Report Series; 2001. p. 53-62.
15. Altemus M, Deuster PA, Galliven E, Carter CS, Gold PW. Suppression of hypothalamic-pituitary-adrenal axis responses to stress in lactating women. J Clin Endocrinol & Metabolism. 1995; 80:2954-9.
16. World Health Organization. Protein and amino acid requirements in human nutrition: report of a joint. WHO. Technical Report Series, number 935, United Nation University; 2007, p. 265.
17. Butte N, King J. Energy requirements during pregnancy and lactation. Publ Health Nutrition. 2005; 8(7A):1010-27.
18. Fleisher K, Sauer P, Lykke B, Samuelson G. The Copenhagen Cohort Study on infant nutrition and growth: breast-milk intake, human milk macronutrient content and influencing factors. Am J Clin Nutr. 1994; 59:600-11.
19. Picciano MF. Pregnancy and lactation: physiological adjustments, nutritional requirements and the role of dietary supplements. J Nutr. 2003; 133: 1997-2002.
20. Institute of Medicine. Food and Nutrition Board. Dietary reference intakes for vitamin c, vitamin e, selenium and carotenoids. Washington, DC, 2000.
21. Institute of Medicine. Food and Nutrition Board. Dietary Reference Intakes for vitamin a, vitamin k, arsenic, boron, chromium, copper, iodine, iron, manganese, molybdenum, nickel, silicon, vanadium, and zinc (2001). Washington, DC, 2001. 773p.
22. Institute of Medicine. Food and Nutrition Board. Dietary reference intakes for water, potassium, sodium, chloride, and sulfate. Washington, DC: National Academy Press, 2004.
23. Murahovschi J. Cólicas do lactente. J Pediatr. 2003; 79(2):101-2.
24. Kosminsky FS, Kimura AF. Cólica em recém-nascido e lactente: revisão da literatura. Rev Gaúcha Enferm. 2004; 25(2):147-56.
25. Giugliani ERJ. O aleitamento materno na prática clínica. J Pediatr. 2000; 76(3):238-52.
26. Lust KD, Brown JE, Thomas W. Maternal intake of cruciferous vegetables and other foods and colic symptoms in exclusively breast-fed infants. J Am Dietet Association. Chicago (IL), 1996; 96(1):46-8.
27. Consenso Brasileiro sobre Alergia Alimentar: 2007 Rev Bras Alerg Imunopatol. 2008; 31(2):64-89.
28. Chaves RG, Lamounier JA. Uso de medicamentos durante a lactação. J Pediatr. 2004; 80(Supl 5):189-98.
29. Chien YC, Huang YI, Hsu CS, Chao JC, Liu JF. Maternal lactation characteristics after comsuption of an alcoholic soup during the postpartum "doing-the-month" ritual. Public Health Nutr. 2009; 12(3):382-8.
30. Burgos MGPA, Bion FM, Campos F. Lactação e álcool: efeitos clínicos e nutricionais. Arch Latinoam Nutr. 2004; 54(1):25-35.
31. American Academy of Pediatrics, Committee on Drugs. The transfer of drugs and other chemicals into human milk. Pediatrics.1994; 93:137-50.
32. Ministério da Saúde (BR). Secretaria de Políticas Públicas. Amamentação e uso de drogas. Brasília. p. 51-52. Acesso em: 13 nov. 2012. http://bvsms.saude.gov.br/bvs/publicacoes/partes/amamentacao_drogas2.pdf.
33. Committee on Drugs. The transfer of drugs and other chemicals into human milk. Pediatrics. 2001, September 1; 108(3):776 –89.
34. Pereira PB, Silva CP. Alergia à proteína do leite de vaca em crianças: repercussão da dieta de exclusão e dieta substitutiva sobre o estado nutricional. Pediatria (São Paulo) 2008; 30(2):100-6.
35. Spolidoro JVN, Morais MB, Vieira MC, Toporovski M, Cardoso AL. Projeto Diretrizes. Terapia nutricional no paciente com alergia ao leite de vaca. Sociedade Brasileira de Nutrição Parenteral e Enteral. Sociedade Brasileira de Clínica Médica. Associação Brasileira de Nutrologia. 2011:1-14.

CAPÍTULO 7

Criança e Adolescente

Janine Maciel Barbosa
Conciana Maria Andrade Freire Neves

A avaliação nutricional de crianças e adolescentes constitui instrumento indispensável na assistência à saúde, uma vez que na infância e na adolescência ocorrem mudanças marcantes no crescimento e no desenvolvimento. A Organização Mundial da Saúde (OMS), o Ministério da Saúde (MS) e a Sociedade Brasileira de Pediatria (SBP) preconizam o acompanhamento do crescimento como atividade de rotina na atenção a esse grupo específico.[1]

A investigação do estado nutricional pode ser realizada inicialmente pela anamnese, buscando-se informações clínicas e nutricionais atuais e pregressas, seguida do exame físico, que inclui a avaliação antropométrica, e, posteriormente, avaliação complementar com exames bioquímicos.[2]

ANAMNESE CLÍNICA E NUTRICIONAL

A anamnese pode ser definida como uma entrevista que permite o levantamento detalhado dos antecedentes socioeconômicos, fisiológicos e patológicos do paciente e sua família, com finalidade de facilitar o diagnóstico.[3] Ainda que não constituam um indicador direto do estado nutricional, as informações sobre saúde e nutrição subsidiam o diagnóstico, estabelecendo situações associadas ao risco nutricional.

Na anamnese nutricional deve constar a avaliação da ingestão alimentar. A escolha do método a ser utilizado vai depender do objeto da investigação dietética (dieta total, alimentos ou grupos de alimentos, padrões e características da dieta, tipo de nutriente investigado), das condições socioeconômicas e da idade da criança.[4] Vale ressaltar que não existe método perfeito, sendo importante que o avaliador selecione o método mais adequado a cada situação.[5] Para mais detalhes, ver o Capítulo 3 – Avaliação do consumo alimentar.

O Quadro 7.1 apresenta os principais componentes que devem estar presentes em uma anamnese clínica e nutricional realizada com crianças e adolescentes atendidos ambulatorialmente.

EXAME FÍSICO

O exame físico é uma ferramenta de baixo custo e de fácil aplicação que, juntamente com a ana-

Quadro 7.1 Componentes da anamnese clínica e nutricional.

História socioeconômica	• Condições de moradia (água potável, saneamento básico, coleta de lixo, energia elétrica). • Renda, ocupação e escolaridade do cuidador. • Disponibilidade domiciliar de alimentos e eletrodomésticos.
História clínica	• Peso e comprimento ao nascer, idade gestacional, intercorrências perinatais. • Condições de preenchimento do cartão da criança. • História de doenças (agudas e crônicas) atuais ou pregressas. Internações anteriores. • Uso de medicamentos.
História familiar	• História de doenças crônicas em parentes de primeiro e segundo graus (pais, irmãos e avós).
Sinais e sintomas gastrintestinais	• Dificuldade de sucção e deglutição. • Ocorrência de vômitos, regurgitação. • Presença de distensão abdominal. • Hábito intestinal (frequência de evacuações, aspecto e consistência das fezes).
História nutricional	• História da amamentação. • Introdução da alimentação complementar e suas características (quantitativas e qualitativas). • Dieta habitual (tipo, frequência e quantidade). • Mudanças no apetite e modificações da alimentação em função de doença. • Pessoa que cuida ou alimenta a criança. • Utensílios utilizados para alimentar a criança (tipo e higienização). • Prática de estocagem e administração de alimentos preparados. • Alergias, aversões, intolerâncias e preferências alimentares. • Uso de suplementos vitamínicos e minerais. • Crenças, tabus e mitos.
Estilo de vida	• Atividades físicas curriculares e extracurriculares: periodicidade e duração. • Atividades de lazer. • Tempo gasto com televisão, *videogames* e computador. • Hábitos de sono.

Fonte: Guimarães e Galante;[3] Duarte, Castellani;[6] SBP.[7]

mnese, constitui um importante parâmetro na identificação dos pacientes sob risco de comprometimento nutricional. Deve ser realizado de maneira minuciosa, buscando perceber, por meio de inspeção e palpação, depleção nas reservas corporais de tecido subcutâneo e muscular, além de alterações nos cabelos, nos olhos, na boca, na pele, nas mucosas e nas unhas. Contudo, os sinais e sintomas encontrados são frequentemente inespecíficos, sendo observados mais nitidamente na depleção nutricional grave.[6,8]

A presença dos sinais e sintomas indicativos de comprometimento nutricional deve ser avaliada em conjunto com a história clínica, ingestão dietética e possivelmente com exames bioquímicos.[9] Os sinais mais frequentes de deficiências nutricionais diagnosticados conforme as áreas do corpo estão descritos no Quadro 7.2.

AVALIAÇÃO ANTROPOMÉTRICA

O crescimento reflete em uma série de medidas antropométricas que incluem peso, altura ou comprimento, circunferências e pregas cutâneas, e que devem ser analisadas de acordo com o sexo e a idade. É imprescindível para a avaliação antropométrica a escolha de um ambiente adequado, o uso de técnica correta e de instrumentos calibrados e em boas condições.[7,10]

O Quadro 7.3 apresenta os equipamentos e procedimentos que devem ser adotados para aferição das principais medidas antropométricas em crianças e adolescentes.

A combinação das medidas antropométricas obtidas com variáveis como idade e sexo permite a construção de índices antropométricos (Quadro 7.4) que devem ser comparados aos de uma população de referência, identificando-se assim se a criança avaliada apresenta crescimento satisfatório.[13]

Quadro 7.2 Sinais mais frequentes de deficiências nutricionais diagnosticadas conforme o local do corpo.

Local	Manifestações clínicas	Deficiência nutricional
Cabelo	Perda do brilho, seco, quebradiço, despigmentação, fácil de arrancar	Proteína e zinco
Face	Edema de face, seborreia nasolabial	Proteína, riboflavina e ferro
Lábios	Estomatite angular, queilite	Riboflavina
Olhos	Cegueira noturna, queratomalácia, xeroftalmia	Vitamina A
Pele	Ressecamento, xerose, descamação, petéquias	Vitaminas A, C e K
Mucosas	Palidez cutânea, ressecamento e sangramento gengival, inflamação da língua, rachaduras labiais, e queilose	Ferro Vitamina C Vitamina B_{12}
Tecido adiposo	Reduzida	
Massa muscular	Reduzida	DPE
Ossos e dentes	Raquitismo, má formação óssea e dentária, fragilidade óssea	Vitaminas A, C e D
Crescimento	Retardado	DPE e zinco
Desenvolvimento psicomotor	Retardado	DPE
Imunidade	Reduzida	DPE e vitamina A
Estado geral	Fadiga, astenia, irritabilidade, insônia	Vitaminas B_1 e C, biotina e niacina

DPE: desnutrição proteicoenergética.
Fonte: Duarte e Castelani.[6]

Atualmente, utiliza-se como padrão de referência, para crianças de 0 a 5 anos de idade, os dados recomendados pela OMS desde 2006, apresentados em tabelas e curvas e expressos em percentis e escores z de acordo com as variáveis sexo e idade.[15] Para crianças com 5 anos ou mais são utilizadas as curvas da OMS publicadas em 2007, que são adaptações matemáticas das curvas do NCHS/1977.[16]

Em 2009, o Sistema de Vigilância Alimentar e Nutricional (Sisvan)[12] publicou os pontos de corte que devem ser utilizados para classificação do estado nutricional, conforme os índices antropométricos utilizados, a faixa etária e o sexo. No mesmo ano, foi lançada uma nova caderneta de saúde da criança com importantes alterações em relação à versão anterior. Entre essas citam-se a inclusão do IMC para a Idade (IMC/I), para avaliação de crianças de 0 a 10 anos de idade, e as curvas da OMS de 2007 para avaliação de crianças de 5 a 10 anos. Os pontos de corte de todos os índices são descritos em escores z. O Ministério da Saúde também disponibilizou, em 2009, a caderneta de saúde do adolescente, que contempla semelhante à caderneta da criança, as curvas dos índices E/I e IMC/I.

A Caderneta de Saúde da Criança é o instrumento usado para orientar o monitoramento nutricional das crianças com menos de 10 anos. A curva de crescimento de uma criança que está com crescimento adequado tende a seguir um traçado paralelo à linha verde da carderneta, acima ou abaixo dela. Para avaliação da criança deve-se considerar a marcação de várias medidas subsequentes na curva (pelo menos 3) e avaliar o traçado, levando em consideração a posição e também o sentido, se ascendente, horizontal ou descendente. Desvios da curva

Quadro 7.3 Procedimentos e instrumentos para aferição de medidas antropométricas em crianças e adolescentes.

Medida	Instrumento	Procedimento
Peso Abaixo de 24 meses	Balança pediátrica com capacidade de até 16 kg e divisões de 10 g	Deve-se despir completamente a criança com ajuda dos pais ou responsáveis, deitá-la ou sentá-la no centro do prato da balança
Peso Acima de 24 meses	Balança tipo plataforma para adultos, com divisões de no mínimo 100 g	O paciente deve ser posicionado de costas para o medidor da balança, pés descalços e juntos, com o mínimo possível de roupas, no centro do equipamento, ereto e braços estendidos ao longo do corpo. Deve ser mantido imóvel nessa posição até que se complete a aferição
Comprimento Abaixo de 24 meses	Régua antropométrica (infantômetro)	Devem-se retirar sapatos ou acessórios da cabeça que possam interferir na medida. Com a criança deitada e a cabeça mantida fixa em uma extremidade pelo responsável, o avaliador estende as pernas da criança com uma mão e guia o cursor com a outra
Estatura Acima de 24 meses	Estadiômetro de parede	A criança deve estar descalça e ser colocada no centro do equipamento, com a cabeça livre de adereços, de pé, ereta, com os braços estendidos ao longo do corpo, cabeça erguida, olhando para um ponto fixo na altura dos olhos. Os calcanhares, os ombros e as nádegas devem estar em contato com o antropômetro, as porções internas dos ossos dos calcanhares devem se tocar, bem como a parte interna dos joelhos; os pés unidos formam um ângulo reto com as pernas
Perímetro cefálico	Fita métrica inelástica e flexível	A fita deve passar pelas partes mais salientes dos ossos frontal e occipital, com a cautela de não incluir o pavilhão auricular
Perímetro torácico	Fita métrica inelástica e flexível	Realizada na altura dos mamilos, com a criança deitada e em posição respiratória média (entre inspiração e expiração completas)
Circunferência do braço	Fita métrica inelástica e flexível	A fita deve contornar firmemente o braço no seu ponto médio, entre o acrômio e o olécrano
Circunferência da cintura	Fita métrica inelástica e flexível	Ponto médio entre a última costela fixa e a crista ilíaca superior (cintura natural), aproximadamente dois dedos acima da cicatriz umbilical
Dobras cutâneas	Adipômetro	Aferir no ponto médio do braço de acordo com o músculo a avaliar, tríceps (face posterior do braço) ou bíceps (face anterior)

Fonte: SBP;[7] Gibson;[11] Sisvan.[12]

para cima ou para baixo do seu traçado normal devem ser investigados, para se determinar a causa e orientar a conduta.

A Sociedade Brasileira de Pediatria[7] destaca que, embora o ponto de corte para detecção de baixa estatura ou baixo peso para a idade adotado pelo Ministério da Saúde seja inferior ao percentil 3, crianças classificadas entre os percentis 3 e 15 requerem atenção especial do profissional de saúde e dos próprios cuidadores. Deve-se dar atenção à evolução do crescimento da criança, levando-se em consideração o traçado na curva de crescimento no gráfico. Se este for descendente ao longo dos atendimentos, trata-se de um sinal de alerta. Logo, o intervalo entre os percentis 3 e 15 (isto é, entre os escores z 2 e 1) é considerado uma faixa importante de *vigilância de baixo peso*. Contudo, não se adota mais a classificação de risco nutricional como anteriormente.[2]

As curvas de crescimento para crianças e adolescentes segundo o sexo e a idade, em percentil, são apresentadas no Anexos VII a XIV. Os pontos de corte para classificação do estado nutricional conforme indicadores antropométricos por faixa etária estão expostos no Quadro 7.5.

Quadro 7.4 Indicadores antropométricos para avaliação nutricional de crianças e adolescentes.

Índice	Faixa etária	Indicação	Limitação
Peso para a idade P/I	Criança (0 a 5 anos)	Relação entre peso, idade e sexo. Apropriado para acompanhamento do ganho de peso	Não diferencia o comprometimento nutricional atual (ou agudo) do pregresso (ou crônico)
Estatura para a idade E/I	Crianças e adolescentes (0 a 19 anos)	Relação da altura para respectiva idade e sexo. Representa o desenvolvimento linear em relação à idade	Sensível apenas para identificar déficits nutricionais de longa data
Peso para a estatura P/A	Criança (0 a 5 anos)	Distribuição do peso em relação à altura. Reflete a harmonia do crescimento e não requer a idade	Não considera a idade
IMC para a idade IMC/I	Crianças e adolescentes (0 a 19 anos)	Reflete a distribuição do peso corporal em relação à estatura e à idade cronológica	Crianças muito baixas podem ter sua avaliação equivocada

Fontes: Pinto, Freire e Barbosa;[2] Medeiros, Pinto e Silva.[14]

Quadro 7.5 Pontos de corte para classificação do estado nutricional conforme indicadores antropométricos por faixa etária.

Indicador	Faixa etária (anos)	Valores críticos	Valores críticos	Diagnóstico nutricional
Estatura/Idade	0 a 5* 5 a 10** 10 a 19**	< p0,1	< – 3dp	Estatura muito baixa
		≥ p0,1 e < p3	≥ – 3dp e < – 2dp	Estatura baixa
		≥ p3	≥ – 2dp	Estatura adequada
Peso/Idade	0 a 5* 5 a 10**	< p0,1	< – 3dp	Peso muito baixo
		≥ p0,1 e < p3	≥ – 3dp e < – 2dp	Peso baixo
		≥ p3 e ≤ p97	≥ – 2dp e ≤ + 2dp	Peso adequado
		> p97	> + 2dp	Peso elevado***
Peso/Estatura IMC/Idade	0 a 5*	< p0,1	< – 3dp	Magreza acentuada
		≥ p0,1 e < p3	≥ – 3dp e < – 2dp	Magreza
		≥ p3 e ≤ p85	≥ – 2dp e ≤ + 1dp	Eutrofia
		> p85 e ≤ p97	> + 1dp e ≤ + 2dp	Risco de sobrepeso
		> p97 e ≤ p 99,9	> + 2dp e ≤ + 3dp	Sobrepeso
		> p99,9	> +3dp	Obesidade
IMC/I	5 a 10** 10 a 19**	< p0,1	< – 3dp	Magreza acentuada
		≥ p0,1 e < p3	≥ – 3dp e < – 2dp	Magreza
		≥ p3 e ≤ p85	≥ – 2dp e ≤ + 1dp	Eutrofia
		> p85 e ≤ p97	> + 1dp e ≤ + 2dp	Sobrepeso
		> p97 e ≤ p 99,9	> + 2dp e ≤ + 3dp	Obesidade
		> p99,9	> + 3dp	Obesidade grave

*WHO[15]; **WHO[16]; ***Não é o índice mais adequado para avaliação de sobrepeso em crianças. Indica-se a utilização do P/E e IMC/Idade para < 5 anos e IMC/Idade para > 5 anos.
Fonte: Sisvan[12] (disponível em: http://189.28.128.100/nutricao/docs/geral/sisvan_norma_tecnica_criancas.pdf).

Para acompanhamento do crescimento da criança, as medidas antropométricas básicas incluem também a avaliação do perímetro cefálico (PC). O PC é um indicador correlacionado ao tamanho do cérebro nos dois primeiros anos de vida, porém após esta fase o crescimento do perímetro cefálico é bem mais lento, o que torna esta medida menos útil para avaliação nutricional.[17] A interpretação do valor obtido deve ser comparada ao respectivo percentil, observado em tabelas de referência (Anexos XV e XVI), para idade e sexo. O perímetro adequado é expresso em uma faixa de normalidade que se situa entre os percentis 10 e 90.[2]

A utilização do perímetro torácico (PT) para classificação de desnutrição está associada ao perímetro cefálico (PC), a partir da relação PT/PC. Do nascimento aos 6 meses de vida, os dois perímetros são aproximadamente iguais, sendo a relação PT/PC = 1. Após os 6 meses, a relação normal é maior que 1. Se a relação for menor que 1, pode ser indicativo de desnutrição energético-proteica.[18,19]

A avaliação da composição corporal é fundamental para o acompanhamento do crescimento e desenvolvimento das crianças e adolescentes, pois permite identificar indivíduos com distribuição dos componentes corporais fora dos padrões e classificá-los como risco de doenças ou distúrbios associados a desnutrição ou excesso de peso. Além disso, constitui um método alternativo de avaliação nutricional nos casos de impossibilidade de aferição de peso e estatura, nas condições de peso superestimado e doenças metabólicas.[19]

As medidas usualmente utilizadas para estimativa da composição corporal entre crianças e adolescentes são as circunferências do braço (CB) e da cintura (CC), além das dobras cutâneas do tríceps (DCT) e subescapular (DCSE), pois possuem valores de referência para essa faixa etária. A partir das medidas de CB e PCT podem ser obtidas a circunferência muscular do braço (CMB) e a área muscular do braço (AMB), através das seguintes fórmulas:

$$CMB = CB - (PCT \times 0{,}324)$$
$$AMB = [CB - (PCT \times 0{,}324)^2 \div 4] \times 3{,}1416$$

Para classificação das demais medidas, utiliza-se como referência a tabela percentilar proposta por Frisancho.[20] O valores abaixo do percentil 5 são indicadores de risco de doenças e distúrbios associados a desnutrição, e valores acima do percentil 95 representam risco de doenças relacionadas ao excesso de peso[7] (Anexos XVII a XXVII).

Para avaliação da CC, a Sociedade Brasileira de Pediatria[7] e a International Diabetes Federation[21] (2007) recomendam as curvas e os pontos de corte propostos por Freedman et al.[22] (1999) (pontos de corte baseados no percentil 90), nas quais a circunferência da cintura foi obtida entre o último rebordo costal e a crista ilíaca (Anexo XXI).

As dobras cutâneas (tricipital e subescapular) podem ainda ser utilizadas para se obter o percentual de gordura corporal, através de equações propostas por Slaughter et al.[23] (1988) (Quadro 7.6).

Essas equações levam em consideração a avaliação da maturação sexual para o sexo masculino, que será discutida no próximo tópico. No Quadro 7.7 encontram-se os pontos de corte para avaliação do percentual de gordura corpo-

Quadro 7.6 Equações antropométricas para a determinação do percentual de gordura corporal (8 a 18 anos).

Sexo masculino (etnia branca):
– Pré-púberes: 1,21 (DCT + DCS) – 0,008 (DCT + DCS)² – 1,7
– Púberes: 1,21 (DCT + DCS) – 0,008 (DCT + DCS)² – 3,4
– Pós-púberes: 1,21 (DCT + DCS) – 0,008 (DCT + DCS)² – 5,5
Sexo masculino (etnia negra):
– Pré-púberes: 1,21 (DCT + DCS) – 0,008 (DCT + DCS)² – 3,2
– Púberes: 1,21 (DCT + DCS) – 0,008 (DCT + DCS)² – 5,2
– Pós-púberes: 1,21 (DCT + DCS) – 0,008 (DCT + DCS)² – 6,8
Sexo feminino:
– 1,33 (DCT + DCS) – 0,013 (DCT + DCS)² – 2,5
Se a soma das duas dobras cutâneas for maior que 35 mm:
– Sexo masculino: 0,783 (DCT + DCS) + 1,6
– Sexo feminino: 0,546 (DCT + DCS) + 9,7

DCT: dobra cutânea tricipital (mm); DCS: dobra cutânea subescapular (mm).
Fonte: Slaughter et al.[23]

Quadro 7.7 Pontos de corte para avaliação do percentual de gordura corporal em indivíduos de 7 a 17 anos.

Classificação do percentual de gordura corporal	Sexo masculino	Sexo feminino
Excessivamente baixa	0 a 6,00%	0 a 12,00%
Baixa	6,01 a 10,00%	12,01 a 15,00%
Adequada	≥ 10,01 a 20,00%	15,01 a 25,00%
Moderadamente alta	20,01 a 25,00%	25,01 a 30,00%
Alta	25,01 a 31,00%	30,01 a 36,00%
Excessivamente alta	≥ 31,01%	≥ 36,01%

Fonte: Lohman.[24]

ral em indivíduos de 7 a 17 anos.[24] Para excesso de gordura corporal associados a fatores de risco cardiovascular utiliza-se como ponto de corte 25% para meninos e 30% para meninas.[23] Outra forma para avaliação do percentual corporal é a distribuição por percentil do somatório das pregas tricipital e subescapular proposta por Frisancho[20] (Anexos XXII a XXVII).

Um indicador adicional de adiposidade central pode ser obtido pela razão entre cintura e estatura (RCEst), calculada pela razão entre a circunferência da cintura (em centímetros) e a altura (também em centímetros), utilizando-se como ponto de corte para obesidade abdominal valores iguais ou superiores a 0,5.[2]

AVALIAÇÃO DO CRESCIMENTO LINEAR

Além de avaliar o crescimento da criança em relação à população de referência, é importante realizar a avaliação evolutiva, através da velocidade de crescimento (VC), que representa o total de centímetros que a criança cresce a cada ano.[7] Como o ganho em estatura é pequeno quando avaliado em período muito curto, recomenda-se que medidas de estatura sejam feitas a um intervalo de pelo menos três meses.[1]

O cálculo da velocidade de crescimento linear (VC) deve ser realizado dividindo-se a diferença entre duas medidas sucessivas de altura (cm) pela diferença entre as idades nas mesmas ocasiões: VC (cm/ano) = Δ altura/Δ tempo (anos) entre as duas medidas. Assim, se em três meses uma criança de 4 anos de idade cresceu 1,5 cm, dividindo-se esse ganho por 0,25 (3 meses equivalem a 0,25 ano) tem-se a velocidade de 6 cm/ano, que se enquadra no esperado para a idade.[7,25] As estimativas de velocidade de crescimento por faixa etária encontram-se descritas no Quadro 7.8.

Quadro 7.8 Estimativa da velocidade de crescimento para crianças e adolescentes.

Faixa etária	Velocidade de crescimento (cm/ano)
Até 6 meses	15
6 a 12 meses	10
1 a 2 anos	15
> 2 anos	5-7
A partir de 11 anos para meninas	9
A partir de 13 anos para meninos	10

Fonte: Zeferino et al.;[1] SBP.[7]

A avaliação da altura da criança deve não apenas ser comparada às curvas de referência, como também à altura dos pais, uma vez que a altura constitui uma das características fenotípicas que recebem grande influência da herança genética. Quando os percentis do pai e da mãe são semelhantes, existe grande probabilidade de a criança atingir na vida adulta um percentil muito próximo do familiar. No caso em que a estatura dos pais é muito discordante, a altura-alvo familiar não é muito informativa.[7,25] A estatura-alvo parental pode ser calculada pela fórmula descrita no Quadro 7.9.

Quadro 7.9 Fórmula para cálculo da estatura-alvo parental.

Sexo	Fórmula
Feminino	[(Estatura do pai − 13) + Estatura da mãe] ÷ 2 ± 9
Masculino	[Estatura do pai + (Estatura da mãe + 13)] ÷ 2 ± 10

Outro elemento importante na avaliação do crescimento é a idade óssea (IO), que é determinada pela avaliação da maturação óssea epifisária (núcleos de ossificação). Para isso analisam-se, pela radiografia, os ossos das mãos e dos punhos. Nos menores de 1 ano são analisados o pé e o quadril.[7,19] Idade óssea igual à idade cronológica indica baixa estatura familiar. Se a idade óssea for menor que a cronológica, isso indica atraso constitucional do crescimento,[19] o qual pode estar relacionado a história familiar de puberdade tardia, o que garante um prognóstico melhor quanto à estatura final, dentro da normalidade para o padrão genético familiar.[7]

MATURAÇÃO SEXUAL

Para realização de uma avaliação nutricional detalhada no adolescente, além da antropometria e da avaliação da composição corporal é fundamental a inclusão dos dados de maturação sexual, que permitirão identificar em que momento da puberdade se encontra o adolescente e, consequentemente, a fase de crescimento (maior ou menor aceleração).[26]

O método de estadiamento da maturação sexual mais conhecido foi proposto por Tanner,[27] que consiste em uma escala composta por 5 estádios, sendo avaliados as mamas e os pelos púbicos no sexo feminino e os genitais e os pelos púbicos no sexo masculino. As mamas e os genitais masculinos são avaliados quanto ao tamanho, à forma e às características; e, os pelos púbicos, por suas características, sua quantidade e distribuição. O estádio 1 corresponde sempre à fase pré-puberal (infantil); os estádios 2, 3 e 4 caracterizam o período puberal; e o estádio 5 diz respeito à fase pós-puberal, adulta. Esses estádios são chamados de *estádios de maturação sexual* ou *estágios de Tanner*.[27] As pranchas de Tanner (1962) encontram-se dispostas nos Anexos XXVIII e XXIX.

AVALIAÇÃO ANTROPOMÉTRICA EM SITUAÇÕES ESPECIAIS

Crianças prematuras ou com baixo peso ao nascer, aquelas com condições clínicas específicas e as portadoras de síndromes genéticas possuem padrões de crescimento que diferem daqueles das curvas de referência usualmente utilizadas. Essas crianças são mais bem avaliadas, do ponto de vista nutricional, quando se utilizam padrões antropométricos próprios, adequados para seu crescimento e seu desenvolvimento.[11]

A avaliação antropométrica de crianças e adolescentes portadores de neuropatias crônicas apresenta várias limitações e dificuldades, devido à presença de deformidades musculoesqueléticas ou espasmos musculares involuntários, que dificultam que as crianças fiquem em pé, além da pouca cooperação devido à deficiência cognitiva.[28] Para avaliação antropométrica, na impossibilidade de se obter a estatura real, podem-se utilizar as equações de estimativa da estatura (E), elaboradas por Stevenson, Roberts e Vogtle,[29] utilizando-se as medidas dos segmentos dos membros superiores e inferiores. Além disso também podem ser utilizadas as medidas de composição corporal, para um melhor diagnóstico nutricional, principalmente as que avaliam a gordura corporal, visto que esta não é afetada pelo déficit neuromuscular[30] e as pregas tendem a subestimar a desnutrição. Para mais detalhes sobre avaliação nutricional nesses pacientes, ver Capítulo 29 – Paralisia cerebral.

As crianças com síndrome de Down (SD) apresentam características de crescimento diferentes daquelas das demais crianças. Baixa estatura é uma das principais; além disso, o estirão do crescimento ocorre mais precocemente e a velocidade de crescimento linear é mais lenta, resultando em indivíduos de estatura mais baixa em relação à população em geral.[31] Entre adolescentes e adultos existem ainda maior predisposição ao excesso de peso. Assim, a aplicação de métodos adequados para avaliação nutricional é de grande importância nessa população.[32]

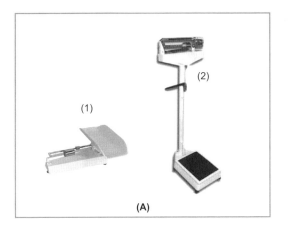
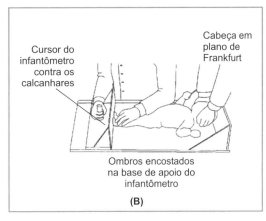

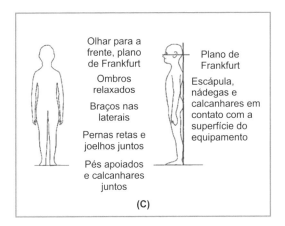
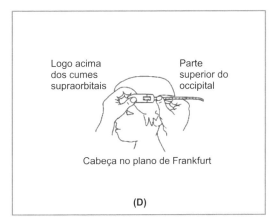

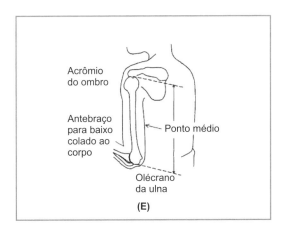
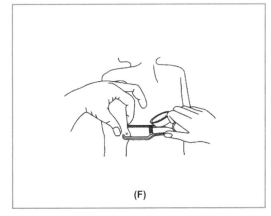

Figura 7.1 Ilustrações de aferição de medidas antropométricas: (**A**) 1. balança pediátrica; 2. balança plataforma; (**B**) comprimento em infantômetro; (**C**) altura em estiômetro acoplado a parede; (**D**) perímetro cefálico; (**E**) ponto médio para aferição de circunferência do braço; (**F**) dobra cutânea. (*Fonte*: Gibson.[11])

Cronk et al.[33] divulgaram curvas para avaliação do peso/idade e estatura/idade, expressas em percentis, específicas para crianças e adolescentes com SD, tomando como referência a população norte-americana e considerando baixo peso ou estatura quando o percentil é menor que 5 e excesso de peso quando o percentil é maior que 95 (Anexos XXX a XXXIII).

AVALIAÇÃO LABORATORIAL

Os exames bioquímicos podem ser utilizados na avaliação nutricional de crianças e adolescentes para auxiliar no diagnóstico e no acompanhamento nutricional. Quando associados aos métodos dietéticos e ao exame clínico, enriquecem o diagnóstico do estado nutricional em situações de saúde e doença.[7] Para mais detalhes, ver Capítulo 4 – Interpretação de exames laboratoriais.

RECOMENDAÇÕES NUTRICIONAIS

As recomendações nutricionais em pediatria variam em função da fase de crescimento, do sexo e da condição clínica. Além disso, para adolescentes, as recomendações sobretudo de energia, dependem da composição corporal.[34] Não existem no Brasil recomendações desenvolvidas em âmbito nacional, e atualmente têm sido adotadas as recomendações norte-americanas publicadas pelo Institute of Medicine (IOM), a Dietary Reference Intakes, tabela de Ingestão Dietética de Referência (DRI)[35] (Anexos XXXIV a XLIII).

As DRI são valores numéricos de macro- e micronutrientes estimados para consumo diário, de acordo com idade e sexo, utilizados como parâmetros para o planejamento e a avaliação de dietas para indivíduos saudáveis, e apresentam quatro valores de referência de ingestão dietética para um mesmo nutriente[35] (Quadro 7.10).

Em relação aos macronutrientes, a DRI estabeleceu a *Acceptable Macronutrient Distribution Range* (AMDR), que se refere ao intervalo, em proporção à quantidade de energia total da dieta, de ingestão de carboidrato, proteína e lipídio, que está associado a risco reduzido de doenças crônicas a longo prazo e que é capaz de fornecer nutrientes essenciais[36] (Quadro 7.11).

Quadro 7.10 Definições sobre recomendações nutricionais diárias (EAR, RDA, AI, UL, AMDR).

Necessidade Média Estimada – EAR (*Estimated Average Requirement*)	Valor de ingestão diária de um nutriente estimado para suprir a necessidade de metade dos indivíduos saudáveis pertencentes ao mesmo sexo e no mesmo estágio de vida
Ingestão Dietética Recomendada – RDA (*Recommended Dietary Allowance*)	O nível de ingestão diária de nutriente suficiente para atender as necessidades de praticamente todos (97 a 98%) os indivíduos saudáveis do mesmo sexo e no mesmo estágio de vida
Ingestão Adequada – AI (*Adequate Intake*)	O nível de ingestão recomendado quando não há dados suficientes para se estabelecer a EAR e consequentemente a RDA; é proposta a AI como parâmetro provisório e em substituição à RDA
Nível Superior Tolerável de Ingestão – UL (*Tolerable Upper Intake Level*)	O valor mais elevado de ingestão habitual de um determinado nutriente que aparentemente não oferece risco de efeitos adversos à saúde de quase todos os indivíduos de um estágio de vida ou sexo

Fonte: Voci, Enes e Slater.[36]

Quadro 7.11 Faixa de distribuição aceitável de macronutrientes (AMDR%).

Faixa etária	Carboidrato	Proteína	Lipídio
Lactentes			
0 a 6 meses	ND	ND	ND
7 a 12 meses	ND	ND	ND
Crianças			
1 a 3 anos	45 a 65	5 a 20	30 a 40
4 a 8 anos	45 a 65	10 a 30	25 a 35
Meninos(as)			
9 a 13 anos	45 a 65	10 a 30	25 a 35
14 a 18 anos	45 a 65	10 a 30	25 a 35
19 anos	45 a 65	10 a 35	20 a 35

ND: não foi possível determinar.
Fonte: IOM.[35]

Energia

Apesar da disponibilidade de alguns métodos para mensurar o gasto energético, como a calorimetria, ainda não existe um único método com validade, fidedignidade e facilidade de uso que possa ser empregado rotineiramente em pediatria. Desta forma, recomenda-se a utilização de equações preditivas das necessidades energéticas.

As equações mais recentes são as publicadas pelo Institute of Medicine,[35] que toma como base para determinação das necessidades energéticas o cálculo das Necessidades Estimadas de Energia (EER). Esse método leva em consideração a energia necessária para depósito em crianças abaixo de 3 anos e o coeficiente de atividade física naquelas com mais de 3 anos (Quadros 7.12 e 7.13).

Existem ainda equações para o cálculo do Gasto Energético Basal (GEB), mas que necessitam de fatores de correção de atividade física e de estresse[37] para a obtenção do gasto energético total (GET) (Quadro 7.14). Entretanto, a adição desses fatores deve ser cuidadosa e criteriosa, pois o resultado pode facilmente superestimar o gasto energético.[34]

Para o cálculo do GET, multiplica-se o GEB pelo fator de atividade física (FA) e pelo fator de estresse (FE), quando necessário. O valor do FA pode ser obtido de maneira simplicada de acordo com a avaliação do nível de atividade física, conforme Quadro 7.15.

Quadro 7.13 Valores de coeficiente de atividade física de acordo com sexo e faixa etária.

Atividades	Coeficiente de atividade física (PA)	
	Masculino	Feminino
Dormindo/sedentário	1,0	1,0
Pouco ativo	1,13	1,16
Ativo	1,26	1,31
Muito ativo	1,42	1,56

Fonte: IOM.[35]

Macronutrientes

A determinação das necessidades proteicas para crianças sadias baseia-se no crescimento. O maior requerimento ocorre no primeiro ano de vida, em virtude do rápido crescimento do tecido somático. Vale ressaltar que a necessidade energética é prioritária para atender essa demanda, e, na falta de energia, a proteína será preferencialmente utilizada como substrato energético.[42]

No indivíduo doente é necessário avaliar outros parâmetros para a determinação das necessidades proteicas, como: presença de estresse metabólico, grau de digestão e absorção dos nutrientes, capacidade de filtração renal, entre outros aspectos. No Quadro 7.16 estão as recomendações para ingestão proteica para crianças e adolescentes.

Quadro 7.12 Equações para cálculo das necessidades estimadas de energia (EER).

Faixa etária	Sexo	Equação
0 a 3 meses	Ambos	[89 × Peso (kg) − 100] + 175 kcal
4 a 6 meses	Ambos	[89 × Peso (kg) − 100] + 56 kcal
7 a 12 meses	Ambos	[89 × Peso (kg) − 100] + 22 kcal
13 a 36 meses	Ambos	[89 × Peso (kg) − 100] + 20 kcal
3 a 8 anos	Masculino	88,5 − [61,9 × Idade (anos)] + PA × [26,7 × Peso (kg) + 903 × Estatura (m)] + 20 kcal
	Feminino	135,3 − [30,8 × Idade (anos)] + PA × [10 × Peso (kg) + 934 × Estatura (m)] + 20 kcal
9 a 18 anos	Masculino	88,5 − [61,9 × Idade (anos)] + PA × [26,7 × Peso (kg) + 903 × Estatura (m)] + 25 kcal
	Feminino	135,3 − [30,8 × Idade (anos)] + PA × [10 × Peso (kg) + 934 × Estatura (m)] + 25 kcal

PA: coeficiente de atividade física.
Fonte: IOM.[35]

Quadro 7.14 Equações para predição de taxa de metabolismo basal.

Fonte	Idade	Sexo	Fórmula
Schofield[38]	0 a 3 anos	Masculino Feminino	$59,48 \times P - 30,33$ $58,29 \times P - 31,05$
	3 a 10 anos	Masculino Feminino	$22,7 \times P + 505$ $20,3 \times P + 486$
Schofield[38]	0 a 3 anos	Masculino Feminino	$0,167 \times P + 1517,4 \times E - 617,6$ $16,25 \times P + 1023,2 \times E - 413,5$
	3 a 10 anos	Masculino Feminino	$19,6 \times P + 130,3 \times E + 414,9$ $16,97 \times P + 161,8 \times E + 371,2$
FAO/WHO[39]	0 a 3 anos	Masculino Feminino	$60,9 \times P - 54$ $61 \times P - 51$
	3 a 10 anos	Masculino Feminino	$22,7 \times P + 495$ $22,4 \times P + 499$
Harris-Benedict[40]	0 a 3 anos	Masculino Feminino	$66,47 + 13,75 \times P + 5,0 \times E - 6,76 \times I$ $655,10 + 9,56 \times P + 1,85 \times E - 4,68 \times I$
	3 a 10 anos	Masculino Feminino	$66,47 + 13,75 \times P + 5,0 \times E - 6,76 \times I$ $655,10 + 9,56 \times P + 1,85 \times E - 4,68 \times I$

P: peso em quilogramas (kg); E: estatura em metros (m); I: idade em anos.
Fonte: Schofield;[38] FAO/WHO;[39] Harris-Benedict.[40]

Quadro 7.15 Fator atividade de acordo com o nível de atividade física.

Atividades	Fator atividade (FA)
Dormindo/deitado	1,0
Atividades muito leves	1,3 a 1,5
Atividades leves	1,6 a 2,5
Atividades moderadas e intensas	2,5 a 5,0

Fonte: Samour.[39]

O fornecimento de calorias livres, advindas de carboidratos e lipídios, traz benefícios para a síntese proteica.[34] A principal função dos carboidratos é fornecer energia às células do corpo, principalmente o cérebro, sendo esse o único órgão dependente exclusivamente de carboidratos. O valor da ingestão dietética recomendada (RDA) é de 130 g/dia, com base na média da quantidade mínima de glicose utilizada pelo cérebro. A recomendação deve basear-se na faixa de distribuição aceitável de macronutrientes (AMDR) que considera um percentual das calorias totais advindo dos carboidratos e lipídios da dieta, conforme mostrou o Quadro 7.11.[35]

Quadro 7.16 Recomendações de ingestão proteica segundo a faixa etária.

Idade	DRI[35]	FAO/WHO[39]
0 a 6 meses	9,1 g/dia	1,52 g/kg/dia
7 a 12 meses	11 g/dia	1,2 g/kg/dia
1 a 3 anos	13 g/dia	1,05 g/kg/dia
4 a 8 anos	19 g/dia	0,95 g/kg/dia
9 a 13 anos	34 g/dia	0,95 g/kg/dia
14 a 18 anos	52 g/dia (meninos) 46 g/dia (meninas)	0,85 g/kg/dia

Fonte: DRI;[35] FAO/WHO.[39]

Micronutrientes

A necessidade de micronutrientes deve levar em consideração as recomendações para indivíduos sadios conforme as DRI.[35] É importante a avaliação clínica e laboratorial juntamente com o acompanhamento da ingestão alimentar, além do conhecimento acerca da fisiopatologia da doença, para avaliar a necessidade de suplementação. As recomendações das DRI encontram-se nos Anexos XXXV a XLIII.

Fibra alimentar e ingestão de líquidos

A importância do consumo de fibra alimentar fundamenta-se no seu efeito de regulação do trânsito intestinal, na prevenção e no tratamento da obesidade, por prover saciedade, e no controle da glicemia pós-prandial e da hipercolesterolemia, reduzindo assim o risco de doenças cardiovasculares, câncer intestinal e diabetes.[43,44]

A Academia Americana de Pediatria recomenda que a quantidade de fibra alimentar seja de 0,5 g/kg/dia após o primeiro ano de vida, podendo atingir no máximo 30 g para os adolescentes. Outra recomendação semelhante é a da Fundação Americana de Saúde que preconiza, para o período que vai do término da lactância até a idade adulta, a regra da ingestão diária de 5 g de fibra acrescida da idade da criança ou adolescente, atingindo-se o máximo de 25 g no período pubertário.[45] A recomendação de fibra total para crianças pode ser feita também pela oferta de 14 g por 1.000 kcal, sendo necessária disciplina quanto à qualidade dos alimentos oferecidos ou pelos valores propostos pela DRI, segundo a faixa etária e o sexo,[35] como descritos no Quadro 7.17. Dos 15 anos à idade adulta, a recomendação passa a ser de 20 a 35 g/dia de fibra, independentemente do sexo, sendo cerca de 25% de fibra solúvel e 75% de fibra insolúvel.[43]

A recomendação hídrica para a infância e a adolescência baseia-se na ingestão mediana de líquidos de indivíduos saudáveis que são adequadamente hidratados, variando conforme a idade (Quadro 7.18). Todas as fontes podem contribuir para o total de líquidos recomendado, como leite, suco, água, chá, água presente nas frutas, entre outras.[35]

Quadro 7.17 Recomendações diárias de fibra alimentar para crianças e adolescentes.

Idade	Proteína (g/dia)	
	Sexo masculino	Sexo feminino
0 a 6 meses	ND	ND
7 a 12 meses	ND	ND
1 a 3 anos	19	19
4 a 8 anos	25	25
9 a 13 anos	31	26
14 a 18 anos	38	26
19 anos	38	25

Fonte: DRI.[35]

Quadro 7.18 Necessidades diárias de líquidos para crianças e adolescentes.

Idade	L/dia
0 a 6 meses	0,7
7 a 12 meses	0,8
1 a 3 anos	1,3
4 a 8 anos	1,7
9 a 13 anos	2,4
14 a 18 anos	3,3

Fonte: DRI.[35]

REFERÊNCIAS

1. Zeferino AMB, Barros Filho AA, Bettiol H, Barbieri MA. Acompanhamento do crescimento. J Pediatr (Rio J) 2003;79:S23-32.
2. Pinto ICS, Freire CMA, Barbosa JM. Atendimento a grupos específicos: crianças e adolescentes. In: Nozaki VT, Gravena AAF, Carvalho IZ, Bennemann RM. Atendimento nutricional de pacientes hospitalizados. Rio de Janeiro: Rubio, 2013.
3. Guimarães AF, Galante AP. Anamnese nutricional e inquéritos dietéticos. In: Rossi L, Caruso L, Galante AP. São Paulo: Editora Roca, 2008. p. 23-44.
4. Bricarello LP, Rezende LTT, Basso R, Costa Júnior VL. Interpretação de exames laboratoriais: importância na avaliação nutricional. In: Rossi L, Caruso L, Galante AP (Eds.). Avaliação nutricional: novas perspectivas. São Paulo: Roca/Centro Universitário São Camilo, 2008:111-38.

5. Fisberg RM, Martini LA, Slater B. Métodos de inquéritos dietéticos. In: Fisberg RM, Slater B, Marchioni DML, Martini LA. Inquéritos alimentares: métodos e bases científicas. Barueri, SP: Manole, 2005:1-32.
6. Duarte ACG, Castellani FR. Semiologia nutricional. Rio de Janeiro: Axcel, 2002.
7. Sociedade Brasileira de Pediatria. Avaliação nutricional da criança e do adolescente – Manual de Orientação/Sociedade Brasileira de Pediatria. Departamento de Nutrologia. São Paulo: Sociedade Brasileira de Pediatria. Departamento de Nutrologia, 2009. 112 p.
8. Gravena AAF, Carvalho IZ, Bennemann RM, Nozaki VT; Calixto-Lima L. Avaliação antropométrica. In: Nozaki VT, Gravena AAF, Carvalho IZ, Bennemann RM (Orgs.). Atendimento nutricional de pacientes hospitalizados. Rio de Janeiro: Rubio, 2013. p. 41-68.
9. Samour PQ, King K. Handbook of pediatric nutrition. 3. ed. Texas: Hardcover, 2005.
10. Sigulem DM, Devincenzi UM, Lessa AC. Diagnóstico do estado nutricional da criança e do adolescente. J Pediatr (Rio de Janeiro) 2000; 76:S275- 84.
11. Gibson RS. Principles of nutritional assessment. 2. ed. New York: Oxford, 2005. p. 245-72.
12. Brasil. Ministério da Saúde. Vigilância Alimentar e Nutricional (Sisvan): Orientações para coleta e análise de dados antropométricos em serviços de saúde. Brasília: Secretaria de Atenção à Saúde, 2009. Disponível em: http://nutricao.saude.gov.br/. Acesso em outubro de 2012.
13. Lima MC, Motta MEFA, Silva GAP. Saúde da criança: para entender o normal. Recife: Ed. Universitária da UFPE, 2007.
14. Medeiros AQ, Pinto IC, Silva CP. Avaliação nutricional. In: Vasconcelos MJOB et al. (Orgs.). Nutrição clínica: obstetrícia e pediatria. Rio de Janeiro: Medbook, 2011. p. 211-38.
15. World Health Organization. WHO Child Growth Standards: Length/height-for-age, weight-for-age, weight-for-length, weight-for-height and body mass index-for-age. Methods and development. WHO (nonserial publication). Geneva, Switzerland: WHO, 2006.
16. World Health Organization; de Onis M, Onyango AW, Borghi E, Siyam A, Nishida C, Siekmann J. Development of a WHO growth reference for school-aged children and adolescents. Bulletin of the World Health Organization 2007; 85:660-7.
17. Amâncio OMS, Juzwick CR, Oliveira FLC. Avaliação nutricional. In: Palma D, Oliveira FLC, Escrivão MAMS. Guia de nutrição clínica na infância e na adolescência. Barueri, SP: Manole, 2009: p. 25-54.
18. Vitolo MR. Avaliação nutricional na criança. In: Vitolo MR. Nutrição da gestação ao envelhecimento. Rio de Janeiro: Rubio, 2008:171-86.
19. Weffort VRS, Lopes LA. Avaliação antropométrica e nutricional. In: Weffort VRS, Lamounier JA. Nutrição em pediatria: da neonatologia à adolescência. Barueri, SP: Manole, 2009:83-106.
20. Frisancho AR. Anthropometric standards for the assessment of growth and nutrional status. Ann Arbor, Mich: University of Michigen Press, 1990.
21. Zimmet P, Alberti G, Kaufman F et al. The metabolic syndrome in children and adolescents: the IDF consensus. Diabetes Voice 2007; 52:29-32.
22. Freedman DS, Serdula MK, Srinivasan SR, Berenson GS. Relation of circumference and skinfold thicknesses to lipid and insulin concentration in children and adolescents: the Bogalusa Heart Study. Am J Clin Nutr 1999; 69:308-17.
23. Slaughter MH, Lohman TG, Boileau RA. Skinfold equations for estimation of body fatness in children and youth. Human Biol 1988; 60:709-23.
24. Lohman TG, Roche AF, Martorell R. Anthropometric standardization reference manual. Champaign: Human Kinetics Books, 1998.
25. Conde WL, Monteiro CA. Valores críticos do índice de massa corporal para classificação do estado nutricional de crianças e adolescentes brasileiros. J Pediatr (Rio J) 2006; 82:266-72.
26. Tirapegui J, Ribeiro SML. Avaliação nutricional: teoria e prática. Rio de Janeiro: Guanabara Koogan, 2009.
27. Tanner JM. Growth at adolescence. Oxford: Blackwell; 1962.
28. Leite HP. Terapia nutricional nas neuropatias crônicas. In: Lopez FA, Sigulem DM, Taddei JAAC. Fundamentos da terapia nutricional em pediatria. São Paulo: Sarvier; 2002:210-3.
29. Stevenson RD, Roberts CD, Vogtle L. The effects of non-nutritional factors on growth in cerebral palsy. Dev Med Child Neurol. 1995; 37(2):124-30.
30. Caram AL. Avaliação nutricional antropométrica de crianças com paralisia cerebral. [Dissertação.] São Paulo: Faculdade de Ciências Médicas, Universidade Estadual de Campinas; 2006.
31. Lopes TS, Ferreira DM, Ferreira R, Veiga GV, Martins VMR. Comparação entre distribuições de referência para a classificação do estado nutricional de crianças e adolescentes com síndrome de Down. J Pediatr (Rio J) 2008; 84:350-6.
32. Prado MB, Mestrinheri L, Frangella VS, Mustacchi Z. Acompanhamento nutricional de pacientes com síndrome de Down atendidos em um consultório pediátrico. O Mundo da Saúde, São Paulo: 2009; 33:335-46.
33. Cronk C, Crocker AC, Pueschel SM, Shea AM, Zackai E, Pickens G, Reed RB. Growth charts for children with Down syndrome: 1 month to 18 years of age. Pediatrics 1988; 81:102-10.
34. Martins C, Pustilnick K. Terapia nutricional enteral em pediatria. Instituto Cristina Martin; Curitiba, PR, 2009.
35. Institute of Medicine (IOM). Dietary reference intakes for energy, carbohydrate, fiber, fat, fatty acids, cholesterol, protein, and amino acids (macronutrients). Washington, DC: National Academy Press, 2002/2005.

36. Voci SM, Enes CC, Slater B. Recomendação de ingestão dietética: conceitos e aplicações. In: Vasconcelos MJOB et al. (Orgs.). Nutrição clínica: obstetrícia e pediatria. Rio de Janeiro: Medbook, 2011. p. 3-28.
37. Long CL, Schaffel N, Geiger JW, et al. Metabolic response to injury and illness: estimation of energy and protein needs from indirect calorimetry and nitrogen balance. J Parenter Enter Nutr 1979; 3:452-6.
38. Schofield WN. Predicting basal metabolic rate, new standards and review of previous works. Hum Nutri Clin Nutr 1985; 39:5-42.
39. FAO/WHO. Energy and protein requirements. World Health Organization (WHO) Technical Report Series 1985:1-206.
40. Harris JA, Benedict FG. A biometric study of human basal metabolism. Communicated October 8th of the Carnegie Institute of Washington 1918:371-3.
41. Samour PQ, Helm KK, Lang CE. Handbook of pediatric nutrition. 2. ed. Aspen Publication, 1999, p. 34.
42. Chwals WJ. Terapia nutricional na criança e no recém-nascido em estresse metabólico. In: Telles Júnior M, Leite HP. Terapia nutricional no paciente pediátrico grave. São Paulo: Atheneu, 2005: 11-40.
43. American Dietetic Association (ADA). Position of the American Dietetic Association: health implications of dietary fiber. J Am Diet Assoc 2002; 102:993-1000.
44. Vitalle MSS, Fisberg M. Alimentação do adolescente. In: Palma D, Escrivão MAMS, Oliveira FLC. Guia de nutrição clínica na infância e adolescência. Barueri, SP: Manole; 2009. p. 123-35.
45. Williams CL, Bollella M, Wynder EL. A new recommendation for dietary fiber in childhood. Pediatrics 1995; 96:985-8.

Orientações Nutricionais na Gestação

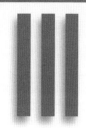

CAPÍTULO 8

Alimentação Saudável e Orientações em Sinais e Sintomas Comuns na Gestação

Gisele Almeida de Noronha
Luciana Lima de Araújo
Maria Josemere de Oliveira Borba Vasconcelos

A nutrição materna desempenha papel importante no fornecimento de substratos necessários à formação de tecidos materno-fetais,[1,2] e está diretamente relacionada com o crescimento e o desenvolvimento dos conceptos.[3] O aporte de nutrientes também favorece a síntese adequada de hormônios responsáveis pela reestruturação orgânica e alterações metabólicas que irão sustentar o estado gravídico[1,3] e a formação de estoques nutricionais fundamentais para o fornecimento da elevada demanda energética do período seguinte, de lactação.[4]

A gestação é considerada, portanto, período crítico do desenvolvimento, caracterizado por elevada plasticidade celular e suscetibilidade a interferências de diversos fatores ambientais.[5] Entre esses fatores, a alimentação e a nutrição figuram como um dos mais importantes,[6] por interferirem em aspectos básicos do desenvolvimento tecidual, necessários para a estrutura e o crescimento celulares,[5] sendo importante a prática de hábitos alimentares saudáveis.

ALIMENTAÇÃO SAUDÁVEL

Uma alimentação saudável, que atenda todas as necessidades nutricionais da gestante, é imprescindível para uma adequada condição de nutrição para a mãe e o feto. Além disso, a alimentação recomendada deve ser acessível, saborosa, variada, harmônica, sanitariamente segura, colorida, respeitando as preferências de paladar e os hábitos alimentares e culturais da gestante.[7] O Quadro 8.1 descreve as principais orientações para um hábito alimentar saudável durante a gestação.

DISTRIBUIÇÃO DE NUTRIENTES POR GRUPO DE ALIMENTOS

No Brasil ainda não existem guias oficiais para o grupo de gestantes, mas alguns estudos tentam criar programas e recomendações que possam ser utilizados como instrumento em orientações dietéticas.

Luke et al.[8] elaboraram um programa de recomendações nutricionais para gestantes pelo

Quadro 8.1 Orientações para um hábito alimentar saudável durante a gestação.

Alimento	Prefira
Líquidos	Sucos de frutas naturais, e lembre-se de que, além dos alimentos, é importante o consumo adequado de ÁGUA, principalmente entre as refeições. Beba em média 8 a 10 copos por dia, entre as refeições Evite consumo excessivo de refrigerantes, chás e café
5 ao dia	Frutas, verduras e legumes de sua preferência, e experimente de diferentes formas aqueles que você ainda não conhece Coma todos os dias, no mínimo, 5 porções!
Leite e derivados	Consuma leite e derivados (iogurte, coalhada, queijo branco) diariamente, pois são alimentos ricos em cálcio, necessário para a formação e manutenção óssea
Arroz e feijão	Coma feijão com arroz todos os dias ou pelo menos 5 vezes por semana. Esta mistura bem brasileira é uma ótima combinação para a saúde
Carnes e ovos	Consuma carnes de boi, frango, peixe ao menos 1 a 2 vezes por dia, e vísceras e miúdos (coração, fígado bovino ou de frango) ao menos uma vez por semana, pois são boas fontes de ferro, para prevenir anemia Evite charque, linguiça, salsichas, sardinha enlatada, carnes defumadas e salgadas *Sempre retire a gordura visível das carnes e a pele de aves e peixes, se possível antes de prepará-los*
Açúcares, doces, óleos e gorduras	Os óleos, gorduras, açúcares e doces fazem parte da alimentação, mas devem ser consumidos em quantidades bem menores do que as dos outros alimentos Evite excesso de açúcar, sorvetes, doces, chocolate, bombons, biscoitos recheados, refrigerantes, macarrão instantâneo, pois não são nutritivos e causam ganho de peso excessivo
Temperos	Evite os temperos artificiais, como caldos Abuse dos temperos naturais: alho, cebola, salsa, cebolinha, coentro, orégano, cheiro-verde, ervas, hortelã, louro, manjericão, gengibre, limão

qual se apresentam grupos alimentares em porções. De acordo com seus resultados, a gestante deve consumir porções distribuídas em 6 refeições diárias, realizando 3 refeições principais e 3 lanches por dia.

As recomendações para gestantes gemelares e de gestação única são diferentes (Quadros 8.2 e 8.3). A quantidade de porções de quase todos os grupos de alimentos é maior para as gestantes gemelares. Os aumentos mais significativos encontram-se nas recomendações de carnes e derivados, cujas porções aumentam em cinco vezes; seguidas das de óleos e gorduras, com aumento de três vezes; e laticínios, com 2,5 vezes a mais. As porções se mantiveram iguais no grupo de vegetais e muito próximas nos grupos de cereais e frutas.[9]

Demétrio[10] elaborou a distribuição por grupos através de uma pirâmide alimentar para gestantes (Figura 8.1), baseada nas diretrizes

Quadro 8.2 Programa de recomendações nutricionais dos grupos alimentares por porções para gestantes de feto único.

Grupos alimentares	Recomendação de porções para gestação única
Laticínios	3
Cereais	5 a 9
Carnes e equivalentes	1 a 2
Ovos	–
Leguminosas	1
Vegetais	4 a 5
Frutas	3 a 5
Gorduras e óleos	1 a 2
Doces	1 a 2

Fonte: Luke et al.[8]

ALIMENTAÇÃO SAUDÁVEL E ORIENTAÇÕES EM SINAIS E SINTOMAS COMUNS NA GESTAÇÃO

Quadro 8.3 Programa de recomendações nutricionais dos grupos alimentares em porções, segundo estado nutricional da gestante gemelar.

Grupos alimentares	Baixo peso*	Eutrofia*	Sobrepeso*	Obesidade*
Laticínios	10	8	8	8
Cereais	12	10	8	8
Carnes e equivalentes	10	10	8	6
Ovos	2	2	2	2
Leguminosas	–	–	–	–
Vegetais	5	4	4	4
Frutas	8	7	6	6
Gorduras e óleos	7	6	5	5
Doces	–	–	–	–

Fonte: Luke et al.[8]
*Baixo peso (IMC < 19,8 kg/m^2); eutrofia (19,8 a 26,0 kg/m^2); sobrepeso (26,1 a 29,9 kg/m^2); obesidade (> 30 kg/m^2).

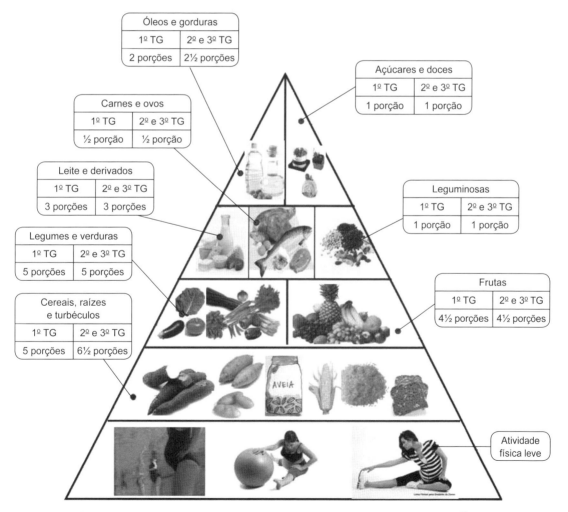

Figura 8.1 Pirâmide para gestantes eutróficas na faixa etária de 19 a 30 anos. (Adaptada de Demétrio.[10])

para a promoção de sistemas alimentares saudáveis[11] e que pode ser utilizada como material de apoio em orientações para gestantes eutróficas que realizam atividades leves e que estejam na faixa etária de 19 a 30 anos. Nesse estudo, para determinação do tamanho das porções, seguiram-se os parâmetros estabelecidos por Philippi et al.[12] Já para obtenção do número de porções diárias de cada grupo de alimentos, levaram-se em consideração as necessidades nutricionais demandadas em cada trimestre de gestação,[13] considerando-se como referência, segundo Martins,[14] uma gestante de 20 a 39 anos de idade, 156 cm de altura e 55 kg de peso (IMC = 22,63 kg/m²) que se ocupa 8 horas por dia em atividades do lar ou em qualquer outra atividade leve.

O número de porções colocado na pirâmide alimentar da gestante eutrófica referente aos trimestres gestacionais foi estabelecido em obediência aos valores energéticos dos planos alimentares relativos ao primeiro, segundo e terceiro trimestres gestacionais e em acordo com o valor calórico de cada grupo de alimentos disponível no guia alimentar para a população brasileira.[6] Para cálculo das necessidades energéticas da gestante foi utilizada a fórmula preconizada pela FAO/OMS/UNU[15] descrita no Capítulo 5 - Gestantes.

FATORES DE RISCO NA DIETA

Edulcorantes

O risco em relação ao consumo de edulcorantes possivelmente é devido ao consumo indiscriminado e excessivo, já que é senso comum que os edulcorantes não "engordam e, portanto, são saudáveis".[16]

Todos os adoçantes recebem uma recomendação de ingestão diária aceitável[17]; assim, deve-se fazer uma anamnese detalhada quanto à quantidade e ao tipo de edulcorante e produtos dietéticos consumidos diariamente pela gestante para que, caso seja necessário, sejam oferecidas alternativas para redução ou suspensão do consumo.[16]

Como ainda não há consenso sobre os efeitos dos edulcorantes na gestação, o Quadro 8.4 apresenta os principais adoçantes comercializados no Brasil,[17] mostrando a quantidade máxima diária e a classificação de risco potencial para uso durante a gravidez, criada pela Food and Drug Administration (FDA).

Com base nas evidências atualmente disponíveis segundo Torloni et al.,[17] deve-se dar preferência a adoçantes à base de aspartame, sucralose, acessulfame K e estévia. Existem poucas informações acerca do poder carcinogênico do ciclamato e da sacarina em animais. O aspartame e a estévia têm sido bem estudados em animais e não há evidências de complicações; quanto à sucralose e ao acessulfame K, não existem estudos controlados em humanos, mas, como não são metabolizados no organismo, seu consumo parece ser seguro durante a gestação.[17]

Cafeína

Não há ainda consenso sobre a ingestão de cafeína durante o período gestacional. Sabe-se que a cafeína é o estimulante mais comum atualmente; é barata e facilmente encontrada, o que contribui para seu elevado consumo. No entanto, entre as gestantes frequentemente ocorre aversão aos produtos cafeinados, particularmente ao café, no primeiro trimestre de gestação, levando a interrupção ou redução do consumo de cafeína ao longo da gravidez.[18,19]

Estudos realizados nos anos 1970 sugeriram associação entre o consumo de cafeína pela gestante e desfechos para o feto, tais como: prematuridade, restrição de crescimento intrauterino, baixo peso ao nascer, aborto espontâneo e malformações, o que levou à recomendação de diminuição do consumo de cafeína.[20]

Em 1980, com base em resultados de estudos realizados com ratas grávidas, a Food and Drug Administration (FDA), agência reguladora de alimentos e medicamentos dos EUA, aconselhou as mulheres grávidas a evitarem cafeína em sua dieta, embora, naquele momento, as implicações para a saúde humana fossem desconhecidas.[21]

Segundo Bracken et al.,[22] o consumo moderado de cafeína não influi no crescimento fetal, porém destacam que grandes quantidades (> 600 mg) devem ser evitadas.

Estudos mais recentes julgam desnecessário difundir o não consumo de cafeína, mas apre-

ALIMENTAÇÃO SAUDÁVEL E ORIENTAÇÕES EM SINAIS E SINTOMAS COMUNS NA GESTAÇÃO 89

Quadro 8.4 Principais adoçantes comercializados no Brasil, apresentação, componentes ativos, quantidade máxima diária e classificação de risco para uso durante a gestação.

Adoçante	Apresentação	Componentes ativos (mg)	Quantidade máxima diária (pessoa de 70 kg)	Classe FDA na gestação*
Adocyl	líquido	sacarina = 65/mL ciclamato = 130/mL	5,4 mL (108 gotas)	C
Aspasweet pó	(0,8 g/env) comprimido	aspartame = 38/env aspartame = 19/comp	58,8 g (73,5 env) 39,9 g (47 comp)	B
Assugrin	líquido	sacarina = 60/mL ciclamato = 120/mL	5,8 mL (116 gotas)	C
	pó (0,8 g/env)	sacarina = 21/env ciclamato = 42/env	16,5 env	C
Assugrin Tal & Qual	pó (50 g)	sacarina = 18/g ciclamato = 35/g	19,4 g (1,5 c. sopa)	C
Cristaldiet	pó (1 g/env)	aspartame = 38/env	73,5 g (73,5 env)	B
Dietil	líquido	sacarina = 50/mL ciclamato = 160/mL	4,8 mL (96 gotas)	C
Doce Menor	líquido	sacarina = 83/mL ciclamato = 83/mL	2,2 mL (84 gotas)	C
	pó (0,8 g/env)	sacarina = 21/env ciclamato = 42/env	13,2 g (16,5 env)	C
Doce Menor	líquido	aspartame = 100/mL	28 mL (560 gotas)	B
Gold	pó (0,8 g/env) comprimido	aspartame = 38/env aspartame = 19/comp	58,8 g (73,5 env) 124,9 g (147 comp)	
Docy Low	pó (1 g/env)	aspartame = 38/env	73,5 g (73,5 env)	B
Finett	líquido	ciclamato = 588,4/mL acessulfame = 411,7/mL	1,3 mL (26 gotas)	C
Frutak	pó (1,3 g/env)	ciclamato = 160/env frutose = 1040/env	5,8 g (4,5 env)	C
Finn	líquido pó (1 g/env) comprimido	aspartame = 80/mL aspartame = 38/env aspartame = 38/comp	35 mL (700 gotas) 73,5 g (73,5 env) 36,5 g (73 comp)	B
Linea	líquido	sucralose = 66/mL	15,9 mL (318 gotas)	B
Sucralose	pó (0,8 g/env)	acessulfame = 22/mL sucralose = 10/env acessulfame = 3,3/env	105 g (131 env)	
	pó (granel)	sucralose = 10/g acessulfame = 3,3/g	105 g (7 c. sopa)	
Lowçúcar	pó (1 g/env) pó (250 g)	aspartame = 32/env estevosídeo = 40/g açúcar mascavo	87,5 g (87,5 comp) 9,6 g (1/2 c. sopa)	B B
	pó (500 g)	estevosídeo = 10/g ciclamato = 20/g sacarina = 10/g	35 g (3 c. sopa)	C
	Líquido	estevosídeo = 20/mL ciclamato = 60/mL sacarina = 30/mL	11,7 mL (234 gotas)	C
Stevita	pó	stevita cristal = 50/g	7,7 g (1/2 c. sopa)	B

(continua)

Quadro 8.4 Principais adoçantes comercializados no Brasil, apresentação, componentes ativos, quantidade máxima diária e classificação de risco para uso durante a gestação. (*continuação*)

Adoçante	Apresentação	Componentes ativos (mg)	Quantidade máxima diária (pessoa de 70 kg)	Classe FDA na gestação*
Cozinha				
Sucaryl	líquido	sacarina = 60/mL ciclamato = 134/mL	5,7 mL (114 gotas)	C
	pó (0,5 g/env)	sacarina = 5,3/env ciclamato = 70,4/env	5,5 g (11 env)	
	comprimido	sacarina = 7,5/comp. ciclamato = 25/comp.	30 comp	
Sugar Light	pó (2 g/env)	aspartame = 30/env açúcar	186 g (90 env)	B
Zero-Cal	líquido	aspartame = 80/mL	35 mL (700 gotas)	B
Aspartame	pó (1 g/env) comprimido	aspartame = 38,5/env aspartame = 19/comp	72,5 g (72,5 env) 117,6 g (147 comp)	

*Classificação de risco potencial para uso na gravidez, criada pela Food and Drug Administration (FDA):
• A – estudos controlados em mulheres não demonstraram risco para o feto no primeiro trimestre, não existe evidência de risco nos outros trimestres e a possibilidade de dano fetal parece ser remota.
• B – estudos em animais não indicam risco fetal e não há estudos controlados na espécie humana ou, ainda, estudos em animais mostram um efeito adverso no feto, mas estudos bem controlados em mulheres grávidas não demonstraram risco para o feto.
• C – estudos têm mostrado que os fármacos apresentam efeito teratogênico ou embriocida em animais, mas não há estudos controlados em mulheres, ou ainda não há estudos controlados nem em animais nem em mulheres. Esses fármacos só devem ser administrados se os possíveis benefícios justificarem os riscos potenciais para o feto.
• D – existem evidências de risco para o feto humano, mas os benefícios, em certas situações (risco de morte ou doenças graves para as quais fármacos mais seguros são ineficazes ou não podem ser usados), podem fazer com que o uso desse fármaco seja aceitável, apesar do risco.
• X – estudos em animais ou humanos têm demonstrado anormalidades fetais ou há evidências de risco fetal com base em estudos em humanos, ou ambos, e os riscos associados ao uso do fármaco na gestação nitidamente superam quaisquer benefícios possíveis. Esses fármacos são contraindicados a mulheres grávidas ou que possam vir a engravidar.
Fonte: Torloni et al.[17]

sentam grandes limitações metodológicas entre as quais citam-se falta de aferição e de controle de exposição, abordando todas as fontes de cafeína, e de controle das variáveis de confundimento nas análises.[20]

Em nossa prática, aconselhamos que seja realizado um inquérito dietético detalhado sobre o hábito e o histórico de consumo de cafeína da gestante, avaliando-se a frequência e a quantidade de cafeína consumida, incluindo outros líquidos que contenham cafeína, além do café, como chás e refrigerantes de sabor cola. Sugerimos orientações para evitar o consumo excessivo e desaconselhamos a ingestão de café para aquelas gestantes que necessitem de aporte mais elevado de nutrientes e/ou que apresentem anemia, uma vez que o café é uma bebida de baixo valor nutritivo e que pode interferir na biodisponibilidade de ferro.

Álcool

O álcool ingerido durante a gestação atravessa a barreira placentária, fazendo com que o feto seja exposto às mesmas concentrações do sangue materno. O cérebro é o órgão do corpo mais vulnerável aos efeitos da exposição ao álcool. São conhecidos defeitos, como a síndrome alcoólica fetal, que abrangem anormalidades neurológicas, malformação facial, disfunções comportamentais e emocionais, atrasos no desenvolvimento e déficits intelectuais.[23]

Não está definida na literatura a quantidade segura de álcool que a gestante possa consumir,[24] e dessa forma recomenda-se abstinência total para mulheres grávidas ou que planejem engravidar, como forma de prevenção de anomalias da síndrome alcoólica fetal.[25,26]

Chá

Até o momento não há consenso sobre a ingestão de chás durante a gestação. A Secretaria de Saúde do Estado do Rio de Janeiro, por meio da resolução nº 1757, de 20 de fevereiro de 2002,[27] contraindica a ingestão de vegetais medicinais durante os períodos da gestação e lactação, visto que os estudos toxicológicos ainda são inconclusivos.

Vitolo,[16] após análise de diversos estudos sobre o assunto, concluiu que a maior parte dos estudos são experimentos em animais, realizados com extratos da planta e não com chás, e com quantidades excessivamente maiores do que aquelas que comumente são ingeridas entre as camadas populares. A autora ainda afirma:

> "Desconhecendo a existência de estudos epidemiológicos que tenham comprovado a associação entre o uso de alguns chás e as complicações anteriormente citadas [*sangramentos, relaxamento uterino*], mas ciente de que o uso de plantas medicinais não é uma prática inócua em qualquer condição, a posição aqui colocada é que os nutricionistas incluam em seus inquéritos dietéticos, de forma detalhada, a frequência e a quantidade utilizada dos diferentes chás e avaliem essa prática no contexto do período gestacional de risco (1º trimestre) e dos antecedentes clínicos da gestante" (Vitolo,[16] 2008, p. 87).

Neste sentido, em nossa prática nosso posicionamento quanto ao consumo de chá é semelhante às orientações adotadas quanto ao consumo de cafeína.

Alimentos alergênicos

Não existe indicação de dietas hipoalergênicas para prevenção primária de alergia alimentar infantil, visto que estudos não mostram benefícios e que existem potenciais malefícios de uma dieta de restrição na nutrição da gestante devido a possível diminuição do aporte proteico e de outros nutrientes. O Consenso Brasileiro sobre Alergia Alimentar (2007) explicita que apenas o amendoim, não sendo um alimento essencial, poderia ser evitado, e dessa forma restrições quanto à ingestão de leite de vaca, soja, ovo, peixe e outros alimentos não são recomendadas *a priori*, somente em situações particulares.[28]

AJUSTES FISIOLÓGICOS NA GESTAÇÃO

Alguns fatores dificultam a ingestão alimentar e podem estar relacionados a sinais e sintomas decorrentes dos ajustes fisiológicos próprios da gestação. As alterações anatômicas, fisiológicas e psicológicas afetam diversas funções orgânicas durante esse período, sendo observadas transformações cardiocirculatórias, respiratórias, gastrintestinais, metabólicas e hematológicas.[29]

Essas adaptações fisiológicas ocorrem de forma única em cada gestação, e comumente são traduzidas por sinais e sintomas, sendo os mais comuns: náuseas, vômitos, pirose (azia), sialorreia (salivação excessiva), fraqueza e desmaio, sensação de plenitude gástrica, constipação e flatulência intestinal e picamalácia.[30]

ETIOLOGIA

Os fatores fisiológicos que exercem maior força sobre essas adaptações na gestação são: elevação dos níveis dos hormônios estrogênio e progesterona e aumento de 50% na expansão do volume plasmático com 20% de aumento na quantidade de eritrócitos e de hemoglobina, resultando em uma diluição fisiológica que promove queda de 20% na concentração plasmática de hemoglobina e 15% na de hematócrito. As ações da progesterona e do estrogênio aumentam a sensibilidade e a vascularização dos centros respiratórios, respectivamente, promovendo hiperventilação para suprir o aumento de 20% nas necessidades de oxigênio.[31]

Essas adaptações podem causar mudanças no olfato, no paladar e na preferência por alimentos. Náuseas, vômito e hiperêmese podem ser decorrentes da maior capacidade olfativa, além do aumento potencial da capacidade de sentir o sabor amargo, que serviria como proteção contra possíveis intoxicações na fase de desenvolvimento do feto.[32,33]

A progesterona pode causar hipotonia do esfíncter esofagiano inferior, que, associada a maior tempo para esvaziamento gástrico, favorece a ocorrência de refluxo gastroesofágico e pirose. A constipação intestinal também pode estar associada à ação da progesterona, pois promove redução da motilidade do trato gastrintestinal, retardando o trânsito intestinal. Erros alimentares, baixa ingestão de líquidos, sedentarismo, compressão do intestino grosso pelo útero aumentado também são fatores que contribuem para o desenvolvimento de constipação e de hemorróidas.[30,34]

Com todas essas adaptações durante a gestação, o acompanhamento nutricional é indispensável para auxiliar na redução, no controle ou na eliminação dos sinais e sintomas tão comuns durante essa fase, prevenindo, assim, consequências negativas tanto para mãe como para o feto.

OBJETIVOS DA TERAPIA NUTRICIONAL

- Orientar quanto a ingestão adequada de nutrientes e alimentos.
- Acompanhar e orientar a gestante em relação ao ganho ponderal apropriado.
- Prevenir, reduzir e/ou tratar os sinais e sintomas decorrentes dos ajustes fisiológicos.

CARACTERÍSTICAS DA DIETA[30,31,34]

- Normocalórica
- Normoglicídica
- Normoproteica
- Normolipídica
- Adequada em micronutrientes

ORIENTAÇÃO NUTRICIONAL QUANTO A SINAIS E SINTOMAS DIGESTIVOS COMUNS NA GESTAÇÃO[16, 30,34]

Recomenda-se em presença de

Náuseas/vômitos

- Fracionar a dieta em 6 a 8 refeições por dia, seguindo intervalos de 2 a 3 horas e menor volume por refeição.
- Evitar longos períodos sem ingestão de alimentos. Quanto maior o jejum, maior o enjoo.
- Evitar frituras, alimentos gordurosos e alimentos com odor forte ou desagradável, ou aqueles que causem desconforto ou intolerância. Preferir alimentos grelhados, preparados no forno ou cozidos ao vapor.
- Evitar alimentos que requeiram mastigação intensa. Preferir alimentos abrandados (como purês, carne moída).
- Preferir temperos suaves e naturais. Evitar o uso de condimentos picantes e temperos artificiais.
- Pela manhã, preferir alimentos sólidos e rico em carboidratos complexos.
- Preferir alimentos secos, evitando a ingestão excessiva de líquidos durante as refeições.
- Ingerir líquidos nos intervalos das refeições. Além da água, outras opções de líquidos são sucos naturais de frutas frescas de sabor suave, ou misturas de frutas, como refresco de limão ou laranja misturado com outra fruta ou com uma verdura.
- Evitar a monotonia alimentar.
- Evitar deitar-se após as grandes refeições.
- Preferir frutas cítricas como goiaba, laranja-lima, pera, maçã, ameixa fresca, mamão, melão e caju.

Pirose (azia)

- Fracionar a dieta em 6 a 8 refeições por dia, seguindo intervalos de 2 a 3 horas e menor volume por refeição.
- Mastigar bem os alimentos.
- Evitar estresse durante as refeições.
- Elevar a cabeceira da cama e evitar deitar-se após as grandes refeições.
- Evitar roupas apertadas e esforço após as refeições.
- Evitar café, chá, mate, álcool, tabagismo, doces, frituras, pastelarias, frituras.
- Ingerir líquidos nos intervalos das refeições, evitando-os durante as refeições.
- Reduzir o teor de gordura da dieta. Dar preferência a alimentos grelhados, assados no forno ou cozidos ao vapor.
- Evitar alimentos que causem desconforto.
- O leite deverá ser incluído no planejamento dietético, evitando-se sua utilização como alimento único na refeição.

Sialorreia (salivação excessiva)

- Fracionar a dieta em 6 a 8 refeições por dia, seguindo intervalos de 2 a 3 horas e menor volume por refeição.
- Deglutir a saliva.
- Aumentar a ingestão de líquidos.
- Estimular o consumo de frutas que tenham caldo.
- Orientações semelhantes àquelas para náuseas e vômitos.

Constipação intestinal e flatulência

- Aumentar a ingestão de fibras: frutas de efeito laxativo, frutas com casca e bagaço, vegetais crus, aveia em flocos ou farelo de aveia ou de trigo. Salada crua deve ser consumida no horário do almoço e do jantar.
- Preferir o consumo de produtos integrais.
- Consumir aveia em flocos ou farelo de aveia ou de trigo ou similares pelo menos 1 vez ao dia em: papas, sopas e vitaminas, ou com frutas.
- Evitar alimentos que causem flatulência (alho, batata-doce, brócolis, cebola, couve, couve-flor, ervilha, feijão, milho, ovo, rabanete, repolho).
- Respeitar o reflexo retal, evitando repressão da evacuação.
- Criar o hábito de diariamente ir ao banheiro e aguardar o reflexo retal.
- Aumentar a ingestão de líquidos. Garantir uma boa ingestão de água, consumindo 1 copo em jejum e 8 a 10 copos ao longo do dia.
- Mastigar bem os alimentos, evitar falar durante as refeições.
- Realizar atividade física regularmente (com liberação médica).
- Não fazer uso de laxantes. Se for necessário deve ser feito somente sob supervisão médica.

Picamalácia

- Investigar problemas emocionais ou familiares que possam estar associados.
- Sugerir a substituição do consumo de substâncias não alimentares pela ingestão de alimentos da preferência da gestante.
- Orientá-la a evitar contato com a substância não alimentar desejada.
- Esclarecer que o consumo dessas substâncias pode contribuir para o agravo de carências nutricionais, interferir na absorção de nutrientes e acarretar doenças por contaminação biológica, física ou química.

Anemia ferropriva

- Seguir uma dieta rica em proteína de alto valor biológico, contemplando alimentos que sejam fontes de ferro heme como carnes bovina, de aves e peixes, e consumir semanalmente vísceras.
- Consumir diariamente alimentos ricos em ferro não heme, como feijões, lentilha, ervilhas secas, vegetais folhosos e de cor verde-escura (couve, espinafre, brócolis, agrião).
- Manter ingestão adequada de alimentos ricos em vitamina C, como abacaxi, acerola, caju, goiaba, laranja, limão, maracujá, manga, mamão papaia, melancia, morango, pitanga, para melhorar a absorção do ferro não heme.
- Evitar, durante as refeições principais que contenham alimentos fontes de ferro, o consumo de alimentos que inibam a absorção do ferro, como chás, café, leite e derivados, chocolate e refrigerantes.

REFERÊNCIAS

1. King JC. Physiology of pregnancy and nutrient metabolism. Am J Clin Nutr. 2000; 71(5):1218-25.
2. Melo ASO, Assunção PL, Gondim SSR, Carvalho DF, Amorim MMR, Benicio MHA et al. Estado nutricional materno, ganho de peso gestacional e peso ao nascer. Rev Bras Epidemiol. 2007; 10(2):249-57.
3. Gluckman PD. Endocrine and nutritional regulation of prenatal growth. Acta Paediatr Suppl; 1997; 423:153-7; discussion 8.
4. Pine AP, Jessop NS, Allan GF, Oldham JD. Maternal protein reserves and their influence on lactational performance in rats. 4. Tissue protein synthesis and turnover associated with mobilization of maternal protein. Br J Nutr; 1994:72(6):831-44.

5. Morgane PJ, Mokler DJ, Galler JR. Effects of prenatal protein malnutrition on the hippocampal formation. Neurosci Biobehav Rev. 2002; 26(4):471-83.
6. Bains RK, Wells SE, Flavell DM, Fairhall KM, Strom M, Le Tissier P et al. Visceral obesity without insulin resistance in late-onset obesity rats. Endocrinology; 2004: 145(6):2666-79.
7. Brasil. Ministério da Saúde. Guia Alimentar para a População Brasileira: promovendo a alimentação saudável. Brasília: Ministério da Saúde, 2006.
8. Luke B, Brown MB, Misiunas R et al. Specialized prenatal care and maternal and infant outcomes in twin pregnancy. Am J Obstet Gynecol; 2003. p. 934-8.
9. Werutsky NMA et al. Assessment and specific nutritional recommendations for women during and after pregnancy of twins. Einstein; 2008; 6(2): 212-20.
10. Demétrio F. A food guide pyramid for well-nourished pregnant women aged 19 to 30 years. Rev Nutr Campinas; 2010; 23(5):763-78.
11. Brasil. Ministério da Saúde. Secretaria de Atenção à Saúde. Departamento de Ações Programáticas Estratégicas. Área Técnica de Saúde da Mulher. Pré-natal e Puerpério: atenção qualificada e humanizada. Série A . Normas e Manuais Técnicos, 2006.
12. Philippi ST, Latterza AR, Cruz ATR, Ribeiro LC. Pirâmide alimentar adaptada: guia para escolha dos alimentos. Rev Nutr; 1999; 12(1):65-80.
13. Accioly E, Saunders C, Lacerda EMA. Nutrição em obstetrícia e pediatria. Rio de Janeiro: Cultura Médica; 2002. In: Demétrio F. A food guide pyramid for well-nourished pregnant women aged 19 to 30 years. Rev Nutr Campinas; 2010; 23(5):763-78.
14. Martins IS. Requerimentos de energia e nutrientes da população brasileira. Rev Saúde Pública. 1979; 13(1):1-20.
15. FAO/WHO/UNU. Report of a Joint FAO/WHO/UNU Expert Consulation FAO Food and Nutritional Technical Paper Series; 2004.
16. Vitolo MR. Situações comuns durante a gestação e práticas alimentares. In: Vitolo MR. Nutrição da gestação ao envelhecimento. Rio de Janeiro: Rubio, 2008b. p. 83-7.
17. Torloni MR, Nakamura MU, Megale A, Sanchez VHS, Mano C, Fusaro AS et al. O uso de adoçantes na gravidez: uma análise dos produtos disponíveis no Brasil. Rev Bras Ginecol Obstet. 2007; 29(5): 267-75.
18. Lawson CC, LeMasters GK, Wilson KA. Changes in caffeine consumption as a signal of pregnancy. Reprod Toxicol 2004; 18:625-33.
19. Grosso LM, Bracken MB. Caffeine metabolism, genetics, and perinatal outcomes: a review of exposure assessment considerations during pregnancy. Ann Epidemiol 2005; 15:460-6.
20. Pacheco AHRN, Barreiros NSR, Santos IS, Kac G. Consumo de cafeína entre gestantes e a prevalência de baixo peso ao nascer e de prematuridade: uma revisão sistemática. Cad Saúde Pública; 2007; 23(12):2807-19.
21. Goyan JE. Food and Drug Administration news release number P80-36. Washington, DC: Food and Drug Administration; 1980.
22. Bracken MB, Triche EW, Belanger K, Hellenbrand K, Leaderer BP. Association of maternal caffeine consumption with decrements in fetal growth. Am J Epidemiol 2003; 157:456-66.
23. Momino W, Sanseverino MTV, Schüler-Faccini L. A exposição pré-natal ao álcool como fator de risco para comportamentos disfuncionais: o papel do pediatra. J Pediatr (Rio J). 2008;84(4 Supl):S76-9.
24. Freire TM, Machado JC, Melo EV, Melo DJ. Efeitos do consumo de bebida alcoólica sobre o feto. Rev Bras Ginecol. 2005; 27:376-81.
25. Mesquita MA. Efeitos do álcool no recém-nascido. Einstein; 2010; 8(3):368-75.
26. Aversi-Ferreira TA, Nascimento GNL. The effect of acute chronic exposure etanol on the developing: a review. Rev Bras Saúde Mater Infant. 2008; 8:241-9.
27. Rio de Janeiro. Secretaria de Estado de Saúde. Containdica o uso de plantas medicinais do âmbito do Estado do Rio de Janeiro e dá outras providências. Resolução nº 1757 de 18 de fevereiro de 2002. Diário Oficial do Estado do Rio de Janeiro, 2002.
28. Solé D, Silva LR, Rosário Filho NA, Sarni RO. Sociedade Brasileira de Pediatria e Associação Brasileira de Alergia e Imunopatologia. Consenso brasileiro sobre alergia alimentar 2007. Rev Bras Alerg Imunopatol. 2008; 31:65-89.
29. Silva MGB, Gadelha PCFP. Adaptações fisiológicas. In: Vasconcelos MJOB, Barbosa JM, Pinto ICS, Lima TM, Araújo AFC (orgs.). Nutrição clínica: obstetrícia e pediatria. Rio de Janeiro: MedBook, 2011. p. 31-8.
30. Saunders C, Bessa TCCD. A assistência nutricional pré-natal. In: Accioly E, Saunders C, Lacerda EMA. Nutrição em obstetrícia e pediatria. 2. ed. Rio de Janeiro: Guanabara Koogan, 2009.
31. Vitolo MR. Aspectos Fisiológicos e Nutricionais na Gestação. In: Vitolo MR. Nutrição da gestação ao envelhecimento. Rio de Janeiro: Rubio, 2008a. p. 41-5.
32. Philip B. Hyperemesis gravidarum: literature review. WMJ 2003; 102(3):46-51.
33. Heinrichs L. Linking olfaction with nausea and vomiting of pregnancy, recurrent abortion, hyperemesis gravidarum, and migraine headache. Am J Obstet Gynecol. 2002; 186(S5):S215-9.
34. Lima TM, Vasconcelos MJOB. Adaptações fisiológicas. In: Vasconcelos MJOB, Barbosa JM, Pinto ICS, Lima TM, Araújo AFC (Orgs.). Nutrição clínica: obstetrícia e pediatria. Rio de Janeiro: MedBook, 2011. p. 31-8.

CAPÍTULO 9

Doenças Hipertensivas da Gestação

Larissa de Andrade Viana
Gisele Almeida de Noronha

A hipertensão arterial sistêmica crônica (HASC) é uma condição clínica multifatorial caracterizada por níveis elevados e sustentados de pressão arterial (PA). Estilo de vida sedentário e alimentação inadequada têm contribuído para crescente incidência na população em geral, constituindo morbidade também importante entre as gestantes, com consequente aumento do risco de eventos cardiovasculares fatais e não fatais. Além da HASC, durante a gestação podem ocorrer outros distúrbios hipertensivos que, em conjunto, são denominados síndromes hipertensivas da gestação (SHG), que serão também abordadas neste capítulo. Estas se associam frequentemente a alterações funcionais e/ou estruturais dos órgãos-alvo (coração, encéfalo, rins e vasos sanguíneos) e a alterações metabólicas.[1]

As mudanças fisiológicas ocorridas normalmente no período gravídico são comumente bem toleráveis para a maioria das mulheres. Entretanto, algumas desenvolvem intercorrências que alteram o curso natural da gestação e passam a representar alto risco para a gestante e o feto. Entre os agravos que caracterizam a gravidez de alto risco, as SHG, com variações quanto ao grau de gravidade, assumem grande representatividade, sendo a pré-eclâmpsia (PE) a de maior incidência, que, juntamente com os demais distúrbios hipertensivos, é responsável por mortes maternas, especialmente em países em desenvolvimento.[2]

A taxa de mortalidade materna atinge cerca de 60% a 86% e a fetal pode chegar a 56% a 75%. Entre as complicações fetais estão: redução do suprimento de oxigênio e de nutrientes, baixo peso ao nascer e maior risco de desenvolver doenças pulmonares agudas e crônicas. Como alterações tardias, baixa estatura para a idade gestacional, frequentemente associada ao diagnóstico de hipertensão gestacional, pode significar níveis mais elevados de pressão arterial e dislipidemia precocemente na idade adulta.[3,4] No Brasil, uma análise feita sobre as causas da prematuridade revelaram que as SHG foram responsáveis por 38% dos nascimentos pré-termo; este dado pode estar associado ao fato de que a interrupção da gestação parece ser a opção mais segura para a gestante e o feto.[5,6]

A HASC acomete aproximadamente 10% das gestantes, sendo uma das principais causas de hospitalização durante a gestação. Dados do Ministério da Saúde evidenciam que 67,1% das causas de mortalidade materna são obstétricas, sendo 24,9% decorrentes de transtornos hipertensivos.[7]

ETIOLOGIA

Entre os fatores de risco para o desenvolvimento das SHG estão a nuliparidade, extremos de idade materna, etnia negra e obesidade. As síndromes hipertensivas são as complicações clínicas de maior relevância durante o período gravídico puerperal,[8] visto que gestantes com hipertensão são predispostas a desenvolver complicações como deslocamento prematuro de placenta, coagulação intravascular disseminada, hemorragia cerebral, falências hepática e renal e alterações neurológicas. Rotura hepática é uma das mais sérias complicações da gravidez, e sua incidência varia de 1:45.000 a 1:225.000 partos, e é usualmente associada a PE.[3]

Entre os tipos de hipertensão diagnosticados na gestação (pré-eclâmpsia e hipertensão gestacional), merece destaque a PE, por ser o agravo que determina os piores resultados maternos e perinatais. Apesar da sua importância em saúde pública, a etiologia da PE permanece desconhecida.[9]

A fisiopatologia das SHG não é bem descrita na literatura, mas acredita-se haver combinação de fatores genéticos, imunológicos e ambientais que determinam defeito na invasão trofoblástica, sobretudo em vasos uterinos (artérias espiraladas) e elevada produção de radicais livres. Esse defeito causa redução na pressão de perfusão uteroplacentária, com consequente isquemia/hipóxia da placenta no decorrer da gestação. A elevação da PA pode ser justificada por alguns mecanismos, tais como elevação da pressão na zona terminal dos capilares arteriais, queda da pressão osmótica das proteínas plasmáticas, aumento da pressão osmótica do líquido intersticial e lesão endotelial.[9,10]

CLASSIFICAÇÃO E DIAGNÓSTICO

A hipertensão arterial sistêmica na gestação é classificada de acordo com valor de PA sistólica (PAS), diastólica (PAD), proteinúria e parâmetros clínicos, tais como convulsões.[11]

De acordo com o Ministério da Saúde (2010),[12] as SHG são classificadas como: hipertensão crônica, hipertensão gestacional, transitória, pré-eclâmpsia/eclâmpsia e pré-eclâmpsia sobreposta a hipertensão crônica e síndrome HELLP. O Quadro 9.1 descreve a classificação clínica das síndromes hipertensivas da gravidez. O diagnóstico de PE grave deve seguir os critérios descritos no Quadro 9.2.

A hipertensão arterial crônica ou gestacional ainda pode ser classificada segundo os valores da PAS e da PAD, de acordo com as IV Diretrizes Brasileiras de Hipertensão, como: Estágio 1 (PAS = 140 a 159 e PAD = 90 a 99), Estágio 2 (PAS = 160 a 179 e PAD = 100 a 109) e Estágio 3 (PAS ≥ 180 e PAD ≥ 110).[1]

TRATAMENTO

No tratamento das SHG ainda persistem algumas incertezas, porém admite-se que alguns fatores são importantes na decisão terapêutica, como o tipo de síndrome hipertensiva, a gravidade da doença, o período gestacional de surgimento do quadro e a manutenção da homeostase entre gestante e feto. Cada uma das patologias que compõem este conjunto tem um tratamento específico.

Os casos mais graves, como PE grave, hipertensão gestacional ou crônica (Estágios 2 e 3), eclâmpsia e síndrome HELLP requerem hospitalização, enquanto os casos leves de PE, hipertensão gestacional ou crônica (Estágio 1) demandam acompanhamento ambulatorial minucioso e individualizado.[14]

Além do tratamento medicamentoso empregado e monitorado pela equipe multiprofissional com o fármaco com o qual o clínico tenha maior familiaridade – hidralazina, nifedipino e labetalol têm sido os mais utilizados com essa finalidade[15] –, mudanças no estilo de vida são eficazes no controle da HASC. Segundo as VI Diretrizes Brasileiras de Hipertensão (2010),[1] algumas medidas de modificação do estilo de vida podem contribuir para redução da PA, tais como *controle do peso*; *padrão alimentar* com dieta

Quadro 9.1 Diagnóstico e classificação da hipertensão arterial sistêmica na gestação.

Tipo	Classificação
Hipertensão crônica	PAS ≥ 140 mmHg ou PAD ≥ 90 mmHg pré-gestacional ou até a 20ª semana de gestação, persistindo por mais de 12 semanas após o parto. Tem como causas: essencial (primária), vascular, endócrina, induzida por fármacos ou de origem renal. A forma grave é caracterizada por valores de PAD ≥ 100 mmHg.
Hipertensão gestacional	HAS após a 20ª semana gestacional, sem proteinúria associada. O diagnóstico temporário pode representar uma fase prévia à pré-eclâmpsia ou caracterizar-se como hipertensão crônica na gravidez. Os níveis de pressão arterial no pós-parto geralmente se normalizam após a 6ª semana. Quando grave, pode resultar em nascimento prematuro, retardo do crescimento e pré-eclâmpsia.
Hipertensão transitória	Diagnóstico retrospectivo; pressão arterial normal 12 semanas após o parto; pode reaparecer na gestação seguinte; preditiva de HAS primária futura.
Pré-eclâmpsia	PAS ≥ 140 mmHg ou PAD ≥ 90 mmHg com proteinúria (> 300 mg/24 horas) após a 20ª semana de gestação. Pode progredir para eclâmpsia. No pós-parto pode persistir até a 6ª semana.
Hipertensão crônica com sobreposição de pré-eclâmpsia	Mulheres com diagnóstico de HAS com proteinúria após a 20ª semana ou proteinúria antes da 20ª semana associada a: aumento repentino de proteinúria em 2 a 3 vezes; elevação repentina da pressão arterial; trombocitopenia; aumento das enzimas alanina aminotransferase e aspartato aminotransferase.
Eclâmpsia	Caracteriza-se pela presença de convulsões generalizadas em gestantes com quaisquer dos quadros hipertensivos, não causados por epilepsia ou qualquer outra patologia convulsiva, podendo ocorrer na gravidez, no parto ou em até 10 dias de puerpério.
Síndrome HELLP	Quadro clínico que surge como agravamento da pré-eclâmpsia. Caracteriza-se por hemólise, elevação das enzimas hepáticas (TGO e TGP) e plaquetopenia (< 1.000,00/m^3).

Fonte: United States Department of Health and Human Services, 2004.[13]

Quadro 9.2 Diagnóstico de pré-eclâmpsia grave

Pré-eclâmpsia é definida como grave pela presença de um ou mais dos seguintes critérios:

- Pressão arterial ≥ 160/110 mmHg
- Proteinúria ≥ 2 g/24 h
- Creatina sérica > 1,2 mg%
- Oligúria < 500 mL/24 h
- Distúrbios visuais e/ou cerebrais
- Edema pulmonar ou cianose
- Dor epigástrica ou no quadrante superior direito do abdômen
- Disfunção hepática
- Plaquetopenia
- Eclâmpsia
- Restrição do crescimento fetal

Fonte: Peraçoli, Parpinelli, 2005.[8]

rica em frutas e vegetais e alimentos com baixa densidade calórica e baixo teor de gorduras saturadas e totais; *redução do consumo de sal* para não mais que 5 g a 6 g por dia; *exercício físico* de acordo com a recomendação médica.

Para os casos de hipertensão gestacional não há conduta específica, mas recomenda-se proceder de modo semelhante ao prescrito para HASC, excetuando-se a restrição de sódio. Como a HAS é uma síndrome clínica multifatorial, contar, sempre que possível, com a contribuição da equipe multiprofissional de apoio ao hipertenso é conduta desejável, por ser considerada de grau de recomendação I e nível de evidência A.[1]

O tratamento das síndromes hipertensivas da gestação visa buscar o melhor resultado obstétrico possível, identificando-se as gestantes sob risco, os sinais e sintomas de agravamento da doença, priorizando-se o término da gestação com o mínimo de trauma para o binômio mãe-filho, o mais próximo possível do termo. O profissional nutricionista desempenha papel importante ao colaborar para a adesão da gestante ao tratamento, proporcionando boas condições de desenvolvimento e restauração da saúde materna.[11,14,16]

TRATAMENTO DIETÉTICO

A orientação nutricional da gestante portadora de síndromes hipertensivas deve ser individualizada e iniciar-se pelo cálculo das necessidades calóricas, que não diferem daquelas da gestante com pressão arterial normal. Essas necessidades variam de acordo com a idade, o peso pré-gestacional, o nível de atividade física e o estado nutricional atuais. Por esse motivo, faz-se necessário realizar uma avaliação completa da gestante incluindo a identificação dos fatores de risco, história obstétrica pregressa e avaliação detalhada do estado nutricional (antropométrica, dietética, clínica e bioquímica).[11] O passo a passo para avaliação do estado nutricional da gestante encontra-se descrito no Capítulo 5 – Gestantes.

As gestantes sob maior risco de desenvolver pré-eclâmpsia devem receber assistência diferenciada durante o acompanhamento nutricional ambulatorial. Aquelas que apresentam um ou mais dos critérios diagnósticos referidos no Quadro 9.2 devem ser orientadas quanto a redução na velocidade de ganho ponderal e ter otimizada a sua recomendação dietética.[8,11] Estudos recentes mostram a importância da identificação precoce dos fatores de risco e sua correção, visto que em gestantes com peso elevado ao ingressar no pré-natal o risco de pré-eclâmpsia é significativamente maior, quando comparadas às gestantes com IMC normal, e que aquelas com ganho excessivo de peso ao longo da gravidez têm maior probabilidade de dar à luz bebês com peso inadequado.[17-19]

Ganho ponderal súbito e excessivo na gestação é sugestivo de SHG, pois pode estar associado à presença de edema. O edema pode ser oculto, mascarado pelo rápido ganho de peso, ou visível, quando há formação do cacifo* característico, e deve ser estimado e subtraído do peso corporal obtido inicialmente. Ganho ponderal de 1 kg/semana ou de 3 kg/mês é sugestivo de SHG em evolução.[14] O Quadro 9.3 mostra a estimativa de peso seco a partir do edema retido de acordo com Martins (2000).[21] Nesses casos recomenda-se a utilização de outros parâmetros para avaliação, como circunferência do braço (CB), circunferência muscular do braço (CMB) e prega cutânea tricipital (PCT).[22]

Quadro 9.3 Estimativa de peso seco a partir do edema retido.

Parte acometida	Edema	Excesso de peso hídrico
Tornozelo (até panturrilha)	+	1,0 a 2,0 kg
Perna (até joelho)	++	3,0 a 4,0 kg
Raiz da coxa	+++	5,0 a 6,0 kg
Anasarca	++++	10,0 a 12,0 kg

Fonte: adaptado de Martins, 2000.[21]

Para que o organismo da gestante possa poupar a proteína essencial nessa fase, é necessária a oferta adequada de energia não proteica. Restrição calórica objetivando o controle do ganho ponderal não é indicada, visto que existe uma maior frequência de SHG em mulheres com peso deficiente e ganho de peso inadequado.[23] A avaliação do ganho ponderal na gestação deve seguir os critérios citados no Capítulo 5 – Gestantes.

Nas SHG, as proteínas exercem papéis diferenciados, visto que a fisiopatologia inclui perdas proteicas significativas, sobretudo pela urina e hipoalbuminemia. A manutenção do equilíbrio hidreletrolítico, o transporte de lipídios e a síntese tecidual são algumas das funções primordiais das proteínas na gestação.[14]

Dieta hiperproteica (≥ 2 g/kg/dia) com predominância de proteínas de alto valor biológico (AVB) tem sido recomendada visando à correção da hipoproteinemia e ao desenvolvimento fetal.[24,10] Acredita-se que o efeito dos níveis normais de albumina nas SHG é mais eficaz para redução do edema e, em consequência diminuição da PA, do que a restrição de sódio.[11]

---

*Cacifo, sinal de cacifo ou sinal de Godet é um sinal clínico avaliado por meio da pressão digital sobre a pele por pelo menos 5 segundos, a fim de se evidenciar edema. É considerado positivo se a depressão ("cacifo") formada não se desfizer imediatamente após a descompressão. Pode tanto estar relacionado a edemas localizados, mais comumente em membros inferiores, como também a estados de edema generalizado, denominados anasarca. O edema pode ser quantificado a partir desse sinal, em função do tempo de retorno da pele após a compressão e da profundidade do cacifo formado.[20]

O sódio é um nutriente essencial para o controle do compartimento líquido extracelular, pois, quando esse volume está aumentado, o mineral é necessário para manter a concentração iônica normal. Em gestantes com SHG a restrição de sódio está associada a agravamento do edema. O tratamento desse edema associado tem como princípio básico a correção da hipoalbuminemia, como foi descrito anteriormente. Em nossa prática, reservamos essa medida para os casos nos quais o sódio encontra-se retido e envolvido na redução do volume plasmático, a restrição de tal nutriente pode agravar o quadro, pois pode acentuar a perda renal desse elemento por estímulo do sistema renina-angiotensina e exacerbar a PE.

Dietas hipossódicas tendem a reduzir a ingestão global dos demais nutrientes do planejamento dietoterápico, comprometendo significativamente o ganho ponderal. Logo, esta medida deve ser reservada aos casos em que a paciente portadora de hipertensão crônica já realizava restrição desse mineral com sucesso terapêutico.[14]

O Ministério da Saúde recomenda a implementação de dietas contendo até 2,4 g ao dia, equivalente a 6 g de sal de cozinha** como tratamento não medicamentoso para as SHG.[16]

O cálcio é um mineral fundamental para o corpo humano, pois está envolvido em diversos e importantes processos metabólicos. Destacam-se coagulação sanguínea, excitabilidade muscular, ativação enzimática, secreção hormonal e, principalmente, mineralização dos ossos e dentes.[25] Este micronutriente envolve-se ainda na manutenção da pressão sanguínea normal em conjunto com outros íons (sódio, magnésio e potássio).

Acredita-se que a baixa ingestão de cálcio resulta em aumento do hormônio paratireoidiano, o qual aumenta a reatividade muscular com contração da musculatura lisa vascular, que provoca vasoconstrição e, em consequência, elevação da PA. A reação inversa ocorre com incremento da ingestão de cálcio.[24]

A suplementação de cálcio foi associada a menor risco de hipertensão gestacional e diminuição dos valores pressóricos sistólicos e diastólicos em gestantes hipertensas. Estudos apontam ainda a redução da prevalência de pré-eclâmpsia quando as gestantes apresentam baixa ingestão de cálcio dietético e alto risco de hipertensão. A suplementação de cálcio relacionou-se a menor incidência de mortes associadas a essas causas.[11]

O profissional nutricionista deve avaliar a relação entre custo e benefício da suplementação de cálcio na sua prática clínica, levando em consideração a biodisponibilidade e a ingestão alimentar deste nutriente, sobretudo nas gestantes com intolerância a produtos lácteos, para as quais deve ser seguida a indicação de 2 g/dia.[11]

As vitaminas A, C e E têm funções estruturais além do poder antioxidante. Controlam a peroxidação lipídica, evitando a lesão endotelial e, consequentemente, a ação vasoconstritora do tromboxano; portanto, seu consumo deve ser recomendado, visando à prevenção das SHG. As quantidades ainda não foram determinadas, devendo ser adotadas as recomendações dos comitês oficiais para gestantes sadias.[10,14]

O Quadro 9.4 resume as recomendações para tratamento dietético das SHG em níveis ambulatorial e hospitalar.

OBJETIVOS DA TERAPIA NUTRICIONAL

- Assegurar ganho ponderal adequado para a gestante e o concepto.
- Estimular o hábito de uma alimentação saudável.
- Normo a hipossódica com restrição de alimentos com conteúdo excessivo de sódio.
- Estimular consumo de dieta hiperproteica.
- Garantir oferta adequada de vitaminas (especialmente A, C e E) e minerais, com ênfase no cálcio.
- Evitar complicações até o término da gestação.

CARACTERÍSTICAS DA DIETA

A distribuição de nutrientes deve suprir as necessidades de macronutrientes seguindo as reco-

---

**1 g de sal (cloreto de sódio) = 40% de sódio (400 mg) e 60% de cloro (600 mg); 1 g de sal = 400 mg de Na = 17 mmol Na = 17 mEq de Na.

mendações vigentes para gestação com as seguintes características:[10,24,26-29]

- Calorias adequadas ao estado nutricional e ao ganho de peso.
- Normoglicídica – 55 a 75% do VET. Açúcar de adição – < 10% do VET.
- Hiperproteica – 15-20% ou 2 g/kg/dia (com percentual elevado de proteína de alto valor biológico).
- Normolipídica – 15-30%, sendo 13 g/dia de ácidos graxos ω-6 (ácido linoleico) e 1,4 g/dia de ácidos graxos ω-3 (ácido α-linolênico). Evitar ácidos graxos saturados, *trans* e colesterol.
- Normossódica (2 a 3 g de sódio por dia = 5 a 6 g de sal por dia). Se apresentar hipertensão crônica: dieta hipossódica (não ultrapassar 2 g de sódio por dia = 5 g de sal por dia).
- Aumentar o consumo de fibras (28 g por dia) devendo-se incentivar o consumo diário de alimentos integrais, hortaliças e frutas.
- Adequada em micronutrientes de acordo com as DRI, dando-se atenção ao fornecimento de sódio, cálcio e vitaminas A, C e D.
- Água: 3 L/dia.

RECOMENDAÇÕES GERAIS[1,25,30,31]

- A alimentação deve ser saudável, rica em frutas, verduras e legumes, grãos integrais, pois são fontes de nutrientes como cálcio, potássio e magnésio, que ajudam a controlar a pressão;
- Deve-se reduzir o consumo de alimentos industrializados (enlatados, conservas, embutidos e defumados);
- Orientar sobre a importância de ler o rótulo dos alimentos industrializados para verificar a quantidade de sódio, evitando-se os produtos com alto percentual de valor diário (% VD) em sódio ou com mais de 400 mg de sódio por 100 g ou 100 mL na forma como está exposto à venda;***
- Evitar produtos que contenham sacarina sódica e ciclamato de sódio, pois possuem sódio na sua composição

***Segundo a Resolução Anvisa nº 24/2010, considera-se alimento com quantidade elevada de sódio aquele que possui em sua composição uma quantidade igual ou superior a 400 mg de sódio por 100 g ou 100 mL na forma como está exposto à venda.

Quadro 9.4 Recomendações para tratamento dietético das SHG.

PE, hipertensão gestacional ou crônica – Estágio 1	PE, hipertensão gestacional ou crônica – Estágios 2 e 3
• Tratamento ambulatorial. • Dieta para provisão de ganho ponderal adequado. • Dieta normossódica (até 6 g/dia); evitar alimentos ricos em sódio; hiperproteica, adequada em vitaminas (especialmente A, C, E) e minerais, com ênfase no cálcio (2.000 mg). • Preferir frutas, verduras e legumes, cereais integrais, leguminosas, leite e derivados desnatados, quantidade reduzida de gorduras saturadas, *trans* e colesterol. • Preferir óleos vegetais: de soja, milho, girassol e canola. • Duas a três porções de peixe por semana.	• Internação obrigatória. • Dieta para provisão de ganho ponderal adequado. • Dieta normossódica (até 6 g/dia de NaCl de adição), evitando-se alimentos ricos em sódio. Atenção a valores anormais na curva de pressão arterial; e em casos de hipertensão grave, persistente ou crônica, há controvérsias quanto à cota recomendada de Na, devendo cada caso ser apreciado individualmente; pode-se adotar dieta hipossódica, com no máximo 2 a 3 g/dia de NaCl de adição. • Dieta hiperproteica, adequada em vitaminas (ênfase nas vitaminas A, C e E) e minerais (ênfase no cálcio – 2.000 mg). • Indicar frutas, verduras e legumes, cereais integrais, leguminosas, leite e derivados desnatados, quantidade reduzida de gorduras saturadas, *trans* e colesterol. • Preferir óleos vegetais: de soja, milho, girassol e canola. • Duas a três porções de peixe por semana. • A consistência da dieta deve variar de acordo com o grau de aceitação da gestante.
Eclâmpsia • Dependendo do grau de consciência, pode-se recomendar sonda nasogástrica ou nasojejunal. • Seguir a conduta para PE em estágio 2.	**Síndrome HELLP** • A conduta não está bem definida, sendo ainda motivo de controvérsia. • Em linhas gerais, pode-se adotar conduta similar à adotada na PE em estágio 2.

Fonte: Saunders.[14]

- Evitar a utilização de temperos prontos, caldos concentrados e molhos prontos, por serem ricos em sódio, tais como caldos concentrados em pó ou em tabletes, *ketchup*, mostarda, maionese, molho tártaro, molho de soja (*shoyu*), pasta de soja (missô), molho inglês, molhos para salada industrializados, glutamato monossódico, sopas e macarrão instantâneos;
- Nos casos de HASC, recomendar a restrição de sódio e da adição de sal de cozinha nas preparações, estimulando o uso de temperos naturais;
- Não utilizar saleiro à mesa;
- Não acrescentar sal no alimento depois de pronto;
- Utilizar temperos naturais (alho, cebola, salsa, hortelã, coentro, manjericão, limão), pimenta e sucos de frutas para temperar os alimentos;
- Restringir o consumo de carnes, aves e peixes salgados, defumados ou enlatados, como: carne-seca, toucinho, *bacon*, *nuggets* de frango, bacalhau, salmão defumado, peixes em salmoura, sardinha enlatada, atum enlatado, patês;
- Restringir o consumo de embutidos: linguiça, salsicha, presunto, bacon, salame, chouriço, paio e mortadela;
- Restringir o consumo de enlatados: ervilha, milho, picles, molho de tomate, azeitona, palmito;
- Restringir o consumo de salgadinhos de pacote tipo *snacks*;
- Restringir o consumo de gorduras animais, dando preferência aos óleos vegetais (mono- e poli-insaturados);
- Consumir diariamente alimentos ricos em cálcio, como leite e derivados (iogurte, coalhada, queijo branco) e/ou outros alimentos que sejam fontes de cálcio como peixes (sardinha, manjuba, traíra), couve-manteiga crua, feijão-branco, brócolis;
- Comer feijão com arroz todos os dias ou pelo menos 5 vezes por semana;
- Utilizar preparações assadas, cozidas, grelhadas ou refogadas;
- Evitar doces, bebidas alcoólicas e açúcar;
- Consumir alimentos ricos em proteínas de alto valor biológico, tais como carnes de boi, frango ou peixe, ao menos 1 a 2 vezes por dia, e vísceras e miúdos (coração, fígado bovino ou de frango) ao menos uma vez na semana;
- Sempre retirar a gordura visível das carnes e a pele de aves e peixe, se possível antes de prepará-los;
- Utilizar alimentos fontes de vitamina A, vísceras, vegetais folhosos verde-escuros, vegetais amarelados, leites e ovos;
- Utilizar alimentos fontes de vitamina C, sobretudo frutas cítricas;
- Utilizar alimentos fontes de vitamina E, amêndoas, nozes, castanha-do-pará, gema de ovo, óleos vegetais, vegetais folhosos e legumes.

REFERÊNCIAS

1. Sociedade Brasileira de Cardiologia / Sociedade Brasileira de Hipertensão / Sociedade Brasileira de Nefrologia. VI Diretrizes Brasileiras de Hipertensão. Arq Bras Cardiol. 2010; 95(Supl.1): 1-51.
2. Oliveira CA, Lins CP, Sá RAM, Netto HC, Bornia RG, Silva NR et al. Síndromes hipertensivas da gestação e repercussões perinatais. Rev Bras Saúde Mater Infant. 2006 Mar; 6(1):93-8.
3. Ferrão MHL, Pereira ACL, Gersgorin HCTS, Paula TAA, Corrêa RRM, Castro ECC. Efetividade do tratamento de gestantes hipertensas. Rev Assoc Med Bras 2006 Dec; 52(6):390-4.
4. Bezerra EHM, Alencar JCA, Feitosa RFG, Carvalho AAA. Mortalidade materna por hipertensão: índice e análise de suas características em uma maternidade-escola. Rev Bras Ginecol Obstet 2005 Sep; 27(9):548-53.
5. Moura, MDR. Hipertensão arterial na gestação – importância do seguimento materno no desfecho neonatal. Comunicação em Ciências e Saúde. 2011 22(1):113-20.
6. Silveira MF, Victora CG, Barros AJD, Santos IS, Maijasevich A, Barros FC. Determinants of preterm birth: Pelotas, Rio Grande do Sul State, Brazil, 2004 birth cohort. Cad Saúde Pública. 2010; 26(1):185-94.
7. Brasil. Ministério da Saúde. Estudo da mortalidade de mulheres de 10 a 49 anos com ênfase na mortalidade materna: relatório final. Brasília, DF: Secretaria de Atenção à Saúde, Departamento de Ações Programáticas Estratégicas; 2006.
8. Peraçoli JC, Parpinelli MA. Síndromes hipertensivas da gestação: identificação de casos graves. Rev Bras Ginecol Obstet 2005, 27(10):627-34.

9. Febrasgo – Manual de orientação: Gestação de alto risco, 2011. Disponível em http://www.febrasgo.com.br/extras/downloads/gestacao_alto-risco_30-08.pdf.
10. Neme B. Doença hipertensiva específica da gestação: pré-eclâmpsia–eclâmpsia. In: Rezende J. Obstetrícia. 8. ed. Rio de Janeiro: Guanabara Koogan; 1998; 643-90.
11. Rauber F, Bernardi JR, Vitolo MR. Doenças hipertensivas na gestação. In: Vasconcelos MJOB, Barbosa JM, Pinto ICS, Lima TM, Araújo AFC (orgs.). Nutrição clínica: obstetrícia e pediatria. Rio de Janeiro: MedBook, 2011:125-37.
12. Brasil. Ministério da Saúde. Secretaria de Atenção à Saúde. Departamento de Ações Programáticas Estratégicas. Manual técnico: Gestação de alto risco. Ministério da Saúde, Secretaria de Atenção à Saúde, Departamento de Ações Programáticas Estratégicas, 5. ed. Brasília, DF: Editora do Ministério da Saúde, 2010.
13. United States Department of Health and Human Services. National Institutes of Health. National Heart, Lung, and Blood Institute. National High Blood Pressure Education Program. The Seventh Report of the Joint National Committee on Prevention, Detection, Evaluation, and Treatment of High Blood Pressure. Washington: United States Department of Health and Human Services; 2004.
14. Saunders C, Bessa TCCD. Síndromes hipertensivas da gravidez: a assistência nutricional pré-natal. In: Accioly E, Saunders C, Lacerda EMA. Nutrição em obstetrícia e pediatria. 2. ed. Rio de Janeiro: Guanabara Koogan, 2009.
15. Noronha Neto C, Souza ASR, Amorim MMR. Tratamento da pré-eclâmpsia baseado em evidências. Rev Bras Ginecol Obstet 2010 Set; 32(9):459-68.
16. Brasil. Ministério da Saúde. Secretaria de Atenção à Saúde. Departamento de Ações Programáticas Estratégicas. Área Técnica de Saúde da Mulher. Manual técnico: Pré-natal e puerpério: atenção qualificada e humanizada. Brasília, DF: Ministério da Saúde, 2006.
17. Santos EMF, Amorim LP, Costa OLN, Oliveira N, Guimarães AC. Perfil de risco gestacional e metabólico no serviço de pré-natal de maternidade pública do Nordeste do Brasil. Rev Bras Ginecol Obstet. 2012 Mar; 34(3):102-6.
18. Callaway LK, O'Callaghan M, McIntyre HD. Obesity and the hypertensive disorders of pregnancy. Hypertens Pregnancy. 2009; 28(4):473-93.
19. O'Brien TE, Ray JG, Chan WS. Maternal body mass index and the risk of preeclampsia: a systematic overview. Epidemiology. 2003; 14(3):368-74.
20. Rocco JR. Semiologia médica. Rio de Janeiro: Elsevier, 2010; 137.
21. Martins C, Cardoso SP. Terapia nutricional enteral e parenteral. Paraná. Nutroclínica, 2000.
22. Rosado EL. Avaliação da composição corporal. In: Rosa G et al. Avaliação nutricional do paciente hospitalizado: uma abordagem teórico-prática. Rio de Janeiro: Guanabara Koogan, 2008; 63-82.
23. Williams SR, Trahms CM. Management of pregnancy complications and special maternal disease conditions. In: Worthington-Roberts BS, Williams SR. Nutrition in pregnancy and lactation. USA: Brown & Benchmark; 1997:254-91.
24. Kahhles S, Paes CPS, Zugaib M. O papel do cálcio nas síndromes hipertensivas da gravidez. Rev Ginecol Obstet 1991; 2(1):39-43.
25. Vasconcelos MJOB, Gadelha PCFP, Lima TM. Recomendações nutricionais. In: Vasconcelos MJOB, Barbosa JM, Pinto ICS, Lima TM, Araújo AFC (orgs.). Nutrição clínica: obstetrícia e pediatria. Rio de Janeiro: MedBook, 2011:57-78.
26. WHO/FAO. Diet, nutrition and the prevention of chronic diseases: report of a joint WHO/FAO expert consultation. Geneva WHO; 2003. (WHO technical report series; 916.)
27. Institute of Medicine, National Academy of Sciences. National Research Council. Weight gain during pregnancy: re-examining the guidelines. Washington, DC: National Academies Press, 2009.
28. Institute of Medicine (IOM). Dietary reference intakes for energy, carbohydrate, fiber, fat, fatty acids, cholesterol, protein, and amino acids (macronutrients). Washington, DC: National Academy Press, 2005.
29. Institute of Medicine (IOM). Dietary reference intakes (DRIs) Recommended intakes for individuals. Food and Nutrition Board National Academic, 2004.
30. Coordenação Geral de Políticas de Alimentação e Nutrição (CGPAN). Orientações para redução do consumo de sódio. Disponível em http://nutricao.saude.gov.br/sodio_orientacoes.php. Acesso em outubro de 2012.
31. Paternez ACAC, Aquino RC. Água e eletrólitos. In: Pirâmide dos alimentos. Philippi ST (org.). Barueri-SP: Manole, 2008.

CAPÍTULO 10

Diabetes Melito na Gestação

Gisele Almeida de Noronha

Larissa de Andrade Viana

Diabetes melito é uma síndrome caracterizada por intolerância à glicose por diminuição da ação do hormônio insulina ou por falta de produção deste hormônio no organismo.[1] Estima-se que entre os anos 2000 e 2009 a taxa de internação hospitalar no Brasil por diabetes manteve-se em 65 a 75 internações/100 mil habitantes por ano.[2]

A classificação do diabetes inclui quatro classes clínicas:[1]

- Diabetes tipo 1: resultante da destruição das células beta do pâncreas, geralmente levando a uma deficiência absoluta de insulina.
- Diabetes tipo 2: caracterizado por resistência à insulina e/ou defeito progressivo na secreção deste hormônio.
- Outros tipos específicos de diabetes devidos a outras causas, como: defeitos genéticos na função das células beta, defeitos genéticos na ação da insulina, doenças do pâncreas exócrino (tal como fibrose cística) e uso de fármacos (p. ex., para o tratamento de HIV/AIDS ou após transplante de órgãos).
- Diabetes melito gestacional (DMG): diabetes diagnosticado durante a gestação, podendo ou não persistir após o parto.

ETIOLOGIA

O diabetes tipo 1 pode ter origem autoimune ou idiopática,[1] enquanto o diabetes tipo 2 engloba fatores genéticos e ambientais, como história familiar de diabetes, idade avançada, obesidade, principalmente a obesidade intra-abdominal, inatividade física, história anterior de DMG e homeostase por deficiência de glicose.[4]

Sobre a etiologia do DMG ainda não há consenso, e menos de 10% manifestam indício de autoimunidade das células beta. Geralmente as mulheres desenvolvem DMG por um defeito funcional, e não imunológico, nas células que prejudica sua capacidade de compensar a resistência à insulina da gravidez.[5] São apontados alguns fatores etiológicos associados ao DMG, como: redução na secreção pancreática de insulina, alteração dos receptores de insulina, alteração na secreção de glucagon e desequilíbrio dos hormônios contrainsulínicos.[6]

São fatores de risco para o desenvolvimento de DMG: obesidade, ganho excessivo de peso na gravidez, antecedente obstétrico de morte fetal ou neonatal, história anterior de DMG e feto grande para a idade gestacional, história familiar de diabetes tipo 2, presença de glicosúria e idade acima de 25 anos.[1,5]

DIAGNÓSTICO

A American Diabetes Association[1] recomenda que na primeira consulta de pré-natal seja feito o rastreamento de casos não diagnosticados de diabetes tipo 2 ou de pré-diabetes, solicitando-se a glicemia de jejum ou teste oral de tolerância à glicose com 75 g de dextrosol (TOTG-75 g) ou hemoglobina glicosilada (HbA1c). Os critérios de ponto de corte estabelecidos para esse diagnóstico estão descritos no Quadro 10.1.

Em mulheres grávidas sem diagnóstico prévio de diabetes tipos 1 ou 2, deve-se fazer o rastreamento de DMG[1] entre a 24ª e 28ª semanas de gestação, utilizando-se o TOTG-75 g e pontos de corte descritos no Quadro 10.2.

Quadro 10.1 Pontos de corte para diagnóstico de pré-diabetes e diabetes.

Teste	Pré-diabetes	Diabetes
Glicemia de jejum*	100 mg/dL até 125 mg/dL	≥ 126 mg/dL
2 h após TOTG-75g**	140 mg/dL até 199 mg/dL	≥ 200 mg/dL
Hemoglobina glicosilada	5,7% a 6,4%	≥ 6,5%

*Jejum de pelo menos 8 horas.
**TOTG-75 g, teste oral de tolerância à glicose com 75 g de dextrosol.
Fonte: American Diabetes Association.[1]

Quadro 10.2 Rastreamento e diagnóstico de diabetes melito gestacional.

Teste oral de tolerância à glicose	
75 g de dextrosol	mg/dL
Jejum (pelo menos 8 h)	92
1 h	180
2 h	153

Observação: se pelo menos uma medida for igual ou superior, o diagnóstico de DMG está confirmado.
Fonte: American Diabetes Association.[1]

Uma vez que um tratamento inadequado pode significar aumento do risco de morbidade e mortalidade perinatais, macrossomia fetal e malformações fetais, torna-se importante o rastreamento precoce durante o acompanhamento pré-natal.[7]

TRATAMENTO

As glicemias normais são atingidas com o esquema de monitoramento glicêmico, terapia nutricional e/ou insulinoterapia, além de prática regular de exercício físico. É importante sensibilizar e alertar as gestantes com DMG de que o acompanhamento nutricional deve ser feito durante a gestação, para evitar complicações maternas e fetais, e também após o parto, para reduzir a probabilidade de desenvolverem a doença no futuro.[3]

OBJETIVOS DA TERAPIA NUTRICIONAL

- Incentivar a prática de uma alimentação saudável, com o objetivo de suprir as necessidades nutricionais da mãe e do feto.
- Promover ganho ponderal adequado.
- Favorecer o controle glicêmico.
- Manter os níveis de lipídios séricos normais.
- Prover energia suficiente para promover ganho ponderal adequado.
- Prevenir complicações para a mãe e para o feto.

NECESSIDADES NUTRICIONAIS

Necessidades calóricas

Para um ganho de peso adequado durante a gestação, recomenda-se o mesmo fornecimento energético recomendado para gestantes sem DMG (ver Capítulo 5 – Gestantes). Para mulheres com sobrepeso e obesidade não se recomenda perda de peso durante a gravidez, mas restrição moderada de energia e carboidratos pode ser apropriada.[8]

Não há consenso quanto à recomendação nutricional ideal para gestantes com DMG; ressalta-se, assim, a importância de um acompanhamento nutricional individual periódico.

Indica-se que a recomendação nutricional siga o mesmo procedimento recomendado para gestantes sem diabetes, adultas ou adolescentes[3,5,6] (ver Capítulo 5 – Gestantes).

Para os casos de gestantes obesas com DMG (IMC pré-gestacional ≥ 30 kg/m^2) de difícil controle metabólico, é sugerida uma restrição energética de 30% (cerca de 25 kcal/kg do peso atual por dia), o que pode contribuir para redução da hiperglicemia e queda dos níveis de triglicerídeos no plasma sem aumentar cetonúria e melhorar a adequação do ganho de peso gestacional. Vale ratificar, no entanto, que os efeitos dessa restrição no resultado perinatal ainda são inconclusivos.[5,6,8] A seguir são sugeridos outros cálculos para determinação da necessidade energética da gestante com DMG, que podem ser úteis na prática ambulatorial.

- **Cálculo a partir da adequação do peso pré-gestacional**[9]

O cálculo da recomendação energética sugerida pela ADA[9] em 2000 e apresentado no Quadro 10.3 pode ser feito de acordo com a adequação do peso pré-gestacional da gestante segundo a Organização Mundial da Saúde[10] (ver Capítulo 5 – Gestantes). Deve-se utilizar o peso real pré-gestacional, dividi-lo pelo peso ideal pré-gestacional e multiplicar o resultado por 100. A faixa adequada é aquela entre 90% e 120%.

Quadro 10.3 Cálculo do valor calórico a partir da adequação do peso pré-gestacional.

Estado nutricional na gravidez	kcal/kg/dia
< 90% de adequação	36 a 40
Adequado	30
120 a 150% de adequação	24
> 150% de adequação	12 a 18

*Dividir o peso real pré-gestacional pelo peso ideal para a idade gestacional e multiplicar o resultado por 100. A faixa adequada é entre 90 e 120%.
Fonte: American Diabetes Association.[9]

- **Cálculo a partir do peso ideal para a idade gestacional**[11]

Em 2007, a ADA publicou revisão que recomenda cálculo das necessidades a partir do peso ideal para a idade gestacional segundo a curva de Atalah[12] (ver Capítulo 5 – Gestantes), tal como apresentado pelo Quadro 10.4. Em primeiro lugar, deve-se definir o estado nutricional atual na gravidez. Em seguida, calcula-se o peso ideal para a idade gestacional, a partir do IMC ideal para a idade gestacional recomendado pela curva de Atalah.[12] Por fim, multiplica-se o peso ideal pelo valor calórico recomendado segundo o estado nutricional atual na gravidez.

Quadro 10.4 Cálculo do valor calórico a partir da adequação do peso atual.

Estado nutricional na gravidez	kcal/kg/dia
Baixo peso	36 a 40
Peso adequado	30 a 35
Sobrepeso	25 a 30
Obesidade	25

Fonte: American Diabetes Association.[11]

CARACTERÍSTICAS DA DIETA[1,6,8,14]

- **Proteína** – 15-20% do VET
- **Carboidratos** – 45-55% do VET
  - **Carboidrato simples (glicose, frutose, sacarose)** – não ultrapassar 10 a 15% da quantidade total de carboidratos.
- **Lipídio** – 30-40% do VET
  - Ácidos graxos saturados – até 7%
  - Ácidos graxos poli-insaturados – 10%
  - Ácidos graxos monoinsaturados – mais de 10%
  - Colesterol – menos de 200 mg/dia
  - Desestimular a ingestão de ácidos graxos *trans*.
- **Fibras** – 20 a 35 g ou 14 g/1.000 kcal
- Dieta fracionada. Sugere-se a seguinte distribuição energética pelas refeições:
  - Desjejum – 10 a 15% do VET
  - Colação – 5 a 10% do VET
  - Almoço – 20 a 30% do VET
  - Lanche – 10 a 15% do VET
  - Jantar – 20 a 30% do VET
  - Ceia – 5 a 10% do VET

RECOMENDAÇÕES GERAIS[1,2,6,13]

- Fazer 6 refeições ao dia, comendo a cada 3 horas para evitar picos de hiperglicemia ou hipoglicemia. Evitar longos períodos sem comer (mais que 4 horas) ou beliscar a todo instante (comer em menos de 2 horas);
- Mastigar bem os alimentos, saboreando-os;
- Controlar o consumo de frutas a 2 unidades ou até 300 g por dia;
- Evitar sucos de frutas rotineiramente e, se ingeri-los, diluir em água;
- Incluir verduras e legumes ricos em fibras nas principais refeições;
- Todas as refeições devem conter carboidratos acompanhados de proteína, lipídio ou fibra;
- Beber bastante água entre as refeições. Levar uma garrafa com água quando for à rua, à escola ou a outros locais;
- Estimular a ingestão de nutrientes antioxidantes, como vitamina C, vitamina E, selênio e betacaroteno, com o objetivo de reduzir o estresse oxidativo que ocorre no diabetes. No entanto, não há consenso sobre o uso de suplementos;
- Usar adoçantes ou edulcorantes à base de **aspartame, sucralose, acessulfame K** e **estévia** procurando sempre variar. Ver Capítulo 8 – Alimentação saudável e orientações em sinais e sintomas comuns na gestação – para outros esclarecimentos em relação ao adoçante recomendado para a gestante;
- Ler o rótulo dos produtos industrializados para saber sua composição, evitando produtos que contenham açúcar, mel, sacarose, xarope de milho ou dextrose;
- Em caso de hipoglicemia (glicemia < 60 mg/dL), recomenda-se o consumo de 15 a 20 g de carboidrato de rápida absorção: 150 mL de suco de laranja ou refrigerante, açúcar ou mel (1 colher de sopa), 3 balas de caramelo. Se, após 15 minutos, a hipoglicemia persistir deve-se repetir o processo. Quando a glicemia retornar ao normal, a gestante deve consumir uma refeição para evitar a recorrência de hipoglicemia;
- Lembrar a diferença entre produtos *diet* e *light*. Produtos *diet* são aqueles que não contêm algum tipo de nutriente, que pode ser açúcar ou gordura ou proteína ou sódio. Produtos *light* são aqueles que têm 25% a menos de algum nutriente em relação ao produto original, podendo ser açúcar ou gordura ou proteína ou sódio, ou então 25% a menos da coloria total. Recomenda-se, então, ler o rótulo e preferir produtos que sejam *diet* por já não conterem açúcar ou por não terem recebido adição de açúcar ou sacarose.

O Quadro 10.5 apresenta os alimentos que devem ser preferidos e evitados pela gestante que tem diabetes.

MONITORAMENTO E ACOMPANHAMENTO PÓS-PARTO

O monitoramento glicêmico deve ocorrer por medições da glicemia capilar pós-prandiais e de 4 a 7 vezes/dia, sobretudo para as gestantes em uso de insulina, mas, na impossibilidade, pode ser adotada 1 medição de jejum e 2 pós-prandiais/semana. Se após 2 semanas de tratamento dietético as glicemias apresentarem-se elevadas (jejum ≥ 95,0 mg/dL; 1 h pós-prandial ≥ 140,0 mg/dL e 2 h pós-prandial ≥ 120,0 mg/dL) deve ser instituído tratamento farmacológico.[14]

Apesar de a maioria das mulheres que desenvolveram DMG terem seu níveis glicêmicos normalizados após o parto, ainda existe um grande risco de desenvolver diabetes melito tipo 2 após a gestação ou em um futuro próximo, em 15 a 20 anos.[5] Mulheres com DMG que necessitaram de insulina para manter o controle glicêmico e aquelas com IMC acima de 30 kg/m² apresentam maior risco de desenvolver diabetes tipo 2 no período após a gestação.[15]

Após o parto são sugeridas modificações no estilo de vida que visem redução do peso e/ou controle de peso adequado, hábitos alimentares saudáveis e aumento da atividade física.[1,8]

Quadro 10.5 Alimentos que devem ser preferidos e evitados por gestantes diabéticas.

Grupo de alimentos	Preferir	Evitar
Cereais, raízes, pães e massas	Inhame, cará, batata-doce, macaxeira, farelo de aveia, aveia em flocos, linhaça, arroz integral, pão integral, bolacha integral. Limitar o consumo de cuscuz de milho para 2 x semana no horário do desjejum.	Pão branco, massas de pastelaria (*pizza*, pastel, folhados), farinha láctea, farinha de mandioca, biscoitos.
Frutas	Frutas com casca ou bagaço. Todas as frutas são permitidas. • Consumir frutas, em vez de tomar os sucos, pois elas contêm mais fibras que dão saciedade e diminuem o risco de hiperglicemia. Acrescentar linhaça ou aveia, pois diminuem os picos de hiperglicemias.	Água de coco, caldo de cana, suco de laranja concentrado. Ameixa seca, uva-passa e frutas cristalizadas Consumo excessivo de Melancia, açaí, kiwi e manga.
Vegetais e leguminosas	Verduras e legumes todos os dias no almoço e no jantar. Prefira os vegetais crus, pois vão fornecer mais fibras. Coma feijão todos os dias ou pelo menos 5 vezes na semana. O feijão é uma ótima fonte de fibra.	Batata inglesa
Carnes e ovos	Carne de peixe (salmão, bacalhau, arenque e sardinha), frango ou carne vermelha magra. Retire gorduras e peles antes do preparo. Preparações ao forno ou grelhada. Limitar o consumo de ovos para 3 x semana e de vísceras (fígado, coração, moela) para 1 x semana.	Frituras, empanados, mortadela, salsicha, salame, carnes enlatadas.
Leite e derivados	Leite integral, queijos magros e iogurte *diet*.	Queijos gordurosos (*cheddar*, provolone, parmesão).
Açúcares, óleos, gorduras e industrializados	Azeite de oliva para temperar saladas. Castanhas e nozes com moderação.	Doces, sorvetes, tortas, leite condensado, rapadura, macarrão instantâneo, molhos, sopas e temperos industrializados. Banha, *bacon*, margarina ou manteiga. Alimentos industrializados que contenham açúcar, mel, sacarose, xarope de milho ou dextrose. Evitar adicionar óleo no preparo dos alimentos.

Recomenda-se solicitar exame diferente da HbA1c para detecção de diabetes persistente em mulheres com DMG 6 a 12 semanas após o parto. Além disso, o teste do nível glicêmico deve ser realizado a cada 3 anos, para rastreamento de diabetes ou pré-diabetes.[1] Os critérios de ponto de corte estabelecidos para este diagnóstico são os mesmos descritos no Quadro 9.1, com exceção da HbA1c que não deve ser utilizada para o diagnóstico no pós-parto, como já foi mencionado.

REFERÊNCIAS

1. American Diabetes Association. Standards of Medical Care in Diabetes, 2012. Diabetes Care 2012; 35(1):11-63.
2. Brasil. Ministério da Saúde. Plano de ações estratégicas para o enfrentamento das doenças crônicas não transmissíveis (DCNT) no Brasil, 2011-2022. Brasília: Ministério da Saúde; 2011.
3. Lima TM, Silva MGB, Holanda TG. Diabetes na gestação. In: Vasconcelos MJOB, Barbosa JM, Pinto ICS, Lima TM, Araújo AFC (orgs.). Nutrição clínica: obstetrícia e pediatria. Rio de Janeiro: MedBook, 2011:138-57.

4. Franz M. Terapia Nutricional Clínica para Diabetes Melito e Hipoglicemia de Origem Não Diabética. In: Maham LK, Escott-Stump S. Krause: Alimentos, nutrição e dietoterapia. Rio de Janeiro: Elsevier, 2010.
5. Vitolo MR. Estratégias de intervenção nutricional. In: Vitolo MR. Nutrição da gestação ao envelhecimento. Rio de Janeiro: Rubio, 2008:90-107.
6. Saunders C, Padilha PC. Diabetes Melito na Gestação. In: Accioly E, Saunders C, Lacerda EMA. Nutrição em Obstetrícia e Pediatria. Rio de Janeiro: Cultura Médica e Guanabara Koogan, 2009.
7. Brasil. Ministério da Saúde. Pré-natal e puerpério. Atenção qualificada e humanizada. Manual técnico. Brasília: Ministério da Saúde; 2006.
8. American Diabetes Association. Nutrition Recommendations and Intervencions for Diabetes. A position statement of the American Diabetes Association Diabetes Care 2008; 319 (1):61-78.
9. American Diabetes Association. Medical management of pregnancy complicated by diabetes. Clinical Education Series. 3. ed. 2000.
10. World Health Organization. Physical status: the use and interpretation of anthropometry. Geneva: WHO; 1995.
11. American Diabetes Association. Recommendations of the Fifth International Workshop – Conference on Gestational Diabetes Mellitus, 2007.
12. Atalah E, Castillo C, Castro R, Aldea A. Propuesta de un nuevo estándar de evaluación nutricional en embarazadas. Rev Méd Chile 1997; 125 (12): 1429-36.
13. Sociedade Brasileira de Diabetes. Tratamento e acompanhamento do diabetes *mellitus*. Diretrizes da Sociedade Brasileira de Diabetes, 2008.
14. Sociedade Brasileira de Diabetes. Tratamento e acompanhamento do diabetes *mellitus*. Diretrizes da Sociedade Brasileira de Diabetes, 2009.
15. Lobner K, Knopff A, Baumgarten A, Mollenhauer U, Marienfeld S, Garrido-Franco M et al. Predictors of Postpartum Diabetes in Women with Gestational Diabetes Mellitus. Diabetes 2006; (55): 792-7.

CAPÍTULO 11

Aleitamento Materno

Chika Wakiyama Carvalho
Desirré Duda de Oliveira Sales
Maria Josemere de Oliveira Borba Vasconcelos

O leite materno deve ser visto como um alimento de excelência, pois contém todos os elementos necessários ao crescimento e ao desenvolvimento do bebê, beneficiando-o sob os aspectos nutricionais, imunológicos, psicológicos e cognitivos.[1-3] É imediatamente disponível, de fácil obtenção, na temperatura adequada e seguro do ponto de vista microbiológico.[4]

Segundo o Ministério da Saúde,[5] o aleitamento materno é a mais sábia estratégia natural de vínculo, afeto, proteção e nutrição para a criança e constitui a mais sensível, econômica e eficaz intervenção para redução da morbidade e da mortalidade infantis.

O governo brasileiro recomenda que as mães alimentem os seus filhos de forma exclusiva até o 6º mês de vida e, a partir daí, complementem com outros alimentos, mantendo o aleitamento até pelo menos os 2 anos de idade.[6]

VANTAGENS DA AMAMENTAÇÃO

Para o bebê

O ato de amamentar favorece o fortalecimento da musculatura da face, da boca, da língua e diminui a probabilidade de desenvolvimento de cáries dentárias, além de possuir efeito protetor contra a desnutrição energético-proteica (DEP), diarreias e infecções respiratórias.[7,8]

Outras questões importantes a serem citadas é que o leite materno confere proteção em termos de redução da incidência de doenças agudas (diarreia, doenças infecciosas e respiratórias, enterocolite necrosante e septicemia) e crônicas (diabetes tipo 1, doença celíaca, doença de Crohn, câncer infantil [linfomas, leucemia], sobrepeso e obesidade).[9-13]

Para a mãe

A amamentação, além de fortalecer o vínculo entre mãe e filho, funciona como método contraceptivo nos primeiros seis meses de vida, se for realizada de forma exclusiva e por livre demanda. Favorece ainda o retorno mais precoce ao peso corporal pré-gestacional, além de proporcionar a involução mais rápida do útero, por meio da liberação de ocitocina, havendo assim redução do sangramento pós-parto e, consequentemente, menor possibilidade de anemia.[4,14,15]

COMPOSIÇÃO DO LEITE MATERNO CRU

A composição do leite humano varia de acordo com o período pós-parto, entre as mamadas, no decorrer da mesma mamada e com a idade gestacional ao nascimento (pré-termo ou a termo).[16]

O leite produzido nos primeiros sete dias após o parto, denominado colostro, caracteriza-se como alimento de alta densidade e pequeno volume. Comparado ao leite maduro, contém menos lactose, gordura e vitaminas hidrossolúveis, e mais proteínas, vitaminas lipossolúveis e minerais (como sódio e zinco), além de elevada concentração de imunoglobulinas e de vários fatores protetores.[17] Cerca de 30 a 40 horas após o parto, ocorre modificação progressiva na composição do leite, com aumento da lactose e do volume lácteo.[18] Entre o 7º e o 14º dia pós-parto surge o leite denominado de transição, e depois do 14º dia o leite passa a ser nomeado maduro.[16] O Quadro 11.1 expõe a composição do leite materno nos três diferentes estágios de lactação (colostro, leite de transição e leite maduro).

O leite no início da mamada é denominado leite anterior (fornece grande quantidade de proteína, lactose, e outros nutrientes como vitaminas e minerais) e o leite do final da mamada é chamado posterior (mais rico em gordura), e promove saciedade e adequado ganho de peso à criança.[19]

Quadro 11.1 Composição de macronutrientes e micronutrientes do leite humano em três estágios de lactação.

Componentes	Colostro	Leite de transição	Leite maduro
Energia (kcal)	56	67	69
Carboidrato (g)	6,6	6,9	7,2
Proteína (g)	2,0	1,5	1,3
Lipídio (g)	2,6	3,7	4,1
AGS (g)	1,1	1,5	1,8
AGM (g)	1,1	1,5	1,6
AGPI (g)	0,3	0,5	0,5
Colesterol (mg)	31	24	16
Retinol (µg)	155	85	58
Caroteno (µg)	135	37	24
Vit. D (µg)	–	–	0,04
Vit. E (µg)	1,30	0,48	0,34
Vit. B_1 (mg)	Tr	0,01	0,02
Vit. B_2 (mg)	0,03	0,03	0,03
Vit. B_3 (mg)	0,1	0,1	0,2
Vit. B_5 (mg)	0,12	0,20	0,25
Vit. B_6 (mg)	Tr	Tr	0,01
Vit. B_{12} (mg)	0,1	Tr	Tr
Ácido fólico (µg)	2,0	3,0	5,0
Biotina (µg)	Tr	0,2	0,7
Vit. C (mg)	7,0	6,0	4,0

AGS: ácidos graxos saturados; AGM: ácidos graxos monoinsaturados; AGPI: ácidos graxos poli-insaturados; Tr: traços.
Fonte: Emmett e Rogers, 1997.

O leite de mães de recém-nascidos prematuros tem composição diferenciada em relação ao das mães de bebês a termo, provendo maior quantidade de energia, proteína, cálcio, fósforo, magnésio, zinco e sódio, menor quantidade de lactose e maior capacidade anti-infecciosa, graças a maiores concentraçõess de IgA, lisozima e lactoferrina (Quadros 11.1 e 11.2), e, sendo assim, mais adequado ao seu crescimento e à sua condição peculiar de imaturidade funcional e imunológica.[18,20] No Quadro 11.2 encontra-se descrita a composição do leite de mães de recém-nascidos prematuros e a termo.

Quadro 11.2 Composição do colostro de mães de recém-nascidos a termo e prematuros.

Elemento	Colostro prematuro	Colostro a termo
Proteínas totais (g/L)	0,43 (± 1,3)	0,31 (± 0,05)
IgA*	310,5 (± 70)	168,2 (± 21)
IgG	7,6 (± 3,9)	8,4 (± 1)
IgM	39,6 (± 23)	36,1 (± 16)
Lisozima	1,5 (± 0,5)	1,1 (± 0,3)
Lactoferrina	165 (± 37)	102 (± 25)
Células totais	6.794 (± 1946)	3.064 (± 424)
Macrófagos	4.041 (± 1420)	1.597 (± 303)
Linfócitos	1.850 (± 543)	954 (± 143)
Neutrófilos	842 (± 404)	512 (± 178)

*mg por g de proteínas.
Fonte: Lamounier, Vieira e Gouveia.[18]

LEITE HUMANO PROVENIENTE DE BLH

O leite humano pasteurizado proveniente de Bancos de Leite Humano (BLH) torna-se uma excelente alternativa nutricional para crianças prematuras, de baixo peso, vítimas de doenças infecciosas, diarreia e imunodeprimidas, quando o leite de suas mães não estiver disponível.[21]

A pasteurização é um método eficaz para garantir a qualidade microbiológica do leite humano ordenhado.[22] Entretanto, tal processamento pode influir na composição nutricional do leite, uma vez que existem nutrientes que são sensíveis à ação da temperatura, ao oxigênio e aos raios ultravioletas.[23] Alguns dos fatores de proteção do leite materno também são total ou parcialmente destruídos pelo calor, razão pela qual o leite humano pasteurizado tem uma discreta diminuição do valor biológico quando comparado ao leite cru.[16]

ACONSELHAMENTO E AMAMENTAÇÃO

A boa atuação do profissional no sentido de promover a amamentação e proteger e apoiar a nutriz não requer só conhecimento teórico do tema, mas certas habilidades clínicas e de aconselhamento. Implica ajudar de forma empática na tomada de decisão, saber ouvir e aprender, desenvolver confiança e dar apoio. É importante que a mãe se sinta segura e com interesse para adquirir confiança e apoio.[24]

Orientações para o aconselhamento

O repasse adequado das informações é decisivo para a continuidade e o sucesso do AM. A seguir estão listadas algumas sugestões para que o profissional de saúde possa estabelecer um bom *rapport* e aumentar a autoconfiança da lactante:[17]

- Repassar as informações verbais em linguagem simples, acessível ao nível de entendimento da mãe, e buscar também a comunicação não verbal, com boa postura, sorriso e gestos que demonstrem interesse e atenção ao que a mãe relata;
- Dedicar tempo a ouvir a mãe;
- Ao indagar à mãe, formular perguntas que impliquem resposta aberta, para dar a ela maior oportunidade de se expressar;
- Evitar julgamento, aceitando e respeitando os sentimentos da nutriz, sem demonstrar discordância ou concordância com o que ela pensa e diz;
- E, principalmente, reconhecer e elogiar o que a mãe e o bebê estão fazendo certo, o que aumenta a confiança da mãe ao incentivá-la a manter práticas saudáveis e facilitar que ela aceite o ato de amamentar?

Técnicas de amamentação

Segundo Cury,[4] amamentar não é um ato apenas instintivo, mas que exige aprendizagem. Ou seja, as mães e os bebês precisam aprender a amamentar e ser amamentados, e a técnica correta é importante para a transferência efetiva do leite da mama para a criança e para prevenir dor e traumatismos nos mamilos.[24]

Observando e avaliando a mamada

O posicionamento, a postura e a pega adequados são importantes para o sucesso da amamentação, e evitam os problemas da mama puerperal.

Pega e posicionamento

Orientação quanto à pega da mama pelo bebê.[17]

- A boca do bebê deve estar bem aberta (como se fosse bocejar).
- O bebê deve abocanhar grande parte da aréola.
- O lábio inferior fica voltado para fora (boca de peixe).
- O queixo do bebê deve tocar a mama.
- Bochechas arredondadas.

A posição do bebê[17]

- A cabeça e o corpo do bebê devem estar bem alinhados.
- O corpo deve estar bem próximo ao da mãe, para que o bebê seja levado à mama e não a mama levada ao bebê.
- Barriga com barriga (mãe e bebê frente a frente)
- A cabeça do bebê deve estar posicionada no triângulo do braço da mãe.

A frequência das mamadas

Recomenda-se que a criança seja amamentada sem restrições de horários e de tempo de permanência na mama. É o que se chama de ama-

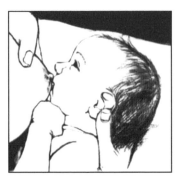 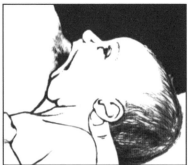 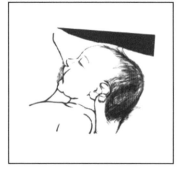

Figura 11.1. Sequência da pega adequada da mama. (*Fonte*: adaptada de Helen Armstrong, Ibfan/Unicef, 1992.)

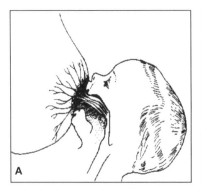 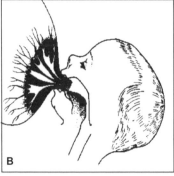

Figura 11.2. (**A**) Pega correta. (**B**) Pega incorreta. (*Fonte*: Manual de aconselhamento em amamentação: OMS/Unicef, 1993.)

mentação sob livre demanda. Nos primeiros meses, é normal que a criança mame com maior frequência e sem horários regulares.[17]

Para que a sucção ocorra de forma eficaz é necessário que sejam corretas a pega do mamilo e a posição da criança. O formulário de observação da mamada consiste em um instrumento prático de avaliação cujo objetivo é identificar possíveis problemas com a amamentação (Quadro 11.3).

Quadro 11.3 Modelo de formulário de observação da mamada.

Sinais de que a amamentação vai bem	Sinais de possível dificuldade
POSIÇÃO CORPORAL	
☐ Mãe relaxada e confortável	☐ Mãe com ombros tensos e inclinada sobre o bebê
☐ Corpo do bebê próximo ao da mãe	☐ Corpo do bebê distante do da mãe
☐ Corpo e cabeça do bebê alinhados	☐ O bebê deve virar o pescoço
☐ Queixo do bebê tocando o peito	☐ O queixo do bebê não toca o peito
☐ Nádegas do bebê apoiadas	☐ Somente os ombros ou a cabeça apoiados
☐ O bebê procura o peito quando sente fome	☐ Nenhuma reação ao peito
RESPOSTAS	
(O bebê busca o peito)	(Nenhuma busca observada)
☐ O bebê explora o peito com a língua	☐ O bebê não se mostra interessado no peito
☐ Bebê calmo e alerta ao peito	☐ Bebê irrequieto ou agitado
☐ O bebê mantém a pega da aréola	☐ O bebê não mantém a pega da aréola
☐ Sinais de ejeção de leite	☐ Nenhum sinal de ejeção de leite (vazamento, cólicas uterinas)
ESTABELECIMENTO DE LAÇOS AFETIVOS	
☐ A mãe segura o bebê no colo com firmeza	☐ A mãe segura o bebê nervosamente ou sem firmeza
☐ Atenção da mãe face a face com o bebê	☐ Nenhum contato visual entre a mãe e o bebê
☐ Muito toque da mãe ao bebê	☐ Mãe e bebê quase não se tocam
ANATOMIA	
☐ Mamas macias e cheias	☐ Mamas ingurgitadas e duras
☐ Mamilos protráteis, projetando-se para fora	☐ Mamilos planos ou invertidos
☐ Tecido mamário com aparência saudável	☐ Tecido mamário apresentando fissuras ou vermelhidão
☐ Mamas com aparência arredondada	☐ Mamas esticadas
SUCÇÃO	
☐ Boca bem aberta	☐ Boca quase fechada, fazendo um bico
☐ Lábio inferior projetando-se para fora	☐ Lábio inferior virado para dentro
☐ A língua acoplada em torno do peito	☐ Não se vê a língua do bebê
☐ Bochechas de aparência arredondada	☐ Bochechas tensas ou encovadas
☐ Sucção lenta e profunda em períodos de atividade e pausa	☐ Sucções rápidas com estalidos
☐ É possível ver ou ouvir a deglutição	☐ Podem-se ouvir estalos dos lábios, mas não a deglutição
TEMPO GASTO COM SUCÇÃO	
☐ O bebê solta o peito naturalmente	☐ A mãe tira o bebê do peito
O bebê suga durante _____ minutos	

Fonte: adaptado de Helen Armstrong, Ibfan/Unicef, 1992.

Problemas relacionados à amamentação

No decorrer da lactação, a nutriz pode enfrentar alguns problemas relacionados à mama puerperal que, se não forem precocemente identificados e tratados, podem constituir importantes causas de interrupção da amamentação (Quadro 11.4).[16]

Ordenha e armazenamento de leite

O leite materno é muito rico em nutrientes, constituindo por isso um ambiente perfeito para proliferação de microrganismos; faz-se necessário, portanto, um cuidado especial com a ordenha e o armazenamento do leite. A ordenha refere-se à extração da secreção lática da nutriz.

Orientações sobre como realizar a ordenha

Adaptação: Anvisa, 2008[25]

Massagear a mama com a ponta dos dedos, direcionando os movimentos da parte escura (aréola) para o corpo;

1. Colocar o polegar acima da linha em que termina a aréola;
2. Firmar os dedos e empurrar para trás em direção ao corpo;
3. Apertar o polegar contra os outros dedos até sair leite;
4. Desprezar os primeiros jatos ou gotas;
5. Colher o leite em um frasco, colocado abaixo da aréola;
6. Após terminar a coleta, tampar o frasco.

Orientações sobre como guardar o leite coletado

Adaptação: Anvisa, 2008[25]

1. Anotar na tampa do frasco a data e a hora em que a primeira coleta de leite foi realizada. Se o frasco não tiver ficado cheio, pode-se completá-lo em outro momento;

Quadro 11.4 Problemas mais comuns relacionados à amamentação.

Problemas relacionados à amamentação	Causas	Sintomas	Complicações	Orientação
Dor nos mamilos ou fissura mamilar	Pega e posicionamento incorretos	Dor ao amamentar	Mastite	• Correção da pega e do posicionamento • Após as mamadas, passar leite materno nos mamilos
Ingurgitamento mamário	Acúmulo de leite nas mamas	Congestão, edema	"Leite empedrado"	• Mamadas frequentes • Massagem • Ordenha manual
Mastite	Estase do leite e fissura mamilar	Mama dolorosa, hiperemiada, edemaciada e quente. Mal-estar, febre alta, calafrios	Abscesso mamário	• Massagem • Esvaziamento adequado das mamas • Antibioticoterapia quando houver sintomas graves sob prescrição médica
Abscesso mamário	Mastite não tratada	Dor intensa, febre, mal-estar, calafrios, presença de áreas de flutuação no local afetado	Drenagem espontânea Necrose Perda de tecido mamário	• Antibioticoterapia quando houver sintomas graves sob prescrição médica • Drenagem do abscesso
Candidíase	Infecção da mama por *Candida* sp.	Coceira, ardência, dor em agulhadas, aréola e mamilos hipocorados	Aumento do desconforto ao amamentar	• Manter mamilos secos e arejados • Evitar uso de absorventes para mamilos

Fonte: Ministério da Saúde, 2009.

2. Colocar o leite recém-ordenhado sobre aquele que já estava congelado até faltarem cerca de 2 a 3 cm para encher o frasco;
3. Guardar imediatamente o frasco no *freezer* ou congelador.

O frasco com leite congelado deverá ser transportado adequadamente para o Banco de Leite Humano.

Orientações sobre o preparo do frasco para guardar o leite

Adaptação: Anvisa, 2008[25]

1. Lavar um frasco de vidro com tampa de plástico (como os de café solúvel ou de maionese), retirando o rótulo e o papel de dentro da tampa;
2. Colocar o frasco e a tampa em uma panela e cobri-los com água;
3. Ferver por 15 minutos, contando o tempo a partir do início da fervura;
4. Deixar escorrer o frasco e a tampa sobre um pano limpo, que sequem;
5. Fechar o frasco sem tocar com a mão a parte interna da tampa. A esterilização do frasco tem validade de 24 horas.

Orientações sobre armazenamento e validade do leite humano

Adaptação: Anvisa, 2008[25]

1. O leite humano deve ser estocado em *freezer* ou congelador a uma temperatura máxima de –3° C;
2. Após a ordenha, o leite humano cru tem validade de até 2 horas à temperatura ambiente;
3. O leite humano ordenhado cru tem validade no *freezer* ou no congelador de até 15 dias; após degelo, deverá ser consumido em 12 horas;
4. O leite humano pasteurizado pode ser estocado por um período máximo de seis meses e após degelo, deverá ser consumido em 24 horas.

Nos Anexos 11.1 e 11.2 encontram-se os formulários para orientação quanto aos cuidados com as mamas, ordenha e estoque do leite ordenhado, utilizados na prática do Banco de Leite Humano/Centro de Incentivo ao Aleitamento Materno do IMIP.

REFERÊNCIAS

1. Oliveira MGOA, Barbosa MB, Silva ACS, Vasconcelos MJOB. Aleitamento materno: Importância e situação atual. In: Vasconcelos MJOB, Barbosa MB, Pinto ICS, Lima TM, Araújo AFC. Nutrição clínica: obstetrícia e pediatria. Rio de Janeiro: MedBook, 2011, p.161-71 e p.181-208.
2. Matuhara AM, Naganuma M. Manual instrucional para aleitamento materno de recém-nascidos prétermo. Pediatria. São Paulo; 2006; 28 (2):81-90.
3. Almeida JAG, Gomes R. Amamentação: um híbrido natureza-cultura. Ver Latino-amer Enfermagem, Ribeirão Preto, 1998; 6(3):71-6.
4. Cury MTF. Aleitamento materno. In: Accioly E, Saunders C, Lacerda EMA. Nutrição em obstetrícia e pediatria, 2. ed. Rio de Janeiro: Guanabara Koogan, 2009, p. 279-300.
5. Ministério da Saúde. Secretaria de Atenção à Saúde. Departamento de Atenção Básica. Saúde da criança: nutrição infantil: aleitamento materno e alimentação complementar. Brasília: Editora do Ministério da Saúde, Série A, 2009 (23):112 p.
6. Brasil. Ministério da Saúde; Organização Panamericana de Saúde (OPAS). Guia Alimentar para crianças menores de 2 anos. 2002. Disponível para consulta em: http://bvsms.saude.gov.br/bvs/publicacoes/10_passos.pdf.
7. Marques RFSV, Lopes FA, Braga JAP. O crescimento de crianças alimentadas com leite materno exclusivo nos seis meses de vida. J Pediatr (Rio J) 2004; 80:99-105.
8. Augusto RA, Souza JMP. Crescimento de crianças em aleitamento materno exclusivo no primeiro semestre de vida. Rev Bras Crescimento Desenv Hum 2007; 17 (2):1-11.
9. Kleinman RE. Manual de nutrição pediátrica. São Paulo: Pharmabooks, 2011; 2, p. 23-35, 1440p.
10. Passanha A, Cervato-Mancuso AM, Silva MEMP. Elementos protetores do leite materno na prevenção de doenças gastrintestinais e respiratórias. Rev Bras Cresc e Desenv Humano. 2010; 20(2):351-60.
11. American Academy of Pedriatrics. Policy statement breastfeeding and the use of human milk. Pediatrics 2005; 115:496-506.
12. Balaban G, Silva GAP, Dias MLCM et al. O aleitamento materno previne o sobrepeso na infância. Rev Bras Saúde Matern Infantil. 2004; 4:263-8.
13. Balaban G, Silva GAP. Efeito protetor do aleitamento materno contra a obesidade infantil. J Pediatr 2004; 80:7-16.

14. Toma TS, Rea MF. Benefícios da amamentação para a saúde da mulher e da criança: um ensaio sobre as evidências. Cad Saúde Pública 2008; 24:S235-S426.
15. Rea MF. Os benefícios da amamentação para a saúde da mulher. J. Pediatr (Rio J) 2004; 80:142-6.
16. Ministério da Saúde. Secretaria de Atenção à Saúde. Departamento de Atenção Básica. Saúde da criança: nutrição infantil: aleitamento materno e alimentação complementar. Brasília: Editora do Ministério da Saúde, Série A, n. 23, 2009. 112p.
17. Aconselhamento em amamentação: um curso de treinamento. Manual do Participante. Organização Mundial da Saúde e Unicef, 1993. São Paulo, 186p.
18. Lamounier JA, Vieira GO, Gouveia LC. Composição do leite humano – fatores nutricionais. In: Rego JD. Aleitamento materno. São Paulo: Atheneu, 2009. p. 55-69.
19. Ministério da Saúde. Promovendo o aleitamento materno, 2. ed. revisada. Brasília, 2007.
20. Organização Mundial da Saúde. Alimentação Infantil – Bases Fisiológicas 1997, p. 20. Versão original, em inglês, publicada no suplemento do vol. 67, 1989 do Bulletin of The ©World Health Organization, The Scientific Journal of WHO sob o título Infant Feeding: The Physiological Basis.
21. Almeida JA, Novak FR, Almeida CH, Chave RM, Araújo FM, Garrido JR. Recomendações técnicas para o funcionamento de bancos de leite humano. 2. ed. Brasília, DF: Ministério da Saúde/Instituto Nacional de Alimentação e Nutrição/Programa Nacional de Incentivo ao Aleitamento Materno/Fundação Oswaldo Cruz/Instituto Fernandes Figueira; 1993. p. 110-23.
22. Romeu-Nadal M, Castellote AI, Lópezsabater MC. C and E and fatty acids in human milk. Food Chem. 2008; 106:65-70.
23. Penteado MD. Vitaminas: aspectos nutricionais, bioquímicos, clínicos e analíticos. Barueri, SP: Manole, 2003:62-3.
24. Giugliani ERJ. O aleitamento materno na prática clínica. J Pediatria. Vol. 76 (Supl. 3), 2000.
25. Brasil. Agência Nacional de Vigilância Sanitária. Banco de leite humano: funcionamento, prevenção e controle de riscos. Brasília, DF: Anvisa, 2008.
26. Emmett PM, Rogers IS. Properties of human milk and their relactionship with maternal nutrition. Early human development 1997; s7-s28.
27. Formulário de Observação da Mamada: "B-R-E-A-S-T-Feeding Observation Form" H.C. Armstrong trainning guide in lactation management. New York, Ibfan e Unicef, 1992.

ANEXO 11.1

CENTRO DE INCENTIVO AO ALEITAMENTO MATERNO (CIAMA) DO INSTITUTO DE MEDICINA INTEGRAL PROF. FERNANDO FIGUEIRA – IMIP

INFORMAÇÕES PARA ORDENHA E ESTOQUE

BLH/CIAMA/IMIP deseja parabenizá-la pela amamentação. A senhora e seu filho têm este direito.

Em relação à ordenha, estoque e conservação do leite humano ordenhado (LHO), é importante seguir alguns passos fundamentais:

1. Usar vidros de café solúvel com tampa plástica (retirar o papelão da tampa);
2. Esterilizá-los;
    - Colocar vidros e tampas em panela;
    - Encher a panela com água corrente até cobrir os vidros e tampas;
    - Levar ao fogo e deixar ferver no mínimo por 15 minutos (esterilização válida por 24 horas);
3. Antes de ordenhar: retirar adornos (anéis, pulseiras, relógio); lavar as mãos e antebraços (até o cotovelo) com água e sabão e as mamas com água; proteger nariz e boca com pano limpo e prender os cabelos com lenço ou touca para banho. Massagear as mamas e desprezar os primeiros 5 jatos de leite.
4. Encher o vidro com LHO até no máximo 2 cm abaixo da tampa plástica;
5. Usar um vidro esterilizado para cada ordenha. Pode-se, entretanto, acrescentar LHO ao vidro contendo leite já congelado, durante 48 horas. A data que constará no vidro será a primeira em que o leite foi ordenhado.
6. Identificar todos os vidros, escrevendo sobre o esparadrapo ou etiqueta: (em cima da tampa), data, nome, nº do seu registro no BLH, e se o leite é para DOAÇÃO ou para ESTOQUE.

NOME:................. DATA: /   /

7. Conservar leite não pasteurizado por:
   - Até 2 horas à temperatura ambiente;
   - Até 12 horas, leite cru em geladeira (não colocar na porta da geladeira);
   - Até 24 horas leite pasteurizado degelado em geladeira (não utilizar a porta da geladeira);
   - Até 15 dias em *freezer* ou congelador.
8. Conservar leite pasteurizado por até 6 meses em *freezer* ou congelador;
9. Transportar leite congelado em caixa isotérmica com gelox (3 volumes de gelox para cada volume de leite).
10. Não usar gelo no transporte do leite congelado.

Para consumir o leite humano cru ou pasteurizado

1. Descongelar (ferver a água; desligar o fogo; colocar o vidro de leite em banho-maria; descongelar o leite; deixar "pedra" de leite congelado de ± 3 cm; retirar o frasco do banho-maria).
2. Homogeneizar (balançando o vidro vagarosamente até que o leite esteja uniforme e a "pedra" de leite tenha descongelado por completo fora do banho-maria).
3. Retirar a quantidade necessária para consumo; aquecer essa porção em banho-maria.
4. Guardar o restante (não poderá ter tido contato com a boca da criança) em geladeira por no máximo 24 horas (leite pasteurizado) e 12 horas (leite cru) (não usar a porta da geladeira).
5. Não congelar novamente.
6. Oferecer o leite em copo ou às colheradas.

O leite entregue para pasteurização (estoque) só poderá ficar no BLH/Ciama/Imip no máximo por 15 dias. A partir de então, ficará à disposição do BLH/Ciama/Imip para "salvar vidas" nos berçários de alto risco, nas UTI neonatais do Imip e em outras Unidades Hospitalares.

"Leite materno: água da vida que brota da terra onde nasci."

ELABORAÇÃO:
Celina Lira – Bióloga, Gerente do Controle de Qualidade do BLH/Ciama/Imip
Vilneide Braga Serva – Médica-Pediatra, Coordenadora do BLH/Ciama/Imip

ANEXO 11.2

CENTRO DE INCENTIVO AO ALEITAMENTO MATERNO (CIAMA) DO INSTITUTO DE MEDICINA INTEGRAL PROF. FERNANDO FIGUEIRA – IMIP

Preparação e cuidados com as mamas

Introdução

O leite materno é o melhor alimento para seu filho, principalmente o colostro (leite dos primeiros dias). O leite humano contém todos os nutrientes necessários para o crescimento e o desenvolvimento do seu bebê.

Amamente logo na sala de parto, na primeira meia hora de vida do bebê. Ordenhe o peito pelo menos 8 vezes por dia se seu bebê precisar se afastar da senhora, como, por exemplo, para ir para a UTI Neonatal.

Dê ao seu bebê somente o leite de peito (sem água ou chás) até os 6 meses de vida e continue amamentando até os 2 anos de idade ou mais.

Preparo das mamas

- Peça ao profissional do Pré-Natal que examine suas mamas.
- Use durante a gestação, de preferência, sutiã de algodão, que dê sustentação às mamas, sem apertar os peitos, e faça um orifício no sutiã, no local do mamilo.
- Use roupas leves com abertura na frente, para facilitar a amamentação.

Como fazer para amamentar seu bebê

- Tome banho diariamente.
- Lave bem as mãos com água e sabão antes de pegar no bebê.
- Não é necessário lavar as mamas antes de dar de mamar.
- Escolha uma posição bem confortável para amamentar.
- Dê o peito ao seu bebê sempre que ele quiser; isto se chama livre demanda.
- Ofereça ambos os peitos durante as mamadas.
- Quando o bebê terminar ou soltar um peito, dê o outro depois.
- Inicie a mamada pelo peito que o bebê mamou por último da última vez.
- O bebê deve abocanhar toda a aréola (a parte escura do peito).
- Se precisar retirar o bebê do peito, quando ele não estiver mais sugando, coloque o dedo no canto da boca do bebê, entre as gengivas, para prevenir rachadura nos mamilos (bico).

Como prevenir fissuras (rachaduras) nos mamilos

- Após as mamadas, passe um pouco de leite do peito nos mamilos.
- O bebê deve ter uma boa pega e posição adequada ao peito.
- Mude a posição do bebê ao peito.
- Não use pomadas, cremes, buchas ou outros produtos nas mamas; isto facilita rachaduras.
- Durante o banho, não passe sabonete nas mamas; isto facilita a ocorrência de rachaduras nos bicos.
- Caso apresente alguma fissura, continue amamentando, iniciando pelo bico menos dolorido, e procure ajuda profissional (em um BLH).

O que fazer em caso de ingurgitamento mamário, ou "peito empedrado"

- Faça massagens nas mamas: movimentos circulares da aréola (parte escura do peito) para a raiz da mama; depois massageie como se estivesse "penteando" o peito, com movimentos da raiz do peito para a aréola.
- Retire o excesso de leite.
- Coloque o dedo polegar acima da linha em que termina a parte escura do peito (aréola) e os dois dedos seguintes abaixo (indicador e médio); firme os dedos e empurre para trás em direção ao corpo. Tente aproximar a ponta do polegar à ponta dos outros dedos até sair leite, e assim ordenhe o excesso de leite.
- Coloque o bebê para sugar várias vezes, observando pega e posição corretas.
- Use um sutiã que acomode bem as mamas, sem apertá-las.

Como saber se o bebê está com pega e posição corretas

- A mãe deve estar em posição bem confortável.
- Durante a mamada do bebê, a mãe não deve sentir dor nas mamas.
- O bebê deve abocanhar toda ou quase toda a aréola (parte escura do peito).
- Colocar o bebê de frente para o peito da mãe, barriga com barriga.
- Deve-se levar o bebê ao peito (e não o peito ao bebê) quando ele abrir bem a boca, ao se tocar a região perto dos seus lábios com o mamilo.
- A boca do bebê deve ficar bem aberta, o lábio inferior virado para baixo, mais aréola visível na parte superior, bochechas cheias, queixo bem perto do peito, sucções lentas e profundas, sem "estalos".
- Variar posições das mamadas: sentada (apoiando o bebê de frente ao peito com almofada ou apoiando os pés em uma escadinha) ou deitada de lado com o bebê também de lado, de frente para o peito.

ELABORAÇÃO:

Sandra Hipólito Cavalcanti – Enfermeira, Gerente de Enfermagem do BLH/Ciama/IMIP.

Vilneide Braga Serva – Médica-Pediatra, Coordenadora do BLH/Ciama/IMIP.

PARTE IV

Orientações Nutricionais para Crianças e Adolescentes

CAPÍTULO 12
Alimentação Complementar

Nathália Paula de Souza
Ililian Kleisse Ferreira da Silva
Rebecca Peixoto Paes Silva
Janine Maciel Barbosa

A ocorrência de práticas e consumo alimentares inadequados no primeiro ano de vida é frequente, apesar da existência de guias de conduta permanentemente atualizados e destinados aos profissionais de saúde que prestam assistência à população pediátrica.[1-3]

Nos últimos anos, têm ocorrido avanços importantes em termos de promoção da amamentação, mas a promoção da alimentação complementar tem tido menores progressos. Nesse contexto, atingir a alimentação adequada das crianças na primeira infância deve ser um componente essencial da estratégia global para a segurança alimentar de uma população.[4]

Deficiências nutricionais ou condutas inadequadas quanto à prática alimentar nessa fase podem influir nos riscos de morbidade e mortalidade, e no crescimento e no desenvolvimento infantis.[5] Estimativas sobre as principais causas de morte em crianças mostram que muitos óbitos poderiam ser evitados com a combinação de aleitamento materno exclusivo até os 6 meses de vida e práticas adequadas de alimentação complementar.[6,7]

Os primeiros anos de vida de uma criança caracterizam-se por crescimento acelerado e enormes aquisições no processo de desenvolvimento, inclusive habilidades para receber, mastigar e digerir outros alimentos, além do leite materno.[8]

Alguns autores acreditam que o desmame precoce está associado à sobrecarga do sistema imunológico e à imaturidade fisiológica, que reduziriam a capacidade de utilizar efetivamente os nutrientes. Reflexo de protrusão da língua, pouca produção de amilase salivar e pancreática, limitada função renal e mucosa intestinal permeável a proteínas heterólogas refletem a imaturidade biológica. Por tudo isso, a oferta adequada de nutrientes nos primeiros anos de vida é considerada crucial.[9-11]

As necessidades nutricionais do lactente são prontamente atendidas com aleitamento materno exclusivo até os 6 meses de vida. A partir daí, torna-se necessária a introdução de alimentação complementar, visando ao fornecimento de energia, proteínas, vitaminas e minerais.[6] A adequação nutricional dos alimentos complementares é fundamental para prevenção de morbidade e mortalidade na infância,[7,12] e para a introdução dos alimentos complementares é importante considerar o desenvolvimento fisiológico e neurológico adequado da criança, geralmente atingido aos 6 meses de vida.[13]

A introdução precoce de alimentos complementares aumenta a morbidade e mortalidade infantis como consequência de menor ingestão dos fatores de proteção existentes no leite materno e devido à exposição a patógenos ou alérgenos presentes nos alimentos introduzidos de maneira inadequada.[14] Por outro lado, a introdução tardia pode estar associada a déficit de crescimento e a risco de deficiência de micronutrientes (ferro, zinco e vitamina A), de energia e proteínas.[15]

O ambiente doméstico, o estilo de vida dos pais, as relações interfamiliares podem ter grande influência na alimentação, nas preferências alimentares, e afetar o equilíbrio nutricional da alimentação por meio da disponibilidade e da composição dos alimentos. Sendo assim, a família exerce papel decisivo no aprendizado de hábitos socialmente aceitos, na formação de novos hábitos, no autocontrole da ingestão alimentar e na formação de um padrão de comportamento alimentar adequado ou não.[16-18]

Para crescer saudável, a criança deve receber alimentos complementares adequados no momento oportuno. Uma alimentação adequada deve ser rica em energia, proteínas e micronutrientes (particularmente ferro, zinco, cálcio, vitamina A, vitamina C e folato), isenta de contaminação (sem germes patogênicos, toxinas ou produtos químicos prejudiciais), não muito salgada nem apimentada, fácil de ser consumida (apresentação adequada para a idade), em quantidade apropriada e estar disponível e acessível. É de fundamental importância que a criança goste da dieta e que esta seja culturalmente aceita.[19]

CRIANÇAS EM ALEITAMENTO MATERNO EXCLUSIVO ATÉ OS 6 MESES

Entende-se alimentação complementar como a alimentação fornecida no período em que outros alimentos ou líquidos são oferecidos em adição ao leite materno. Qualquer alimento ou líquido oferecido à criança, nesse período, além do leite materno, é chamado "alimento complementar".[20] As informações listadas a seguir sobre o manejo da alimentação complementar são baseadas nas recomendações atuais do Ministério da Saúde.[8,13,21]

Escolha dos alimentos

- A seleção dos alimentos complementares deve respeitar os hábitos alimentares da família, incentivando e valorizando a aquisição de gêneros alimentícios regionais.
- A partir dos 6 meses, além do aleitamento materno deverão ser introduzidas papa salgada* e papa de fruta.**
- Papa, nesse caso, é o alimento machucado, com consistência bem amolecida, sem a inclusão de leite, açúcar ou sal. No Capítulo 33 – Receitas para alimentação saudável e dietas especiais, encontram-se descritas receitas de papa salgada e papa de fruta.
- A papa salgada deve conter um alimento de cada grupo:
  - hortaliças (legumes e/ou verduras);
  - cereal ou tubérculo;
  - leguminosas;
  - proteína animal (carne ou vísceras ou ovo inteiro, exceto leite e derivados).
- A papa de fruta pode conter todos os tipos de frutas. Lembre-se que a oferta individual dos alimentos deve ser priorizada, para incentivar o conhecimento dos diversos sabores.
- No Quadro 12.1 constam as quantidades diárias de porções dos grupos alimentares recomendadas para menores de 1 ano, bem como uma lista de substituição de alimentos.

---

*Expressão utilizada por ser conhecida e de fácil compreensão pelos pais, mas é importante reforçar que essa preparação não envolve a presença de sal nem outros temperos industrializados. Por isso, outras expressões, como "papa de vegetais com carne",[13] ou simplesmente "papa", ou "papa principal" ou "comida de panela", podem ser utilizadas.[22]

**Essa denominação tem como objetivo reforçar a consistência com que o alimento deve ser oferecido: amassado ou raspado.

Quadro 12.1 Porções por grupo de alimentos com opções de substituição para crianças com menos de 2 anos.

Grupos dos alimentos	Porção
Cereal, tubérculo ou pão 6 a 12 meses: 3 porções 12 a 24 meses: 5 porções	1 colher de macaxeira ou 1 unidade de batata média ou metade de 1 pão francês ou 1 fatia de pão de forma ou metade de 1 batata-doce ou 1 rodela pequena de inhame ou 2 colheres (sopa) de arroz ou 2 colheres (sopa) de macarrão
Verduras e legumes 6 a 12 meses: 3 porções 12 a 24 meses: 3 porções	4 fatias de cenoura ou 1 colher (sopa) de couve picada ou 1 ½ colher (sopa) de abobrinha picada ou 1 ½ colher (sopa) de brócolis picados ou 1 ½ colher (sopa) de chuchu picado ou abóbora ou beterraba ou quiabo ou folhas verdes
Frutas 6 a 12 meses: 3 porções 12 a 24 meses: 4 porções	½ banana ou ½ maçã ou ½ pera ou 1 laranja ou ⅓ de mamão papaia ou ½ fatia de abacaxi ou 1 fatia pequena de melancia ou 1 fatia pequena de melão
Leite e produtos lácteos 6 a 12 meses: 3 porções 12 a 24 meses: 3 porções	Leite materno por livre demanda 1 copo (150 mL) de leite ou 1 pote de iogurte ou 1 fatia fina de queijo
Carnes, miúdos e ovos 6 a 24 meses: 2 porções	2 colheres (sopa) de carne de frango, gado, peixe ou miúdos ou 1 unidade de ovo
Leguminosas 6 a 24 meses: 2 porções	1 colher (sopa) de feijão ou lentilha ou ervilha seca ou soja ou grão-de-bico
Açúcares e doces	Não se recomenda o oferecimento de açúcar nos primeiros 2 anos de vida.

Fonte: adaptado do Ministério da Saúde.[13]

Como preparar a papa salgada

- A primeira papa salgada deve ser preparada sem sal e deve ser oferecida no almoço.
- O cozimento deve ser feito em pouca água. Em seguida, deve ser amassada com garfo e colher (evite liquidificar ou peneirar).
- Pode-se oferecer carne picada ou desfiada, respeitando-se a capacidade de mastigação, sem esquecer que, mesmo sem dentes, a criança tem capacidade de amassar os alimentos com a gengiva.
- O ovo pode ser oferecido desde os 6 meses, mas tem baixa biodisponibilidade de ferro.

Como preparar a papa de fruta

- A papa de fruta deve ser preparada com uma fruta de cada vez. Se for usar mais de uma fruta na mesma refeição, coloque no prato em porções separadas, oferecendo à criança separadamente para que ela identifique o sabor de cada fruta. Evite amassar com leite, pois pode prejudicar a adaptação da criança às modificações de sabor e textura.
- Atenção ao consumo de frutas e ao funcionamento do intestino da criança. Podem ser oferecidas frutas laxantes (mamão, melão, laranja) ou frutas constipantes (banana, goiaba, maçã sem casca), de acordo com o hábito intestinal.
- As crianças devem ser estimuladas a consumir a fruta, e não apenas o suco.

Consistência das preparações

- Após os 6 meses de vida, os alimentos oferecidos devem ser amassados com garfo ou oferecidos em forma de purê ou papa, evitando-se peneirar ou liquidificar, exceto para crianças com necessidades especiais.
- Após os 8 meses de vida, os alimentos devem ser amassados, desfiados, picados ou cortados em pequenos pedaços.
- Aos 10 meses de vida, os alimentos devem ser oferecidos em pedaços pequenos e menos amolecidos.
- Acima de 1 ano de vida, deve-se oferecer os mesmos alimentos consumidos pela família, evitando-se alimentos que possam oferecer risco a criança de engasgar, como nozes, uvas, sementes e cenoura crua.

Frequência e quantidade das preparações

- Aos 6 meses devem ser oferecidas três refeições por dia, sendo duas papas de fruta e uma papa salgada – esta, preferencialmente no almoço ou no jantar. Inicie com 2 a 3 colheres de sopa e aumente o volume conforme a aceitação (Quadro 12.2).
- Aos 7 meses aumenta-se uma papa salgada e a quantidade corresponde a 2/3 de uma xícara, ou aproximadamente 180 g.
- Aos 12 meses a criança faz as três refeições principais (desjejum, almoço e jantar) e dois lanches, atingindo em média 250 g ou uma xícara.
- Deve-se considerar que cada criança apresenta características próprias, e é importante respeitar a aceitação de cada uma, desde que não comprometa o crescimento e o desenvolvimento.
- É importante observar e respeitar os sinais de fome e saciedade da criança. Sendo assim, grandes refeições estão associadas a longos intervalos e vice-versa. Por isso, um intervalo de 2 a 3 horas entre as refeições pode garantir o consumo de quantidade suficiente de comida.
- A oferta diária de alimentos deve obedecer ao número de porções de cada grupo alimentar, conforme descrito no Quadro 12.1.

Como oferecer os alimentos

- A introdução de novos alimentos deve respeitar a vontade da criança. A oferta deve ser regular, nos períodos que coincidam com o desejo de comer demonstrado pela criança. Não se deve esquecer que a hora da refeição deve ser um momento de prazer.
- Recomenda-se alimentar a criança, lenta e pacientemente, até que fique saciada, e jamais forçá-la a comer.
- A introdução dos alimentos deve ser lenta e gradual, um de cada vez, a intervalos de 3 a 7 dias, a fim de que se possam identificar possíveis reações alérgicas aos alimentos, e devem ser oferecidos desde o início em copo ou xícara, ou prato e colher, evitando-se mamadeira.
- A criança pode rejeitar as primeiras ofertas de um alimento. Para aceitar um novo alimento a criança precisa experimentá-lo pelo menos 8 a 10 vezes.
- Em casos de recusa, podem-se experimentar diferentes combinações, sabores, texturas e métodos de estímulo, desde que não distraiam a criança da refeição, que deve ser um momento de aprendizado que inclui atenção, conversa e contato visual entre a mãe ou cuidador e a criança.

Oferta de líquidos

- Nos intervalos das refeições é importante oferecer água.
- Utilize água potável (fervida e filtrada) no preparo das refeições.
- Não ofereça café, chá ou outros líquidos não nutritivos.

Quadro 12.2 Frequência e horário para introdução dos alimentos complementares por faixa etária.

Horário	Até 6 meses	Após completar 6 meses	Após completar 7 meses	Após completar 12 meses
Manhã	Leite materno (sem água, chás ou outros alimentos)	Leite materno	Leite materno	Leite materno + fruta ou cereal ou tubérculo
Lanche		Papa de fruta	Papa de fruta	Fruta
Almoço		Papa salgada	Papa salgada	Refeição da família
Lanche		Papa de fruta	Papa de fruta	Fruta ou pão ou tubérculo ou cereal
Jantar		Leite materno	Papa salgada	Refeição da família
Noite		Leite materno	Leite materno	Leite materno

Fonte: adaptado do Ministério da Saúde.[13]

- Ofereça pequena quantidade de suco e aumente gradativamente, devido a seu baixo conteúdo calórico e proteico.
- Prepare os sucos com frutas de época; não há restrição de frutas.
- Ofereça sucos após as refeições principais (não substitua refeições).

Evite oferecer para menores de 1 ano

- O consumo de mel não é recomendável, pelo alto risco de contaminação, que pode causar infecção grave.
- Evitar açúcar, café, enlatados, frituras, refrigerantes, balas, salgadinhos e outras guloseimas.
- Devem-se evitar alimentos e temperos industrializados, excesso de sal e açúcar.
- O consumo de ovos, peixes e castanhas, além de alimentos que sejam fontes de glúten, pode ser seguro, mas é necessária avaliação de cada caso pelo profissional de saúde, principalmente em se tratando de crianças com histórico de alergias alimentares na família.***

Higienização dos alimentos, dos utensílios e das mãos

- Materiais e utensílios: lavar com sabão e água corrente, e depois escaldar com água fervente durante 10 minutos (contados a partir do início da fervura) ou deixar de molho em água clorada (1 colher de sopa de água sanitária para 1 litro de água). Todos os utensílios devem ser guardados em recipiente de plástico devidamente tampado.
- Frutas, verduras e legumes: lavar com água corrente e deixar de molho em água clorada (1 colher de sopa de água sanitária para 1 litro de água), antes de serem descascados, mesmo que sejam consumidos sem casca.

CRIANÇAS COM MENOS DE 1 ANO NÃO AMAMENTADAS EXCLUSIVAMENTE ATÉ OS 6 MESES

A OMS, em 2010, recomendou início da alimentação complementar e substituição gradativa do leite materno a partir do 4º mês de vida para as crianças não amamentadas exclusivamente. Reforça ainda que o leite de vaca integral, líquido ou em pó, não é indicado para crianças com menos de 1 ano, e que a introdução da alimentação complementar aos 4 meses deve ser adotada apenas excepcionalmente, após análise individual do caso e quando tiverem sido esgotadas todas as possibilidades de relactação da mãe.[13]

No entanto, na sua última publicação a SBP recomendou que, caso seja impossível manter o aleitamento materno exclusivo até o 6º mês de vida, a criança deve receber fórmula de partida modificada para a idade (primeiro semestre). A partir do 6º mês, deve-se inserir fórmula de seguimento para lactentes (segundo semestre) e iniciar a alimentação complementar conforme recomendada para crianças em aleitamento exclusivo.[23]

Apesar disso, na nossa prática recomendamos a introdução da alimentação complementar aos 4 meses, tendo em vista que a maioria das crianças atendidas no ambulatório são desmamadas precocemente com a utilização de leite de vaca integral e não com fórmulas modificadas para a idade, devido a escassos recursos financeiros e acesso limitado a essas fórmulas infantis.

É importante identificar, para intervenção prévia, as seguintes condutas do cuidador no que se refere à alimentação da criança:

- Práticas de higiene adotadas na manipulação e no preparo dos alimentos complementares – seguir orientação anterior.
- Horário de preparo das refeições lácteas.
- Diluição do leite oferecido.

***Segundo o Consenso de Alergia Alimentar (2008),[22] alimentos como ovos, peixes e castanhas e aqueles que contenham glúten, em famílias com histórico de alergias alimentares devem ser evitados e só introduzidos após o primeiro ano de vida. No entanto, para a SBP,[23] a introdução de ovo, peixe e alimentos que contenham proteína do amendoim pode ser feita a partir do 6º mês, mesmo em crianças com história familiar de atopia. Segundo a OMS (2010), as mães usualmente já oferecem para as crianças alimentos que levam ovo em sua composição, por isso não seria necessário retardar a introdução do ovo. A SBP[23] confirma, por meio de estudos, que a introdução de alimentos potencialmente alergênicos a partir dos 6 meses mostrou menor risco de desfechos alérgicos no futuro.

Quadro 12.3 Frequência e horário para introdução dos alimentos complementares para crianças não amamentadas exclusivamente até os 6 meses de vida.

Horário	Após completar 4 meses	Após completar 8 meses	Após completar 12 meses
Manhã	Leite	Leite + cereal ou tubérculo	Leite + fruta ou cereal ou tubérculo
Lanche	Papa de fruta	Fruta	Fruta
Almoço	Papa salgada	Papa salgada ou refeição da família	Refeição da família
Lanche	Papa de fruta	Fruta ou cereal	Fruta ou pão ou tubérculo ou cereal
Jantar	Papa salgada	Papa salgada ou refeição da família	Refeição da família
Noite	Leite	Leite + cereal ou tubérculo	Leite + cereal ou tubérculo

Fonte: adaptado do Ministério da Saúde.[13]

Consistência e frequência dos alimentos

- Após os 4 meses de vida, os alimentos oferecidos devem ser amassados com garfo ou oferecidos em forma de purê ou papa, evitando-se peneirar ou liquidificar (Quadro 12.3).
- Após os 8 meses, os alimentos devem ser amassados, desfiados, picados ou cortados em pedaços pequenos.
- Aos 10 meses, os alimentos devem ser oferecidos em pedaços pequenos e menos amolecidos.
- A partir de 1 ano de vida, deve-se oferecer os mesmo alimentos da família, evitando-se alimentos que possam implicar risco de engasgo, como nozes, uvas, sementes e cenoura crua, entre outros.

Horário de preparo

- Recomenda-se que seja realizado pouco antes do momento de oferecer à criança, principalmente quando não se dispõe de refrigerador.

Reconstituição do leite

O uso de fórmulas lácteas infantis fortificadas com ferro só deve ser recomendado em caso de necessidade absoluta de introdução de outro leite que não o materno, como nos casos de morte da mãe ou doença materna que contraindique o aleitamento, ou necessidade de complementação, verificada por baixo fluxo de leite materno com evolução ponderal insatisfatória.[22]

Para crianças com menos de 4 meses que não estejam em aleitamento materno exclusivo deverá ser oferecida fórmula infantil modificada para a idade, à concentração de 15% (15 g para o volume final de 100 mL). Deve-se observar a medida-padrão recomendada pelo fabricante, pois muitas marcas possuem uma gramatura específica. No Quadro 12.4 pode-se verificar o volume médio que uma criança que não esteja em aleitamento materno pode ingerir, assim como o número de vezes que essa dieta pode ser oferecida.[21]

No caso de crianças com famílias de baixa condição socioeconômica, que não possam adquirir a fórmula infantil modificada adequada para a idade, não restará alternativa senão utilizar o leite de vaca integral em pó ou líquido. No entanto, estará sendo oferecido um alimento que não atende às recomendações de composição das fórmulas destinadas à alimentação nos primeiros 6 meses de vida.[23]

Assim, o leite integral deve ser utilizado à diluição de 10% até os 4 meses de vida, por causa do excesso de proteína e eletrólitos, que causam sobrecarga renal. A partir dos 4 meses poderá ser administrado de forma integral, a 15%. Na

Quadro 12.4 Recomendação de volume e número de refeições por faixa etária oferecidas a crianças que não estejam em aleitamento materno exclusivo.

Idade	Volume (mL) por vez	Número médio de refeições/dia
Do nascimento a 30 dias	60 a 120 mL	6 a 8
30 a 60 dias	120 a 150 mL	6 a 8
2 a 3 meses	150 a 180 mL	5 a 6
3 a 4 meses	180 a 200 mL	4 a 5
> 4 meses	180 a 200 mL	2 a 3

Observação: oferecer água nos intervalos das refeições.
Fonte: adaptado do Ministério da Saúde.[21]

diluição de 2/3 ou 10% há deficiência de energia (100 mL contêm 42 kcal) e ácido linoléico; então para melhorar a densidade energética, a opção é preparar o leite com adição de 3% de óleo vegetal cru (1 colher de chá = 27 kcal). O carboidrato também fica reduzido, mas a energia é suprida e não é necessária a adição de açúcares e farinhas, uma vez que estes alimentos não são aconselhados para crianças com menos de 24 meses.[21] Após a criança completar 4 meses de vida o leite integral não deverá ser diluído nem acrescido de óleo, já que nessa idade a criança receberá também outros alimentos.

Quando se tratar de complementação, o leite de vaca deverá ser oferecido em todas as mamadas, sempre depois do peito, nunca em substituição, preferencialmente com colher ou em copo.[23]

É importante salientar que, apesar de o uso do leite de vaca integral ser contraindicado para esse público devido ao seu alto teor de proteínas de difícil digestão, sódio, potássio e cloro (que aumentam a carga renal de soluto), além da baixa biodisponibilidade de alguns nutrientes, como ferro, zinco e vitamina E, devemos adequar a alimentação de acordo com a disponibilidade dos alimentos, a possibilidade de acesso a eles, os valores culturais e a situação socioeconômica.[21]

Forma de administração[21]

Leite integral em pó

- Do nascimento até 4 meses: para cada 100 mL de água fervida e filtrada usar 1 colher (de sobremesa) rasa (10 g).
- Acima de 4 meses: para cada 100 mL de água fervida e filtrada usar 1 colher (de sopa) rasa (15 g).

Quadro 12.5 Resumo das principais condutas para alimentação complementar saudável de crianças com menos de 2 anos.

AMAMENTAÇÃO EXCLUSIVA ATÉ OS 6 MESES	SEM AMAMENTAÇÃO EXCLUSIVA ATÉ OS 6 MESES
Até 6 meses	Até 4 meses
Aleitamento materno exclusivo sem chá, água ou outro alimento	Aleitamento materno exclusivo
Após 6 meses	Após 4 meses
Introduzir alimentos complementares Estimular o aleitamento até os 2 anos Introduzir alimentos fontes de ferro e vitamina A Evitar consumo de açúcar, doces, chocolates, refrigerantes e frituras Orientar a introdução de água tratada, filtrada ou fervida aos 6 meses Incentivar práticas de higiene no preparo dos alimentos Introduzir duas papas doces e uma salgada Oferecer 2 a 3 colheres de sopa de consistência pastosa	Introduzir alimentos complementares Estimular ao aleitamento até os 2 anos Introduzir alimentos fontes de ferro e vitamina A Evitar consumo de açúcar, doces, chocolates, refrigerantes e frituras Orientar a introdução de água tratada, filtrada ou fervida aos 4 meses Reforçar a necessidade de prática de higiene no preparo dos alimentos Introduzir duas papas doces e duas salgadas aos 4 meses Oferecer 2 a 3 colheres de sopa de consistência pastosa
De 9 a 10 meses	De 8 a 11 meses
Criança pode receber alimentação da família Introduzir duas papas salgadas e duas doces Oferecer 180 a 200 g ou ¾ de tigela de 250 mL Ressaltar a importância dos alimentos fontes de ferro e vitamina A Evitar alimentos industrializados, preferindo aqueles *in natura*	As refeições salgadas podem ser iguais às da família Introduzir frutas nos lanches Oferecer 180 a 200 g ou ¾ de tigela de 250 mL Ressaltar a importância das fontes de ferro e vitamina A Evitar alimentos industrializados, preferindo aqueles *in natura*
Acima de 12 meses	Acima de 12 meses
Introduzir duas refeições salgadas (almoço e jantar), dois lanches com frutas, cereal ou tubérculo e o desjejum Consistência normal e nos horários da família Uma xícara ou tigela de 250 mL	Introduzir duas refeições salgadas (almoço e jantar), dois lanches com frutas, cereal ou tubérculo e o desjejum Consistência normal e nos horários da família Uma xícara ou tigela de 250 mL

Leite integral líquido

- Do nascimento até 4 meses: para cada 70 mL de leite adicionar 30ml de água fervida e filtrada, para obter um volume total de 100 mL (2/3 de leite líquido + 1/3 de água fervida).
- Acima dos 4 meses de vida o leite não deverá ser diluído.

O Quadro 12.5 apresenta um resumo das principais condutas para alimentação complementar saudável de crianças menores de 2 anos, estabelecendo diferenças para aquelas que recebem aleitamento materno exclusivo até os 6 meses e aquelas que são desmamadas antes desse período.

REFERÊNCIAS

1. Caetano MC, Ortiz TTO, Silva SGL, Souza FIS, Sarni ROS. Alimentação complementar: práticas inadequadas em lactentes. J Pediatr (Rio J) 2010; 86(3):196-201.
2. Silva LMP, Venâncio SI, Marchioni DML. Práticas de alimentação complementar no primeiro ano de vida e fatores associados. Rev Nutr Campinas 2010; 23(6):983-92.
3. Barros RMM, Seyffarth AS. Conhecimentos maternos sobre alimentação complementar – impacto de uma atividade educativa. Com Ciênc Saúde 2008; 19(3):225-31.
4. Garcia MT, Granado FS, Cardoso MA. Alimentação complementar e estado nutricional de crianças menores de dois anos atendidas no Programa Saúde da Família em Acrelândia, AC, Amazônia Ocidental Brasileira Cad Saúde Pública 2011; 27(2):305-16.
5. Monteiro CA, D'Aquino Benicio MH, Iunes R, Gouveia NC, Taddei JAAC, Cardoso MAA. ENDEF e PNSN: para onde caminha o crescimento físico da criança brasileira? Cad Saúde Pública 1993; 9(1):85-95.
6. Global Health Council. Global health opportunities. 2006 update on priorities and U.S. investments. Washington, DC: Global Health Council; 2006.
7. Bryce J, Boschi-Pinto C, Shibuya K, Black RE. WHO estimates of the causes of death in children. Lancet 2005; 365:1147-52.
8. Brasil. Ministério da Saúde. Normas e Manuais Técnicos. Guia Alimentar para Crianças Menores de 2 Anos. Brasília, DF; 2002.
9. Vitolo MR. Nutrição: da gestação à adolescência. Rio de Janeiro: Reichmann & Affonso; 2003.
10. Behar M. Physiological development of the feeding. Indian Pediatr. 1987; 24:837-58.
11. Lebenthal E, Leung YK. The impact of development of the gut on infant nutrition. Pediatric Ann. 1987; 16:211-20.
12. Jones G, Steketee RW, Black RE, Bhutta ZA, Morris SS. How many child deaths can we prevent this year? Lancet 2003; 362:65-71.
13. Brasil. Ministério da Saúde. Dez passos para uma alimentação saudável: guia alimentar para crianças menores de dois anos: um guia para o profissional da saúde na atenção básica. 2. ed. Brasília: Ministério da Saúde, Secretaria de Atenção à Saúde, Departamento de Atenção Básica. 2010. 72 p. : il. (Série A. Normas e Manuais Técnicos.)
14. Dewey KG, Cohen RJ, Brown KH, Rivera LL. Effects of exclusive breastfeeding for four versus six months on maternal nutritional status and infant motor development: results of two randomized trials in Honduras. J Nutr 2001; 131:262-7
15. Weffort VRS, Lamounier JÁ (Coords.). Nutrição em pediatria: da neonatologia à adolescência. Barueri, SP: Manole, 2009: 600p.
16. Vieira GO, Silva LR, Vieira TO, Almeida JAG, Cabral VA. Hábitos alimentares de crianças menores de 1 ano amamentadas e não amamentadas. J Pediatr. 2004; 80(5):411-6.
17. Salve JM, Silva IA. Representações sociais de mães sobre a introdução de alimentos complementares para lactentes. Acta Paul Enferm. 2009; 22(1):43-8.
18. Danowski L, Gargiula L. Selections from current literature: attitudes and practices regarding the introduction of solid foods to infant. Fam Pract. 2002; 19:698-702.
19. World Health Organization, Department of Nutrition for Health and Development. Complementary feeding. Family foods for breastfed children. Geneva:World Health Organization; 2000.
20. Dias MCAP, Freire LMS, Franceschini SCC. Recomendações para alimentação complementar de crianças menores de dois anos. Rev Nutr, Campinas 2010; 23(3):475-86.
21. Brasil. Ministério da Saúde. Saúde da criança: nutrição infantil: aleitamento materno e alimentação complementar. Ministério da Saúde, Secretaria de Atenção à Saúde, Departamento de Atenção Básica. Brasília, DF: Editora do Ministério da Saúde, 2009. 112 p. : il. – (Série A. Normas e Manuais Técnicos) (Cadernos de Atenção Básica, n. 23.)
22. Solé D, Silva LR, Rosário Filho NA, Sarni RO; Sociedade Brasileira de Pediatria e Associação Brasileira de Alergia e Imunopatologia. Consenso brasileiro sobre alergia alimentar 2007. Rev Bras Alerg Imunopatol. 2008; 31:65-89.
23. Sociedade Brasileira de Pediatria. Manual de orientação para alimentação do lactente, do pré-escolar, do escolar, do adolescente e na escola. Sociedade Brasileira de Pediatria. Departamento de Nutrologia, 3. ed. Rio de Janeiro, RJ: SBP, 2012. 148p.
24. Lopez FA, Brasil ALD. Nutrição e dietética em clínica pediátrica. São Paulo: Editora Atheneu, 2004. 368p.

CAPÍTULO 13

Alimentação Saudável

Gisele Almeida de Noronha
Daniela Souza Soares

Uma dieta adequada é aquela acessível, saborosa, variada, harmônica, sanitariamente segura, colorida, que atenda as peculiaridades individuais, tais como idade, sexo e estágio de desenvolvimento, respeitando as preferências de paladar e os hábitos alimentares e culturais.[1]

Nas últimas décadas, no Brasil a população tem vivenciado um processo de mudança nos seus hábitos alimentares, caracterizado por perda de identidade cultural alimentar, com aumento do consumo de carboidratos simples, sódio e gorduras, sobretudo gorduras saturada e trans, concomitante à redução do consumo de leguminosas, verduras, legumes e frutas, configurando uma dieta com baixo teor de micronutrientes e alto teor calórico.[1-5]

Estudos recentes têm identificado hábitos alimentares pouco saudáveis entre crianças e adolescentes, especialmente os pertencentes às classes econômicas mais favorecidas, que têm maior acesso aos alimentos e à informação e sofrem com grande influência da mídia.[5-7] Observa-se, ainda, consumo mais frequente de alimentos como o arroz e o feijão entre adolescentes de famílias mais pobres.[8,9]

Ao se compararem os dados da Pesquisa de Orçamento Familiar (POF), realizada pelo IBGE em 2008/2009, com aqueles obtidos em 2002/2003, observa-se uma redução no consumo de gêneros alimentícios tradicionais como arroz, feijão, farinhas de trigo e de mandioca, leite, óleo de soja e açúcar, acompanhada de um aumento no consumo de alimentos ultraprocessados, como pão francês, biscoitos, refrigerantes, refeições prontas e misturas industrializadas.[5]

Essas mudanças nos hábitos alimentares, aliadas a outras modificações no estilo de vida, como sedentarismo e redução do gasto calórico diário, vêm alterando a dinâmica de adoecimento e mortalidade na população brasileira. Nas últimas décadas, observou-se um aumento da prevalência de doenças crônicas não transmissíveis, principalmente de sobrepeso e obesidade, e ainda manutenção da prevalência de deficiências nutricionais, particularmente em crianças, adolescentes e gestantes.[1,10-12]

Uma vez que é na infância que se formam os hábitos alimentares, é necessário o entendimento dos seus fatores determinantes, para que seja possível propor processos educativos efetivos para a mudança do padrão alimentar da criança e do adolescente.[13-15]

PROMOÇÃO DA SAÚDE

Desnutrição, deficiência de micronutrientes, excesso de peso e outras doenças crônicas não transmissíveis coexistindo nas mesmas comunidades – e, muitas vezes, no mesmo domicílio – caracteriza a transição nutricional.[16] Diversos estudos têm mostrado que o Brasil, assim como outros países em desenvolvimento, convive com a transição nutricional, determinada frequentemente por má alimentação.[10,17-19]

Nessa nova realidade, é incontestável a necessidade de melhora no perfil nutricional e epidemiológico atual. No intuito de promover a saúde e prevenir doenças, deve-se, então, criar estratégias e incentivar mudanças no estilo de vida, principalmente com orientações que estimulem à adoção de uma alimentação saudável desde a infância, e que sejam de fácil compreensão e compatíveis com a realidade de cada indivíduo.[1,20]

Sempre que possível, recomenda-se que a orientação para adequação de uma dieta seja desenvolvida a partir de um referencial positivo, isto é, deve-se primeiramente enfatizar as vantagens de alguns alimentos e das refeições saudáveis, estimulando o consumo desses alimentos mais do que proibindo o consumo de outros. Mensagens com uma abordagem positiva são mais eficazes, porque naturalmente as pessoas são mais atraídas por esse tipo de contexto.[1]

Recomenda-se também utilizar os alimentos como referência nas orientações para uma alimentação saudável, em vez de falar sobre os nutrientes que compõem determinado alimento. Alimentar-se é um ato social que envolve diferentes valores culturais, sociais, afetivos e sensoriais. Assim, o ser humano busca alimentar-se de alimentos palpáveis, com cheiro, cor, textura e sabor, e não de "nutrientes".[1]

O Quadro 13.1 descreve os tipos de nutriente, suas funções e os alimentos relacionados, e pode ser útil nesse processo de utilizar o alimento e não o nutriente nas orientações nutricionais.

PROCESSOS DE APRENDIZAGEM EM ALIMENTAÇÃO

O processo de formação do hábito alimentar ocorre mediante aprendizagem, que, conforme se tem mostrado, acontece com maior expressão por meio de métodos baseados no paradigma do condicionamento para aumentar as preferências alimentares.[21] A exposição repetida e/ou a mera exposição é a primeira etapa do processo de familiarização com alimentos, que se inicia com o desmame e a introdução da alimentação complementar. Nessa fase os pais têm a responsabilidade de oferecer uma alimentação variada para que a criança conheça diversos sabores, desenvolvendo e exercitando seu paladar.[22,23]

O estudo de Birch[24] com crianças pré-escolares mostrou que o alimento não pode ser percebido apenas visualmente ou pelo odor; a criança precisa experimentar o alimento, mesmo que em pequena quantidade, para que se produza o condicionamento, aumentando a possibilidade de aceitação do alimento. Geralmente o aumento da aceitação de um novo alimento se dá após 12 a 15 apresentações, podendo nesse período ocorrer desistência dos pais, por suporem que a criança não gosta do alimento. Porém, é a exposição repetida que poderá contribuir para redução da neofobia alimentar,* característica comum em crianças.[25]

Na aprendizagem sabor-sabor, é feita a associação do sabor preferido com um sabor desconhecido ou menos preferido, o que possibilita maior aceitação por meio da associação de sabores.[26]

A aprendizagem nutriente-sabor ou caloria-sabor ocorre segundo um padrão similar ao anterior. Um alimento mais calórico promove uma sensação de saciedade que, associada à sugestão do sabor, aumenta a aceitação do alimento desconhecido. Consequentemente, alimentos com alto teor de gordura geralmente são mais consumidos pelas crianças.[24,26]

O processo de aprendizagem, além da formação de preferências alimentares, também é central para o desenvolvimento do controle da ingesta alimentar, formando ou modelando a ingestão alimentar sob influência do contexto social.[27,28]

---

*Receio de experimentar novos alimentos e sabores.[29]

Quadro 13.1 Nutrientes, funções e alimentos fontes.

Nutrientes	Características	Funções	Fontes alimentares
Proteínas	Heteropolímeros formados por unidades menores chamadas aminoácidos, unidos por ligações peptídeas	Envolvidas na formação e manutenção das células e tecidos do corpo e dos órgãos	Leite, queijo, iogurte, aves, peixes, carnes, ovos, feijão
Gorduras	Compostos químicos orgânicos que compreendem os triglicerídeos, fosfolípídios e esteroides	São fontes alternativas de energia, influem na manutenção da temperatura corporal, transportam vitaminas lipossolúveis, dão sabor às preparações e sensação de saciedade	Azeite, óleos, manteiga, creme de leite
Carboidratos	Compostos formados por carbono, hidrogênio e oxigênio	A principal fonte de energia, uma das fontes mais econômicas, assegura a utilização eficiente de proteínas e lipídios	Cereais, raízes, tubérculos, verduras, legumes e frutas
Vitaminas	Substâncias orgânicas necessárias para o crescimento e a manutenção da vida Classificam-se como hidrossolúveis (complexo B, ácido fólico e vitamina C) e lipossolúveis (vitaminas A, D, E e K) Participam da regulação do metabolismo e das respostas imunológicas	Essenciais na transformação de energia; ainda que não sejam fontes, intervêm na regulação do metabolismo, favorecem as respostas imunológicas, dando proteção ao organismo	Frutas, verduras, legumes, e alguns alimentos de origem animal (leite, carnes, fígado)
Minerais	Compostos químicos inorgânicos necessários para o crescimento, a conservação e a reprodução do ser humano	Contribuem para a formação dos tecidos, intervêm na regulação dos processos corporais, favorecem a transmissão dos impulsos nervosos e a contração muscular, participam na manutenção do equilíbrio acidobásico	Frutas, verduras, legumes, e alguns alimentos de origem animal (leite, carnes, frutos do mar)

PIRÂMIDE DOS ALIMENTOS

Um importante instrumento de orientação nutricional muito utilizado na prática ambulatorial é a Pirâmide Alimentar. Trata-se de uma ferramenta de orientação que pode transmitir conhecimentos relativos a uma alimentação considerada adequada e que contempla os conceitos de quantidade, qualidade, harmonia e adequação. Essa representação gráfica facilita a visualização dos alimentos, assim como a sua escolha nas refeições do dia.[30,31]

A pirâmide proposta para a população brasileira foi dividida então, em quatro níveis (Figura 13.1):

- 1º nível: grupo dos cereais, tubérculos, raízes
- 2º nível: grupo das verduras e legumes e grupo das frutas
- 3º nível: grupo do leite e derivados, grupo das carnes e ovos e grupo das leguminosas
- 4º nível: grupo dos óleos e gorduras e grupo dos açúcares e doces.

A pirâmide dos alimentos adaptada para a população brasileira foi proposta por Philippi em 1999[32] e atualizada em 2006.[31] Os alimentos foram distribuídos em oito grupos (Figura 13.1). A Sociedade Brasileira de Pediatria[23] apresentou em 2012 uma versão diferenciada da pirâmide de alimentos voltada para crianças e adolescentes (Figura 13.2).

Importante lembrar que, além de variada, a alimentação da criança e do adolescente deve ser adequada em termos da quantidade das porções, evitando-se a superoferta de alimentos dos diferentes grupos. No Quadro 13.2 observa-se o número recomendado de porções por dia, por grupo de alimentos da pirâmide, de acordo com a faixa etária.[23]

132 ORIENTAÇÕES NUTRICIONAIS PARA CRIANÇAS E ADOLESCENTES

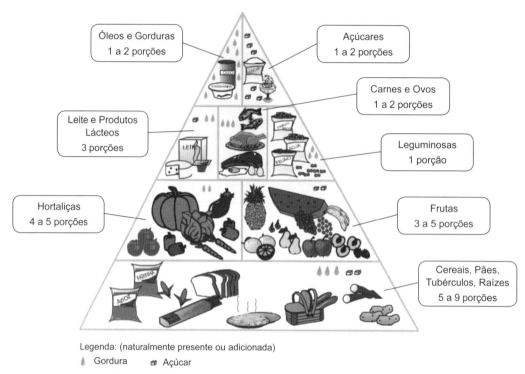

Figura 13.1. Pirâmide dos Alimentos adaptada para a população brasileira. (*Fonte*: Philippi.[30])

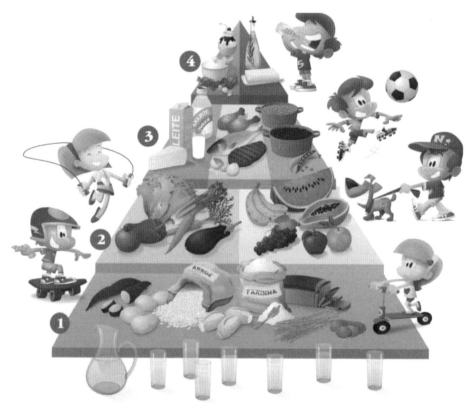

Figura 13.2 Pirâmide dos Alimentos adaptada pela Sociedade Brasileira de Pediatria para crianças e adolescentes. (*Fonte*: Sociedade Brasileira de Pediatria.[23])

Quadro 13.2 Número diário de porções recomendado para cada grupo da pirâmide alimentar, de acordo com a faixa etária.

Nível pirâmide	Grupo alimentar	Idade 6 a 11 meses	Idade 1 a 3 anos	Idade Pré-escolar e escolar	Adolescente e adultos
1	Cereais, pães, tubérculo e raízes	3	5	5	5 a 9
2	Verduras e legumes	3	3	3	4 a 5
2	Frutas	3	4	3	4 a 5
3	Leites, queijos e iogurtes	Leite materno*	3	3	3
3	Carnes e ovos	2	2	2	1 a 2
3	Feijões	1	1	1	1
4	Óleos e gorduras	2	2	1	1 a 2
4	Açúcar e doces	0	1	1	1 a 2

*Diante da impossibilidade de oferecer leite materno, oferecer uma fórmula infantil adequada para a idade.
Fonte: Sociedade Brasileira de Pediatria.[23]

Quadro 13.3 Situações comuns de problemas alimentares na infância e estratégias de intervenção.

Situação	Soluções possíveis
Recusa carne	– Oferecer porções pequenas de carnes macias – Oferecer bolo de carne, espaguete com molho de carne, ensopado, panquecas – Oferecer legumes, ovos e queijo – Oferecer carne moída
Bebe pouco leite	– Oferecer queijo, iogurte, e incluir queijo nas preparações – Usar leite para cozinhar cereais (p. ex., arroz-doce), oferecer sopas, cremes, pudins à base de leite – Permitir que a criança use canudinho para beber lácteos do copo – Incluir leite em pó nas preparações (biscoitos, bolos, panquecas)
Bebe muito leite	– Oferecer água quando a criança tiver sede entre as refeições – Limitar a ingestão de leite a uma porção ao final da refeição e oferecer água como segunda opção – Se a criança usa mamadeira, passar para o copo (utilizar copo colorido ou com estampas infantis)
Recusa vegetais e frutas	– Se a criança recusar vegetais, ofereça mais frutas e vice-versa – Ao preparar vegetais, cozinhe por pouco tempo, deixando-os mais duros e não supercozidos – Vegetais cortados em tiras cozidos ao vapor ou crus possibilitam que a criança coma com as mãos – Ofereça vegetais em sopas e molhos – Sirva cereais com frutas in natura e frutas secas – Prepare frutas de diversas maneiras: ao natural, cozidas em suco ou em saladas – Ofereça de maneira contínua vegetais e frutas
Come muitas guloseimas	– Limite a compra e o preparo de alimentos doces em casa – Evite chantagens e recompensas – Evite oferecer doce como lanche e, para saúde bucal, incorpore essa prática após as principais refeições – Reduza o açúcar nas preparações e oriente a pessoa responsável pelo cuidado da criança a não oferecer doces

Fonte: Vitolo.[20]

Quadro 13.4 Passos para se ter uma alimentação saudável.

Alimentação Saudável	
Uma alimentação saudável é acessível, variada, colorida, saborosa e utiliza alimentos tradicionais do dia a dia.	
	Alimente-se 5 ou 6 vezes ao dia. Coma ao café da manhã, almoço, jantar e faça lanches saudáveis nos intervalos.
	Escolha frutas, verduras e legumes de sua preferência, e experimente de diferentes formas aqueles que você ainda não conhece. Coma todos os dias, no mínimo 5 porções!
	Coma feijão com arroz todos os dias ou pelo menos 5 vezes por semana. Esta mistura bem brasileira é uma ótima combinação para a saúde.
	Mastigue bem os alimentos. Coma devagar! Aprecie a sua refeição!
	Evite comer assistindo à televisão. Reúna a família e faça das refeições um ponto de encontro!
	Dê preferência aos sucos de frutas naturais e lembre-se de que, além dos alimentos, é importante o consumo adequado de ÁGUA, principalmente entre as refeições.
	Movimente-se! Não fique mais que 2 horas em frente à tevê, ao computador ou jogando videogame. Faça atividades físicas durante 30 a 60 minutos todos os dias.
	Óleos, gorduras, açúcares e doces fazem parte da alimentação, mas devem ser consumidos em quantidades bem menores do que as dos outros alimentos. Evite comer salgadinhos de pacote, refrigerantes, sucos industrializados, biscoitos recheados, doces e sorvetes. Valorize o sabor natural dos alimentos e das bebidas, evitando ou reduzindo o açúcar adicionado a eles.
	Sempre retire a gordura visível das carnes e a pele de aves e peixes, se possível antes de prepará-los. Prefira os alimentos cozidos, grelhados ou assados no forno. Evite cozinhar com margarina ou manteiga, prefira óleo, de canola, girassol, milho, algodão ou soja, sem exagerar nas quantidades. E, sempre que possível, utilize azeite de oliva extravirgem para temperar as saladas.
	Evite alimentos ricos em gordura, como salsicha, hambúrguer, creme de leite, manteiga, margarina, queijo amarelo, salame, linguiça, mortadela, frituras, empanados à milanesa, folhados.
	Evite consumir alimentos industrializados que contenham muito sal (sódio), como hambúrguer, charque, salsicha, linguiça, salgadinhos, macarrão instantâneo, sopas e molhos prontos, além de temperos artificiais. Abuse dos temperos naturais: alho, cebola, salsa, cebolinha, coentro, orégano, cheiro-verde, ervas, hortelã, louro, manjericão, gengibre, limão.

Fonte: adaptado de Brasil.[1]

PRÁTICAS ALIMENTARES NA INFÂNCIA

As situações mais comuns na prática clínica e ambulatorial, relacionadas a problemas alimentares na infância, foram descritas por Vitolo,[20] e estão apresentadas no Quadro 13.3.

RECOMENDAÇÕES GERAIS

Não é necessário adotar todas as recomendações de uma só vez. Recomenda-se escolher uma orientação mais fácil, interessante ou desafiadora para começar a seguir todos os dias, para, em seguida, escolher outra e assim sucessivamente.

Recomendações mais específicas para a prática alimentar na infância[20] são:

- Intervalo de 2 a 3 horas entre a ingestão de qualquer alimento e as principais refeições
- Volume pequeno de alimentos nas refeições
- Fracionamento da dieta (6 refeições diárias, incluindo os lanches)
- Se houver recusa da refeição principal, não substituir por leite nem por outros produtos lácteos
- Manter verduras e legumes nas refeições mesmo que a criança não os aceite; no entanto, não deve existir obrigatoriedade do consumo, nem comentários caso sobrem no prato
- Servir as refeições sem sucos, refrigerantes ou bebidas açucaradas (podem ser oferecidos após o término da refeição)
- Retirar o que sobrou do prato sem fazer comentários para que a criança não se sinta pressionada
- As guloseimas não devem ser utilizadas como recompensa ou castigo.

É de extrema importância a consolidação de hábitos alimentares e de estilo de vida saudáveis na infância e na adolescência. Nessas fases, os hábitos são estabelecidos e, provavelmente, mantidos na vida adulta. Desta forma, evita-se o desenvolvimento de doenças crônicas não transmissíveis, além de se promover a saúde global do indivíduo. No Quadro 13.4, na página anterior, encontram-se descritos os passos para uma alimentação saudável, adaptados do Ministério da Saúde.[1]

REFERÊNCIAS

1. Brasil. Ministério da Saúde. Guia alimentar para a população brasileira: promovendo a alimentação saudável. Brasília: Ministério da Saúde, 2006.
2. Monteiro CA, Mondini L, Costa RBL. Mudanças na composição e adequação nutricional da dieta familiar nas áreas metropolitanas do Brasil (1988-1996). Rev Saúde Pública. 2000; 34(3):251-8.
3. Levy-Costa RB, Sichieri R, Pontes NS, Monteiro CA. Disponibilidade domiciliar de alimentos no Brasil: distribuição e evolução (1974-2003). Rev Saúde Pública. 2005; 39(4):530-40.
4. Toral N, Conti MA, Slater B. A alimentação saudável na ótica dos adolescentes: percepções e barreiras à sua implementação e características esperadas em materiais educativos. Cad Saúde Pública. 2009; 25(11):2386-94.
5. Levy RB, Claro RM, Mondini L, Sichieri R, Monteiro CA. Distribuição regional e socioeconômica da disponibilidade domiciliar de alimentos no Brasil em 2008-2009. Rev Saúde Pública. 2012; 46(1):6-15.
6. Nunes MMA, Figueiroa JN, Alves JGB. Excesso de peso, atividade física e hábitos alimentares entre adolescentes de diferentes classes econômicas em Campina Grande, PB. Rev Assoc Med Brás. 2007; 53(2):130-4.
7. Conceição SIO, Santos CJN, Silva AAM, Silva JS, Oliveira TC. Consumo alimentar de escolares das redes pública e privada de ensino em São Luís, MR. Rev Nutr. 2010; 23(6):993-1004.
8. Santos JS, Costa COM, Nascimento Sobrinho CL, Silva MCM, Souza KEP, Melo BO. Perfil antropométrico e consumo alimentar de adolescentes de Teixeira de Freitas, BA. Rev Nutr 2005; 18(5):623-32.
9. Veiga GV, Sichieri R. Correlation in food intake between parents and adolescents depends on socioeconomic level. Nutr Res. 2006; 26(10):517-23.
10. Batista Filho M, Rissin A. A transição nutricional no Brasil: tendências regionais e temporais. Cad Saúde Pública. 2003; 19(S1):S181-S191.
11. Kac G, Velásquez-Meléndez G. A transição nutricional e a epidemiologia da obesidade na América Latina. Cad Saúde Pública. 2003; 19(S1):S4-S5.
12. Souza EB. Transição nutricional no Brasil: análise dos principais fatores. Cad UniFoa. 2010, 13:49-53.
13. Pipitone, MAP. Educação para o consumo de alimentos. Hig Aliment. 2005; 19(132):18-23.
14. Rossi A, Moreira EAM, Rauen MS. Determinantes do comportamento alimentar: uma revisão com enfoque na família. Rev Nutr. 2008; 21(6):739-48.
15. Cavalcanti AC, Melo AMCA. Mídia, comportamento alimentar e obesidade na infância e na adolescência: uma revisão. Rev bras. Nutr Clín. 2008; 23(3):199-203.

16. Standing Committee on Nutrition. Diet-related chronic diseases and double burden of malnutrition in West Africa. London: United Nations System; 2006. (Standing Committee on Nutrition News, 33.)
17. Bermudez OI, Tucker KL. Trends in dietary patterns of Latin American populations. Cad Saúde Pública 2003; 19(Supl. 1):S87-99.
18. Brasil. Instituto Brasileiro de Geografia e Estatística. Antropometria e estado nutricional de crianças, adolescentes e adultos no Brasil. Brasília: IBGE, 2010.
19. World Health Organization. Overweight and obesity. Geneva: World Health Organization; 2011.
20. Vitolo MR. Práticas alimentares na infância. In: _____. Nutrição da gestação ao envelhecimento. Rio de Janeiro: Ed. Rubio, 2008.
21. Ramos M, Stein LM. Desenvolvimento do comportamento alimentar infantil. J Ped (Rio de Janeiro). 2000; 76(Supl. 3):S229-S237.
22. Brasil. Ministério da Saúde. Dez passos para alimentação saudável. Guia alimentar para crianças menores de dois anos. Brasília: Ministério da Saúde, 2010.
23. Sociedade Brasileira de Pediatria (SBP). Departamento Científico de Nutrologia. Manual de orientação para a alimentação do lactente, do pré-escolar, do escolar, do adolescente e na escola. Rio de Janeiro: SBP, 2012.
24. Birch LL. Children's preferences for high fat foods. Nutr Rev. 1992; 50:249-55.
25. Plinner P, Loewen R. Temperament and food neophobia in children and their mothers. Appetite. 1997; 28:239-54.
26. Capaldi E. Conditioned food preferences. In: Capaldi ED (Ed.). Why we eat what we eat. The psychology of eating. 2. ed Washington: APA; 1997. p. 53-80.
27. Birch LL. Development of food acceptance patterns. Develop Psych. 1990; 26:515-9.
28. Birch LL, Fisher JA. The role of experience in the development of children's eating behavior. In: Capaldi ED (Ed.). Why we eat what we eat. The psychology of eating. 2. ed. Washington: APA; 1997; 113-41.
29. Birch LL, Fisher JA. Appetite and eating behavior in children. Pediatric Clinics of North America, 1995; 42(4):931-53.
30. Lanzillotti HS, Couto SEM, Afonso FM. Pirâmides alimentares: uma leitura semiótica. Rev Nutr., Campinas 2005; 18(6):785-92.
31. Philippi ST. Nutrição e técnica dietética. 2. ed. Barueri, SP: Manole, 2006, p. 42.
32. Philippi ST, Latterza AR, Cruz ATR, Ribeiro LC. Pirâmide alimentar adaptada: guia para escolha dos alimentos. Rev Nutr., Campinas, 1999; 12(1):65-80.

CAPÍTULO 14

Obesidade

Janine Maciel Barbosa
Conciana Maria Andrade Freire Neves

A Organização Mundial da Saúde define obesidade como uma doença que se caracteriza pelo acúmulo excessivo de gordura corporal, em extensão tal que acarreta prejuízos à saúde do indivíduo, sendo considerada em todo o mundo a primeira causa de doença evitável.[1] A obesidade é responsável por diminuição significativa na esperança média de vida, nomeadamente pelas inúmeras comorbidades que podem estar a ela associadas.[2,3]

Nos últimos anos, resultados de estudos populacionais vêm mostrando um rápido e significativo aumento na prevalência mundial de obesidade, especialmente durante a infância e a adolescência, que veem tomando proporções de uma verdadeira epidemia mundial.[4]

No Brasil, pesquisas importantes como o Estudo Nacional de Despesa Familiar (ENDEF), realizado em 1974-1975, e a Pesquisa sobre Padrões de Vida (PPV), realizada em 1996-1997, pelo IBGE, compreendendo apenas as regiões Sudeste e Nordeste, têm reportado resultados que mostram um aumento de 4,1% para 13,9% na prevalência de excesso de peso em indivíduos de 6 a 18 anos, correspondendo a uma elevação relativa de 239% desse distúrbio. Recentemente, os dados referentes à Pesquisa de Orçamentos Familiares (POF 2008-2009) destacam a ascendência de sobrepeso e obesidade na população infantil, indicando um incremento da prevalência de excesso de peso em crianças brasileiras de 5 a 9 anos, entre 1989 e 2009, passando de 15% para 34,8%.[6]

CLASSIFICAÇÃO E ETIOLOGIA

A obesidade pode ser classificada, de acordo com a sua etiologia, como exógena e endógena.[7] A obesidade exógena é uma doença crônica e multifatorial, que envolve componentes genéticos, comportamentais, psicológicos, sociais, metabólicos e endócrinos.[8,9]

Apesar de os fatores genéticos representarem um importante papel na determinação e na suscetibilidade do indivíduo para ganho de peso, a literatura vem destacando os fatores ambientais que envolvem o estilo de vida e as escolhas alimentares como os principais responsáveis pelo aumento no número de indivíduos obesos nos diferentes grupos etários.[10]

Os hábitos alimentares e de exercício físico são adquiridos e consolidados na infância, e, quando desajustados, propagam a obesidade.[11,12] A redução da atividade física, a utilização excessiva do computador, o aumento do tempo despendido em assistir à televisão e com jogos eletrônicos, e o consumo excessivo de energia proveniente de gorduras e açúcares em detrimento de um menor consumo de frutas e verduras, parecem ser os principais vetores ambientais do excesso de peso entre as crianças e os adolescentes.[13,14]

Além desses, a literatura vem apontando outros fatores que estão associados à obesidade infantil, destacando-se história familiar e obesidade dos pais,[15] desmame precoce[16,17] e fatores relacionados ao crescimento e a maturação sexual precoce.[5,18]

A obesidade endógena apresenta como causas síndromes genéticas (Prader-Willi, Bardet-Biedl), endocrinopatias (hipotireoidismo, deficiência do hormônio do crescimento, síndrome de Cushing), lesões que afetam a região hipotalâmica no sistema nervoso central (tumores, traumatismos, cirurgias, radioterapia) e uso crônico de alguns medicamentos (glicocorticoides, anticonvulsivantes, contraceptivos orais).[19,20]

Quanto à obesidade de causa endógena, deve-se identificar o distúrbio de base e corrigi-lo, ao passo que para obesidade exógena o tratamento consiste em manejo dietético, especialmente com mudanças nos hábitos alimentares e no estilo de vida.[21]

DIAGNÓSTICO

O estabelecimento do diagnóstico de sobrepeso e obesidade na infância e na adolescência é fundamentalmente clínico, tomando como base os dados antropométricos, no exame físico e na história clínica e nutricional. Exames bioquímicos podem ser utilizados para investigar possíveis causas secundárias e para o diagnóstico das repercussões metabólicas mais comuns da obesidade (dislipidemia, alterações do metabolismo glicídico, hipertensão arterial, síndrome metabólica). Métodos complementares de avaliação da composição corporal podem ser úteis para uma determinação mais precisa do estado nutricional, pois permitem a identificação do percentual de gordura e de massa magra.[22]

Durante o atendimento, a anamnese é de fundamental importância para que o profissional obtenha dados primordiais para elaboração de intervenções eficazes durante o tratamento. A Sociedade Brasileira de Pediatria[22] sugere que sejam avaliados os pontos mostrados no Quadro 14.1.

Aliados à anamense são importantes ainda o exame físico nutricional ou a semiologia nutricional no paciente obeso, em busca de sinais clínicos específicos relacionados a alguns distúrbios que ocorrem com maior frequência nesse grupo de pacientes.[23] A semiologia nutricional deve ser realizada de maneira sistêmica e progressiva, da cabeça aos pés, com o objetivo de determinar as condições clínicas e nutricionais do paciente. Faz parte da avaliação nutricional, cuja função é, junto com as demais ferramentas de avaliação, auxiliar no diagnóstico nutricional.[23]

O exame físico se dá a partir da observação, palpação ou mensuração de alguns indicadores fisiológicos e antropométricos. Nesse momento podem-se avaliar dados antropométricos, a fácies, a pele e fâneros, o panículo adiposo, a musculatura, presença de edema e aferição da pressão arterial.[24] O Quadro 14.2 mostra os distúrbios clínicos mais frequentes em crianças e adolescentes com excesso de peso.

As medidas usualmente utilizadas para avaliação antropométrica no paciente com excesso de peso encontram-se descritas no Quadro 14.3, com seus respectivos indicadores, referências e pontos de corte. Para mais detalhes, consulte o Capítulo 7 – Criança e adolescente.

Ainda não existe na literatura um consenso sobre obesidade abdominal em crianças e adolescentes, e são poucas as referências que sugerem um ponto de corte para identificar o problema. A Sociedade Brasileira de Pediatria[22] recomenda as curvas e os pontos de corte propostos por Freedman et al.,[27] que se encontram dispostos no Anexo XXI. Para a RCEst, o ponto de corte para obesidade abdominal são valores iguais ou superiores a 0,5.[28,30]

Quadro 14.1 Pontos a serem abordados na anamnese da criança ou adolescente obesos.

História da obesidade	• Idade de início • Relação com fatores desencadeantes • Tentativas anteriores de tratamento • Percepção da família quanto ao problema.
Antecedentes pessoais	• Peso ao nascer • Ganho de peso no primeiro ano de vida • Uso de medicamentos (anti-histamínicos, corticosteroides, imunossupressores, entre outros).
Antecedentes familiares	• Presença de risco cardiovascular na família* • Presença de obesidade, hipertensão arterial, dislipidemias, diabetes, tabagismo.
Antecedentes alimentares	• Tempo de aleitamento materno • Introdução da alimentação complementar e suas características (quantitativas e qualitativas).
Hábitos alimentares	• Dia alimentar habitual, recordatório de 24 horas e/ou frequência de consumo de alimentos • Investigar também a dinâmica da refeição (local, responsável, horários, intervalos, duração, companhia, repetição, ingestão concomitante de líquidos, mastigação).
Comportamento e estilo de vida	• Rendimento escolar • Investigar distúrbios psicossociais como ansiedade, compulsão e depressão • Atividades físicas curriculares e extracurriculares (periodicidade e duração) • Atividades de lazer • Tempo gasto com televisão, *videogames* e computador • Horas de sono • Investigar se há ocorrência de *bullying*.

*História de doença cardiovascular antes dos 55 anos para os homens e antes dos 65 anos para mulheres.
Fonte: adaptado da SBP.[22]

Quadro 14.2 Distúrbios observados com frequência aos exames físico e complementares* de crianças e adolescentes com excesso de peso.

Distúrbios	Manifestações
Gastrintestinais	Refluxo gastroesofágico* Constipação intestinal
Dermatológicos	Acantose *nigricans* Infecção fúngica Estrias Celulite Acne Hirsutismo Furunculose
Cardiovascular	Hipertensão arterial sistêmica
Ortopédicos	Joelho valgo (*genu valgum*) Epifisiólise de cabeça do fêmur* Osteocondrites* Artrites degenerativas* Pé plano
Genituriários	Síndrome dos ovários policísticos* Pubarca precoce Incontinência urinária
Respiratórios	Síndrome de apneia obstrutiva do sono* Asma
Hepáticos	Colelitíase* Doença gordurosa não alcoólica*
Sistema nervoso	Pseudotumor cerebral* Problemas psicossociais

Fonte: adaptado da SBP.[22]

O acúmulo de gordura na região visceral está fortemente associado às doenças crônico-degenerativas, mais do que a gordura localizada em outras regiões.[31,32]

A dobra subescapular pode ser utilizada para expressar a gordura centralizada no tronco, sendo mais preditora de doenças associadas à obesidade do que a dobra tricipital, que é reconhecida como expressão da gordura periférica.[33] O critério utilizado para indicar excesso de adiposidade é o percentil 90 da distribuição de referência para sexo e idade de acordo com a curva do National Center for Health Statistics[34] (WHO, 1995) (Anexos XXII a XXVII). A soma das medidas das dobras cutâneas (tricipital e subescapular) pode ser utilizada para se obter o percentual de gordura corporal, através de equações propostas por Slaughter et al.[35] Para mais informações, ver Capítulo 7 – Criança e adolescente.

As pregas cutâneas, embora não sejam o padrão de referência para se avaliar adiposidade, podem ser utilizadas para avaliação da distribuição anatômica da gordura corporal.

Quadro 14.3 Parâmetros para avaliação antropométrica de paciente com obesidade.

Parâmetro	Indicador	Referência	Ponto de corte
Peso e altura	IMC	OMS (2006; 2009)[25,26]	0 a 5 anos: > p97 5 a 19 anos: > p99
Cintura	Percentil de circunferência da cintura	Freedman et al. (1999)[27]	p90
	Razão entre cintura e estatura (RCEst)*	Garnett (2008)[28]	0,5
Pregas cutâneas	Tricipital	Frisancho (1990)[29]	p90
	Subescapular	Frisancho (1990)[29]	p90

*RCEst obtida pela medida da cintura divida pela medida da estatura, ambas em centímetros.

Outro parâmetro importante a ser avaliado no indivíduo obeso é o estádio de maturação sexual em que ele se encontra, segundo os critérios de Tanner (ver Capítulo 7 – Criança e adolescente – e Anexos XXVIII e XXIX). Alguns estudos indicam que existe uma relação de causalidade entre excesso de peso e maturação sexual precoce, apesar de o sentido de causa e efeito ainda estar pouco claro.[36]

Exames complementares

O aumento da prevalência de obesidade em crianças e adolescentes é um fato preocupante, pois pode representar um importante fator de risco à saúde, seja para doenças cardiovasculares ou para outras doenças crônicas não transmissíveis, inclusive dislipidemia, diabetes melito tipo 2, hipertensão arterial e aterosclerose precoce já nessa população etária.[37-39] Esse conjunto de fatores de risco pode levar à síndrome metabólica.[40] Além desses, distúrbios psicossociais, depressão, isolamento e baixa autoestima podem manifestar-se precocemente.[41] Nos Capítulos 23 – Hipertensão arterial –, 25 – Dislipidemia – e 27 – Diabetes melito – são abordados o diagnóstico e tratamento de hipertensão, dislipidemia e diabetes melito.

TRATAMENTO

O tratamento da obesidade envolve não apenas alterações na dieta, mas também modificação no estilo de vida, ajustes na dinâmica familiar, incentivo à prática de atividade física e apoio psicossocial. Em se tratando de crianças e adolescentes, o envolvimento de toda a família é fundamental, para assegurar o sucesso do tratamento e possibilitar a adesão dos pacientes à terapia.[41] Nesse aspecto, a atuação de uma equipe multiprofissional é extremamente benéfica para obtenção de sucesso com o tratamento.

A Associação Americana de Medicina publicou em 2007 um consenso sobre Avaliação, Prevenção e Tratamento de Sobrepeso e Obesidade em Crianças e Adolescentes,[42] no qual expõe as metas para manutenção e perda de peso corporal de acordo com a idade e o grau de obesidade, conforme se vê no Quadro 14.4.

A estimativa das necessidades energéticas para perda e manutenção do peso em crianças e adolescentes com excesso de peso é feita por meio de fórmulas específicas que podem ser vistas no Quadro 14.5.

O uso de alguns fármacos no tratamento da obesidade infanto-juvenil pode ser prescrito como coadjuvante, em circunstâncias bem determinadas e orientado por profissional especializado.[22] A Sociedade Brasileira de Pediatria orienta que jamais o tratamento seja iniciado com medicamentos e que o tratamento conservador deve ser instituído por pelo menos 6 meses, devendo-se sempre trabalhar com a criança ou adolescente[22] a melhor maneira de superar o problema sem antes pensar em medicamentos.[22] Dessa forma, os medicamentos representam apenas um recurso a mais, que só fará sentido como parte de um conjunto de medidas e que requer uma indicação muito consciosa, pois quase sempre terá efeitos colaterais e implicará riscos potenciais à saúde.[22]

Em casos de obesidade mórbida e em que o emagrecimento não é conseguido pelo tratamento clínico convencional, pode-se considerar

Quadro 14.4 Metas para manutenção e perda de peso corporal em crianças e adolescentes com excesso de peso, conforme faixa etária e percentil de IMC.

Faixa etária*	Categorias de IMC	Conduta
2 a 5 anos	p85 a 94 (sem fatores de risco)	Manter velocidade de ganho de peso
	p85 a 94 (com fatores de risco)	Manter ou diminuir gradualmente o peso
	P≥95	Manter ou diminuir gradualmente o peso (Se IMC > 21 kg/m^2, recomenda-se perda de peso de 0,5 kg/mês)
6 a 11 anos	p85 a 94 (sem fatores de risco)	Manter velocidade de ganho de peso
	p85 a 94 (com fatores de risco)	Manter o peso
	p95 a 99	Perda gradual de peso (0,5 kg/mês)
	p≥99	Perda de peso (máximo de 0,9 kg/semana)
12 a 18 anos	p85 a 94 (sem fatores de risco)	Manter velocidade de ganho de peso. Após atingir o crescimento linear, manter o peso
	p85 a 94 (com fatores de risco)	Manter ou diminuir gradualmente o peso
	p95 a 99	Perda de peso (máximo de 0,9 kg/semana)
	p≥99	Perda de peso (máximo de 0,9 kg/semana)

*Para menores de 2 anos, recomenda-se acompanhar o indicador Peso/Altura, e não se têm metas para perda de peso, e sim a adoção de medidas preventivas.
Fonte: Barlow.[42]

Quadro 14.5 Fórmulas para cálculo das necessidades energéticas para crianças e adolescentes de 3 a 18 anos com sobrepeso e obesidade.

MENINOS

GEB (kcal/dia) = 420 − 33,5 × idade [anos] + 418 × altura [m] + 16,7 × peso (kg)
GET para manutenção do peso em meninos com sobrepeso e obesos:
GET = 114 − [50,9 × idade (anos)] + AF × (19,5 × peso [kg] + 1161,4 × altura [m])
Coeficiente de atividade física (AF):
AF = 1,00 se for considerado sedentário
AF = 1,12 se praticar atividade leve
AF = 1,24 se praticar atividade moderada
AF = 1,45 se praticar atividade intensa

MENINAS

GEB (kcal/dia) = 516 − 26,8 × idade [anos] + 347 × altura [m] + 12,4 × peso (kg)
GET para manutenção do peso em meninas com sobrepeso e obesas:
GET = 389 − [41,2 × idade (anos)] + AF × (15,0 × peso [kg] + 701,6 × altura [m])
Coeficiente de atividade física (AF):
PA = 1,00 se for considerada sedentária
PA = 1,18 se praticar atividade leve
PA = 1,35 se praticar atividade moderada
PA = 1,60 se praticar atividade intensa

Fonte: Dietary Reference Intake (2005).

a indicação de tratamento cirúrgico para adolescentes, conforme os critérios estabelecidos para a indicação de cirurgia segundo o Conselho Federal de Medicina, que incluem: grau de obesidade acentuado; fracasso do tratamento clínico; presença de comorbidades; e risco cirúrgico aceitável.[24,44] Alguns estudos mostram que a terapia operatória pode ser eficiente, segura e causar remissão rápida da obesidade e das suas comorbidades, trazendo benefícios associados a saúde e qualidade de vida.[45,46] Contudo, esses resultados dependem de adequada indicação da cirurgia e acompanhamento multidisciplinar.[24]

TRATAMENTO DIETÉTICO

A abordagem dietética deve ser baseada nas necessidades de cada paciente e contemplar uma dieta balanceada, com distribuição adequada de macro- e micronutrientes e orientação alimentar que permita a escolha de alimentos de ingestão habitual ou de mais fácil aceitação.[22] A educação nutricional é um pilar fundamental no tratamento do paciente obeso e objetiva habilitar o indivíduo e sua família a organizarem e controlarem a alimentação, mantendo sua rotina diária. No Capítulo 2 – Estratégias para aconselhamento nutricional – encontram-se descritas estratégias de aconselhamento nutricional que podem ser utilizadas para o atendimento ambulatorial desse grupo de pacientes.

O enfoque central do tratamento da criança e do adolescente obeso é a educação nutricional voltada para uma alimentação saudável e prática regular de atividade física, componentes imprescindíveis para um estilo de vida saudável. Para isso, o Capítulo 13 – Alimentação saudável – traz importantes informações que devem ser levadas em consideração.

No contínuo processo de tratamento, a família desempenha um papel importante no desenvolvimento de melhores padrões de alimentação e atividade física, pois representa uma fonte de apoio social capaz de promover mudanças. A família pode ajudar o paciente através de ações que sirvam de exemplo para que ele se torne mais saudável, não bastando conselhos, mas sobretudo o envolvimento no tratamento com mudanças mútuas no estilo de vida familiar.[46]

O plano terapêutico deve ser definido de forma individualizada, de acordo com o estágio de maturidade biológica, o grau de obesidade, as condições psicológicas do paciente e seus responsáveis, o hábito alimentar e história de intervenções anteriores.[48] Deve ainda ser gradativo e por etapas, pois cada paciente exigirá uma progressão entre as etapas, dependendo do seu grau de comprometimento e o da sua família.[22,48] Uma sugestão viável é que se trabalhe estipulando objetivos ou tarefas em cada consulta, dependendo da etapa do tratamento e de acordo com as prioridades estabelecidas em conjunto com o paciente e a família. Essas tarefas deverão ser avaliadas na consulta subsequente, e, dependendo da mudança ou assimilação do conteúdo, podem ser estipuladas novas tarefas ou reforçada a importância do cumprimento da tarefa anteriormente estipulada.

Neste capítulo abordaremos cinco fases do tratamento nutricional adaptadas das recomendações da Sociedade Brasileira de Pediatria[22] e de Vitolo,[48] de acordo com a nossa experiência diária no atendimento ambulatorial de crianças e adolescentes com obesidade, conforme descrevemos a seguir.

Etapa 1. Anamnese alimentar e avaliação do comportamento

Esta etapa é realizada na primeira consulta, antes de se iniciar qualquer intervenção, e tem por objetivo conhecer em detalhes a alimentação e o comportamento da criança ou do adolescente. A anamnese alimentar deve considerar informações sobre a disponibilidade de alimentos, as preferências e recusas alimentares, os alimentos e preparações habitualmente consumidos tanto pela criança como pela família, o local em que são feitas as refeições, quem as prepara, as atividades habituais da criança, a ingestão de líquidos que contenham calorias (sucos, refrigerantes, achocolatados) durante as refeições e nos intervalos, e os tabus e crenças alimentares.

Diferentes métodos podem ser adotados para obtenção dessas informações dietéticas, e a escolha daquele a ser utilizado deve considerar o objetivo ou o tipo de informação que se pretende obter naquele momento. Para mais informações, ver o Capítulo 3 – Avaliação do consumo alimentar.

A avaliação de comportamento consiste em identificar algumas atitudes comuns entre crianças e adolescentes obesos, tais como: substituição de refeições por lanches, omissão de refeições, ausência de horários de rotina para alimentar-se, mastigação rápida, inatividade física, comer na frente da tevê, e excesso de tempo gasto em assistir à televisão, jogando *videogame* e diante do computador.

Etapa 2. Esclarecimento de conceitos inadequados e mudanças de comportamento

É importante desmitificar alguns conceitos errôneos sobre "dietas para emagrecer" e ainda estimular a busca de informações relacionadas a alimentação saudável. Quanto mais esclarecidos e seguros estiverem o paciente e sua família, melhor será a adesão ao tratamento. Algumas dicas para se cumprir melhor essa etapa são: esclarecer conceitos sobre dieta, regime, educação alimentar e alimentação saudável; explicar que não existem alimentos proibidos e utilizar a pirâmide alimentar para demonstrar que os alimentos ricos em açúcar e gorduras podem ser consumidos com moderação, em pequenas porções e esporadicamente; explicar a diferença entre as quantidades de calorias e o valor nutricional entre os alimentos, mostrando que alguns alimentos podem ser consumidos em maior quantidade e outros não.

Os comportamentos inadequados identificados na etapa anterior devem ser corrigidos gradativamente e podem ser objetivos ou tarefas a serem cumpridas a cada consulta. A intervenção deve iniciar pelas mudanças de atitudes que o paciente e sua família considerem mais simples, progredindo para as de maior grau de dificuldade. O tempo ou a quantidade de consultas necessárias para essa etapa depende de vários aspectos, entre estes o grau de comprometimento e motivação com o tratamento e o estilo de vida de cada paciente.

Etapa 3. Redução da quantidade

Nessa etapa, há redução gradativa da quantidade dos alimentos consumidos em excesso identificados na anamnese, com redução das porções e do número de repetições. Pode-se manter o hábito alimentar qualitativo, visto que mudanças abruptas e drásticas podem levar o paciente e seus familiares a não aderirem ao tratamento dietético. Nessa etapa é importante perceber os limites do paciente, pois a redução abrupta pode deixá-lo com "fome" e atrapalhar a adesão e a evolução do tratamento.

Etapa 4. Mudanças na qualidade

Recomenda-se que essa etapa seja iniciada quando a criança e/ou adolescente tiver incorporado as orientações das etapas anteriores. Nessa fase possivelmente haverá maior segurança e mais cumplicidade com o profissional e, então, orientações sobre a inserção de alimentos de importância nutricional e que anteriormente não eram consumidos habitualmente (como frutas, verduras, legumes e leguminosas) podem ser aceitas com maior facilidade.

É importante salientar que essa introdução deve ser realizada de maneira gradual e acordada com o paciente, para que seja uma meta passível de ser cumprida. A pirâmide alimentar pode ser utilizada para se demonstrar os grupos de alimentos, esclarecendo os conceitos de variedade, moderação e proporcionalidade da alimentação.

Etapa 5. Manutenção

O próprio paciente, ou a sua família, utiliza as informações e os aprendizados adquiridos nas fases anteriores para se adaptar às diversas situações (festas, viagens, cotidiano), controlando os excessos, realizando substituições, buscando atingir uma alimentação equilibrada.

A avaliação do sucesso do tratamento nutricional em pacientes com excesso de peso inclui não apenas a redução de peso ou o ajuste do IMC, mas também a redução das morbidades associadas, modificações no estilo de vida e possivelmente redução dos danos futuros, como o aparecimento de doença crônicas.

Adoçantes, alimentos diet *e alimentos* light

A substituição do açúcar pelo adoçante é recomendada apenas em situações como diabetes melito e intolerância à glicose, que persiste mesmo após as alterações dietéticas. Nas alterações simples do metabolismo glicídico, como na resistência à insulina ou mesmo na glicemia de jejum alterada, não há indicação formal do uso de adoçantes. Nessas situações recomenda-se ajustar a proporção de carboidratos em relação ao valor energético total da dieta,[22] corrigindo os erros alimentares.

Da mesma forma, os alimentos *diet* (aqueles com até 0,5 g ou total ausência de um nutriente [p. ex., gordura e carboidrato] para 100 g do produto) também não estariam indicados para o manejo da obesidade infantil. Além de não contribuírem para modificação do hábito alimentar, esses produtos podem não ter qualquer impacto em termos de redução da ingestão total de calorias.[22] Ademais, ainda são insuficientes os estudos sobre os efeitos a longo prazo.[48]

Já o alimento *light* é aquele que contém menos de 25% de algum nutriente: gordura, proteína, carboidrato ou sódio. Esse tipo de alimento, especialmente aqueles com redução do teor de gordura, apesar de frequentemente terem custo mais elevado, podem ser usados como coadjuvantes no tratamento dietético.[22]

OBJETIVOS DA TERAPIA NUTRICIONAL

- Manter o crescimento e o desenvolvimento da criança e do adolescente.
- Oferecer dieta adequada para a idade, considerando as necessidades individuais em cada fase do desenvolvimento.
- Reduzir a gordura corporal.
- Melhorar o estado de saúde do paciente.
- Estabelecer práticas alimentares saudáveis permanentes.

CARACTERÍSTICAS DA DIETA

- Calorias adequadas para a idade de acordo com a meta de perda ou manutenção de peso (ver Quadro 14.5).
- Macronutrientes distribuídos de acordo com o AMDR[43] (*acceptable macronutrient distribution range*) para a idade (ver Capítulo 6 – Recomendações nutricionais na lactação).
- Micronutrientes segundo valores preconizados pela DRI[43] (*dietary reference intake*) (Anexos XXXV a XLIII). Em alguns casos, pode ser necessária a suplementação de alguns micronutrientes, caso o paciente apresente deficiência nutricional.

RECOMENDAÇÕES GERAIS

As orientações dadas aos pacientes com excesso de peso são baseadas nos passos para uma alimentação saudável descritos no Capítulo 13 – Alimentação saudável – e no incentivo à prática de atividade física e redução do tempo gasto em atividades sedentárias.

Atividade física[49]

- Balancear a ingestão calórica e a prática de atividade física para atingir ou manter o peso e crescimento saudáveis.
- Incentivar à prática diária de atividade física que seja apropriada à faixa etária e que propicie prazer à criança ou adolescente.
- Diminuir o tempo gasto em atividades sedentárias (tevê, *videogame*, computador), limitando-o a, no máximo, 2 horas por dia.
- Incentivar a criança a participar da atividade física curricular.

PREVENÇÃO DE OBESIDADE

A prevenção é um dos primeiros passos para obtenção de sucesso em termos de diminuição da prevalência de obesidade. Pode ter início na fase intrauterina, com os cuidados da mãe no pré-natal e, posteriormente, no estímulo ao aleitamento materno, bem como a introdução adequada da alimentação complementar, acompanhamento do crescimento e do desenvolvimento e estímulo à adoção de hábitos de vida saudáveis tanto nas atividades em família quanto na escola.[20,22] O Quadro 14.6 descreve as principais recomendações para a prevenção de obesidade na infância e na adolescência.

Quadro 14.6 Recomendações para prevenção de obesidade na infância e na adolescência.

Pré-natal
- Avaliar e monitorar o estado nutricional da gestante
- Orientar sobre alimentação adequada para a gestante
- Identificar os fatores de risco familiares: diabetes melito, doenças cardiovasculares, hipertensão arterial e dislipidemias. Na presença de diabetes gestacional, manter o controle glicêmico

Puericultura
- Avaliar e monitorar o crescimento e o desenvolvimento, observando o canal de crescimento no cartão da criança
- Estimular o aleitamento materno e orientar sobre alimentação complementar adequada
- Esclarecer os pais sobre a importância de atitudes que levem a uma boa educação alimentar, como: estabelecer e fazê-los cumprir os horários das refeições, não pular refeições nem substituí-las por lanches, dar orientações sobre mastigar bem os alimentos, de realizar as refeições em ambiente calmo e com a televisão desligada e de limitar o consumo de alimentos de elevado teor calórico, como salgadinhos, doces, frituras e refrigerantes
- Estimular e orientar o lazer ativo de acordo com as diversas faixas etárias, respeitando-se as preferências da criança e do adolescente
- Regular o tempo de lazer passivo: horários de TV, computador e *videogame*

Família
- Orientar toda a família sobre hábitos alimentares saudáveis
- Estimular a realização das refeições com toda a família em lugar e tempo regulares; e não pular refeições, principalmente o café da manhã
- Estimular a adesão dos pais a um estilo de vida ativo

(continua)

Escola
- Educar e capacitar os diversos profissionais envolvidos com a criança, principalmente sobre nutrição básica e os benefícios da atividade física
- Orientar os pais sobre o controle da merenda escolar, a avaliação dos alimentos oferecidos na cantina e os lanches preparados em casa e levados à escola, no que diz respeito à quantidade de colesterol, gordura saturada, sal, açúcar, com o objetivo de assegurar uma dieta saudável
- Inserção de educação nutricional no currículo escolar
- Promoção de atividades físicas programadas e com metas
- Envolvimento ativo da família

Comunidade
- Estimular os pais a reivindicarem uma comunidade mais ativa
- Reivindicação de áreas de lazer e de esporte disponíveis no bairro
- Promoção de eventos de lazer ativo e esportivo

Indústria
- Produzir alimentos com menor teor de gordura total, saturada, sal e açúcar, fornecendo melhores informações no rótulo dos produtos alimentícios

Governo
- Criar centros e parques recreativos
- Estimular o transporte ativo com ciclovias seguras
- Controlar melhor os rótulos dos alimentos e dar subsídios para produtos com baixa densidade energética
- Fiscalizar a mídia evitando propaganda de alimentos não nutritivos nos horários da programação infantil na TV

Fonte: SBP;[22] Speiser.[20]

REFERÊNCIAS

1. World Health Organization. Obesity: preventing and managing the global epidemic. Report of a WHO Consultation on Obesity. Geneva: World Health Organization, 1998.
2. McCarthy HD, Cole TJ, Fry J, Jebb S, Prentice A. Body fat reference curves for children. Intl J Obesity. 2006; 30:598-602.
3. Reilly J, Armstrong J, Dorosty AR et al. Early life risk factors for obesity in childhood: cohort study. BMJ. 2005; 330; 1357:1-7.
4. James PT. Obesity: the worldwide epidemic. Clin Dermatol 2004; 22:276-80.
5. Wang Y, Monteiro C, Popkin BM. Trends of obesity and underweight in older children and adolescents in the United States, Brazil, China, and Russia. Am J Clin Nutr. 2002; 75:971-7.
6. Instituto Brasileiro de Geografia e Estatística (IBGE). POF: 2008-2009. Antropometria e estado nutricional de crianças, adolescentes e adultos no Brasil, 2010.
7. Damiani D, Carvalho DP, Oliveira RG. Obesidade na infância: um grande desafio. Pediatr Moderna. 2000;36:489-528.
8. Björntorp P. Definition and classification of obesity. In: Fairbuirn & Brownell (Eds.). Eating disorders and obesity. 2.ed. New York, 2003; p. 377-81.
9. Sorensen TIA. The genetics of obesity. Metabolism. 1995; 44(Supl. 3):4-6.
10. Oliveira CL, Fisberg M. Obesidade na infância e adolescência – uma verdadeira epidemia. Arq Bras Endocrinol Metabol 2003; 47(2):107-8.
11. Wieting JM. Cause and effect in childhood obesity: solutions for a national epidemic. J Am Osteopath Assoc. 2008; 108:545-52.
12. Singhal V, Schwenk W, Kumar S. Evaluation and management of childhood and adolescent. Obesity. Mayo Clin Proc. 2007; 82(10):1258-64.
13. Lippo BRS. Fatores associados ao sobrepeso em adolescentes. [Dissertação de Mestrado.] Universidade Federal de Pernambuco, UFPE, Recife, 2008.
14. Toral N, Slater B, Silva MV. Consumo alimentar e excesso de peso de adolescentes de Piracicaba, SP. Rev Nutr. 2007; 20(5):449-59.
15. Lopez FA, Escrivão MAMS, Oliveira FLC et al. Obesidade exógena na infância e adolescência. J Pediatr (Rio de Janeiro). 2000; 76(Supl. 3):S305-S310.
16. Armstrong J, Reilly JJ. Breastfeeding and lowering the risk of childhood obesity. Lancet. 2002; 359(9322):2003-4.
17. Gillman MW, Rifas-Shiman SL, Camargo CA, Berkey CS, Frazier L, Rockett HRH et al. Risk of overweight among adolescents who were breastfed as infants. JAMA. 2001; 285:2461-7.
18. Bini V, Celi F, Berioli MG, Bacosi ML, Stella P, Tosti L et al. Body mass index in children and adolescents according to age and pubertal stage. Eur J Clin Nutr. 2000; 54(3):214-8.
19. Escrivão MAMS. Obesidade na infância e adolescência. In: Palma D, Escrivão MAMSE, Oliveira FLC. Guia de nutrição clínica na infância e adolescência. Barueri, SP: Manole, 2009. p. 299-324.
20. Speiser PW, Rudolf MCJ, Anhalt H, Camacho-Hubner C, Chiarelli F, Eliakim A. Consensus Statement: childhood obesity. J Clin Endocrinol Metab 2005; 90(3):1871-87.
21. Mello ED, Luft VC, Meyer F. Obesidade infantil: como podemos ser eficazes? J Ped (Rio de Janeiro). 2004; 80(3):173-82.
22. Sociedade Brasileira de Pediatria (SBP). Departamento de Nutrologia. Obesidade na infância e adolescência – Manual de Orientação. 2. ed. São Paulo, 2012. 35 p.
23. Sociedade Brasileira de Nutrição Parenteral e Enteral. Associação Brasileira de Nutrologia. Dias MCG, van Aanholt DPJ, Catalani LA, Rey JSF, Gonzales MC, Coppini L, Franco Filho JW, Paes-Barbosa MR, Horie L, Abrahão V, Martins C. (Orgs.). Triagem e avaliação do estado nutricional. 2011. Disponível

em: http://www.projetodiretrizes.org.br/9_volume/triagem_e_avaliacao_do_estado_nutricional.pdf Acesso em 2 de fevereiro de 2013.
24. Carvalho KMB, Dutra ES, Araújo MSM. Obesidade e síndrome metabólica. In: Cuppari L. Nutrição: nas doenças crônicas não transmissíveis. Barueri, SP: Manole, 2009.
25. World Health Organization. WHO Child Growth Standards: Length/height-for-age, weight-for-age, weight-for-length, weight-for-height and body mass index-for-age. Methods and development. WHO (nonserial publication). Geneva: WHO, 2006.
26. World Health Organization; de Onis M, Onyango AW, Borghi E, Siyam A, Nishida C, Siekmann J. Development of a WHO growth reference for school-aged children and adolescents. Bulletin of the World Health Organization 2007; 85:660-7.
27. Freedman DS, Serdula MK, Srinivasan SR, Berenson GS. Relation of circumference and skinfold thicknesses to lipid and insulin concentration in children and adolescents: the Bogalusa Heart Study. Am J Clin Nutr 1999; 69(2): 308-17.
28. Garnett SP, Baur LA, Cowell CT. Waist-to-height ratio: a simple option for determining excess central adiposity in young people. Int J Obes Relat Metab Disord 2008; 32(6):1028-30.
29. Frisancho AR. Anthropometric standards for the assessment of growth and nutritional status. Ann Arbor, Mich: University of Michigan Press, 1990.
30. Kahn HS, Imperatore G, Cheng YJ. A population-based comparison of BMI percentiles and waist-to-height ratio for identifying cardiovascular risk in youth. J of Pediatr 2005; 146 (4):482-8.
31. Duquia RP, Dumith SC, Reichert FF, Madruga SW, Duro LN, Menezes AMB, Araújo CL. Epidemiologia das pregas cutâneas tricipital e subescapular elevadas em adolescentes. Cad Saúde Pública 2008; 24(1):113-21.
32. Wells JC, Victora CG. Indices of whole-body and central adiposity for evaluating the metabolic load of obesity. Int J Obes 2005; 29:483-9.
33. Chiara V, Sichieri R, Martins PD. Sensibilidade e especificidade de classificação de sobrepeso em adolescentes, Rio de Janeiro. Rev Saúde Pública 2003; 37:226-31.
34. World Health Organization. Physical status: the use and interpretation of anthropometry. Geneva: WHO, 1995.
35. Slaughter MH, Lohman TG, Boileau RA. Skinfold equations for estimation of body fatness in children and youth. Human Biol 1988; 60:709-23.
36. Pinto IC, Freire CMA, Barbosa JM. Obesidade. In: Vasconcelos MJOB et al. (Orgs.). Nutrição clínica: obstetrícia e pediatria. Rio de Janeiro: Medbook, 2011. p.252-74.
37. Cole TJ, Bellizzi MC, Flegal KM, Dietz WH. Establishing a standard definition for child overweight and obesity worldwide: international survey. BMJ. 2000; 320(7244):1240-2.
38. Must A. Morbidity and mortality associated with elevated body weight in children and adolescents. Am J Clin Nutr1996; 63(Suppl.): S445-S447.
39. Dietz WH. Health consequences of obesity in youth: childhood predictors of adult disease. Pediatrics. 1998;101:518-25.
40. Brandão AP, Brandão AA, Berenson GS, Fuster V. Síndrome metabólica em crianças e adolescentes. Arq Bras Cardiol. 2005; 85(2):79-81.
41. Sociedade Brasileira de Pediatria (SBP). Departamento de Nutrologia. Obesidade na infância e adolescência – Manual de Orientação. São Paulo, 2008. 116 p.
42. Barlow SE, Expert Committee. Expert Committee Recommendations Regarding the Prevention, Assessment, and Treatment of Child and Adolescent Overweight and Obesity: Summary Report. Pediatrics 2007; 120(4):S164-192.
43. Institute of Medicine. Food and Nutrition Board. Diids. National Acad Sci. 2005.
44. Portal Médico do Conselho Federal de Medicina [homepage na internet]. Brasília: Conselho Federal de Medicina. Resolução CFM nº 1766/05. Disponível em: http://www.portalmedico.org.br/resolucoes/cfm/2005/1766_2005.htm. Acesso em 26 de janeiro de 2013.
45. Olbers T, Gronowitz E, Werling M, Mårlid S, Flodmark C-E, Peltonen M et al. Two-year outcome of laparoscopic roux-en-Y gastric bypass in adolescents with severe obesity: results from a Swedish nationwide study (AMOS). Intern J Obesity. 2012; 36:1388-95.
46. Ilias EJ, Castro OAP, Kassab P. Cirurgia bariátrica para adolescentes muito obesos. Panorama internacional. Rev Assoc Med Bras. 2004; 50(1)1-20.
47. Souza JMB de et al. Obesidade e tratamento: desafio comportamental e social. Rev Bras Ter Cogn. 2005; 1(1):59-67.
48. Vitolo MR. Intervenção nutricional. In: Vitolo MR. Nutrição da gestação ao envelhecimento. Rio de Janeiro: Editora Rubio, 2008.
49. Sociedade Brasileira de Pediatria. Departamento Científico de Nutrologia. Atividade física na infância e na adolescência: guia prático para o pediatra. 2008. 16p.

Desnutrição

CAPÍTULO 15

Janine Maciel Barbosa
Ililian Kleisse Ferreira da Silva

Nos últimos anos, o Brasil experimentou um dos mais impressionantes declínios na prevalência de desnutrição infantil já registrados entre os países em desenvolvimento.[1] A Pesquisa de Orçamento Familiar (POF) realizada pelo IBGE entre 2008 e 2009 observou que a prevalência de desnutrição, avaliada pelo déficit de peso para a altura pelo índice de massa corporal (IMC) para a idade, foi baixa em todas as regiões, oscilando em torno da média nacional (4%). Evidenciou-se ainda uma intensa queda no retardo de crescimento linear, avaliado pelo déficit de altura para a idade, indicador sensível da presença persistente de más condições de alimentação e de saúde.[2]

A evolução favorável de quatro determinantes da nutrição infantil justificaria o notável declínio da desnutrição no Brasil, a saber: melhora na escolaridade materna; aumento do poder aquisitivo das famílias mais pobres; expansão de cuidados básicos de saúde materno-infantil; e crescimento da cobertura dos serviços de saneamento.[1]

No entanto, apesar de os estudos epidemiológicos indicarem reduções significativas na prevalência de desnutrição energético-proteica (DEP) no Brasil, devido às diferenças sociais tal agravo ainda continua a ser um relevante problema de saúde pública, especialmente nas regiões Norte e Nordeste do País, nas áreas rurais e em bolsões de pobreza localizados na periferia das grandes cidades.[3,4]

ETIOLOGIA

A DEP é uma doença multifatorial que envolve determinantes biológicos e sociais, cuja origem pode ser primária, decorrente de oferta alimentar insuficiente em energia e nutrientes, ou secundária, decorrente de inadequado aproveitamento funcional e biológico dos nutrientes disponíveis ou da elevação do gasto energético, resultante de disfunção orgânica inicial.[5]

A DEP pode começar precocemente, ainda na vida intrauterina, ou, com frequência, nos dois primeiros anos de vida, em decorrência de práticas alimentares inadequadas, tais como desmame precoce e introdução inadequada da alimentação complementar. Outros fatores têm relação com a situação socioeconômica da família, precários conhecimentos maternos sobre os cuidados com a saúde da criança e fraco vínculo entre mãe e filho.[3]

Algumas doenças crônicas comuns na infância e na adolescência frequentemente cursam com desnutrição secundária decorrente de todas as alterações metabólicas e funcionais devido ao processo patológico associado a tais doenças[6] (Quadro 15.1).

Quadro 15.1 Principais causas de desnutrição secundária em crianças e adolescentes.

Alterações metabólicas/ funcionais	Doenças relacionadas
Aumento do gasto energético	Cardiopatias congênitas, câncer, fibrose cística
Alterações na digestão e na absorção	Doenças inflamatórias, alergias e intolerâncias alimentares, doença celíaca, fibrose cística
Diminuição da ingestão alimentar	Câncer, doenças inflamatórias, cardiopatias congênitas, neuropatias
Disfagia	Neuropatias
Alterações no metabolismo	Câncer
Perda de nutrientes	Doenças inflamatórias, alergias e intolerâncias alimentares, doença celíaca, fibrose cística, cardiopatias congênitas

DIAGNÓSTICO

O diagnóstico de desnutrição é feito a partir da avaliação do estado nutricional, bem como da história clínica, de um exame físico detalhado[7] e de exames bioquímicos (ver Capítulo 4 – Interpretação de exames laboratoriais), sendo importante o diagnóstico diferencial entre DEP de origem primária e de origem secundária. O Quadro 15.2 mostra os principais aspectos que devem ser considerados na investigação nutricional.

Desnutrição é um termo genérico usualmente empregado para discriminar deficiências nutricionais; refere-se, principalmente, a *desnutrição energético-proteica*[8] e, segundo a Organização Mundial da Saúde (OMS),[9] engloba um grupo de condições patológicas que acomete com maior frequência lactentes e pré-escolares, resultante da falta concomitante de calorias e proteínas, podendo estar presente ainda deficiências de minerais e vitaminas.

Atualmente, o uso do termo desnutrição não é mais indicado quando se utilizam apenas medidas de peso e altura.[10] Recomenda-se, portanto, a tomada de medidas adicionais de avaliação de composição corporal, como perímetros corporais (cefálico, torácico, braquial) e pregas cutâneas (tricipital, subescapular) para complementar o diagnóstico nutricional[11] (ver Capítulo 7 – Criança e adolescente). No Quadro 15.3 encontram-se descritos os pontos de corte para os principais indicadores antropométricos.

A expressão desnutrição energético-proteica engloba ainda uma ampla variedade de situações clínicas cuja gravidade oscila desde formas muito graves de desnutrição (*kwashiorkor*, marasmo e a forma mista) até formas leves.[7] A desnutrição grave, classificada por indicador peso-para-altura menor que –3 desvios-padrões ou percentual da mediana menor de 70%, manifesta-se clinicamente de forma típica, devendo ser reconhecida pelos profissionais de saúde para encaminhamento imediato a um serviço de maior complexidade em que estejam disponíveis recursos e condutas adequadas para a recuperação nutricional.[3] O Quadro 15.4 mostra os principais sinais e sintomas das formas graves de desnutrição.

TRATAMENTO

A conduta referente à criança desnutrida em regime ambulatorial ainda é pouco detalhada na literatura, e a maior parte das informações disponíveis refere-se ao tratamento da criança desnutrida grave em nível hospitalar e em centros de recuperação nutricional de atendimento diário ou em regime de semi-internato.[13] A OMS/OPAS elaborou a estratégia de Atenção Integrada às Doenças Prevalentes na Infância (AIDIPI), adotada oficialmente no Brasil em 1997 pelo Ministério da Saúde e que inclui o aconselhamento nutricional ambulatorial às mães de crianças com menos de 5 anos sadias e doentes.[14]

Quadro 15.2 Aspectos a serem abordados no atendimento ao paciente desnutrido.

História nutricional pregressa e atual	• História da amamentação • Início da alimentação complementar • Dieta habitual (tipo, frequência e quantidade) • Perda recente de apetite • Modificações da alimentação em função da doença da criança • Pessoa que cuida ou alimenta a criança • Utensílios utilizados para alimentar a criança (tipo e higienização) • Prática de estocagem e modo de lidar com alimentos já preparados • Alimentos habitualmente disponíveis e consumidos pela família e/ou pela criança • Alimentos preferidos pela criança
Antecedentes da criança	• Peso e estatura da criança ao nascer • Condições de preenchimento do cartão da criança • Doenças e internações anteriores • Ocorrência de diarreia e vômitos (duração, frequência e aspecto) • Participação em programas de saúde e sociais • Uso habitual de medicamentos • Histórico de alergia
Antecedentes e condições de vida da família	• Presença de irmãos com menos de 5 anos • Responsável ou chefe da família • Renda familiar • Condição de emprego do chefe da família • Condições de moradia • Comportamento de risco da família (alcoolismo, tabagismo e uso de drogas)
Exame físico	• Peso e comprimento ou altura • Nível de atividade física • Reação ao exame físico • Distensão abdominal • Panículo adiposo e massa muscular (observar se existe redução, principalmente na região das nádegas e na face interna das coxas) • Presença de edema • Presença de vínculo entre mãe e criança • Olhos: presença de lesões corneais indicativas de deficiência de vitamina A • Pele e mucosas: palidez, sinais de deficiência de nutrientes • Aspecto das fezes

Fonte: adaptado de Brasil.[3]

Quadro 15.3 Pontos de corte e parâmetros antropométricos e de composição corporal utilizados para o diagnóstico de desnutrição.

Parâmetro	Ponto de corte
Peso-para-idade (P/I)*	< p0,1 ou – 3dp: peso muito baixo < p3 ou – 2dp: peso baixo
Altura-para-idade (A/I)	< p0,1 ou – 3dp: estatura muito baixa < p3 ou – 2dp: estatura baixa
Peso-para-altura (P/A)* IMC-para-idade (IMC/I)*	< p0,1 ou – 3dp: magreza acentuada < p3 ou – 2dp: magreza
Circunferências (CB, CMB) Pregas cutâneas (PCT, PCS)	< p5: risco metabólico associado a desnutrição

CB: circunferência do braço; CMB: circunferência muscular do braço; PCT: prega cutânea tricipital; PCS: prega cutânea subescapular.
*Não se adota mais a classificação de risco nutricional, portanto o intervalo entre os percentis 3 e 15 (isto é, entre os escores z –2 e –1) é considerado uma faixa importante de vigilância para baixo peso.[11]
Fonte: Medeiros, Pinto e Silva.[11]

Quadro 15.4 Apresentações clínicas de formas graves de desnutrição.

Marasmo	Kwashiorkor	Mista
• Magreza extrema e atrofia muscular • Perda intensa de tecido subcutâneo • Abdômen proeminente devido à magreza • Aspecto simiesco • Pele frouxa, sobretudo nas nádegas • Peso para a idade < p3 • Irritabilidade • Apetite preservado na maioria dos casos	• Edema geralmente generalizado • Perda moderada de tecido subcutâneo • Hepatomegalia • Cabelo fraco, seco e descolorido • Alterações cutâneas frequentes • Peso para a idade muito abaixo do p3 • Apatia • Anorexia	• Características de marasmo com edema ou sinais de *kwashiorkor* em crianças com perda intensa de tecido subcutâneo e peso para a idade < p3 • Depois de curto período de tratamento, com o desaparecimento do edema, apresentam características típicas de marasmo

Fonte: Brasil.[12]

As condutas aqui descritas para tratamento da criança desnutrida em regime ambulatorial foram adaptadas das pautas preexistentes recomendadas pela OMS,[3] com inclusão de experiências de outros centros colaboradores segundo publicação da Sociedade Brasileira de Pediatria (2002)[13] e ainda das pautas da estratégia AIDIPI recomendada pela OMS/OPAS.[14]

A reabilitação nutricional pode ser realizada em três esferas diferentes, dependendo da gravidade da desnutrição, a saber: internação hospitalar, centros de reabilitação nutricional e ambulatórios/domicílios.[7,13] Devem ser hospitalizadas para tratamento as crianças com manifestações clínicas de *kwashiorkor*, marasmo ou *kwashiorkor* marasmático, cujo indicador peso-para-altura seja menor que − 3 desvios-padrões ou inferior a 70% da mediana dos valores de referência associado a sinais e sintomas como inapetência acentuada, diarreia, vômitos e/ou qualquer infecção.[3,7]

Durante o internamento a criança deverá receber assistência em centros hospitalares especializados assistidos por equipe de saúde treinada e integrada nas ações correspondentes ao tratamento preconizado pelo Ministério da Saúde, recomendado pela OMS e apoiado pela SBP, que se encontra descrito no Manual de Atendimento da Criança com Desnutrição Grave em Nível Hospitalar. Esse tratamento consiste em uma sequência de 10 passos que compreendem a fase inicial de estabilização (do passo 1 ao 7), seguida da fase de reabilitação (passos 8 e 9) e, ao final, a fase de acompanhamento (passo 10).[3]

O tratamento em centros de reabilitação nutricional é considerado uma alternativa intermediária entre o hospital e o ambulatório,[13] que visam à educação materna e sua participação ativa na recuperação da criança.[15] Corresponde a uma iniciativa ainda incipiente no Brasil, mas que pode ser efetiva; todavia, os resultados são comprometidos devido principalmente à falta de incentivo financeiro e apoio político.[13]

A recuperação nutricional em tratamento ambulatorial/domiciliar é possível, porém mais lenta que a do tratamento hospitalar.[13] Grande parte do sucesso do tratamento é responsabilidade dos pais ou cuidadores, e por isso é extremamente importante que as orientações fornecidas sejam culturalmente adequadas e de execução viável em condição de pobreza.[13]

Segundo Monte, em publicação da SBP (2002),[13] existe uma sequência de 10 passos para o atendimento ambulatorial da criança desnutrida, conforme se expõe resumidamente no Quadro 15.5.

OBJETIVOS DA TERAPIA NUTRICIONAL[3,13,14]

• Promover a recuperação do estado nutricional e prevenir recaídas.
• Garantir as ofertas proteica e energética adequadas para minimizar o catabolismo proteico.
• Direcionar e adequar o plano alimentar de acordo com a condição socioeconômica, o poder aquisitivo e a faixa etária da criança.

Quadro 15.5 Dez passos para o atendimento ambulatorial da criança desnutrida.

1º Passo	Diagnóstico de desnutrição, sua gravidade e decisão sobre o local de tratamento: a) Coletar a história da criança (ver Quadro 15.2) b) Pesar, medir e verificar a tendência da curva de crescimento e classificar o estado nutricional (ver Quadro 15.3) c) Pesar e medir a mãe e avaliar o vínculo entre mãe e filho
2º Passo	Tratar ou prevenir infecção
3º Passo	Corrigir deficiências de micronutrientes: a) Suplemento de polivitamínicos b) Ácido fólico, 1 mg/dia (até 5 mg no 1º dia) c) Acetato de zinco, 2 mg Zn/kg/dia d) Sulfato de cobre, 0,2 mg Cu/kg/dia e) Sulfato ferroso, 3 mg Fe/kg/dia apenas quando iniciar a recuperação* f) Se a vitamina A não tiver sido administrada no último mês: 200.000 UI por via oral no início do tratamento (idade de 6 a 12 meses, 100.000 UI; idade de 0 a 5 meses, 50.000 UI)
4º Passo	Realimentar ou reorientar a alimentação de forma a facilitar o crescimento rápido. Ver, no texto, o item Tratamento dietético
5º Passo	Monitorar com frequência o modo como o crescimento está ocorrendo durante a reabilitação: a) Pesar semanalmente no início do tratamento e depois no máximo quinzenalmente. Registrar o peso no gráfico e ver a tendência da curva de crescimento. Ver, no texto, o item Tratamento dietético b) Calcular, avaliar e registrar o ganho de peso em g/kg/dia (ver Quadro 15.9)
6º Passo	Prover estimulação essencial e suporte emocional
7º Passo	Preparar para acompanhamento após a recuperação, objetivando a prevenção de recaídas. Ver, no texto, o item Tratamento dietético
8º Passo	Assegurar o suporte comunitário para a realização do tratamento prescrito
9º Passo	Assegurar o encaminhamento da criança em nível de complexidade adequado para o seu tratamento
10º Passo	Assegurar às crianças que receberam tratamento hospitalar um seguimento ambulatorial na comunidade para completar a reabilitação, prevenir recaídas e manter o bom crescimento e a saúde

*Embora seja comum a ocorrência de anemia, de início não se deve administrar ferro a desnutrido grave e com processo infeccioso, mas sim apenas quando a infecção estiver controlada e a criança começar a ganhar peso.[13]
Fonte: Monte.[13]

CARACTERÍSTICAS DA DIETA

- Hipercalórica para a idade.
- Hiperproteica para a idade.
- Adequada ou suplementada com micronutrientes, dependendo da presença ou não de sinais e/ou sintomas de carência nutricional.

TRATAMENTO DIETÉTICO

A fase inicial de estabilização é particularmente direcionada para as crianças gravemente desnutridas tratadas em hospital,[3,13] ao passo que na fase de crescimento rápido ou recuperação do crescimento, cujo objetivo é propiciar a reposição dos tecidos perdidos, pode ser conduzida em regime ambulatorial, desde que a condição clínica da criança permita. Nesta fase é necessária uma abordagem vigorosa para o alcance de ingestões muito altas e crescimento rápido de mais de 10 g/kg de peso/dia.[13]

Nos casos de DEP de origem primária, o alvo nutricional é o fornecimento de 150 a 220 kcal/kg/dia e de 4 a 6 g de proteína/kg/dia,[13] enquanto nos casos de DEP de origem secundária as necessidades nutricionais devem estar de acordo com a condição de saúde associada.

Encontram-se disponíveis outros métodos para estimativa das necessidades nutricionais (ver Capítulo 7 – Criança e adolescente), tais como a fórmula do *catch-up growth** descrita pela Academia Americana de Pediatria (2011).[17] Crianças com baixo peso ou retardo do crescimento precisam de mais energia e proteína para realizar o *catch-up growth*, e para atender as necessidades nutricionais o valor calórico e proteico pode ser determinado pela multiplicação do peso ideal pelo valor recomendado para a faixa etária,[17] segundo a RDA (recomendação dietética diária).[18]

Quadro 15.6 Cálculo das necessidades calóricas e proteicas para crianças com déficit de crescimento pela fórmula de *catch-up growth*.

$$\text{Calorias totais (kcal/kg/dia)} = \frac{\text{kcal para IC} \times \text{PI (kg)}}{\text{Peso atual (kg)}}$$

$$\text{Proteína (g/kg/dia)} = \frac{\text{Proteína (g/kg) para IC} \times \text{PI (kg)}}{\text{Peso atual (kg)}}$$

IC (idade corrigida) = Idade na qual o peso atual da criança deveria estar no percentil 50, utilizando-se o indicador peso-para-idade e as tabelas de percentis ou escore z da OMS.

PI (peso ideal para a altura) = Peso do percentil 50 para a altura atual da criança, utilizando-se o indicador peso-para-altura e as tabelas de percentis ou escore z da OMS.

Fonte: Academia Americana de Pediatria.[17]

No aconselhamento nutricional, inicialmente busca-se corrigir os erros alimentares e aumentar o aporte calórico-proteico com alimentos acessíveis à família.[13,14] Para se atingir a meta mínima de calorias e proteínas, a oferta deve ser de pelo menos cinco vezes ao dia, com alimentos que contenham aproximadamente 100 kcal/100 g e 2 a 3 g de proteína/100 g de alimento.[13]

Algumas situações são frequentemente encontradas no atendimento de crianças desnutridas e devem ser corrigidas, uma vez que contribuem para recuperação nutricional. Em lactentes, observa-se o uso de fórmulas lácteas integrais não adequadas para a idade, oferta de alimentos e fórmulas muito diluídos, con-

Quadro 15.7 Recomendações diárias de energia e proteína para crianças e adolescentes.

Faixa etária	Energia (kcal/kg)	Proteína (g/kg)
< 6 meses	108	2,2
6 a 12 meses	98	1,6
1 a 3 anos	102	1,2
4 a 6 anos	90	1,1
7 a 10 anos	70	1,0
Meninos		
11 a 14 anos	55	1,0
15 a 18 anos	45	0,9
Meninas		
11 a 14 anos	47	1,0
15 a 18 anos	40	0,8

Fonte: RDA.[18]

dições precárias de higienização dos alimentos e utensílios, o que propicia maiores riscos de infecções, além de introdução de alimentação complementar precoce ou até mesmo tardia, com alimentos de baixo valor calórico e reduzido teor de micronutrientes.

Para a criança com desnutrição primária não é necessário oferecer alimentos especiais nem alternativos. O profissional pode orientar a mãe a oferecer uma alimentação adequada à idade da criança e que consista em alimentos regionais, acessíveis e de baixo custo.[14] No entanto, o aporte de nutrientes utilizados para crianças normais e da mesma idade não é suficiente para promover a recuperação nutricional; portanto, a dieta recomendada deve ser hipercalórica e hiperproteica, com elevada densidade energética devido à inapetência usualmente presente nesses pacientes.[6,14,16,17] O incremento calórico pode ser obtido através de algumas opções dietéticas, conforme se vê no Quadro 15.8. Além disso, é importante avaliar a necessidade de suplementação com ferro, vitaminas e outros sais minerais.[13,17]

O plano alimentar deve ser variado, a fim de evitar a monotonia e favorecer a aceitação. Pode ser recomendado o acréscimo de óleo a 3%[13] às refeições, principalmente nas refeições salgadas de modo a aumentar o teor energético da alimentação, sendo uma colher de sobremesa de

---

*Expressão utilizada para descrever a maior velocidade de crescimento que ocorre em crianças após um período de retardo do crescimento quando a causa do retardo é eliminada.[16]

Quadro 15.8 Alimentos recomendados para uma dieta hipercalórica e hiperproteica.

Cereais	• Adicione farinhas instantâneas (aveia, farinha láctea, mucilagens e farináceos) a vitaminas de frutas, mingaus e papas, sempre variando as farinhas • Adicione biscoitos ou bolachas em vitaminas de frutas
Leite e derivados	• Utilize leite adicional em papas, vitaminas, purês, leite com suplemento, sobremesas • Utilize requeijão ou queijo em bolachas, torradas e pães, purês, molhos, bolos, salada • Adicione creme de leite a molhos e carnes.
Carnes e ovos	• Ofereça sempre no almoço e no jantar uma porção de carne, frango ou peixe • Coloque carnes e frango desfiados ou moídos em sanduíches, tortas e bolinhos • Adicione ovos cozidos picados ou amassados a saladas, molhos, purês • Adicione gema de ovo cozida e amassada a papas ou purês.
Frutas	• Ofereça frutas acrescidas de leite em pó, mucilagens e farináceos, farinha láctea, achocolatado, açúcar mascavo, mel industrializado, leite condensado, creme de leite, geleia, iogurte
Gorduras e açúcares	• Adicione óleo vegetal cru (de soja, girassol, milho, canola), azeite de oliva cru, margarina, manteiga a sopas, purês, batatas assadas, mingaus, papas, grãos, arroz, macarrão e vegetais cozidos • Adicione com moderação mel industrializado (xarope de milho, xarope de glicose), leite condensado, doce de leite, sorvete e geleias a pães, cereais, bebidas com leite e sobremesas de fruta e iogurtes.

óleo para crianças com menos de 1 ano e uma colher de sopa para crianças acima de 1 ano.[14] Porém, existem tabus entre as mães sobre a utilização de óleo na alimentação das crianças, e isto deve ser trabalhado de forma culturalmente aceitável.[13]

Existem disponíveis no mercado suplementos dietéticos modulares ou nutricionalmente completos, apropriados para uso em pediatria, em forma líquida ou em pó, com diferentes sabores, inclusive neutro, o que possibilita o seu uso em preparações de consumo habitual do paciente. A densidade calórica das fórmulas pode ainda ser aumentada por meio da adição de módulos de carboidrato e lipídio. A modularização da dieta deve ser feita com cautela, com adição gradual e monitoramento da tolerância gastrintestinal. Os polímeros de glicose fornecem cerca de 3,8 kcal/g e devem ser utilizados em concentração inferior a 5%. Podem ainda ser utilizados óleos vegetais que forneça cerca de 8,84 kcal/mL, fontes de ácidos essenciais da classe ômega 6 (óleos de girassol, milho e soja), ômega 3 (óleos de peixe, soja e canola) e ômega 9 (azeite de oliva e óleo de canola).

Em algumas situações, as mães ou cuidadores podem ser encaminhados para programas governamentais de suplementação alimentar para aquisição de leite em pó, açúcar e óleo, cesta básica de alimentos,[13] ou até mesmo suplementos e/ou dietas adquiridos pelas Prefeituras dos municípios em que residem mediante solicitação por parecer médico ou de nutricionista.

O processo de realimentação para promover crescimento e recuperação deve ser conduzido com cautela, no intuito de evitar síndrome da realimentação,* complicação metabólica comumente associada à nutrição enteral e parenteral, mas que pode ocorrer também em pacientes que recebem alimentação pela via oral.[17] A introdução da alimentação deve ser gradualmente aumentada até se atingirem as necessidades calculadas para a recuperação nutricional,[14,17] testando-se a tolerância e iniciando-se com metade do volume da refeição, até se chegar ao volume adequado, por volta do quarto dia.[14]

A criança deve ser reavaliada dentro de cinco dias, com aferição do peso e cálculo do ganho médio de peso por quilograma (GMP/kg) para monitoração da recuperação nutricional no intervalo entre a consulta atual e a última consulta. A meta deve ser GMP > 5 g/kg de peso/dia[12] (ver cálculo do ganho médio de peso no Quadro 15.9).

---

*Esta síndrome caracteriza-se por desequilíbrio de líquidos e eletrólitos e falência cardiorrespiratória, e pode ocorrer quando pacientes desnutridos, adaptados a usar menos carboidratos e mais gordura como fonte de energia, são realimentados.[17]

Quadro 15.9 Avaliação do ganho médio de peso por quilograma (GMP/kg) e monitoração da recuperação nutricional em pacientes desnutridos.

1º Passo	Subtrair do peso aferido na consulta atual (P2) em gramas o último peso (P1) registrado no cartão da criança ou o peso da última consulta, anotando o resultado em gramas
2º Passo	Dividir o resultado pelo número de dias transcorridos entre a data da última pesagem e a data atual, obtendo-se assim o ganho médio de peso por dia (GMP/dia)
3º Passo	Obtém-se o peso médio (PM) da criança somando-se o peso aferido na consulta atual (P2) ao último peso (P1) e dividindo-se o resultado por 2
4º Passo	Obtém-se o GMP/kg dividindo-se o ganho médio de peso por dia (GMP/dia) pelo peso médio (PM)
5º Passo	Classificação para crianças acima de 6 meses:[3] • < 5 g/kg de peso/dia: Insuficiente • 5 a 10 g/kg de peso/dia: Moderado • > 10 g/kg de peso/dia: Bom Classificação para crianças com menos de 6 meses:[13] • 25 g/kg/dia: Bom
6º Passo	Se o ganho de peso for deficiente (< 5 g/kg/dia), avaliar se: a) As metas de ingestão estão sendo atingidas b) As refeições noturnas estão sendo dadas c) A quantidade de refeição é recalculada à proporção que a criança ganha peso e se a criança está vomitando ou ruminando d) A técnica de alimentação está correta e) A criança está sendo alimentada *ad libitum* (de acordo com o que aceita) f) A qualidade do cuidado dado à criança é motivado/gentil/amoroso/paciente? g) Todos os aspectos da preparação e tratamento dos alimentos, inclusive medidas de ingredientes, mistura, sabor, higiene na estocagem h) Os alimentos oferecidos (mingaus, alimento modificado da família) estão adequadamente modificados para prover > 100 kcal/100 g i) Há deficiências específicas de nutrientes. Se a alimentação for adequada e não houver má absorção, encaminhar ao pediatra para investigar se há infecções ou outras condições associadas.

Fonte: Brasil;[3] Monte.[13]

Por ocasião da consulta, deve-se reforçar as recomendações dadas anteriormente e marcar retorno em 14 dias e, depois, em 30 dias.[14]

Quando o peso da criança estiver acima de − 3 desvios-padrão ou do percentil 0,1, pode-se orientar a mãe a ir diminuindo os incrementos calóricos e substituindo gradativamente a dieta recomendada por alimentos habituais, presentes no cardápio da família e adequados para a idade, até que a criança atinja o valor de peso igual ou superior a − 2 desvios-padrões ou o percentil 3.[14] Quando o indicador peso-para-altura alcançar o equivalente a − 1 desvio-padrão ou percentil 15,[13] com taxa normal de ganho ponderal para a idade no intervalo entre duas consultas,[17] a criança pode ser considerada recuperada.

Pode acontecer de algumas crianças apresentarem baixo peso para a idade por causa de nanismo, devendo então ser acompanhadas até que recuperem também a altura.[13] Para avaliação de crianças com déficit de crescimento linear, ver Capítulo 7 − Criança e adolescente. O nanismo ou baixa estatura (altura-para-idade abaixo de − 2 desvios-padrões ou percentil 3) indica um problema nutricional crônico cujo tratamento não precisa ter caráter intensivo diário, a menos que esteja associado a outros agravos à saúde.[13]

RECOMENDAÇÕES GERAIS[3,13,14]

• Se a criança ainda estiver em aleitamento materno, incentivar a genitora a manter a oferta,

mas orientar que a mamada seja em horários distintos das refeições em que se pretende aumentar o aporte calórico-proteico.
- Diminuir o intervalo para oferta das refeições, de 3 em 3 horas para de 2 em 2 horas.
- Diminuir o volume, mantendo a oferta em pequenas quantidades e com aumento do aporte calórico, respeitando a tolerância e a evolução da criança.
- Orientar para que o volume seja de acordo com a aceitação e alertar que, quando a refeição atingir cerca de 30 mL/kg/refeição, é provável que a criança deixe resto.
- Recomendar que os alimentos sejam dados preferencialmente em copo ou prato com colher, para facilitar a higiene dos utensílios e reduzir o risco de diarréia.
- Usar a criatividade para preparo das refeições seja para introdução de alimentos até então não consumidos, seja também em termos de apresentação, tornando os alimentos mais atraentes. Ver no Capítulo 33 – Receitas para alimentação saudável e dietas especiais, algumas preparações hipercalóricas.
- Recomendar à mãe que os lanches entre as refeições sejam de alto teor energético. Orientá-la a criar lanches rápidos e sobremesas saborosas e nutritivas, utilizando os artifícios já citados, para aumentar a densidade calórica.
- Nos casos em que se observar à anamnese a ingestão de uma dieta monótona ou até mesmo erro alimentar, deve-se orientar a mãe a iniciar, gradativamente, a oferta de uma alimentação adequada à idade da criança, usando os alimentos habituais da família (arroz, feijão, verduras, carnes, frango, vísceras, tubérculos e frutas).
- Se a alimentação da família já tiver sido introduzida, observar as quantidades oferecidas e consumidas e os métodos de preparo, para possíveis correções e adaptações.
- Orientar ao consumo de frutas e verduras da estação, cujo valor monetário é mais baixo, ajudando assim famílias com baixo poder aquisitivo a adquirir outros gêneros alimentícios.
- Orientar quanto à observação da tolerância digestiva da dieta planejada, pois o aumento da densidade calórica pode ocasionar alterações gastrintestinais decorrentes do aumento da osmolaridade.

REFERÊNCIAS

1. Monteiro CA. A queda da desnutrição infantil no Brasil. Cad Saúde Pública, maio 2009; 25(5):950-951.
2. Instituto Brasileiro de Geografia e Estatística (IBGE). Pesquisa de Orçamento Familiar 2008-2009. Antropometria e Estado Nutricional de Crianças, Adolescentes e Adultos no Brasil. Rio de Janeiro, 2010.
3. Brasil. Ministério da Saúde. Secretaria de Atenção à Saúde. Coordenação Geral da Política de Alimentação e Nutrição. Manual de atendimento da criança com desnutrição grave em nível hospitalar. Ministério da Saúde, Secretaria de Atenção à Saúde, Coordenação Geral da Política de Alimentação e Nutrição. Brasília, DF: Ministério da Saúde, 2005.
4. Silveira KBR, Alves JFR, Ferreira HS, Sawaya AL, Florêncio TM MT. Associação entre desnutrição em crianças moradoras de favelas, estado nutricional materno e fatores socioambientais. J Pediatr. (Rio de Janeiro) 2010; 86 (3):215-20.
5. Sarni RO, Souza FI, Catherino P, Kochi C, Ceragioli FL, Nóbrega FJ. Tratamento de crianças com desnutrição grave utilizando o protocolo da OMS: experiência de um centro de referência, São Paulo/Brasil. ALAN 2005; 55:336-44.
6. Nützenadel W. Failure to thrive in childhood. Dtsch Arztebl Int. 2011; 108(38):642-9.
7. Monte CMG. Desnutrição: um desafio secular à nutrição infantil. J Pediatr (Rio de Janeiro). 2000; 76 (Supl.3):S285-S297.
8. Brasil. Ministério da Saúde. Glossário do Ministério da Saúde: projeto de terminologia em saúde, 1. ed., 2ª reimpr. Brasília, DF: Ministério da Saúde, 2004. 142 p.
9. World Health Organization (WHO). Management of Severe Malnutrition: A manual for physicians and other senior health workers. Geneva: WHO, 1999.
10. Vitolo MR. Avaliação nutricional da criança. In: Nutrição: da gestação ao envelhecimento. Vitolo MR (Org.). Rio de Janeiro: Editora Rubio, 2008. p.177.
11. Medeiros AQ, Pinto ICS, Silva IC. Avaliação nutricional. In: Vasconcelos MJOB et al. Nutrição clínica: obstetrícia e pediatria. Rio de Janeiro: MedBook, 2011. p. 211-38.
12. Brasil. Ministério da Saúde. Secretaria de Políticas de Saúde. Departamento de Atenção Básica. Saúde da criança: acompanhamento do crescimento e desenvolvimento infantil/Ministério da Saúde. Secre-

taria de Políticas de Saúde. Brasília, DF: Ministério da Saúde, 2002. 100p.
13. Monte CMG. Atendimento à criança desnutrida em ambulatório e comunidade. In: Sociedade Brasileira de Pediatria (SBP). Temas de nutrição em pediatria. 2002; 2:13-23.
14. Atenção Integral às Doenças Prevalentes na Infância (AIDPI). Aconselhamento da mãe ou acompanhante. Disponível em: http://www.saudedireta.com.br/docsupload/1340104483cap6m.pdf. Acesso em 11 de setembro de 2012.
15. Puccini RF, Goihman S, Nóbrega FJ. Avaliação do Programa de Recuperação de Desnutridos do Município do Embu, na Região Metropolitana de São Paulo. J Pediatr. (Rio de Janeiro) 1996; 72(2):71-9.
16. Williams RL, Creasy RK, Cunningham GC, Hawes WE, Norris FD, Tashiro M. Fetal growth and perinatal viability in California. Obstet Gynecol. 1982; 59:624-32.
17. Academia Americana de Pediatria (AAP). Insuficiência de crescimento. In: AAP. Manual de nutrição pediátrica (trad.). Revisão técnica Taddei et al., São Paulo: Pharmabooks, 2011:569-602.
18. National Research Council. Recommended dietary allowances. Washington: National Academy Press, 1989.

CAPÍTULO 16

Anemia Ferropriva

Gisele Almeida de Noronha

Anemia é um termo genérico que caracteriza níveis anormais de hemoglobina devidos a condições patológicas. Entre os diferentes tipos de anemia, o mais comum é a anemia ferropriva, causada por deficiência de ferro.[1-3] A sequência da anemia ferropriva caracteriza-se por depleção de ferro dos estoques corporais, seguida de alterações bioquímicas e, finalmente, os sinais e sintomas clínicos.[1]

Diminuição da capacidade física, atraso no desenvolvimento cognitivo e redução da função imunitária são comumente associados a anemia ferropriva.[4,5]

Os principais grupos de risco para o desenvolvimento de anemia ferropriva são mulheres em idade fértil, inclusive as gestantes e puérperas; crianças, principalmente entre 6 e 24 meses; e adolescentes em estirão de crescimento.[2,6]

ETIOLOGIA

As causas do desenvolvimento de anemia ferropriva podem ser sintetizadas em duas grandes categorias:[6]

- *Aumento das necessidades de ferro:* ocorre na fase do crescimento acelerado de crianças e adolescentes, na fase reprodutiva da mulher (perda fisiológica de ferro pela menstruação e durante a gravidez), perdas de sangue por doação, sangramentos agudos ou crônicos e infecção parasitária.
- *Diminuição da ingestão ou absorção de ferro:* quando a quantidade de ferro absorvida da dieta é menor que a necessidade do indivíduo, ou devido ao uso de antiácidos e anti-inflamatórios que diminuem a absorção de ferro.

SINAIS E SINTOMAS

Os sinais e sintomas mais comuns de anemia são: debilidade física, astenia, irritabilidade, cefaleia, dispneia ao esforço, palpitações e parestesias, pele pálida, interior da pálpebra inferior rosa-claro em vez de avermelhado, atrofia papilar da língua, unhas finas e achatadas, coiloníquia (unhas côncavas), edema de membros, queilites, retardo do crescimento, anorexia, disfagia e geofagia.[1,3,7]

DIAGNÓSTICO

Anemia por carência de ferro caracteriza-se por hemácias pequenas (microcíticas) e com pequena quantidade de hemoglobina (hipocrômicas).[3] Deve-se considerar presença de anemia quando o nível de hemoglobina estiver abaixo dos valores apresentados no Quadro 16.1.

Quadro 16.1 Pontos de corte para diagnóstico de anemia por grupos etários.

Grupos etários	Nível de hemoglobina em g/100 mL sanguíneo
Crianças de 6 meses a 6 anos	11
Crianças de 6 a 14 anos	12

Fonte: World Health Organization.[8]

Outros métodos de avaliação também podem ser utilizados para melhor definição e melhor acompanhamento da anemia ferropriva, como a determinação da concentração plasmática de ferritina e tranferrina.[3,7,8] No entanto, vale destacar que, durante a infância, quando usados isoladamente, nenhum deles é adequadamente sensível e específico,[3,8] sobretudo a concentração de ferritina, pois sofre alterações nos primeiros 18 meses de vida da criança, permanecendo baixa durante a infância.[8]

Valores de ferritina plasmática abaixo de 10 µ/L indicam depleção dos depósitos de ferro, mas já se recomendam intervenções quando os valores estão abaixo de 20 µ/L, pois esse é um sinal de início de mobilização das reservas de ferro. Em relação à transferrina, considera-se que níveis abaixo de 15% são indicativos de diagnóstico de anemia ferropriva.[1] Para mais informações, ver Capítulo 4 – Interpretação de exames laboratoriais.

A avaliação dos sinais e sintomas clínicos também pode ajudar no diagnóstico de anemia, mas vale lembrar que os sinais e sintomas clínicos são as últimas alterações a surgirem em um indivíduo com anemia ferropriva.[1,3,7]

TRATAMENTO

Para o tratamento imediato da anemia ferropriva, recomenda-se suplementação com sais de ferro, como sulfato ferroso, para reposição dos estoques de ferro no organismo, além de uma alimentação saudável com adequadas fontes de ferro. Ressalte-se que a alimentação é mais efetiva na prevenção de deficiência de ferro, pois sua ação na recuperação pode ser lenta.[1,3]

Em geral, a dose de ferro elementar empregada no tratamento é de 3 a 5 mg/kg de peso por dia, administrados em dose única ou fracionados para duas tomadas, antes das refeições principais, com duração de três a seis meses. A absorção do sulfato ferroso, que contém 20% de ferro elementar, pode ser facilitada pela administração conjunta de fontes de vitamina C. Outra recomendação é que, para aumentar a biodisponibilidade do ferro, o medicamento não deve ser administrado junto com fatores inibidores da absorção do ferro, suplementos polivitamínicos e minerais.[9]

No Brasil, no intuito de prevenir a ocorrência de anemia ferropriva, o Ministério da Saúde instituiu em 2005 o Programa Nacional de Suplementação de Ferro (Portaria nº 730, de 13 de maio de 2005). Este tem como um dos principais objetivos a suplementação universal de crianças de 6 a 18 meses de vida, gestantes a partir da 20ª semana gestacional e mulheres até o 3º mês pós-parto ou pós-aborto (Quadro 16.2).[10]

Quadro 16.2 Público a ser assistido e conduta de intervenção de acordo com o Programa Nacional de Suplementação de Ferro.

População a ser atendida	Dosagem	Periodicidade	Tempo de permanência	Produto
Crianças de 6 a 18 meses	25 mg de ferro elementar	1 vez por semana	Até completar 18 meses	Sulfato ferroso
Gestantes a partir da 20ª semana	60 mg de ferro elementar 5 mg de ácido fólico	Todos os dias	Até o final da gestação	Sulfato ferroso e ácido fólico
Mulheres no pós-parto ou pós-aborto	60 mg de ferro elementar	Todos os dias	Até o 3º mês pós-parto ou até o 3º mês pós-aborto	Sulfato ferroso

Fonte: Brasil.[10]

A partir da Resolução RDC nº 344, de 13 de dezembro de 2002,[11] o Ministério da Saúde tornou obrigatória a fortificação das farinhas de milho e trigo com ferro e ácido fólico, por serem alimentos de fácil acesso à população, não terem alterações de suas características organolépticas no processo de fortificação, e serem economicamente viáveis para o País.[12,13]

OBJETIVOS DA TERAPIA NUTRICIONAL

As modificações na alimentação são essenciais para manutenção adequada do estado nutricional em ferro, e desta forma evitar a reincidência da doença na suspensão do tratamento medicamentoso, por meio da suplementação de ferro.[1]

A recomendação da ingestão diária de ferro deve seguir as DRI (*dietary reference intakes*),[14] que estão descritas no Quadro 16.3.

Assim, deve-se estimular uma alimentação saudável (ver Capítulo 13 – Alimentação saudável), com aumento da ingestão de alimentos fontes de ferro e estimuladores da sua absorção, além da redução dos fatores inibidores.

O ferro está presente nos alimentos em duas formas:

- *Ferro heme*: ligado à molécula do grupamento heme (ferroso, Fe^{2+}), de origem animal, e que tem maior biodisponibilidade. Está presente nas carnes, com cerca de 2,8 mg de ferro por 100 g do alimento, das quais são absorvidos cerca de 20 a 30% desse mineral.[15]
- *Ferro não heme*: é o ferro inorgânico (férrico, Fe^{3+}). Geralmente está ligado a substâncias orgânicas ou inorgânicas dos alimentos e assim apresenta menor biodisponibilidade. Está contido no ovo, nos cereais, nas leguminosas e nas hortaliças, principalmente as verde-escuras, e apresenta cerca de 2 a 10% de absorção pelo organismo.[15]

A acidez gástrica, o ácido ascórbico e a ação de enzimas presentes na borda em escova do intestino favorecem a redução do ferro inorgânico (Fe^{3+}) à forma ferrosa (Fe^{2+}), aumentando, assim, a absorção. Por outro lado, fitatos, taninos, cálcio e fosfatos têm efeito inibidor.[3]

O Quadro 16.4 mostra exemplos de dietas com baixa, intermediária e alta biodisponibilidade de ferro.

Quadro 16.3 Recomendação diária de ferro (mg) de acordo com o estágio de vida e com o sexo.

Estágio de vida e sexo	RDA/AI	UL
0 a 6 meses	0,27	40
7 a 12 meses	11	40
1 a 3 anos	7	40
4 a 8 anos	10	40
9 a 13 anos	8	40
14 a 18 anos – meninas	15	40
14 a 18 anos – meninos	11	45
Lactantes com 18 anos ou menos	10	45
Lactantes a partir de 19 anos	9	45

RDA: ingestão diária recomendada (*recommended dietary allowance*); AI: ingestão adequada (*adequate intake*); UL: ingestão máxima tolerada (*upper level*).
Fonte: Institute of Medicine.[14]

Quadro 16.4 Dietas com biodisponibilidade de ferro baixa, intermediária e alta.

Dieta com baixa biodisponibilidade	Alimentação monótona, baseada em cereais, raízes e tubérculos, com pouca presença de carne, peixe ou vitamina C. Contém predominantemente alimentos que inibem a absorção do ferro, tais como arroz, feijão, milho e farinha de trigo integral
Dieta com biodisponibilidade intermediária	Dieta composta especialmente por cereais, raízes e tubérculos, mas inclui alguns alimentos de origem animal e/ou ácido ascórbico
Dieta com alta biodisponibilidade	Dieta diversificada que contém moderadas quantidades de carne bovina, aves, peixe ou alimentos ricos em ácido ascórbico

Fonte: Bortolini,[1] Food and Agriculture Organization.[16]

CARACTERÍSTICAS DA DIETA

- Normocalórica, adequada para a idade ou para o estado nutricional
- Normoglicídica, adequada para a idade
- Normoproteica, adequada para a idade

- Normolipídica, adequada para a idade
- Rica em alimentos fontes de ferro, com aumento no consumo de alimentos que contenham os elementos facilitadores da absorção e redução do consumo daqueles que possuem fatores inibidores.

O Quadro 16.5 mostra alimentos ricos em ferro importantes para prevenção e tratamento da anemia ferropriva, além de fatores que interferem na biodisponibilidade do ferro.

RECOMENDAÇÕES GERAIS

Em uso de suplemento de ferro

Para evitar alguns desconfortos (como ânsia de vômito e alteração nas evacuações):

- Tomar os comprimidos com água ou suco. Outros líquidos como leite ou café podem interferir no aproveitamento do ferro.
- Tomar 30 minutos antes da refeição.
- Aumentar a ingestão de líquidos.

Quadro 16.5 Alimentos ricos em ferro e fatores que interferem na biodisponibilidade do ferro na prevenção e no tratamento de anemia ferropriva.

Alimentos ricos em ferro	Todos os tipos de carne (de boi, frango, peixe), principalmente miúdos e vísceras de boi e de ave (fígado, rim, moela, coração, língua, bucho, miolo)
	Tentar comer todos os dias no almoço e no jantar
Alimentos com boa quantidade de ferro	Feijões, lentilha, ervilhas secas, vegetais folhosos e de cor verde-escura (couve, espinafre, brócolis, agrião), abóbora (principalmente a abóbora-moranga), quiabo, castanha de caju, jenipapo e frutas secas
	Caldo de cana, melaço, rapadura e açúcar mascavo também contêm um pouco de ferro, mas devem ser consumidos moderadamente, por serem ricos em açúcar
Fatores que favorecem a absorção de ferro	Incluir nas duas principais refeições, como no almoço e no jantar, frutas ou sucos de frutas cítricas, fontes de vitamina C, como **abacaxi, acerola, caju, goiaba, laranja, limão, maracujá, manga, mamão papaia, melancia, morango, pitanga**
	Temperar a salada com limão para aumentar a biodisponibilidade do ferro não heme da refeição
Fatores que dificultam a absorção de ferro	Não ingerir chás, café, leite e derivados, chocolate, refrigerante durante as refeições principais que contenham carne, como no almoço e no jantar, pois têm efeito inibidor da absorção do ferro
	Deixar para consumir cereais integrais, leite e derivados no café da manhã ou nos lanches
	Se for consumir ovo cozido, não deixar cozinhando por muito tempo (no máximo 10 minutos)

REFERÊNCIAS

1. Bortolini GA. Anemia ferropriva. In: Vitolo MR. Nutrição da gestação ao envelhecimento. Rio de Janeiro: Rubio, 2008.
2. Cameron BM, Neufeld LM. Estimating the prevalence of iron deficiency in the first two years of life: technical and measurement issues. Nutri Reviews. 2011; 69(S1):S49-S56.
3. Santos ACO, Cabral PC. Carências nutricionais. In: Vasconcelos MJOB, Barbosa JM, Pinto ICS, Lima TM, Araújo AFC (Orgs.). Nutrição clínica: obstetrícia e pediatria. Rio de Janeiro: MedBook, 2011: 288-320.
4. United Nations Children's Fund/World Health Organization. Preventing iron deficiency in women and children. Boston: International Nutrition Foundation, 1999.
5. Black MM, Quigg AM, Hurley KM, Pepper MR. Iron deficiency and iron-deficiency anemia in the first two years of life: strategies to prevent loss of developmental potential. Nutr Reviews. 2011; 69(S1): S64-S70.
6. World Health Organization (WHO). Iron-deficiency anemia: assessment, prevention and control. A guide programme managers. Geneva: WHO, 2001.
7. Stopler T. Tratamento Médico Nutricional para Anemia. In: Maham LK, Escott-Stump S. Krause Alimentos, nutrição e dietoterapia. Rio de Janeiro: Elsevier, 2010. p. 810-19.
8. World Health Organization (WHO). Centers for Disease Control and Prevention. Assessing the Iron Status of Populations. 2. ed. Geneva: WHO, 2007.

9. Sociedade Brasileira de Pediatria. Anemia carencial ferropriva. Departamento Científico de Nutrologia da Sociedade Brasileira de Pediatria. Documento científico, 2007.
10. Brasil. Política Nacional de Alimentação e Nutrição. Programa Nacional de Suplementação de Ferro. [Acesso em 15 de novembro de 2012a.] Disponível em: <http://nutricao.saude.gov.br/ferro.php>.
11. Brasil. Resolução RDC nº 344, de 13 de dezembro de 2002. Regulamento Técnico para a Fortificação das Farinhas de Trigo e das Farinhas de Milho com Ferro e Ácido Fólico. Brasília: Ministério da Saúde, 2002.
12. Brasil. Política Nacional de Alimentação e Nutrição. Fortificação obrigatória das farinhas de trigo e milho com ferro e ácido fólico. [Acesso em 15 nov. 2012.] Disponível em: <http://nutricao.saude.gov.br/ferro.php>.
13. Pan American Health Organization (PAHO/WHO), Centers for Disease Control and Prevention (CDC), United Nations Children's Fund (Unicef). Flour fortification with iron, folic acid, and vitamin B_{12} in the Americas Regional Meeting. Chile: Institute of Nutrition and Food Technology, University of Chile (INTA), 2003.
14. Institute of Medicine. Iron. Dietary reference intakes for vitamin A, vitamin K, boron, chromium, copper, iodine, iron, manganese, molybdenium, nickel, silicon, vanadium, and zinc. Washington: National Academy Press; 2001:290-393.
15. Hurrel RF. Bioavailability of iron. Eur J Clin Nutr 1997; 5(S1): 4-8.
16. Food and Agriculture Organization/World Health Organization. Join Expert Consultation Bangkok, Thailand. Human vitamin and mineral requirements. Roma: FAO, 2001.

CAPÍTULO 17

Constipação Intestinal

Alcinda de Queiroz Medeiros
Camila Yandara Sousa Vieira de Melo

DEFINIÇÃO

A constipação ou obstipação intestinal é definida como dificuldade de evacuar ou presença de fezes endurecidas, durante duas ou mais semanas, com ou sem dores abdominais.[1] Frequentemente a constipação tem início precoce, podendo aparecer nos primeiros meses de vida ou mesmo desde o nascimento.[2-4]

ETIOLOGIA

Fatores constitucionais, hereditários, dietéticos e psicossociais estão envolvidos na constipação intestinal.[5] Podem-se citar ainda como fatores predisponentes: alterações neurológicas,[6,7] além de causas alérgicas[8] e obesidade.[9-11] Alguns exemplos estão mostrados no Quadro 17.1.

SINAIS E SINTOMAS

Encoprese, escape fecal, inapetência, distensão abdominal, dor abdominal, sangue nas fezes, flatulência, sinais urinários, náuseas e vômitos, empachamento pós-prandial.[18]

CLASSIFICAÇÃO

Segundo a Sociedade Brasileira de Pediatria (SBP), a constipação intestinal pode ser classificada didaticamente como aguda ou crônica, dependendo do tempo de duração.[18]

Aguda: caracteriza-se por alteração brusca do hábito intestinal, com eliminação de fezes ressecadas em pequeno volume, podendo ser decorrente de mudança na alimentação ou no ambiente; menor ingestão de líquidos; situações de repouso, como pós-operatório; e processos febris ou diminuição da atividade física. Nesses casos, geralmente ocorre normalização do hábito intestinal após o retorno ao estilo de vida habitual.

Crônica: quando os sintomas ultrapassam 2 semanas e podem ser decorrentes de manejo inadequado de uma constipação aguda. Pode ser de origem orgânica, cuja etiologia seja conhecida, ou funcional, sendo o fator etiológico desconhecido.[25,26] Envolve fatores hereditários, constitucionais e alimentares.[18]

Publicado em 2006, o critério de Roma III determina algumas manifestações que caracterizam o diagnóstico de constipação intestinal (Quadro 17.2). Para determinar a presença desta patologia do recém-nascido ao pré-escolar devem-se considerar ao menos duas das manifestações pelo período mínimo de um mês.[27] Já para crianças a partir de 4 anos até a adolescência é necessária a presença de pelo menos dois dos sintomas descritos durante pelo menos dois meses.[28]

DIAGNÓSTICO

A hipótese diagnóstica de constipação crônica funcional deve prevalecer de modo provisório,

Quadro 17.1 Principais fatores predisponentes de constipação intestinal na criança.

FATORES CONSTITUCIONAIS
Distúrbios da motilidade digestiva caracterizados por aumento do tempo de trânsito intestinal, especialmente nos cólons[12-14]
FATORES HEREDITÁRIOS
Fatores genéticos determinantes da motilidade intestinal. Quando houver história familiar de distúrbios gastrintestinais e de constipação intestinal podem estar aumentados 2 a 4 vezes[15,16]
FATORES DIETÉTICOS
Desmame precoce, seguido de introdução de fórmulas lácteas ou mesmo alimentos sólidos,[17] assim como consumo insatisfatório de fibras alimentares[18]
FATORES PSICOSSOCIAIS
Comportamento retentivo após defecação com dor é um fator importante para a manutenção do quadro clínico, visto que a criança se condiciona a evitar a defecação por medo de sentir dor.[19,20] O círculo vicioso da dor às evacuações leva ao comportamento de retenção, cursando com fezes mais endurecidas e evacuações ainda mais dolorosas[21]
ALTERAÇÕES NEUROLÓGICAS
Distúrbios do sistema nervoso que cursam com comprometimento motor (p. ex., paralisia cerebral e meningomielocele, também cursam com comprometimento do tubo digestivo o que leva a alterações da motilidade, como ruminação, refluxo gastroesofágico, retardo do esvaziamento gástrico e constipação intestinal)[6,7]
FATORES ALÉRGICOS (PROCTITE)
Constipação crônica em crianças pode estar associada a alergia à proteína do leite de vaca.[8] A proctite, quando associada a constipação intestinal, apresenta-se histologicamente com erosões da mucosa retal. Pacientes submetidos a dieta de exclusão experimentam melhora do quadro histológico e da constipação.[22-24]
FATOR OBESIDADE
Obesidade e constipação intestinal crônica parecem estar associadas. Alguns estudos mostram que essas crianças são predominantemente do sexo masculino, apresentam distúrbios psicossociais e respondem pouco a tratamentos[9-11]

Quadro 17.2 Critérios de Roma III para o diagnóstico de constipação intestinal funcional em crianças

Lactentes e crianças até 4 anos de idade	Crianças de 4 a 18 anos
No mínimo dois dos seguintes critérios durante pelo menos um mês:	No mínimo dois dos seguintes critérios durante pelo menos dois meses:
1. Duas ou menos evacuações por semana	1. Duas ou menos evacuações por semana
2. Pelo menos um episódio de incontinência após a aquisição de controle esfincteriano	2. Pelo menos um episódio de incontinência por semana
3. História de excessiva contenção fecal	3. História de postura retentiva ou retenção voluntária
4. História de movimentos intestinais dolorosos	4. História de movimentos intestinais dolorosos
5. Presença de grande massa fecal no reto	5. Presença de grande massa fecal no reto
6. História de fezes volumosas que obstruem o vaso sanitário	6. História de fezes volumosas que obstruem o vaso sanitário

Fonte: Rasquin.[28]

até que por ocasião da anamnese e do exame físico não se encontrem causas intestinais e/ou extraintestinais de constipação orgânica.[12]

Um histórico clínico bem feito durante a anamnese é muito importante, com detalhamento do hábito de defecação desde o nascimento, duração e características da defecação, mudança de hábitos alimentares e intestinais, além da duração do aleitamento materno e a introdução de outros alimentos no desmame. Além desses é importante observar se há relação com dor abdominal e excesso de gases, empachamento pós-prandial, disfagia, hábito intestinal familiar e uso de laxativos.[18]

A constipação funcional ocorre em 95% dos casos, o que a diferencia da constipação de origem orgânica. No Quadro 17.3 encontra-se descrito o diagnóstico diferencial de constipação crônica em pediatria.

Para determinação do diagnóstico clínico é necessário realizar exames físico e complementar.[18]

Exame físico: presença de distensão abdominal, massa palpável no abdome, fissura anal e presença de fezes impactadas no reto.

Exames complementares: retossigmoidoscopia, colonoscopia, enema opaco, biopsia retal, estudo de trânsito colônico com ingestão de material radiopaco, cintilografia, manometria anorretal, defecograma e ressonância magnética sacral.[18]

TRATAMENTO

A criança que sofre constipação crônica, com ou sem complicações, precisa receber uma terapia adequada à sua idade e à gravidade do problema, objetivando-se aliviar ou eliminar os sintomas presentes e prevenir ou diminuir a ocorrência de complicações.[12]

O programa terapêutico consiste basicamente em quatro etapas:

Educação: importante para estabelecer uma relação entre o profissional de saúde e a família, incluindo o próprio paciente. As medidas educativas visam oferecer explicações sobre a constipação e o programa terapêutico a ser realizado.[30]

Desimpactação fecal ou *esvaziamento do fecaloma:* procedimento de lavagem intestinal realizado geralmente na primeira consulta com a utilização de enemas (sorbitol, soluções fosfatadas, glicerina ou vaselinas). A utilização de enemas é mantida até completa eliminação das fezes impactadas e até que a criança apresente 1 a 2 evacuações amolecidas ao dia e sem esforço.[12]

Quadro 17.3 Diagnóstico diferencial de constipação crônica em pediatria.

Constipação crônica funcional
Simples
Complicada
Oculta
Anormalidades intestinais ou estrutura anorretal e do cólon
Doença celíaca
Fibrose cística
Estenose anal
Má-formação anorretal
Ânus imperfurado
Ânus ectópico anterior
Ânus anteriorizado
Síndrome de pseudo-obstrução intestinal
Aganglionose congênita (doença de Hirschsprung)
Aganglionose adquirida
Anormalidades extraintestinais
Endrócrina e metabólica
Hipotireoidismo
Diabetes melito e diabetes insípido
Hipercalcemia
Hipocalemia
Neurológicas
Encefalopatia crônica
Anormalidades da medula espinal
Encefalopatia crônica
Fármacos
Sais de ferro
Antiácidos
Anticolinérgicos
Codeína

Fonte: Morais e Maffei.[29]

Quadro 17.4 Laxantes utilizados em casos de constipação intestinal.

Categoria	Mecanismo de ação	Laxantes
Formadores de bolo fecal	Aumento do bolo fecal e consequente aumento do peristaltismo	Fibras alimentares solúveis Fibras alimentares insolúveis
Lubrificantes	Lubrificação e amolecimento das fezes sem interferir no peristaltismo	Óleo mineral Óleos vegetais (de oliva, algodão e milho) Vaselina
Osmóticos	Aumento da quantidade de água no lúmen intestinal, com aumento do peristaltismo	Sulfato de magnésio Leite de magnésia Sulfato de sódio Lactulose Manitol Sorbitol
Estimulantes do peristaltismo intestinal	Aumento do peristaltismo por contato direto com a mucosa colônica	Derivados antraquinônicos de plantas (sena, cáscara-sagrada) Óleo de rícino Derivados de difenilmetano (fenolftaleína, picossulfato e bisacodil)

Fonte: Morais e Fagundes.[32]

Prevenção de reimpactação: é feita com o uso de laxantes, ingestão de líquidos e fibras alimentares. É preferencialmente usado em crianças acima de 6 meses, devido aos efeitos colaterais, e os laxantes mais comumente utilizados são: óleo mineral, hidróxido de magnésio e lactulose.[31]

Recondicionamento do hábito intestinal: nessa fase procura-se incentivar a criança a sentar no vaso sanitário com os pés apoiados para otimizar a prensa abdominal, durante 5 a 10 minutos após as principais refeições, a fim de aproveitar a presença do reflexo gastrocólico, que facilita a evacuação.[31]

Eventualmente é necessário o uso de laxantes, embora seja limitado, pois pode exacerbar episódios de meteorismo e cólicas. No Quadro 17.4 constam alguns dos principais laxantes utilizados em pacientes com constipação intestinal.

Além disso, mudança nos hábitos alimentares, incluindo o aumento do consumo de alimentos ricos em fibras, está fundamentalmente envolvida no tratamento da constipação intestinal.[30]

TRATAMENTO DIETÉTICO

As recomendações de fibras existentes são para crianças sadias, consideradas seguras e sem riscos para a saúde. O Comitê de Nutrição da Academia Americana de Pediatria recomenda a ingestão de 0,5 g/kg/dia de fibra alimentar, atingindo o máximo de 30 g na adolescência. A Fundação Americana de Saúde preconiza que, a partir do término do período de lactância até a idade adulta, a ingestão diária de fibra seja calculada a partir da idade em anos, acrescida de 5 g, atingindo-se o máximo de 25 g no período puberário.[33] Mais recentemente foram publicadas as ingestões dietéticas de referência (DRI) (Quadro 17. 5). No entanto, não há consenso quanto ao percentual de consumo dos diferentes tipos de fibras alimentares,[12] sendo

Quadro 17.5 Recomendação dietética de fibras e água para indivíduos de 1 a 18 anos.

Grupo etário	Fibra (g/dia)	Água (L/dia)*
Criança		
1 a 3 anos	19	1,3
4 a 8 anos	25	1,7
Sexo masculino		
9 a 13 anos	31	2,4
14 a 18 anos	38	3,3
Sexo feminino		
9 a 13 anos	26	2,1
14 a 18 anos	26	2,3

*Total de água incluindo aquela contida nos alimentos e nas bebidas e a água para beber.
Fonte: IOM.[34]

de extrema importância a orientação quanto ao consumo diário de legumes, verduras e frutas

Os prebióticos são oligossacarídeos mal digeridos pelas enzimas humanas que servem de substrato a um grupo seleto de microrganismos que compõem a flora intestinal e que têm efeitos benéficos para o hospedeiro.[35] O comitê da European Society for Paediatric Gastroenterology, Hepatology and Nutrition (ESPGHAN) não recomenda o uso rotineiro de fórmulas adicionadas de prebióticos na infância para finalidades preventivas ou terapêuticas.[36]

Por outro lado, quando administrados em produtos alimentares, os prebióticos em geral apresentam características benéficas, que influenciam em termos de aumento do número total de bifidobactérias,[37,38] redução do número de microrganismos patogênicos no intestino,[39,40] melhora da consistência das fezes[41,42] e frequência das evacuações. Vista a presença desses efeitos benéficos observados em curto prazo em crianças constipadas, é sugestivo que alguma recomendação poderia existir na prática clínica.

As fontes naturais disponíveis na infância devem ser a primeira opção para o aporte adequado de fibras, tais como: frutas consumidas com casca ou bagaço, hortaliças, legumes, leguminosas, cereais e sementes.[30] No Quadro 17.6 constam alguns exemplos de teor de fibras em alimentos que podem ser utilizados como estratégia para incremento da alimentação no tratamento da constipação.

A suplementação com fibras em pó ou medicamentosas é uma opção para quando o consumo de fibra alimentar é insuficiente. Esses suplementos podem ser indicados para crianças acima de 4 anos.[44,45]

Quadro 17.6 Teor de diferentes tipos de fibras nos alimentos.

Alimento	Medidas caseiras	Total de fibra (g)	Fibra solúvel (g)	Fibra insolúvel (g)
Maçã vermelha	1 unid P (130 g)	2,5	0,97	1,58
Abacaxi	1 rod G (100 g)	1,2	0,1	1,1
Carambola	1 unid M (150 g)	4,0	0,3	3,75
Manga	1 unid P (82,5 g)	2,3	1,32	0,96
Pera	1 unid M (110 g)	2,6	0,55	2,09
Laranja	1 unid P (140 g)	2,6	1,75	0,91
Mamão papaia	½ unid P (160 g)	2,88	TR	TR
Pêssego	1 unid G (110 g)	2,2	0,88	1,1
Figo	6 unid (70 g)	2,3	0,45	1,85
Ameixa-preta seca	5 unid (25 g)	2,3	0,96	1,35
Beterraba	9 col sopa (144 g)	4,0	1,15	2,88
Brócolis	1 xíc chá (100 g)	3	1,45	1,55
Cenoura	1 unid G (150 g)	3,9	1,65	2,25
Espinafre	4 col sopa (100 g)	2,3	0,7	1,6
Vagem	5 col sopa (100 g)	3,2	1,3	1,9
Mandioquinha	2 col sopa (50 g)	24,9	–	–
Feijão-branco	½ concha (75 g)	5,9	1,71	4,2
Ervilha fresca	6 col sopa (108 g)	5,5	1,29	4,21
Lentilha	2 col arroz (64 g)	2,9	0,48	2,43
Grão-de-bico	1 col arroz (45 g)	2,2	0,67	1,53

(continua)

Quadro 17.6 Teor de diferentes tipos de fibras nos alimentos. (*continuação*)

Alimento	Medidas caseiras	Total de fibra (g)	Fibra solúvel (g)	Fibra insolúvel (g)
Farelo de trigo	3 col sopa (30 g)	12,6	0,93	11,64
Gérmen de trigo	2 col sopa (30 g)	3,9	–	–
Farinha de aveia	1 ½ col sopa (25 g)	1,5	–	–
Farelo de aveia	3 col sopa (21 g)	4,2	< 2,1	< 2,1
Farinha de centeio	2 col sopa (30 g)	5,4	–	–
Farinha de amendoim	1 ½ col sopa (22,5 g)	3,6	–	–
Semente de linhaça	1 col sopa (10 g)	2,8	–	–
Semente de abóbora	1 xíc	7,1	–	–

–: ausência de dados; TR: traços.
Fonte: Pacheco.[43]

OBJETIVO DA TERAPIA NUTRICIONAL

Adequação do hábito alimentar, com melhora da quantidade e da qualidade de fibra alimentar a fim de restabelecer o trânsito intestinal normal, permitindo a eliminação diária de fezes, sem dor e sem grande esforço, de modo a prevenir suas complicações.[46]

CARACTERÍSTICAS DA DIETA

- Normocalórica ou adequada para o estado nutricional
- Normoproteica adequada para a idade
- Normolipídica adequada para a idade
- Normoglicídica adequada para a idade
- Rica em fibras.

RECOMENDAÇÕES GERAIS[2,30,46,47,48]

- Elaboração de cardápio diversificado, com auxílio de nutricionista, visando minimizar a monotonia alimentar
- É importante lembrar que o aleitamento materno, ao contrário do leite de vaca, é fator de proteção contra constipação intestinal no primeiro semestre de vida. Deve-se, portanto, em lactentes desmamados, prevenir a constipação corrigindo os erros alimentares (alimentação exclusivamente láctea, por exemplo) e orientando acerca da introdução precoce de fibras e do consumo de água.
- Após o desmame, a introdução de fibra alimentar a fim de minimizar o consumo exacerbado de alimentos predominantemente lácteos assume grande importância, uma vez que favorece a colonização benéfica que compõe a flora intestinal e melhora o peristaltismo do trato gastrintestinal.
- Realizar 5 a 6 refeições ao dia, com o consumo de refeições balanceadas.
- Aumentar o consumo de frutas nos lanches e sobremesas, principalmente aquelas que possam ser consumidas com casca ou bagaço.
- Consumir salada crua e leguminosas diariamente.
- Consumir farelo de aveia, trigo ou similares pelo menos 1 vez ao dia, em: papas, sopas, vitaminas ou com frutas. Outra opção é substituir parte da farinha de trigo no preparo de bolos e outras preparações por aveia em flocos ou farelo de aveia ou de trigo.
- Aumentar a ingesta de líquidos, visto que o consumo de líquidos em associação com fibras alimentares é essencial para que as fibras desempenhem suas funções de controle intestinal.
- Sentar no vaso sanitário com os pés apoiados, durante 5 a 10 minutos após as principais refeições.

O Quadro 17.7 mostra os alimentos que devem ser preferidos e evitados por indivíduos que têm constipação intestinal.

Quadro 17.7 Alimentos que devem ser preferidos e evitados em casos de constipação intestinal.

Alimentos	Preferir	Evitar
Tubérculos, raízes, cereais, pães e massas	Cereais e grãos integrais, como pão integral, arroz integral e macarrão integral; cará; macaxeira; cuscuz, milho verde, pipoca caseira, xerém; farelo de aveia, farelo de trigo, farinha de centeio, gérmen de trigo	Pão francês, farinha de trigo, mucilagens, amido de milho, goma e derivados. Batata-doce, batata-inglesa, farinha de mandioca
Frutas	Abacate, abacaxi, ameixa-preta, carambola, coco, frutas secas, laranja com bagaço, maçã com casca, mamão, manga, morango, pera com casca, sapoti, uva	Banana, caju, goiaba, limão, maçã sem casca, pera sem casca
Vegetais e leguminosas	Abóbora, acelga, agrião, alface, couve, espinafre, beterraba crua, brócolis, cenoura crua, pepino e tomate; semente de abóbora ou semente de linhaça Amêndoas, castanha, ervilha fresca, feijões, grão-de-bico, lentilha, nozes, soja, vagem e ervilha fresca	–
Leite e derivados	Leite e iogurte integrais, coalhada e queijos	–
Carnes e ovos	Carnes de boi, frango ou peixe ou ovos	–

REFERÊNCIAS

1. Baker SS, Liptak GS, Colletti RB, Croffie JM, Di Lorenzo C, Ector W et al. Constipation in infants and children: evaluation and treatment. A medical position statement of the North American Society for Pediatric Gastroenterology and Nutrition. J Pediatr Gastrenterol Nutr. 1999; 29:613-26.
2. Maffei HVL, Moreira FL, Kissimoto M, Chaves SM, Elfaro S. História clínica e alimentar de crianças atendidas em ambulatório de gastroenterologia pediátrica com constipação intestinal crônica funcional e suas possíveis complicações. J Pediatr. (Rio de Janeiro) 1994; 70:280-6.
3. Morais MB, Vitolo MR, Aguirre ANC, Medeiros EHGR, Antonelli EMAL, Fagundes-Neto U. Teor de fibra alimentar e de outros nutrientes na dieta de crianças com e sem constipação crônica funcional. Arq Gastroenterol 1996; 33:93-101.
4. Loening-Baucke V. Encopresis and soiling. Pediatr Clin North Am. 1996; 43:279-98.
5. Barbieri D, Koda YKL. Doenças gastrenterológicas em pediatria. São Paulo: Atheneu; 1996. p. 331-42.
6. Carr LJ. Management of cerebral palsy: the neurologist's view. Hosp Med. 2002; 63:584-9.
7. Elawad MA, Sullivan PB. Management of constipation in children with disabilities. Dev Med Child Neurol. 2001; 43:829-32.
8. Moneret-Vautrin DA. Cow's milk allergy. Allerg Immunol (Paris). 1999; 31:201-10.
9. Misra S, Lee A, Gensel K. Chronic constipation in overweight children. J PEN J Parenter Enteral Nutr. 2006; 30:81-4.
10. Pashankar DS, Loening-Baucke V. Increased prevalence of obesity in children with functional constipation evaluated in an academic medical center. Pediatrics. 2005; 116:377-80.
11. Fishman L, Lenders C, Fortunato C, Noonan C, Nurko S. Increased prevalence of constipation and fecal soiling in a population of obese children. J Pediatr. 2004; 145:253-4.
12. Morais MB, Maffei HV. Constipação intestinal. J Pediatr (Rio de Janeiro).2000; 76:S147-S156.
13. Benninga MA, Buller HA, Staalman CR, Gubler FM, Bossuyt PM, vander Plas RN et al. Defecation disorders in children, colonic transit time versus the Barr-score. Eur J Pediatr. 1995; 154:277.
14. Benninga MA, Buller HA, Tytgat GN, Akkermans LM, Bossuyt PM, Taminiau JA. Colonic transit time in constipated children: does pediatric slow-transit constipation exist? J Pediatr Gastroenterol Nutr. 1996; 23:241-51.
15. Caspi A, Moffitti TE. Gene-enviroment interactions in psychiatry: joining forces with neuroscience. Nat Rev Neurosci. 2006; 7: 583-90.
16. Grudell ABM, Camillero M, Carlson P, Gorman H, Ryks M, Burton D et al. An exploratory study of the association of adrenergic and serotonergic genotype and gastrintestinal motor functions. Neurogastroenterol Motil. 2008; 20:213-9.
17. Donavan SM. The role of human milk components in gastrointestinal development: current knowledge and future needs. J Pediatr. 2006; 149:S49-61.
18. Sociedade Brasileira de Pediatria. Manual prático de atendimento em consultório e ambulatório de pediatria. 2006 (revisado em 2011). Disponível em www.sbp.com.br; acesso em 14/11/2012.
19. Partin JC, Hamill SK, Fischel JE, Partins JS. Painful defection and fecal soiling in children. Pediatrics. 1992; 89:1007-9.

20. Cox DJ, Ritterband LM, Quillian W, Kovatchev B, Morris J, Sutphen J et al. Assessment of behavioral mechanisms maintaining encopresis: Virginia Encopresis-Constipation Apperception Test. J Pediatr Psychol. 2003; 28:375-82.
21. Drossman DA. The functional gastrointestinal disorders and the Rome III process. Gastroenterology. 2006; 130:1377-90.
22. Carrocio A, Sacalici C, Maresi E, Di Prima L, Cavatio F, Noto D et al. Chronic constipation and food intolerance: a model of proctisis causing constipation. Sacand J Gastroenterol. 2005; 40:33-42.
23. Heine RG. Gastroesophageal reflux disease, colic and constipation in infants with food allergy. Curr Opin Allergy Clin Immunol. 2006; 6:220-5.
24. Scaillon M, Cadranel S. Food allergy and constipation in childhood: how functional is it? Eur J Gastroenterol Hepatol. 2006; 18:125-8.
25. Loenning-Baucke V. Chronic constipation in children. Gastroenterology 1993; 105:1557-64.
26. Tahan S, Weber TK, Morais MB. Constipação crônica em pediatria. In: Palma D, Oliveira FLC, Escrivão MAMS (Eds.). Guia de nutrição clínica na infância e na adolescência. Barueri, SP: Manole 2009: 493-512.
27. Hyman PE, Milla PJ, Benninga MA, Davidson GP, Fleisher DF, Taminiau J. Childhood functional gastrointestinal disorders: neonate/toddler. Gastroenterology 2006;130:1519-26.
28. Rasquin A, Di Lorenzo C, Forbes D, Guiraldes E, Hyams JS, Staiano A, Walker LS. Childhood functional gastrointestinal disorders: child/adolescent. Gastroenterology; 2006; 130:1527-37.
29. Morais MB, Maffei HVL. Constipação intestinal. J Pediatr (Rio J). 2000; 76 (Supl. 2) S147-S156.
30. Araújo AFC, Silva ACS, Medeiros AQ, Pinto ICS, Vasconcelos MJOB, Freire AMA. Distúrbios do aparelho digestório. In: Vasconcelos MJOB, Barbosa JM, Pinto ICS, Lima TM, Araújo AFC (Orgs.). Nutrição clínica – Obstetrícia e pediatria. Rio de Janeiro: MedBook, 2011. p. 349-74.
31. Bigèlli RHM, Fernandes ME, Galvão LC. Constipação intestinal na criança. Medicina, Ribeirão Preto 2004; 37:65-75.
32. Morais MB, Fagundes-Neto U. Constipação em pediatria. Pediatr Mod. 1995; 31(7):1030-42.
33. Willians CL, Bollella M, Wynder EL. A new recommendation for dietary fiber in childhood. Pediatrics 1995; 96(5):985-8.
34. Institute of Medicine (IOM). Dietary reference intakes for energy, carbohydrate, fiber, fat, fatty acids, cholesterol, protein, and amino acids, cholesterol. Protein and amino acids (Macronutrients). Washington, DC: National Academy Press, 2005; p.1331.
35. Williams CL, Bollella M, Wynder EL. A new recommendation for dietary fiber in childhood. Pediatrics. 1995; 96(5):985-88.
36. ESPGHAN. Committee on Nutrition. Supplementation of infant formula with probiotics and/or prebiotics: A systematic review and comment by the ESPGHAN Committee on Nutrition. JPGN. Vol. 52- n. 2; 2011.
37. Ben XM, Zhou XY, Zhao WH, Yu WL, PanW, Zhang WL et al. Supplementation of milk formula with galacto-oligosaccharides improves intestinal microflora and fermentation in term infants. Chinese Med J (English version) 2004;117:927-31.
38. Knol J, Boehm G, Lidestri M, Negretti F, Jelinek J, Agosti M et al. Increase of faecal bifidobacteria due to dietary oligosaccharides induces a reduction of clinically relevant pathogen germs in the faeces of formula-fed preterm infants. Acta Paediatrica, 2005; 94:31-3.
39. Euler AR, Mitchell DK, Kline R, Pickering LK. Prebiotic effect of fructo-oligosaccharhide supplemented term infant formula at two concentrations compared with unsupplemented formula and human milk. J Pediatr Gastroenterol and Nutr. 2005; 40:157-64.
40. Kapiki A, Costalos C, Oikonomidou C, Triantafyllidou A, Loukatou E, Pertrohilou V. The effect of a fructo-oligosaccharide supplemented formula on gut flora of preterm infants. Early Human Development, 2007; 83:335-9.
41. Boehm G, Lidestri M, Casetta P, Jelinek J, Negretti F, Stahal B et al. Supplementation of a bovine milk formula with an oligosaccharide mixture increases counts of faecal bifidobacteria in preter infants. Arch of Disease in Childhood-Fetal Neonatal. 2002; 86:F178-81.
42. Mariri A, Negretti F, Boehm G, Li Destri M, Clerici-Bagozzi D, Mosca F et al. Pro-and prebiotics administration in preterm infants: colonization and influence on faecal flora. Acta Paediatr Suppl. 2003; 91:80-1.
43. Pacheco M. Tabela de equivalentes, medidas caseiras e composição química dos alimentos. Rio de Janeiro: Rubio, 2006:51-60.
44. Silva GAP, Lins MGM. Constipação intestinal. In: Alves JBG, Ferreira OS, Maggi RS (Eds.). Fernando Figueira: Pediatria – Instituto Materno – Infantil de Pernambuco (IMIP). Rio de Janeiro: Guanabara Koogan, 2004:560-7.
45. Beyer PL. Tratamento médico nutricional para doenças do trato gastrintestinal inferior. In: Mahan LK, Escott-Stump S (Eds.). Alimentos, nutrição e dietoterapia. São Paulo: Roca, 2010:673-706.
46. Palma D, Oliveira FLC, Escrivão MAMS. Nutrição clínica: na infância e na adolescência. São Paulo: Manole, 2009. p. 493-509.
47. Valle-Jones JC. An open study of oat bran meal biscuits in the treatment of constipation in the elderly. Curr Med Res Opin. 1985; 9:716-20.
48. Chen HL, Haack VS, Janecky CW, Vollendorf NW, Marllet JA. Mechanisms by which wheat bran and oat bran increase stool weight in humans. Am J Clin Nutr. 1998; 68:711-9.

CAPÍTULO 18

Diarreia Aguda e Persistente

Anne Ellen Alves e Oliveira
Maria Josemere de Oliveira Borba Vasconcelos

A diarreia caracteriza-se por alterações no volume, na consistência e na frequência das fezes,[1] que ocorrem, no mínimo, três vezes em um período de 24 horas, com início abrupto e perda principalmente de água e eletrólitos,[2] podendo apresentar muco ou sangue (disenteria).[1] Classifica-se como aguda ou persistente. Quando aguda, tem o curso potencialmente autolimitado e duração de até 14 dias.[1,3] A diarreia persistente resulta da continuidade do quadro agudo e é reconhecida quando os sintomas ultrapassam um período de 14 dias, levando a maior comprometimento nutricional, infecção extraintestinal grave e, até mesmo, desidratação.[2]

É uma manifestação muito comum das doenças infecciosas intestinais, e, nos países em desenvolvimento, ainda é uma das principais causas de morbidade e mortalidade na população infantil,[2,4,5] permanecendo como importante causa de hospitalização nessa população.[5,6] Atinge principalmente crianças com menos de 5 anos de idade, com maior incidência nas menores de 2 anos.[7]

ETIOLOGIA

Os casos de diarreia na infância são, em sua maioria, de etiologia infecciosa, isto é, viral, bacteriana ou protozoária,[7] ocorrendo a transmissão pela via fecal-oral, seja por contato direto ou veiculada por água ou alimentos contaminados.[8,9]

Os mecanismos fisiopatológicos são distintos, a depender do agente etiológico envolvido, e sua gravidade depende da presença e intensidade da desidratação ou do tipo de toxina produzida pelo patógeno que provoca outras síndromes que resultam em diarreia.[1] A frequência e a incidência de complicações variam de acordo com a região e com as características da população.[8]

Nos países em desenvolvimento, prevalece a diarreia de etiologia bacteriana; já nos países desenvolvidos, predomina a de etiologia viral.[7,9] Os agentes mais comuns são rotavírus, *Escherichia coli, Shigella, Salmonella, Campylobacter jejuni, Vibrio cholerae, Giardia duodenalis, Entamoeba histolytica* e *Cryptosporidium*.[2]

A associação de fatores sociais, biológicos, econômicos e culturais interfere na instalação, no curso patogênico e na evolução da doença.[10] São exemplos: baixa renda, baixa escolaridade materna, condições de habitação e saneamento básico precárias, desmame precoce e desnutrição.[11-16] A desnutrição, por si só, favorece a instalação de diarreia persistente[17] e aumenta a suscetibilidade a infecções.[12,18]

DIAGNÓSTICO

No atendimento à criança com diarreia devem ser levados em consideração alguns aspectos clínicos e dietéticos com vistas a otimizar o tratamento,[19] além de avaliar o paciente quanto ao grau de desidratação, presença de sangue nas fezes, desnutrição e infecções associadas.[2,20] São eles:

- Duração da diarreia
- Número de evacuações durante o dia
- Presença de sangue nas fezes
- Presença e frequência dos episódios de vômitos
- Presença de febre, tosse e outros sinais de infecções
- História alimentar (inclusive aleitamento materno)

Nos casos de diarreia persistente, deve-se realizar uma anamnese completa, considerando-se, além de todos os pontos até aqui descritos, uma avaliação criteriosa do estado geral, nutricional, história alimentar detalhada e tratamento instituído anteriormente,[20] uma vez que estas informações vão contribuir para o diagnóstico diferencial de patologias como intolerância à lactose, alergia à proteína do leite de vaca e doenças inflamatórias intestinais para as quais as condutas nutricionais estão bem elucidadas em capítulos específicos deste livro.

TRATAMENTO

A primeira medida para o tratamento de um quadro diarreico agudo é instituir a terapia de reidratação preconizada pela OMS, estratificada em Planos A, B ou C de acordo com o grau de desidratação, com administração do soro de reidratação por via oral (Quadro 18.1).

Cerca de 90% das crianças com diarreia aguda não se encontram desidratadas e devem ser incluídas no Plano A, ou seja, com terapia de reidratação por via oral no domicílio para prevenção do quadro,[21] uma vez que esta medida associada a outras pode reduzir substancialmente a duração e a gravidade da diarreia.[2,22] O soro de reidratação oral encontra-se disponível nos postos de saúde.

As crianças que apresentarem algum grau de desidratação devem ser encaminhadas ao serviço de saúde para estabelecimento da terapia de reidratação de acordo com o grau de desidratação diagnosticado (Plano B ou C). Qualquer profissional de saúde poderá observar os sinais clínicos de desidratação, conforme recomendação da OMS,[2] descritos no Quadro 18.2.

TRATAMENTO DIETÉTICO

O tratamento dietético será abordado de acordo com a duração da diarréia, visto que algumas modificações deverão ser consideradas se houver persistência do quadro.

Quadro 18.1 Composição da solução de reidratação oral.

Compostos	g/L	Osmolaridade por litro	mmol/litro
Cloreto de sódio	2,6	Sódio	75
Glicose anidra	13,5	Cloreto	65
Cloreto de potássio	1,5	Glicose	75
Citrato de sódio di-hidrato	2,9	Potássio	20
		Citrato	10
Total			245

Fonte: OMS.[2]

Quadro 18.2 Avaliação da hidratação em paciente com diarreia aguda.

Sinais	Tratamento		
	Plano A	Plano B	Plano C
Condição	Bem, alerta	Irritado, intranquilo	Comatoso – hipotônico*
Olhos	Normais	Fundos	Muito fundos
Lágrimas	Presentes	Ausentes	Ausentes
Boca e língua	Úmidas	Secas	Muito secas
Sede	Bebe normalmente	Bebe rápido e avidamente	Bebe mal ou não é capaz*
Sinal da prega	Desaparece rapidamente	Desaparece lentamente	Desaparece muito lentamente
Pulso	Cheio	Rápido, débil	Muito débil ou ausente*
Enchimento capilar	Normal (até 3 segundos)	Prejudicado (de 3 a 5 segundos)	Muito prejudicado*
Avaliação	Sem desidratação	Desidratação (com 2 ou mais sinais)	Considera-se desidratação grave a presença de dois ou mais dos sinais descritos acima ou pelo menos um sinal dos que estão marcados com asterisco

Fonte: OMS.[2]

RECOMENDAÇÕES GERAIS PARA OS CASOS DE DIARREIA AGUDA

Nos casos de diarreia em que não houver desidratação grave, nas primeiras 3 a 4 horas após a reidratação, deve-se iniciar a oferta de uma alimentação adequada para a idade,[23] visando evitar desidratação e restabelecer rapidamente a função intestinal, proporcionando melhora na digestão e na absorção dos nutrientes.[2] Veja a seguir as orientações para o tratamento da criança com diarreia aguda segundo a OMS:[2]

1. Oferecer soro de reidratação oral (SRO) após cada episódio diarreico nas quantidades indicadas para a idade: 50 a 100 mL para crianças de até 2 anos e 100 a 200 mL para aquelas com 2 a 10 anos.
2. O aleitamento materno deve ser estimulado e mantido sempre que possível, sendo o oferecido SRO após as evacuações líquidas.
3. Para crianças que não estejam em aleitamento materno exclusivo ou para aquelas que não mamam, a orientação deve ser de consumo de fórmulas lácteas adequadas para a idade, como também caldos, sopas, refrescos de frutas sem açúcar e água de coco.
4. Não diluir os sucos ou o leite, nem restringir a alimentação habitual da criança.
5. A oferta precoce de alimentos com densidade energética e valor nutricional adequados proporciona a manutenção do crescimento e uma boa evolução ponderal.
6. Incentivar ao consumo de alimentos ricos em caroteno, como frutas, vegetais amarelos ou alaranjados e verde-escuros, além de carnes, ovos e fígado, pois são fontes de vitamina A e zinco e estão relacionados ao sistema imunológico, sendo componentes importantes para a melhora do quadro.
7. Evitar soluções hiperosmolares, com elevado teor de açúcar, tais como: refrigerantes, sucos de frutas industrializados e chá adoçado.
8. Evitar soluções que tenham efeito diurético, estimulante ou purgativo, como café e alguns chás medicinais (Quadro 18.3).

Diversos fatores podem contribuir para a perpetuação do quadro diarréico. Entre eles podemos citar a presença de sangue nas fezes, febre, suspensão da dieta por mais de 24 horas, uso de antibióticos, ausência de geladeira no domicílio, hiperemia perianal,[24] desidratação

Quadro 18.3 Recomendação para escolha dos alimentos na vigência de quadros de diarreia aguda de acordo com os grupos alimentares.

Grupos de alimentos	Preferir	Evitar
Cereais, pães e massas	Pão branco, batata-doce, farinha de mandioca, farinha de trigo, mucilagem de arroz, amido de milho, goma e derivados, cará, banana comprida, tapioca sem coco, fruta-pão	Cereais ou grãos integrais, como macaxeira, cuscuz, xerém, aveia, pão integral, bolachas integrais
Frutas	Frutas constipantes como banana, caju, maçã sem casca, pera sem casca, goiaba	Mamão, laranja, abacaxi, carambola, manga, ameixa-preta, uva, abacate, coco, melão, jaca
Vegetais e leguminosas	Vegetais cozidos, como cenoura, batata, chuchu, beterraba	Alface, agrião, espinafre, acelga, couve-flor, brócolis, feijões, ervilha fresca, lentilha, grão-de-bico, soja, castanha, nozes, amêndoas, amendoim
Leite e derivados	Leite e derivados (iogurte, coalhada, queijo) adequados para a idade	Manteiga
Carnes e ovos	Carnes de boi, frango ou peixe ou ovos. Dar preferência a carnes grelhadas ou cozidas	Embutidos como salsicha, mortadela, presunto, fiambre, preparações à base de frituras (coxinha, pastel)
Líquidos	Aumentar a hidratação com água filtrada e fervida, água de coco, sucos de frutas (de maçã, de lima coado, goiaba e caju)	Bebidas gaseificadas como água com gás e refrigerantes; sucos de frutas industrializados, chá adoçado e café

grave. São consideradas crianças no grupo de risco lactentes com menos de 6 meses ou bebês com menos de 1 ano desnutridos; desidratação e/ou distúrbios metabólicos graves; prolongamento do quadro diarreico com importante agravo do estado nutricional ou recidivas de desidratação e acidose. Nesses casos, o tratamento deve ser em ambiente hospitalar e o planejamento alimentar deverá ser de acordo com o quadro clínico apresentado, considerando-se a introdução de fórmulas lácteas isentas de lactose, mesmo no quadro agudo.[8]

RECOMENDAÇÕES GERAIS PARA CASOS DE DIARREIA PERSISTENTE

Em muitos casos a diarreia persistente pode ser tratada em regime domiciliar, mas o internamento será necessário quando houver associação de infecções extraintestinais ou sepse, quando se tratar de crianças com menos de 6 meses de vida ou, ainda, quando houver sinal de desidratação.[2]

A lesão que pode ocorrer na mucosa intestinal por causa da persistência da diarreia pode levar à necessidade de utilização de formulações com teor reduzido de lactose para regeneração mais rápida dos enterócitos.[2,25,26] Essas fórmulas são comercialmente disponíveis, e também existem outras opções alimentares de baixo custo, como a utilização de iogurte ou leite fermentado, os quais são geralmente mais bem tolerados.[27]

Na diarreia persistente secundária a outras patologias, como alergia à proteína do leite de vaca e doenças inflamatórias intestinais, será necessária a introdução de fórmulas especiais, com proteína hidrolisada ou aminoácidos livres, visando a uma melhor absorção e resolução do quadro o mais rápido possível.[8] Esses casos estão bem elucidados em capítulos específicos deste livro.

Crianças com desnutrição grave e com diarreia persistente devem ser tratadas em ambiente hospitalar, onde a prioridade será, inicialmente, a correção dos distúrbios hidreletrolíticos e a reidratação, conforme preconiza o protocolo para desnutrição da OMS.[2]

Portanto, no tratamento ambulatorial, deve-se levar em consideração a utilização de fórmulas de menor custo, a manutenção do aleitamento materno e a implantação de bons hábitos de higiene, para evitar a ocorrência de novos episódios.[2,25,26]

OBJETIVOS DA TERAPIA NUTRICIONAL

- Restabelecer o equilíbrio hidreletrolítico.
- Repor as perdas de nutrientes.
- Prevenir ou tratar a desnutrição.

PROBIÓTICOS

Está elucidado que a utilização de probióticos no tratamento da diarreia tem eficácia limitada a poucas cepas, estando esta relacionada ao agente etiológico envolvido, ao tipo de diarreia e ao período de administração.[28]

Portanto, deve ser realizada uma avaliação cuidadosa dos critérios e padrões relativos à qualidade e à confiabilidade das cepas, além da padronização das doses e seus efeitos específicos.[29,30]

REFERÊNCIAS

1. Centro de Vigilância Epidemiológica Professor Alexandre Vranjac. Manual de Monitorização da Doença Diarreica Aguda. MDDA/DDTHA/CVE-SES/SP. São Paulo, SP; 2. ed., 2008.
2. WHO. The treatment of diarrhoea – A manual for physicians and other senior health workers. Genebra: WHO, 2005.
3. Ministério da Saúde. Assistência e controle das doenças diarreicas. Brasília, DF: Ministério da Saúde, 1993.
4. Boschi-Pinto C, Velebit L, Shibuya K. Estimating child mortality due to diarrhoea in developing. Bull World Health Organ. 2008; 86:710-7.
5. Pereira IV, Cabral IE. Diarreia aguda em crianças menores de um ano: subsídios para o delineamento do cuidar. Esc Anna Nery [serial on the Internet], June, 2008.
6. Vanderlei LCM, Silva GAP. Diarreia aguda: O conhecimento materno sobre a doença reduz o número de hospitalizações nos menores de dois anos? Rev Assoc Méd Brás. 2004; 50(3):276-81.
7. Tahan S, Morais MB, Webba J, Scaletsky ICA, Machado AMO, Silva LQCD et al. A randomized double-blind clinical trial of the effect of non-absorbable oral polymyxin on infants with severe infectious diarrhea. Braz J Med and Biol Research, 2007; 40(2):209-19.
8. Oliva CAG, Neto UF. Diarreias aguda e persistente. In: Lopes FA, Brasil ALD. Nutrição e dietética em clínica pediátrica. São Paulo: Editora Atheneu, 2003.
9. Instituto Adolfo Lutz e Centro De Vigilância Epidemiológica "Professor Alexandre Vranjac". Diarreia e rotavírus. Rev Saúde Pública. 2004; 38(6):844-5.
10. Rouquayrol MZ, Goldbaum M. Epidemiologia, história natural e prevenção de doenças. In: Rouquayrol MZ, Almeida Filho N. Epidemiologia e saúde. 6. ed. Rio de Janeiro: Medsi, 2003. p. 17-35.
11. Arifeen S, Black RE, Antelman G, Baqui A, Caulfield L, Becker S. Exclusive breastfeeding reduces acute respiratory infection and diarrhoea deaths among infants in Dhaka Slums. Pediatrics 2001; 108(4):167-71.
12. Wierzba TF, El-Yazeed RA, Savarino SJ, Mourad AS, Rao M, Baddour M, El-Deen AN, Naficy AB, Clemens JD. The interrelationship of malnutrition and diarrhea in a periurban area outside Alexandria, Egypt. J Pediatr Gastroenterol Nutr. Philadelphia; 2001; 32:189-96.
13. Cáceres DC, Estrada E, Deantônio R, Paláez D. La enfermidade diarreica aguda: um reto para salud pública em Colômbia. Rev Panamer Salud Publica. Bogotá 2005; 17(1):6-14.
14. Fewtrell L, Koufmann RB, Kay D, Haller L, Colford Jr, JM. Water, sanitation, and hygiene interventions to reduce diarrhoea in less developed coutries: a systematic review and meta-analysis. London: The Lancet, 2005; 5.
15. Quigley MA, Kelly YJ, Sacker A. Breastfeeding and Hospitalization for Diarrheal and Respiratory Infection in the United Kingdom Millennium Cohort Study. Pediatrics 2007; 119(4).
16. Matijasevich A, Cesar JA, Santos IS, Barros AJD, Dode MASO, Barros FC, Victora CG. Hospitalizations during infancy in three population-based studies in Southern Brazil: trends and differentials. Cad Saúde Pública 2008; 24(Suppl. 3):437-43.
17. Moreira FL, Padovan CR, Maffei HVL. Evolução antropométrica de crianças hospitalizadas com diarreia persistente e desnutrição grave, submetidas a suporte nutricional. J Pediatr 1996; 72(4):235-41.
18. Kossmann J, Nestel P, Herrera MG, El Amin A, Fawzi WW. Undernutrition in relation to childhood infections: a prospective study in the Sudan. Eur J Clin Nutrition. 2000; 54(6):463-72.
19. Araújo AFC, Silva ACS, Medeiros AQ, Pinto ICS, Vasconcelos MJOB, Freire CMA. Distúrbios do Aparelho Digestório. In: Vasconcelos MJOB, Barbosa JM, Pinto ICS, Lima TM, Araújo AFC. Nutrição clínica – Obstetrícia e Pediatria. Rio de Janeiro: MedBook, 2011, p. 362-74.
20. Sociedade Brasileira de Pediatria. Manual Prático de Atendimento em Consultório e Ambulatório de Pediatria. SBP, 2006 (revisado em fevereiro de 2011), p.58-60.
21. Morais MB, Campos SO, Silvestrini WS. Terapia de reidratação oral e parenteral. In: Morais MB, Campos SO, Silvestrini WS. Pediatria – Guias de Medicina Ambulatorial e Hospitalar da Unifesp – Escola Paulista de Medicina. Barueri, SP: Manole, 2005.
22. Rocha IFO, Speridião PGL, Morais MB. Efeito do zinco e da vitamina A na diarreia aguda e persis-

tente: metanálise dos dados. The Electron J Pediatr Gastroenterol, Nutr and Liver Disea. 2009; 13(1).
23. Walker-Smith JA, Sandhu BK, Isolauri E, Banchini G, van Caille-Bertrand M, Dias JA et al. Guidelines prepared by the ESPGHAN Working Group on Acute Diarrhoea. Recommendations for feeding in childhood gastroenteritis. European Society of Pediatric Gastroenterology and Nutrition. J Pediatr Gastroenterol Nutrition. 1997; 24:619-20.
24. Lins MGM, Motta MEFA, Silva GAP. Fatores de risco para diarreia persistente em aspectos fisiopatogênicos, fatores de risco e implicações terapêuticas. Pediatria (São Paulo). 2002; 24(3/4):112-21. Lactentes Arq Gastroenterol 2003; 40(4).
25. Ballester D, Escobar AMU, Gris SJFE. Diarreia persistente: revisão dos principais aspectos fisiopatogênicos, fatores de risco e implicações terapêuticas. Pediatria (São Paulo) 2000; 24(3/4):112-21.
26. Melo DF, Fagundes Neto U. Manejo da diarreia persistente. The Electron J Pediatr Gastroenterol, Nutrition and Liver Diseases 2003.
27. Mattos Â, Ribeiro T, Mendes P, Valois S. Comparison of yogurt, soybean, casein, and amino acid-based diets in children with persistent diarrhea. Nutr Research. 2009; 29(7):462-69.
28. Guarino A, Vecchio A. Probiotics as prevention and treatment for diarrhea. Curr Opin Gastroenterol. 2009; 25(1):18-23.
29. Morais MB, Jacob CMA. The role of probiotics and prebiotics in pediatric practice. J Pediatr (Rio J) 2006; 82:S189-97.
30. Gupta V, Garg R. Probiotics. Indian J Med Microbiol. 2009; 27:202-9.

Refluxo Gastroesofágico

CAPÍTULO 19

Conciana Maria Andrade Freire Neves
Alcinda de Queiroz Medeiros
Gerlane Henrique de Lima

O refluxo gastroesofágico (RGE) é definido como o retorno involuntário de conteúdo gástrico para o esôfago. Tal fenômeno pode ocorrer em circunstâncias fisiológicas, após a alimentação, em crianças ou adultos sadios, de maneira mais acentuada no primeiro ano de vida, e também em circunstâncias patológicas.[1-3]

Faz-se a distinção entre a condição funcional e a patogênica pela observação de frequência anormal de refluxo e complicações que, quando presentes, caracterizam a doença de refluxo gastroesofágico (DRGE) ou refluxo gastroesofágico patológico. O RGE apresenta-se diferentemente nas populações adulta e infantil, ocorrendo no adulto de modo eventual, principalmente durante o dia e após as refeições, sem apresentar sintomas na maioria dos casos.[4,5] Na criança, especialmente no recém-nascido e no lactente jovem, o RGE é um fenômeno habitual e frequentemente acompanhado de regurgitações e/ou vômitos sem complicações dos estados nutricional e de humor. Tais sintomas surgem, em geral, entre 2 e 4 meses de vida, alcançando um pico entre 4 e 5 meses, e tendem a melhorar no segundo semestre e a desaparecer no segundo ano de vida.[6,7]

A regurgitação representa a exteriorização do RGE com presença do material refluído na boca, correspondendo na maioria das vezes a episódios de curta duração, e não está associada a dano à mucosa nem a sintomas. A expressão regurgitação infantil (RI) tem sido mais utilizada para crianças saudáveis do que a expressão refluxo fisiológico ou funcional, a fim de evitar a denominação refluxo, cujo sentido para a família da criança representa doença.[2]

O RGE patológico é acompanhado de repercurssões clínicas, como déficit ponderoestatural, manifestações típicas esofágicas, entre elas regurgitações recorrentes e/ou vômitos, irritabilidade, pirose, dor retroesternal em queimação e disfagia e/ou manifestações atípicas extraesofagianas, como problemas respiratórios (faringite, bronquite de repetição, asma brônquica, pneumonia recorrente) e otorrinolaringológicos (rouquidão, disfonia, sinusite, otite, laringite, entre outros).[1,8]

A condição patológica do RGE pode ser classificada como primária, quando existe disfunção em nível esofagogástrico, e secundária, quando está associada a causas subjacentes que predispõem ao desenvolvimento de DRGE, como infecções, lesões do sistema nervoso central, alergia ao leite de vaca, obesidade, hérnia de hiato, exposição ao álcool e tabagismo, entre outras.[9,10]

ETIOLOGIA

O refluxo ocorre principalmente quando existe diminuição do tônus no nível de esfíncter inferior do esôfago (EIE) ou quando a pressão intragástrica supera a pressão no nível do EIE ou durante o relaxamento transitório do EIE.[9]

Os principais fatores condicionantes do RGE fisiológico em recém-nascidos e lactentes estão relacionados à imaturidade dos mecanismos antirrefluxo, devido a alimentação predominantemente líquida e ao decúbito horizontal próprio dessa faixa etária. À medida que ocorre o amadurecimento dos mecanismos antirrefluxo, a criança recebe uma alimentação predominantemente sólida e, se adota a posição ereta, o refluxo diminui de frequência e torna-se menos sintomático, adquirindo gradativamente o padrão de RGE fisiológico observado em crianças maiores e em adultos.[4,11]

A etiopatogenia da DRGE ainda é bastante discutida, mas, de modo geral, acredita-se que esteja envolvida no desequilíbrio entre os fatores que protegem o esôfago contra o refluxo (barreira antirrefluxo, clareamento esofágico e salivação) e os causadores do dano (volume e composição do material refluído).[1]

DIAGNÓSTICO

O diagnóstico de RGE deve pautar-se na história clínica, com atenção especial à história alimentar, ao padrão dos vômitos e regurgitações e a outras manifestações associadas. O acompanhamento da curva de crescimento deve constituir parte fundamental da avaliação dessas crianças, a fim de se confirmar o diagnóstico ou modificá-lo, caso surjam complicações ou sinais de alerta para refluxo patológico[2,8] (Quadro 19.1).

Para os casos em que se suspeita de DRGE, além da história clínica pode ser necessária a solicitação, pelo pediatra, de exames radiográficos constrastados (cintilografia e seriografia gastroesofágicas), pHmetria esofágica, endoscopia digestiva alta com biópsia e videofluoroscopia, com o objetivo de esclarecer quanto a complicações, alterações anatômicas do trato digestório e definição do prognóstico.[2,12]

Quadro 19.1 Sinais de alerta para refluxo gastroesofágico patológico.

Retardo ponderoestatural
Vômitos com conteúdo bilioso ou sanguinolento
Episódio de apneia ou cianose
Anormalidades congênitas de orofaringe e tórax
Antecedentes de prematuridade ou de hipoxia neonatal
Sinais de dermatite atópica, broncospasmo ou de outros distúrbios alérgicos
Vômitos e regurgitação durante o sono
Recusa alimentar ou irritabilidade durante a dieta
Doença do refluxo nos pais

Fonte: Antunes.[2]

TRATAMENTO

A conduta terapêutica para refluxo é individualizada, e depende da faixa etária e das manifestações clínicas predominantes. Consiste na instituição de medidas comportamentais, medicamentosas e cirúrgicas.[2,8]

Para os lactentes em aleitamento natural, o leite materno deve ser mantido, pois os sintomas de refluxo nem sempre são tão graves que justifiquem a suspensão da amamentação ou mudanças nos horários e no volume. Em crianças em aleitamento artificial deve-se avaliar a posição da criança durante a alimentação, o tamanho do orifício do bico da mamadeira e a necessidade de modificações na dieta, como a utilização de espessantes industrializados ou amidos habitualmente presentes em farináceos ou mucilagens, mas com cuidado, pois estes podem contribuir para o surgimento de obesidade. Existem disponíveis no mercado fórmulas infantis industrializadas antirrefluxo que são pré-espessadas com amido de arroz ou de milho pré-gelatinizado; é importante, porém, ressaltar que essas fórmulas diminuem o número de vômitos e regurgitações, mas não o número de episódios de refluxo, e têm custo elevado.[2,6,13] Mudanças posturais como a adoção da posição supina, mediante elevação da cabeceira da cama e/ou do decúbito lateral esquerdo, têm sido recomendadas, principalmente durante o sono.[8]

Para crianças maiores e adolescentes, incluem-se alterações na dieta, como evitar alimentos irritantes da mucosa esofagogástrica e que diminuam a pressão do EIE, mudanças da posição ao dormir, redução do peso corporal e abandono de hábitos como fumar e ingerir bebidas alcoólicas. O tratamento medicamentoso deve ser restrito aos pacientes com DRGE ou àqueles com provável refluxo fisiológico mas que não respondem às mudanças comportamentais, enquanto o tratamento cirúrgico deve ser reservado àqueles que não respondem ao tratamento clínico adequadamente e/ou apresentam condições que põem em risco a vida.[8,14]

OBJETIVOS DA TERAPIA NUTRICIONAL

- Diminuir os espisódios de refluxo para o esôfago.
- Alcançar e manter o peso corporal desejável.
- Neutralizar a acidez gástrica.

CARACTERÍSTICAS DA DIETA[15]

- Normocalórica ou adequada ao estado nutricional.
- Normoglicídica, evitando-se alimentos fontes de carboidratos que causem fermentação e/ou distensão abdominal.
- Hiperproteica*
- Normolipídica a hipolipídica.**

RECOMENDAÇÕES GERAIS[2,14,16-18]

- Fracionar a dieta com refeições frequentes e em pequenos volumes, dando-se preferência aos alimentos abrandados e de consistência semilíquida, pastosa ou sólida.
- Utilizar, se necessário e se for acessível à família, espessantes industrializados ou fórmulas infantis antirregurgitação.
- Evitar alimentos que diminuam a pressão do esfíncter esofágico inferior, como chocolate, café cafeinado e descafeinado, hortelã-pimenta, cebola, alho, hortelã.
- Evitar alimentos que possam irritar o esôfago, respeitando-se a tolerância de cada paciente (sucos cítricos, condimentos).
- Evitar alimentos a temperaturas extremas, pois estas retardam o esvaziamento gástrico e podem causar irritação no esôfago.
- Evitar a ingestão de alimentos gordurosos (frituras, molhos cremosos, caldo de carne, carnes gordas, massas, castanhas, manteigas, margarinas).
- Orientar a ingestão de líquidos entre as refeições, lembrando que, se forem consumidos com alimentos, podem provocar distensão abdominal.
- A última refeição deve ser feita 3 a 4 horas antes de o paciente deitar.
- Orientar o paciente a manter-se em posição ereta durante a refeição, e por cerca de 2 horas depois.
- Evitar comprimir o abdome com fraldas ou roupas apertadas.
- Manter a cabeceira da cama elevada 20 a 25 cm.

No Quadro 19.2 encontram-se resumidas as recomendações para controle do refluxo gastroesofágico.

*A proteína estimula liberação de gastrina, que aumenta a pressão do EIE e induz cicatrização nos casos de esofagite.
**A gordura estimula a liberação de colecistocinina que, por sua vez, reduz a pressão do EIE.

Quadro 19.2 Recomendações para controle do refluxo gastroesofágico.

Alimentos/ Orientações	Preferir	Evitar
Orientações gerais	Alimentar-se de 3 em 3 horas (5 ou 6 refeições ao dia), evitando períodos longos de jejum ou beliscar a todo momento Fazer refeições pequenas, mastigando bem os alimentos Fazer as refeições com calma e em lugares sossegados	Deitar após as refeições; aguarde 1 a 2 horas Roupas apertadas e esforço após as refeições Líquidos durante as principais refeições; prefira--os nos lanches Alimentos excessivamente gelados ou quentes
Líquidos	Beber bastante água entre as refeições (1 hora antes ou 2 horas depois das principais refeições)	Bebidas como refrigerantes, café, chá-mate e sucos industrializados, como os sucos em pó
Temperos	Temperos naturais suaves e em pouca quantidade, como alho, salsa, cebolinha, coentro, cheiro-verde, ervas, hortelã, louro, manjericão	Evite alimentos muito condimentados ou picantes Evite o uso de temperos fortes e picantes como catchup, mostarda, pimenta, molhos, temperos e caldos industrializados
Frutas, verduras e leguminosas	Não existe contraindicação ao consumo de frutas ou sucos considerados ácidos, pois a acidez do estômago é maior que a desses alimentos. Mas cada pessoa tem sua tolerância. Observe se algum desses alimentos lhe traz desconforto gástrico	Consumo excessivo de alimentos que podem formar gases, como cebola, repolho, brócolis, feijão, quiabo, couve-flor, espinafre, agrião, pimentão
Carnes e ovos	Carnes brancas magras (peixe e frango), retirando a pele do frango antes de cozinhá-lo Alimentos grelhados, assados no forno ou cozidos ao vapor	Carne gordurosa, charque, carne de sol, hambúrguer, defumados e embutidos (linguiças, salsichas, mortadelas, presuntos e outros). Ovo cozido pode provocar a formação de gases; avaliar o consumo conforme a tolerância
Açúcares, gorduras, cereais e massas	Saiba que alimentos gordurosos ficam mais tempo dentro do estômago, aumentando, assim, o desconforto	Alimentos gordurosos, oleosos ou fritos Doces concentrados, sorvetes, biscoitos recheados, salgadinhos industrializados, macarrão instantâneo e frituras em geral.

Fonte: Adaptado de Araújo;[14] Barbieri.[19]

REFERÊNCIAS

1. Koda YKL. Refluxo gastroesofágico e doença do refluxo gastroesofágico. In: Koda YKL, Porta G. Gastroenterologia e hepatologia. Schvartsman BGS, Maluf Jr PT, eds. São Paulo: Manole; 2011. p. 231-43.
2. Antunes MMCA. Regurgitação Infantil e Doença do Refluxo Gastroesofáfico. In: Lima EJF, Souza MFT, Brito RCCM. Pediatria ambulatorial. Rio de Janeiro: MedBook; 2008. p. 353-60.
3. Jung AD. Gastroesophageal reflux in infants and children. Am Fam Physician. 2001; 64:1853-60.
4. Koda YKL. Doença do refluxo gastroesofagiano em pediatria. In: Domingues G. Esôfago. Rio de Janeiro: Rubio; 2005. p. 339-47.
5. Tsoun MV, Phillis R, Bishop PR. Dysphagiainchildren, adultos and geriatrics. Otolaryngologic Clinics of North America. 1998; 31(3):419-34.
6. Vandenplas Y, Rudolph CD, Di Lorenzo C, Hassall E, Liptak G, Mazur L, et al. Pediatric gastroesophageal reflux clinical practice guidelines: joint recommendations of the North American Society for Pediatric Gastroenterology, Hepatology, and Nutrition (NASPGHAN) and the European Society for Pediatric Gastroenterology, Hepatology, and Nutrition (ESPGHAN). J Pediatr Gastroenterol Nutr. 2009; 49(4):498-547.
7. Nelson SP, Chen EH, Syniar GM, Christoffel KK. Prevalence of symptoms of gastroesophageal reflux during infancy. A pediatric practice-basead survey. Pedriatric Practice Research Group. Arch Pediatr Adolesc Med. 1997; 151(6):569-72.
8. Carvalho AST, Norton RC. Refluxo gastroesofágico. In: Leão E, Mota JAC, Corrêa EJ, Viana MB. Pediatria ambulatorial. 4. ed. Belo Horizonte: COOPMED; 2005. p. 440-5.
9. Koda YKL. Refluxo gastroesofágico em pediatria. 50 FAQ (Frequentently Asked Questions). São Paulo: Editora Projetos Médicos; 2007. p. 64.
10. Hu FZ, Preston RA, Post JC, White GJ, Kikuchi LW, Wang X, et al. Mpping of a gene for severe

pediatric gastroesophageal reflux to cromossome 13q14. JAMA 2000; 284(3):325-34.
11. Koda YKL. Refluxo gastroesofágico. In: Lopez FA, Campos Jr D. Tratado de pediatria. Sociedade Brasileira de Pediatria. 2. ed. Barueri, SP: Manole; 2010. p. 883-90.
12. Norton RC, Penna FJ. Refluxo gastroesofágico. Pediatra. 2000; 76(Supl. 2):218-223.
13. Khoshoo V, Ross G, Brown S, Edelll D. Smaller volume, thickened formulas in the management of gastroesophageal reflux in thriving infants. J Pediatr Gastroenterol Nutr. 2000; 31(5):554-6.
14. Araújo AFC, Silva ACS, Medeiros AQ, Pinto ICS, Vasconcelos MJOB, Freire CMA. Distúrbios do Aparelho Digestório. In: Vasconcelos MJOB et al. Nutrição clínica – obstetrícia e pediatria. Rio de Janeiro: MedBook; 2011. p. 349-51.
15. Silva SMCS, Mura JDP. Tratado de alimentação, nutrição & dietoterapia. São Paulo: Roca, 2007. p. 518-21.
16. Beyer PL. Tratamento Médico Nutricional nas doenças do Trato Gastrointestinal Superior. Mahan LK, Escott-StumpS. Krause, alimentos, nutrição e dietoterapia. 12. ed. Rio de Janeiro: Elsevier; 2010. p. 655-60.
17. Valle J, Accioly E. Refluxo Gastroeofágico na Infância. In: Accioly E, Saunders C, Lacerda EMA. Nutrição em obstetrícia e pediatria. 2. ed. Rio de Janeiro: Cultura Médica/Guanabara Koogan; 2009. p. 463-73.
18. Escott-Stump S. Nutrição Relacionada ao Diagnóstico e Tratamento. 5. ed. São Paulo: Manole; 2007. p. 281-82.
19. Koda YKL. Refluxo Gastroesofágico. Barbieri D, Koda YKL. Doenças Gastrenterológicas em pediatria. São Paulo: Atheneu; 1996. p. 82-96.

CAPÍTULO 20

Doença Inflamatória Intestinal

Conciana Maria Andrade Freire Neves
Janine Maciel Barbosa

A doença inflamatória intestinal (DII) representa um grupo de afecções caracterizadas por processo inflamatório crônico primário do tubo digestivo que ocorre em indivíduos geneticamente predispostos.[1] As duas formas mais comuns são a doença de Crohn (DC) e a retocolite ulcerativa (RCU), e nos casos em que não há como diferenciá-las utiliza-se a denominação colite indeterminada (CI).[2,3]

A diferença entre DC e RCU é baseada na localização e nas características da inflamação do trato gastrintestinal. Na RCU, o processo inflamatório é restrito à mucosa que começa no reto e envolve uma variável extensão do cólon proximal, podendo ser encontrados abscessos de criptas. Na DC, a inflamação pode envolver qualquer área do trato gastrintestinal, desde a boca até o ânus, podendo o processo inflamatório, inicialmente da mucosa, generalizar-se, atingir gradualmente submucosa, muscular e serosa, e ocorrer também inflamação transmural, que leva ao desenvolvimento de fístulas.[4]

A incidência de DII apresenta tendência de crescimento em todo o mundo,[5] inclusive no Brasil,[6,7] e as DII representam sério problema de saúde. Acometem preferencialmente indivíduos na 2ª a 3ª décadas de vida, observando-se nesta última década um maior pico de incidência de DC,[2,8] mas podem ocorrer em qualquer período da infância e da adolescência.[9] As DII vêm sendo diagnosticadas de maneira cada vez mais crescente e em idades mais precoces[9] e apresentam espectro diverso de sintomas, gravidade e manifestações extraintestinais.[8]

ETIOLOGIA

A sua etiologia não está plenamente compreendida. Acredita-se que seja multifatorial, e que, em indivíduos com predisposição genética, ao interagirem com fatores ambientais que são prováveis gatilhos da doença, desencadeia-se uma resposta imunológica descontrolada, dando origem a um processo inflamatório crônico intestinal.[1,2,8]

SINAIS E SINTOMAS

O sintomas são bastante variados, e incluem queixas intestinais e manifestações extraintestinais;[1] em alguns pacientes ocorrem períodos de remissão e de exacerbação, mas, em outros, a doença segue fulminante.[10] A principal manifestação é diarreia com presença de muco, podendo ou não apresentar sangue (característica mais comum na RCU), além de dor abdominal, febre, anorexia, emagrecimento, anemia e atraso no desenvolvimento.[1,9] Nas crianças e adolescentes, deve-se destacar o atraso no crescimento e no aparecimento dos caracteres sexuais característicos da puberdade.[10]

Nas duas enfermidades observam-se importantes alterações nutricionais, como déficit ponderoestatural e carência de micronutrientes, associadas principalmente à atividade da doença; podem estar presentes ainda manifestações extraintestinais, como artralgia, artrite, lesões cutâneas e hepatopatias.[11,12] Todas as alterações nutricionais vão depender da extensão e da gravidade da doença. A desnutrição, por sua vez, agrava o prognóstico, com consequente redução da competência imunológica e aumento das infecções.[13]

DIAGNÓSTICO

Não existe um exame único, que seja referência para o diagnóstico de DII, o que torna necessária a associação de dados clínicos, exames sorológicos, radiográficos, endoscópicos e histológicos.[8,14] Na maioria dos casos, uma avaliação médica cuidadosa dessas informações permite a diferenciação entre os portadores de DC e de RCU, mas alguns pacientes não apresentam marcadores que possibilitem tal diferenciação, sendo então classificados como portadores de colite inespecífica.[1]

TRATAMENTO

O manejo vai depender da extensão e da gravidade das lesões, bem como do segmento intestinal envolvido.[10] Inicialmente o paciente deve receber orientação nutricional, suporte emocional e tratamento clínico adequado à sua condição, visando induzir ou manter o controle da inflamação e permitir crescimento e desenvolvimento adequados.[1] O tratamento clínico requer frequentemente manejo por longo prazo, com base em uma combinação de medicamentos que inclui corticosteroides e imunossupressores, para controlar a doença, podendo ser indicada cirurgia nos casos de complicações agudas e crônicas refratárias à terapia farmacológica e nutricional,[2,15] como em situações de colite fulminante, hemorragias extensas, perfuração com abscesso, obstrução e fístulas.[9] No Quadro 20.1 encontram-se descritos os objetivos do tratamento da DII.

Quadro 20.1 Objetivos gerais do tratamento da DII.

No tratamento das DII, os objetivos gerais são:
- Melhorar e manter o bem-estar geral do paciente
- Tratar a doença aguda:
  - Eliminar os sintomas e minimizar os efeitos colaterais e os efeitos adversos a longo prazo
  - Reduzir a inflamação intestinal e, se possível, favorecer a cicatrização da mucosa
- Manter as remissões livres de corticosteroides (diminuir a frequência e a gravidade das recorrências e a dependência de corticosteroides)
- Evitar hospitalizações e cirurgia por complicações
- Manter um bom estado nutricional

Fonte: WGO Practice Guidelines.[2]

TRATAMENTO DIETÉTICO

A terapia nutricional inclui desde uma avaliação nutricional completa até a prescrição de dietas individualizadas, de acordo com a gravidade da doença.[1,16-18] As recomendações nutricionais devem ser calculadas de acordo com o estado nutricional e a faixa etária, levando-se em consideração a necessidade para recuperação do crescimento.[19] Segundo a Academia Americana de Pediatria,[20] as necessidades nutricionais diárias podem ser maiores que as DRI (*dietary reference intake*),[21] devido a má absorção, perdas entéricas associadas a diarreia e gasto metabólico decorrente do processo inflamatório e do crescimento normal da criança. O consenso atual é de que a dieta do paciente com DII deve ser balanceada, baseada nos princípios de uma alimentação saudável, e que siga as DRI recomendadas pelo Institute of Medicine (IOM).[20] As restrições alimentares são reservadas para casos específicos, conforme descrevemos a seguir.

A deficiência de vitaminas e minerais pode estar presente nesses pacientes e está associada principalmente a diminuição na ingesta alimentar e na absorção e aumento das perdas (diarreia, vômitos, fístulas) e das necessidades nutricionais, além da interação do fármaco com o nutriente.[22] No Quadro 20.2 encontram-se descritas as principais causas de deficiências de micronutrientes nos portadores de DII.

A abordagem nutricional depende da atividade da doença e dos sintomas presentes. Nos pacientes que se encontram na fase aguda da doença, quando os sintomas se agravam poderá haver necessidade de restrições alimentares e de suporte nutricional específico; naquelas que estão na fase remissiva, que se caracteriza quando os sintomas se atenuam ou cessam, a qualidade de vida dos pacientes se assemelha à da população em geral e pode ser adotada uma alimentação mais liberal, mas, mesmo nesses casos, algumas restrições podem ser necessárias, de acordo com a tolerância de cada paciente.

Fase aguda

Nesta fase pode ser necessário suporte nutricional especializado: por via oral, enteral ou parenteral; caso o paciente não consiga atingir uma ingestão proteico-energética adequada ou não possa ingerir alimentação por via oral, devem ser indicada as vias enteral ou parenteral.[18]

Alguns estudos recomendam o uso de dietas de exclusão, especialmente para os pacientes que estão constantemente com a doença em atividade.[24-26] A dieta de exclusão consiste em identificar e excluir os alimentos que afetam a atividade da doença ou que exacerbam seus sintomas.[27,28] Os alimentos mais frequentemente associados a intolerância nesses pacientes são laticínios, trigo e leveduras.[27,29] Contudo, a dieta de exclusão pode ser de difícil manejo, uma vez que os pacientes podem ter dificuldade de identificar os alimentos que exacerbam os sintomas ou mesmo aqueles que têm efeitos favoráveis.[29]

As dietas de exclusão podem ser muito restritas e de baixa adesão, e seu prosseguimento fica limitado, o que pode causar abandono do tratamento.[29] No caso dos pacientes que não atingirem as suas necessidades nutricionais diárias, as dietas de exclusão poderão ser complementadas com produtos industrializados especializados por via oral, ou com a introdução de nutrição enteral ou parenteral como vias de administração,[28] devendo-se nesses casos avaliar a necessidade de hospitalização do paciente.

Quadro 20.2 Principais causas de deficiência de micronutrientes e recomendações para os portadores de DII.

Micronutriente	Causa da deficiência	Recomendação
Cálcio e vitamina D	Ingestão e absorção deficientes Corticoterapia Restrições alimentares (dietas isentas de lactose)	Dieta rica em cálcio Suplementação quando o consumo for inadequado
Ferro	Diminuição do aporte alimentar Perdas sanguíneas	Dieta rica em ferro e vitamina C Suplementação conforme a tolerância
Zinco	Necessidades aumentadas por causa de espoliação (diarreia)	Suplementação durante episódios de diarreia
Magnésio	Diminuição da ingestão Má absorção e aumento das perdas	Suplementação de acordo com a tolerância e a gravidade da má absorção
Folato	Aporte alimentar insuficiente Perdas intestinais aumentadas Interação do fármaco com o nutriente	Suplementação de rotina, mas pode ocasionar deficiência de vitamina B_{12}
Vitamina B_{12}	Ressecções gastrintestinais Diminuição da absorção	Suplementação por via oral ou parenteral, dependendo do local da ressecção

Fonte: AAP;[20] Eiden;[22] Goh e O'Morain.[23]

Vale ressaltar que, dependendo da fase da doença, são usadas dietas poliméricas ou semielementares, equilibradas em macro- e micronutrientes. Quando houver necessidade da ingestão de dietas semielementares, pelo fato de estas apresentarem sabor amargo e baixa aceitação, geralmente se faz necessária a administração por sonda.[30] Segundo o Brazilian Study Group of Inflammatory Bowel Diseases (2010),[31] as dietas poliméricas, oligoméricas e monoméricas são igualmente efetivas. Nenhuma diferença em relação às fórmulas padrões foi descrita na literatura, e também não foi demonstrado o benefício de fórmulas enterais modificadas (modificação do teor lipídico, inclusão de glutamina, ácido graxo ômega 3 e TGF-β*); por esse motivo, a Sociedade Brasileira de Nutrição Parenteral e Enteral[32] não recomenda o seu uso.

Fase remissiva

Normalmente, a maioria dos doentes em fase de remissão da doença pode adotar uma alimentação mais liberal, com ingestão calórica e proteica suficiente para manter e/ou recuperar o estado nutricional. Algumas restrições poderão ser necessárias de acordo com a tolerância de cada paciente, sendo capaz de promover menos surtos de ativação da doença e ainda contribuir para recuperação do estado nutricional e melhor qualidade de vida.[18,27-29] Entretanto, as restrições devem ser realizadas desde que os pacientes recebam orientação individualizada com as informações necessárias para o seu adequado seguimento.

Suplementos nutricionais especializados podem ser utilizados em situações clínicas nas quais seria difícil o atendimento das necessidades nutricionais apenas com o uso de alimentos e/ou suplementos convencionais. Os suplementos comercialmente disponíveis têm composição nutricional definida, com apresentação em forma de pó, para reconstituição em leite ou água, ou líquido pronto para beber. A decisão de usar suplementos lácteos ou não lácteos dependerá da tolerância do indivíduo à lactose. Antes de indicar o produto, deve-se ter atenção à sua composição e sua osmolaridade. Alguns produtos contêm sacarose e devem ser usados com cautela em situações nas quais a sacarose é contraindicada.

Outros apresentam osmolaridade elevada devido a maior densidade calórica e podem contribuir para o surgimento dos sintomas.

A diarreia infecciosa conduz frequentemente a recidivas na DII. Assim, doentes com DII deverão receber orientação sobre segurança microbiológica dos alimentos, afim de evitarem alimentos que são associados a maior risco de toxinfecção alimentar (carnes malcozidas, ovos crus, vegetais crus não adequadamente desinfectados, entre outros).[23]

OBJETIVOS DA TERAPIA NUTRICIONAL[13,32]

- Manter ou recuperar o estado nutricional, favorecendo que crianças e adolescentes atinjam o seu potencial de crescimento e desenvolvimento.
- Corrigir a desnutrição e a deficiência de nutrientes.
- Fornecer aporte adequado de nutrientes e de acordo com o tipo e a atividade da doença.
- Utilizar dietas que reduzam a atividade da doença, contribuindo para remissão dos sintomas.
- Aumentar o tempo de remissão da doença.
- Minimizar as indicações cirúrgicas e as complicações pós-operatórias.

CARACTERÍSTICAS DA DIETA

Fase aguda

- Hipercalórica, com atenção à osmolaridade.
- Hipolipídica.
- Hiperproteica; nos casos graves, pode ser necessária dieta hidrolisada.
- Normoglicídica, com teor reduzido de carboidratos simples fermentáveis (sacarose,

---

*TGF-β (fator transformador de crescimento) é uma citocina naturalmente presente no leite humano e no leite de vaca e que possui propriedades anti-inflamatórias, de regulação do crescimento celular e de resposta imunológica.

lactose*) e isenta ou com teor reduzido de fibra (dieta baixa em resíduo**).
- Adequada em micronutrientes, principalmente para alguns minerais (cálcio, ferro, zinco e magnésio) e vitaminas (A, D, B_{12} e folato). Avaliar se há necessidade de suplementação.

Fase de remissão

- Normocalórica a hipercalórica, de acordo com o estado nutricional.
- Normolipídica a hipolipídica.
- Normoproteica a hiperproteica, de acordo com o estado nutricional.
- Normoglicídica, com introdução gradual de lactose e fibras.
- Adequada em micronutrientes, principalmente para alguns minerais (cálcio, ferro, zinco e magnésio) e vitaminas (A, D, B_{12} e folato). Avaliar se há necessidade de suplementação.

RECOMENDAÇÕES GERAIS[2,18,23,33,34]

- Fracionar as refeições, deixando-as em menor volume e mais freqüentes.
- A dieta deve ser balanceada, sem restrições, e os pacientes, principalmente aqueles em remissão da doença, devem ser incentivados a melhorar seus hábitos alimentares.
- As intolerâncias alimentares variam e devem ser tratadas individualmente, pois as condutas tomadas requerem a avaliação da situação gastrintestinal do paciente e o conhecimento da extensão da doença.

*Pode ser necessário restringir a lactose apenas para as DII que acometem o intestino delgado – ou seja, na DC restrita ao cólon ou na RCU não seria necessária essa restrição.[23]
**Dieta com teor normal em todos os macronutrientes e pobre em fibras insolúveis, lactose e sacarose. Devem ser excluídos alimentos que causem flatulência, com alto teor de fibras insolúveis, raízes e tubérculos (teor elevado de fitatos), carnes vermelhas (tecido conjuntivo mais denso).

- Observar a tolerância individual a leite e derivados, avaliando a necessidade de restrição de lactose na presença de sinais de má absorção (Quadro 20.3).
- Os açúcares e as massas devem ser evitados pelos indivíduos com sintomas abdominais, pois são alimentos com propriedades fermentativas e aceleram o trânsito intestinal.
- Durante surtos de diarreia ou na coexistência de síndrome do intestino irritável ou em casos de estenose ou obstrução do intestino é apropriado diminuir a quantidade de fibra, fazendo gradativamente a sua reintrodução à medida que houver melhora da condição do paciente (Quadro 20.3).
- Uma dieta rica em resíduos poder ser indicada nos casos de proctite ulcerativa (doença limitada ao reto, na qual a constipação pode ser um problema mais importante do que a diarreia).
- A ingestão de gordura pode ser reduzida se houver esteatorreia e o uso de triglicerídeo de cadeia média (TCM) pode ser bem tolerado.
- Observar a inadequação da ingestão de micronutrientes principalmente em pacientes com restrições alimentares, avaliando-se a necessidade de suplementação, sobretudo de cálcio, ferro, vitamina B_{12} e folato.
- Em certas circunstâncias, é necessário recorrer a nutrição enteral através de sonda e, em casos mais graves, a uma nutrição parenteral para recuperar o estado nutricional e permitir o repouso intestinal.

No Quadro 20.3 encontram-se descritos os alimentos recomendados e alimentos que devem ser evitados nos casos em que haja necessidade de restrição de lactose e fibras; no entanto, ressalte-se que a dieta de exclusão deve ser de acordo com a tolerância de cada indivíduo. Na fase de remissão recomenda-se manter uma alimentação saudável, conforme descrita no Capítulo 13 – Alimentação saudável –, com modificações de acordo com a tolerância digestiva.

Quadro 20.3 Alimentos que são recomendados e alimentos que devem ser evitados por indivíduos que necessitem de restrição de lactose e fibras.

Grupo alimentar	Preferir	Evitar
Leite e derivados	Leite com baixo teor de lactose ou fórmulas isentas de lactose ou leites industrializados à base de soja. A escolha da fórmula dependerá do quadro apresentado	Leite de vaca ou de cabra, leite fermentado, iogurte, coalhada, ricota, queijos, requeijão, creme de leite, leite condensado ou leite evaporado
Frutas	Sucos coados sem açúcar ou creme de frutas	Frutas cruas e sucos sem coar, coco
Verduras e legumes	Em forma de purê ou creme	Cruas e cozidas
Cereais, massas e leguminosas	Biscoitos cream-cracker, cereais refinados cozidos, macarrão	Pães, macarrão instantâneo, amendoim, milho, batatas, feijões, ervilha, farelos, sementes de abóbora e girassol, cereais integrais, granola e biscoitos (p. ex., *wafer* ou recheados), salgadinhos, produtos fritos, nozes e outras oleaginosas
Carnes e ovos	Frango sem pele, peixe e clara de ovo	Carne vermelha, vísceras, gema de ovo, mariscos e crustáceos. Preparações que tenham leite ou derivados como componentes (p. ex., empanados, estrogonofe, embutidos)
Óleos e açúcares	Óleos vegetais e açúcar refinado com moderação	Doce de leite, creme de leite, sorvete industrializado, balas, pudins, chocolate, leite condensado, manteiga, margarina com leite. Preparações fritas ou à milanesa, molhos muito gordurosos e que levem leite

REFERÊNCIAS

1. Lins MGM, Silva GAP. Doença inflamatória intestinal. In: Alves et al. Fernando Figueira: Pediatria. MedBook, 2011. p. 648-52.
2. World Gastroenterology Organization Practice Guidelines. Doença inflamatória intestinal: uma perspective global. 2009. 26p.
3. Odze R. Diagnostic problems and advances in inflammatory bowel disease. Mod Pathol. 2003; 16:347-58.
4. Hyams JS. Inflammatory bowel disease. Pediatr Rev. 2000; 21:291-5.
5. Colombel JF, Vernier-Massouille G, Cortot A, Gower-Rousseau C, Salomez JL. Epidemiology and risk factors of inflammatory bowel diseases. Bull Acad Natl Med. 2007 Jun; 191(6):1105-18; discussion 1118-23.
6. Gaburri PD, Chebli JMF, Castro LEVV, Ferreira JOD, Lopes MHM, Ribeiro AMB, Alves RA, Froede EC, Oliveira KS, Gaburri AK, Gaburri D, Meirelles GSP, Souza AFM, Chelbi JMF. Epidemiologia, aspectos clínicos e evolutivos da doença de Crohn: estudo de 60 casos. Arq Gastroenterol. 1998; 35:240-6.
7. Souza MALP, Troncon LEA, Rodrigues CM, Viana CFG, Onofre PHC, Monteiro RA, Passos ADC, Martinelli ALC, Meneghelli UG. Evolução da ocorrência (1980-1999) da doença de Crohn e da retocolite ulcerativa idiopática e análise das suas características em um hospital universitário do Sudeste do Brasil. Arq Gastroenterol. 2002; 39(2):98-105.
8. Zaltman C. Doença inflamatória intestinal: qual a relevância da doença no Brasil? Editorial. Cad Saúde Pública 2007; 23(5):992-3.
9. Koda YKL. Doença inflamatória intestinal. In: Schvartsman BGS, Maluf Jr PT. Gastroenterologia e hepatologia. São Paulo: Manole, 2011:343-56.
10. Oliveira FM, Emerick APC, Soares EG. Aspectos epidemiológicos das doenças intestinais inflamatórias na macrorregião de saúde leste do Estado de Minas Gerais. Ciênc & Saúde Coletiva, 2010; 15(Supl. 1):1031-7.
11. Miszputen SJ. Doenças inflamatórias intestinais. In: Miszputen SJ (Ed.). Guia de gastroenterologia. São Paulo: Nestor Schor; 2002. p. 217-31.
12. Araújo AFC, Silva ACSS, Medeiros AQ, Pinto ICS, Vasconcelos MJOB, Freire CMA. Distúrbios do aparelho digestório. In: Vasconcelos et al. Nutrição clínica: obstetrícia e pediatria. Rio de Janeiro: MedBook, 2011; p. 349-74.
13. Pinto PE, Habr-Gama A, Teixeira MG, Ferrini MT, Rodrigues JJG. Moléstia inflamatória intestinal. In: Waitzberg DL (Ed.). Nutrição oral, enteral e paren-

14. Barbieri D. Doenças inflamatórias intestinais. J Pediatr. (Rio de Janeiro). 2000; 76 (Supl.2):S173-S180.
15. Sdepanian VL. Doença inflamatória intestinal. In: Lopez FA, Brasil ALD. Nutrição e dietética em clínica pediátrica. São Paulo: Editora Atheneu, 2004.
16. Ezri J, Marques-Vidal P, Nydegger A. Impact of disease and treatments on growth and puberty of pediatric patients with inflammatory bowel disease. Digestion 2012; 85:308-19.
17. Guagnozzi D, González-Castillo S, Olveira A, Lucendo AJ. Nutritional treatment in inflammatory bowel disease. An update. Rev Esp Enferm Dig 2012; 104 (9):479-88.
18. Campos FG, Waitzberg DL, Teixeira MG, Mucerino DR, Habr-Gama A, Kiss DR. Inflammatory bowel diseases. Principles of nutritional therapy. Rev Hosp Clín Fac Med São Paulo, 2002; 57(4):187-98.
19. Griffiths AM. Doença intestinal inflamatória. In: Shils ME, Olson JA, Shike M, Ross AC. Tratado de nutrição moderna na saúde e na doença. 9. ed. São Paulo: Manole; 2003, p. 1221-9.
20. Academia Americana de Pediatria (AAP). Insuficiência de crescimento. In: AAP. Manual de nutrição pediátrica (tradução). Revisão técnica Taddei et al. São Paulo: Pharmabooks, 2011:901-16.
21. Institute of Medicine (IOM). Dietary reference intakes for energy, carbohydrate, fiber, fat, fatty acids, cholesterol, protein, and amino acids (macronutrients). Washington, DC: National Academy Press, 2002/2005.
22. Eiden KA. Nutritional considerations in inflammatory bowel disease. Practical Gastroenterology 2003; 33-54.
23. Goh J, O'Morain A. Review article: nutrition and adult inflammatory bowel disease J Aliment Pharmacol Ther. 2003; 17:307-20
24. Riordan AM, Hunter JO, Cowan RE, Crampton JR, Davidson AR, Dickinson RJ, Dronfield MW, Fellows IW, Hishon S, Kerrigan GN. Treatment of active Crohn's disease by exclusion diet: East Anglian multicentre controlled trial. Lancet 1993; 342:1131-4.
25. Jones VA, Dickinson RJ, Workman E, Wilson AJ, Freeman AH, Hunter JO. Crohn's disease: maintenance of remission by diet. Lancet 1985; 2:177-80.
26. Jones VA. Comparison of total parenteral nutrition and elemental diet in induction of remission of Crohn's disease. Long-term maintenance of remission by personalized food exclusion diets. Dig Dis Sci 1987; 32: 100S-107S.
27. Rajendran N, Kumar D. Role of diet in the management of inflammatory bowel disease. World J Gastroenterol 2010; 16(12):1442-8.
28. Flora APL, Dichi I. Aspectos atuais na terapia nutricional da doença inflamatória intestinal. Rev Bras Nutr Clin. 2006; 21(2):131-7.
29. Yamamoto T. Dietary interventions in patients with inflammatory bowel disease. Practical Gastroenterology 2011; 10-26.
30. Burgos MGPA, Salviano FN, Belo GM, Bion FM. Doenças inflamatórias intestinais: O que há de novo em terapia nutricional? Rev Bras Nutr Clin 2008; 23:184-9.
31. Brazilian Study Group of Inflammatory Bowel Diseases. Consensus guidelines for the management of inflammatory bowel disease. Arq Gastroenterol. 2010; 47(3):313-25.
32. Sociedade Brasileira de Nutrição Parenteral e Enteral. Associação Brasileira de Nutrologia. Terapia Nutricional na Doença de Crohn. Projeto Diretrizes. Disponível em: http://www.projetodiretrizes.org.br/9_volume/ terapia_nutricional_na_doenca_de_crohn.pdf. Acesso em 19 de dezembro de 2012.
33. Valentini L, Schaper L, Buning C, Hengstermann S, Koernicke T, Tillinger W, Greglielmi FW, Norman K, Buhner S, Ockenga J, Pirlich M, Lochs H. Malnutrition and impaired muscle strength in patients with Crohn's disease and ulcerative colitis in remission. Nutrition 2008; 24:694-702.
34. Moorthy D, Cappellano KL, Rosenberg IH. Nutrition and Crohn's disease: an update of print and Web-based guidance. Nutr Rev. 2008; 66(7):387-97.

CAPÍTULO 21

Intolerâncias e Alergias Alimentares

Ililian Kleisse Ferreira da Silva
Conciana Maria Andrade Freire Neves
Janine Maciel Barbosa

Reação adversa aos alimentos é uma expressão genérica que tem sido empregada para designar qualquer reação anormal decorrente da ingestão de um alimento ou aditivo alimentar, que pode ser secundária a intolerância alimentar ou a alergia e engloba uma ampla variedade de sinais e sintomas.[1,2]

A intolerância alimentar corresponde a qualquer resposta anormal a um alimento ou aditivo, sem envolvimento de mecanismos imunológicos,[3] que pode decorrer das propriedades intrínsecas do alimento (componente farmacológico ou contaminante tóxico) ou das características do hospedeiro (distúrbios metabólicos, fisiológicos ou idiossincrásicos).[4]

Alergia alimentar é a denominação utilizada para indicar as reações adversas com resposta imunológica anormal ou exagerada a determinadas proteínas alimentares, que podem ser mediadas por IgE, não mediadas por IgE, ou mistas,[1,4,5] resultando em uma grande variabilidade de manifestações clínicas. Contudo, a maioria das reações adversas não é de natureza alérgica, e está associada a intolerância alimentar.[4]

INTOLERÂNCIA ALIMENTAR

As reações adversas que caracterizam a intolerância podem ocorrer por diversas causas e substâncias, tal como descritas no Quadro 21.1.

Entre as intolerâncias alimentares destaca-se a intolerância à lactose (IL), por ser frequentemente encontrada na prática pediátrica. De modo geral, a IL é definida como incapacidade de absorver a lactose.[3,6]

Intolerância à lactose

A lactose está presente no leite de todos os mamíferos, inclusive do ser humano; sendo assim, todos estão aptos a digerir este dissacarídeo.[7] O processo de digestão da lactose envolve hidrólise por uma enzima betagalactosidase chamada lactase, localizada na borda em escova do intestino delgado.[8] Na ausência de lactase na mucosa intestinal, surgem os sintomas abdominais de má absorção de lactose que caracterizam a intolerância à lactose (IL).[9]

Quadro 21.1 Principais causas e substâncias implicadas na intolerância alimentar.

Causa	Alimentos envolvidos
Toxinas produzidas por bactérias, fungos, animais marinhos	Ostras, atum
Agentes farmacológicos	Cafeína (café, chá, cacau)
Histamina	Peixe, vinho, cerveja, chocolate, queijos
Teobromina	Chocolate, chá
Tiramina	Queijo, abacate, laranja, banana, tomate
Erros metabólicos por deficiências enzimáticas, entre as quais as dissacaridases (lactase, sacarase-isomaltase, galactase)	Alimentos fontes do dissacarídeo
Idiossincrástica a um alimento ou substâncias químicas contidas no alimento	Aditivos alimentares: salicilatos, aminas bioativas, corantes e conservantes (tartrazina, benzoatos, sorbatos), flavorizantes (glutamato monossódico)

Fonte: Luiz et al.[3]

CLASSIFICAÇÃO

A IL pode ser classificada em quatro tipos:

- *Deficiência primária da lactase ou hipolactasia adulta:* é a mais freqüente; ocorre devido a uma alteração no gene que codifica a lactase e sua manifestação decorre de fatores hereditários. Essa deficiência ocorre na infância, podendo ser por falta relativa ou definitiva da enzima lactase.[10]
- *Deficiência secundária de lactase:* alteração na borda em escova da mucosa intestinal, oriunda de doenças, como gastroenterite, desnutrição, doença celíaca, colite ulcerativa, doença de Crohn. Pode ocorrer ainda após cirurgias no trato digestório, como gastrostomias, ileostomias, colostomias, ressecções intestinais e anastomoses de delgado.[10]
- *Intolerância congênita à lactose (mais rara):* doença genética muito rara na qual se observa ausência da lactase. Manifesta-se no recém-nascido logo após a ingestão de leite (humano ou de vaca) contendo lactose.[11]
- *Intolerância ontogenética à lactose:* ocorre uma diminuição ontogênica fisiológica da lactase após o desmame. Normalmente manifesta-se em torno dos 2 aos 5 anos de idade, ou, em alguns casos, na vida adulta.

SINAIS E SINTOMAS

A lactose que permanece na luz intestinal exerce força osmótica e aumenta o fluxo de líquidos para o interior do intestino e, como consequência, podem ocorrer distensão abdominal e excessiva eliminação de flatos, concomitantemente seguidos ou não de fezes amolecidas ou franca diarreia aquosa com fezes ácidas e assadura perianal, podendo ocorrer desidratação e acidose metabólica.[11]

Existem casos de alterações na taxa de esvaziamento gástrico e ainda ocorrência de desnutrição devida a má absorção intestinal, dependendo da intensidade e da constância do caso clínico.[8] Outros sintomas sistêmicos também são descritos em faixas etárias maiores e/ou em adultos, tais como dores de cabeça e vertigens, perda de concentração, dificuldade de memória de curto prazo, cansaço intenso, arritmia cardíaca, úlceras orais. No entanto, mecanismos fisiopatológicos ainda não estão bem descritos na literatura.[9]

DIAGNÓSTICO

O processo de diagnóstico envolve a eliminação da ingestão de alimentos que contenham lactose, com a observação da resolução dos sintomas, e da recorrência dos sintomas quando houver reintrodução desses alimentos.[6]

A anamnese e uma avaliação clínica detalhadas geralmente conseguem relacionar o aparecimento de sintomas com a ingestão de lactose. No entanto, existem alguns testes que auxiliam o diagnóstico.

São utilizados os testes:

Tolerância à lactose: realizado mediante dosagem do nível de glicemia de jejum e, sequencialmente, do nível da glicemia após ingestão de uma determinada carga de lactose, permitindo a elaboração de uma curva de tolerância, como também a observação dos sintomas. A má absorção da lactose é confirmada com um aumento da glicemia inferior a 20 mg%.[12]

Substâncias redutoras e pH fecal: exame inespecífico cujo resultado pode ser positivo não apenas em situações de má absorção de açúcares, mas também quando existe sobrecarga de oferta dessa substância na alimentação.[13] O fato de a lactose não digerida ser fermentada no cólon pode ser detectado pela análise do pH fecal, que deve estar ácido, e da presença de substâncias redutoras nas fezes acima de 0,50%. O pH fecal é o primeiro a se alterar, sendo mais sensível que a presença de substâncias redutoras nas fezes.[14]

Teste do hidrogênio: atualmente este é o recurso diagnóstico de primeira escolha, por ser de todos, o menos invasivo, e também o mais sensível. A má absorção e a fermentação da lactose são indicadas por aumento na concentração de hidrogênio em amostras de ar expirado.[15] O teste consiste na administração em jejum de uma dose padronizada de lactose; em seguida, mede-se a quantidade de hidrogênio do ar expirado durante um período de 2 a 3 horas. Aumento maior que 20 ppm de hidrogênio expirado após 60 minutos indica má absorção de lactose.[14,16,17]

Biópsia intestinal: permite a dosagem da atividade enzimática na mucosa. Sua realização, porém, só se justifica quando houver suspeita de deficiência secundária de lactase, para descartar a presença de doença subjacente. É importante ressaltar que as concentrações de lactase no intestino não necessariamente apresentam boa correlação com os sintomas de intolerância à lactose.[14]

TRATAMENTO

Inicialmente, deve-se excluir por completo a lactose da dieta até remissão dos sintomas. Posteriormente, pode ser promovida a reintrodução gradual, uma vez que muitos indivíduos conseguem tolerar pequenas doses de lactose, mas deve-se considerar o limite de tolerância que não permita o aparecimento dos sintomas.[18]

Em pediatria, o leite constitui importante fonte de cálcio, mineral envolvido no processo de crescimento e desenvolvimento na infância e na adolescência; dessa forma, a redução do consumo de produtos lácteos deve ser monitorada e, na ocorrência de deficiência ou baixa ingestão de cálcio, recomenda-se suplementação.[19]

As crianças pequenas e os lactentes com deficiência de lactase não devem ingerir fórmulas infantis ou alimentos que contenham lactose, até que se tornem capazes de tolerar e digerir a lactose. Crianças maiores e adultos geralmente não precisam evitar totalmente a ingestão de lactose, porém esta é uma questão absolutamente individual.[18] No acompanhamento nutricional podem-se adotar estratégias dietéticas para promover melhor tolerância à lactose (ver o item *Recomendações gerais*).[11]

Lactentes em uso de fórmulas infantis isentas de lactose geralmente não necessitam de suplementação oral de cálcio, pois as fórmulas são elaboradas de modo a atingir as necessidades recomendadas deste micronutriente para esta população etária.[20] Considerando-se outras faixas etárias, que já consomem outras fontes alimentares, é possível planejar uma dieta isenta ou com baixo teor de lactose, que atinja as necessidades diárias preconizadas para a ingestão de cálcio, desde que os alimentos ricos neste nutriente, que não o leite e seus derivados, como vegetais, peixes e outros alimentos enriquecidos, sejam consumidos com maior frequência e em quantidades necessárias para garantir o aporte nutricional.

Porém, no caso de pacientes cuja orientação dietética não foi seguida corretamente, mesmo após tentativas sucessivas de mudança de cardápio, as necessidades diárias poderão não ser atingidas; isso ocorre muitas vezes por dificuldade de aceitação da modificação a dieta ou recusa de novos alimentos. Nesse caso, a prescrição de suplementação de cálcio, após avaliação conjunta do nutricionista e de um médico, pode ser uma alternativa, a fim de se encontrarem os níveis recomendados para a faixa etária do paciente, prevenindo perda de massa óssea.[20-22]

Quadro 21.2 Alimentos recomendados e alimentos que devem ser evitados por indivíduos com intolerância à lactose.

Grupo alimentar	Preferir	Evitar
Leite e derivados	Leite com baixo teor de lactose ou fórmulas isentas de lactose. A escolha da fórmula dependerá do quadro apresentado. Atualmente, as opções disponíveis no mercado são leite de vaca com baixo teor de lactose, bebidas à base de soja isentas de lactose, conhecidas como "leite de soja", e fórmulas infantis à base de leite de vaca, isentas de lactose	Leite de vaca ou de cabra, leite fermentado, iogurte, coalhada, ricota, queijos, requeijão, creme de leite, leite condensado ou evaporado
Frutas, verduras e legumes	Consumir regularmente vegetais fontes de cálcio como brócolis, espinafre, couve. Também são boas fontes de cálcio frutas oleaginosas como castanhas e amêndoas	Preparadas na manteiga, com molhos cremosos ou com iogurte ou acrescidos de produtos que contenham leite
Cereais e tubérculos	Todos os cereais e tubérculos não processados	Cereais e tubérculos fabricados ou processados com leite
Carnes e ovos	Carne de boi, fígado, frango, peixe e ovos. São boas fontes de cálcio os seguintes peixes: sardinha fresca, manjuba e lambari	Preparações que tenham leite ou derivados em sua composição, como empanados, estrogonofe embutidos
Óleos e açúcares	Óleos vegetais e açúcares refinado e mascavo	Doce de leite, creme de leite, sorvete industrializado, balas, pudins, chocolate, leite condensado, manteiga, margarina com leite

Observação: existem diferentes níveis de intolerância à lactose, e alguns indivíduos podem tolerar pequenas porções de produtos fontes de lactose.

Contudo, no caso de as medidas dietéticas falharem, podem ser necessárias medidas farmacológicas com a introdução de lactase solúvel no leite, cápsulas ou tabletes de betagalactosidase para sólidos,[11] que podem ser prescritas por médico ou nutricionista mediante sintomas e apresentação da patologia.

OBJETIVOS DA TERAPIA NUTRICIONAL

- Melhorar ou manter a condição nutricional do paciente.
- Fornecer aporte adequado de líquidos, energia e nutrientes.
- Auxiliar no controle dos sinais e sintomas.
- Favorecer a aceitação e a tolerância da dieta.

CARACTERÍSTICAS DA DIETA

- Normocalórica ou adequada ao estado nutricional.
- Normoglicídica para a idade e isenta ou com baixo teor de lactose.
- Normoproteica para a idade.
- Normolipídica para a idade.
- Avaliar se há necessidade de suplemento de cálcio.

O Quadro 21.2 mostra os alimentos que podem ser recomendados e evitados para indivíduos com intolerância à lactose.

RECOMENDAÇÕES GERAIS[3,8,14,19]

- Nos casos em que a criança for amamentada, seja de forma exclusiva ou predominante, deve-se manter o aleitamento materno.
- Indicar o uso de fórmulas ou leites isentos de lactose ou com teor reduzido de lactose de acordo com a idade. Encontram-se disponíveis no mercado fórmulas infantis sem lactose indicadas para crianças com menos de 1 ano; fórmulas infantis à base de proteína de soja indicadas preferencialmente para bebês com mais de 6 meses, além de preparados alimentares à base de proteína de soja sem lactose e leite em pó ou líquido UHT com baixo teor de lactose indicado para maiores de 1 ano.

- Para pacientes sem sinais de intolerância grave, alguns alimentos fontes de lactose podem ser indicados e bem tolerados. Nesses casos, pode-se utilizar pequena quantidade de lactose distribuída ao longo do dia, desde que não se concentre em uma única refeição vários alimentos fontes de lactose. É possível ainda optar por misturar alimentos fontes a outros alimentos ou ingredientes de uma preparação. Alimentos fermentados com teor reduzido de lactose (queijos, iogurtes, coalhadas e leites fermentados) também podem ser mais bem tolerados. O teor de lactose do leite e de alguns produtos lácteos encontra-se descrito no Quadro 21.3. Entretanto, é importante a observação do limiar sintomático de cada indivíduo.
- E importe orientar quanto à leitura do rótulo dos produtos industrializados, evitando-se aqueles que contenham leite e derivados; e ainda quanto aos cuidados necessários ao ingerir alimentos preparados em restaurantes e lanchonetes, que podem conter leite em sua composição.
- Em casos de esteatorreia, ressecção e obstruções intestinais, a dieta deve também ser pobre em resíduos e hipolipídica.
- Deve-se ter cuidado quanto à composição dos medicamentos, pois muitos apresentam lactose, o que dificulta o alívio dos sintomas. Consultar o médico sobre medicações utilizadas.

Quadro 21.3 Teor de lactose no leite e produtos lácteos.

Alimento	Tipo	Porcentagem por peso
Leite de vaca	Desnatado	4,8
	Semidesnatado	4,7
	Integral	4,6
	Condensado, integral, adoçado	12,3
	Pó desnatado	52,9
	Evaporado, integral	8,5
	Cabra	4,4
Queijo	Requeijão	4,4
	Requeijão, com baixo teor de gordura	7,3
	Queijo cremoso	Traços
	Queijo de cabra	0,9
	Muçarela	Traços
	Parmesão	0,9
	Fatias de queijo processado	5,0
Iogurte	Natural	4,7
	Fruta	4,0
	Iogurte de beber	4,0

Fonte: Mattar e Mazo.[9]

ALERGIA ALIMENTAR

Alérgenos alimentares são definidos como componentes específicos de alimentos ou ingredientes alimentares, geralmente proteínas, que induzem reações imunológicas específicas,[23] podendo causar diferentes manifestações clínicas (cutâneas, gastrintestinais, respiratórias), e às vezes sistêmicas e potencialmente fatais, como a anafilaxia.[24]

O Quadro 21.4 descreve a composição proteica dos alimentos mais comumente responsabilizados pela alergia alimentar. A alergia a leite de vaca, ovo e soja é mais comum e geralmente desaparece na infância, ao contrário da alergia a amendoim, nozes e frutos do mar, que pode ser mais duradoura e, às vezes, persistir por toda a vida.[24]

O diagnóstico de alergia alimentar é realizado mediante testes de provocação oral. Este método, considerado seguro e fidedigno, consiste na oferta de alimentos e/ou placebo em doses crescentes a intervalos regulares, sob supervisão médica, com concomitante monitoramento de possíveis reações clínicas.[24]

A base do tratamento consiste em total exclusão dos alimentos que contenham os alérgenos identificados no teste de provocação oral, inclusive os produtos deles derivados e preparações que os contenham.[4] É necessário orientar a leitura e a interpretação rigorosa do rótulo dos alimentos,[5] além de cuidados no manuseio inadvertido de utensílios e na utilização de cosméticos e produtos de higiene que contenham o alérgeno potencial.[24]

Quadro 21.4 Composição proteica dos alimentos mais comumente responsabilizados por alergia alimentar.

Alimentos alergênicos	Proteínas antigênicas
Leite de vaca	Caseínas (αs-caseínas: αs1, αs2, β-caseínas, κ-caseínas, γ-caseínas); proteínas do soro (β-lactoglobulina, α-lactoalbumina); proteases e peptonas; proteínas do sangue; albumina; imunoglobulinas
Peixe	Parvalbuminas (alérgeno M)
Leguminosas	Leguminas, vicilinas
Soja	Globulinas (7S: β-conglicinina; β-amilase); lipo-xigenase; lecitina; 11s: glicinina; proteínas do soro; hemaglutinina; inibidor de tripsina; uréase
Ovo	Clara (albumina, ovalbumina, ovomucoide, ovotransferrina, ovomucina, lisozima); gema (grânulo, lipovitelina, fosvitina, lipoproteína de baixa densidade); plasma (lipoproteína de baixa densidade; livetina)
Crustáceos	Tropomiosinas, albuminas, aglutininas, glicoproteínas lecitinas reativas, inibidores de protease, inibidores de β-amilase, fosfolipases, globulinas, araquina, conaraquina
Trigo	Albumina hidrossolúvel, globullinas solúveis, prolaminas, gliadinas α, β, γ, ω, glutelinas, gluteninas

Fonte: Solé et al.[24]

Alergia à proteína do leite de vaca

Alergia à proteína do leite de vaca (APLV) é a alergia alimentar mais frequente na população pediátrica, e ocorre principalmente em crianças com menos de 3 anos de idade.[24]

ETIOLOGIA

Um enorme leque de fatores pode estar envolvido na etiologia da APLV, tal como resposta anormal a algum ingrediente proteico dos alimentos ingeridos, processos imunológicos, herança genética ou anormalidades metabólicas.[25]

CLASSIFICAÇÃO, SINAIS E SINTOMAS

Reações mediadas por IgE: decorrem de sensibilização a alérgenos alimentares com formação de anticorpos específicos da classe IgE, que se fixam a receptores de mastócitos e basófilos.[24] As manifestações clínicas de hipersensibilidade são imediatas. São exemplos de manifestações mais comuns: reações cutâneas (dermatite atópica, urticária, angioedema), gastrintestinais (edema e prurido de lábios, língua ou palato, vômitos e diarreia), respiratórias (asma, rinite) e reações sistêmicas (anafilaxia com hipotensão e choque).[24]

Reações não mediadas por IgE: as manifestações não mediadas por IgE, e, consequentemente, não tão imediatas, compreendem as reações citotóxicas (trombocitopenia por ingestão de leite de vaca – poucas evidências), reações por imunocomplexos (também com poucas evidências) e, por fim, aquelas que envolvem a hipersensibilidade mediada por células. Nesse grupo estão representados os quadros de proctite, enteropatia induzida por proteína alimentar e enterocolite induzida por proteína alimentar.[24]

Reações mistas (mediadas por IgE e células): manifestações decorrentes de mecanismos mediados por IgE, com participação de linfócitos T e de citocinas pró-inflamatórias. São exemplos clínicos desse grupo a esofagite eosinofílica, a gastrite eosinofílica, a gastrenterite eosinofílica, a dermatite atópica, a asma e a hemossiderose.[24]

De maneira geral os sinais ou sintomas incluem diarreia ou prisão de ventre, presença de sangue nas fezes, cólicas e vômitos. As crianças podem apresentar ainda irritabilidade, dermatite, perda de peso, problemas respiratórios, entre outros sintomas.[24]

DIAGNÓSTICO

Na avaliação diagnóstica das reações adversas a alimentos, a história clínica tem papel fundamental. Seu valor depende muito da capacidade recordatória dos sintomas pelo paciente e da sua habilidade e sensibilidade em distinguir as manifestações causadas por hipersensibilidade alimentar daquelas relacionadas a outras condições.[26,27]

Além disso, com base nas informações obtidas pela anamnese, a investigação laboratorial poderá ser implementada ou não, e, muitas vezes, lançando-se mão de exames complementares para confirmação e/ou elucidação diagnóstica. A avaliação crítica do mecanismo provável da alergia alimentar irá nortear a solicitação dos exames complementares, quando necessários.[24,27]

A abordagem laboratorial será distinta, a depender dos mecanismos imunológicos envolvidos na gênese das manifestações clínicas da alergia alimentar, seja por hipersensibilidade mediada por IgE, não imediada por IgE ou mista.[24]

O teste de provocação oral é considerado o único método fidedigno para se estabelecer o diagnóstico de alergia alimentar. Consiste na oferta de alimentos e/ou placebo em doses crescentes e a intervalos regulares, sob supervisão médica, com concomitante monitoramento de possíveis reações clínicas.[24]

Em pacientes com reações gastrintestinais, são necessárias 2 a 4 semanas com uma dieta isenta de proteína do leite de vaca para se observarem a condução e a resposta à retirada da proteína. Em crianças com reações clínicas imediatas a observação pode durar 3 a 5 dias, e para crianças com reações clínicas não imediatas seriam necessárias 1 a 2 semanas para observação da possível remissão dos sintomas. Se não houver melhora nos sintomas dentro desses prazos, é improvável a ocorrência de APLV mas pode haver exceções.[26]

Em lactentes com apresentação de sintomas, as mães devem continuar amamentando, mas deve-se retirar todo leite e produtos lácteos da sua dieta. Se a criança receber alimentação complementar, esta também deve ser isenta de proteína de leite de vaca. Se os sintomas melhorarem, deve-se fazer posteriormente a reintrodução da proteína de leite de vaca na dieta materna e se após esse manejo, os sintomas reaparecerem, a mãe deve ser incentivada a manter a dieta isenta de proteína.[26]

A realização do teste de desencadeamento deverá ser conduzida pelo médico gastroenterologista, sendo oferecida fórmula infantil à base de proteína de leite de vaca para menores de 1 ano ou o próprio leite de vaca para os maiores de 1 ano.[26] Para excluir um resultado falso positivo, devido à possibilidade de o paciente apresentar intolerância à lactose primária, em crianças com mais de 3 anos de idade, o teste pode ser realizado com leite sem lactose mas que contenha a proteína do leite de vaca.[26]

A dose inicial de leite, durante um teste de desencadeamento oral, deve ser inferior a uma dose que possa induzir uma reação e, em seguida, deve ser aumentada. Quem determinará qual dose e qual alimento serão oferecidos é o profissional capacitado para tal procedimento.[26]

TRATAMENTO

O tratamento consiste em dieta de exclusão do leite de vaca e seus derivados, além de todo alimento preparado com leite ou que tenha traços deste componente.[24]

Especial atenção deve ser dada às crianças muito novas, em um período em que apresentam acelerado crescimento ponderoestatural, para as quais o leite tem importância fundamental no atendimento às necessidades nutricionais de macro- e micronutrientes. Por isso, é importante prescrever uma dieta com boas fontes alimentares de cálcio para suprir a necessidade deste mineral, devido à necessidade de exclusão do leite, principal fonte de cálcio da alimentação.[24]

Em lactentes, deve-se priorizar a manutenção do aleitamento materno exclusivo até os 6 meses de vida, com introdução da alimentação complementar a partir desta idade. Nessas condições, caso seja identificada uma alergia alimentar isolada ou múltipla, submete-se a mãe a uma dieta de exclusão com orientação nutricional adequada, indicando outras fontes de cálcio a serem incluídas na dieta, e também se observa se há necessidade de suplementação com cálcio caso a ingestão não seja satisfatória.[28] Orientação nutricional também deve ser fornecida quanto à dieta da criança por ocasião da introdução dos alimentos complementares.[26]

A utilização de fórmulas consideradas hipoalergênicas (hidrolisado proteico isento de lactose) é a alternativa preconizada em situações de alergia à proteína do leite de vaca para casos em que tenha havido interrupção do aleitamento materno; são elas: fórmula à base de hidrolisado proteico e fórmula à base de aminoácidos livres.[26] Outra opção é o uso de fórmulas com proteína isolada de soja, sendo esta última preconizada para crianças acima de 6 meses, devido a seu poder alergênico. Existem ainda disponíveis no mercado fórmulas hidrolisadas com lactose, indicadas para os casos em que a APLV não apresenta sintomas gastrintestinal. Contudo, o custo elevado dessas fórmulas infantis limita sua utilização por famílias de baixa renda.

Todo empenho deve ser feito no intuito de realizar as substituições alimentares com vistas a garantir a oferta nutricional adequada, a fim de alcançar as recomendações para a faixa etária, evitando-se a monotonia e transgressões à dieta.[29,30]

OBJETIVOS DA TERAPIA NUTRICIONAL

- Evitar o desencadeamento dos sintomas, a progressão da doença e piora das manifestações alérgicas.
- Proporcionar à criança crescimento e desenvolvimento adequados.
- Manter, melhorar ou recuperar a condição nutricional do paciente.

CARACTERÍSTICAS DA DIETA

- Normocalórica ou adequada ao estado nutricional.
- Normoproteica para a idade e isenta de proteína do leite de vaca.
- Normolipídica para a idade.
- Normoglicídica para a idade.
- Micronutrientes adequados para a idade.
- Suplementada com cálcio, se necessário.

O Quadro 21.5 mostra os principais alimentos que podem ou não ser consumidos por pacientes com alergia à proteína do leite de vaca.

RECOMENDAÇÕES GERAIS[26,31]

- Nos casos em que a criança for amamentada, seja de forma exclusiva ou predominante, deve-se manter o aleitamento materno, exclusão do leite de vaca e seus derivados, além de todo alimento preparado com leite ou que possua traços de leite da dieta da mãe.
- Para crianças não amamentadas e que tenham menos de 6 meses de vida, deve-se indicar o uso de fórmulas extensamente hidrolisadas; e, caso persistam os sintomas, a opção deverá ser por fórmulas à base de aminoácidos livres.
- Para crianças com mais de 6 meses, deve-se também optar por fórmulas extensamente hidrolisadas e, caso persistam os sintomas, a opção deverá ser por fórmulas à base de aminoácidos livres. Apenas em casos (IgE mediada) de aceitação muito baixa ou em que o preço seja um fator limitante deve-se utilizar fórmulas à base de proteína de soja; se houver persistência dos sintomas, deve-se introduzir fórmula à base de aminoácidos.
- A alimentação complementar deve ser feita tal como preconiza a OMS (2002),[31] mas de modo parcimonioso, com período de observação mínimo de 15 dias após a introdução de cada alimento, especialmente aqueles contendo proteínas.[24] O consumo de alimentos com maior potencial alergênico, tais como ovos, peixe ou trigo, não deve ser desestimulado, a menos que haja alergia comprovada a alguns desses alimentos.
- Para crianças com mais de 1 ano pode-se optar por fórmulas à base de proteína de soja e, nos casos de persistência dos sintomas, a opção deve ser por fórmula à base de aminoácidos.
- O leite de cabra e as fórmulas de soja podem não ser apropriados para grande parcela dos pacientes, por provocarem sensibilização a essas proteínas.
- Pode ocorrer necessidade de suplementação de cálcio.
- É importante ter cuidado com alguns alimentos como frios (presunto, mortadela etc.), que podem não ter em sua composição a proteína do leite de vaca, mas geralmen-

Quadro 21.5 Principais alimentos que podem ou não ser consumidos por paciente com alergia à proteína do leite de vaca.

Alimentos	Consumir	Não consumir
Cereais e tubérculos	Pães, biscoitos, bolachas, massas e cereais preparados sem adição de leite; amido de milho, farinha de arroz, aveia; inhame, macaxeira, cará, tapioca, banana-comprida, cuscuz, batata-doce	Biscoitos, bolachas, bolos, pães e cereais preparados com leite; farinha láctea, mucilagens que tenham em sua composição leite ou traços de leite; salgadinhos
Frutas, legumes e verduras	Todos os tipos. Importante consumir regularmente vegetais fontes de cálcio, como brócolis, espinafre, couve. Também são boas fontes de cálcio frutas oleaginosas como castanhas e amêndoas	Qualquer uma preparada com leite (gratinadas, com molho branco)
Leguminosas	Todas, inclusive feijão, lentilha, ervilha e grão-de-bico	Sopas instantâneas
Leite e derivados	**NENHUM TIPO** Utilizar fórmula à base de hidrolisado proteico ou à base de aminoácidos livres ou fórmula à base de proteína de soja sob orientação médica ou de nutricionista	Leite de vaca (integral, semidesnatado ou desnatado), leite de cabra, leite em pó, leite evaporado, leite condensado, iogurte, coalhada, leite fermentado, leite maltado, achocolatado, bebida láctea, fórmulas infantis à base de leite; queijos (todos), queijo de cabra, queijo ralado, requeijão; creme azedo, creme de leite, doce de leite, molho branco; sorvetes com leite; manteiga
Carnes e ovos	Carne de boi, fígado, frango, peixe e ovos. São boas fontes de cálcio os peixes: sardinha fresca, manjuba e lambari	Qualquer um preparado com leite (bolo de carne, estrogonofe)
Óleos, gorduras e açúcares	Óleo vegetal, como de soja, canola, azeite e creme vegetal ou margarina sem leite	Manteiga, margarina com leite, chocolates (com e sem leite); doces e balas contendo leite (caramelo, balas de chocolate)

te são fatiados, em padarias e mercados, no mesmo equipamento em que são cortados os queijos, podendo ocorrer contaminação cruzada. Prefira produtos embalados pelo próprio fabricante.

- É importante higienizar bem talheres, panelas, liquidificador, batedeira e outros utensílios. Caso contrário, poderá ocorrer contato acidental dos alimentos com o leite, acarretando riscos à saúde da criança.
- Apesar de seus nomes, os ingredientes listados a seguir podem ser consumidos por pessoas com alergia às proteínas do leite de vaca: lactato de cálcio; lactato de sódio; estearoil lactilato de sódio; estearoil lactilato de cálcio; cremor de tártaro; manteiga de cacau; leite de coco.
- É importante orientar sobre a leitura do rótulo dos alimentos industrializados para se identificar a presença de substâncias que contenham ingredientes à base de leite de vaca na sua composição (Quadro 21.6).

Quadro 21.6 Ingredientes que podem conter leite de vaca.

Caseína, caseinato, coalho, composto lácteo, lactoalbumina, lactoglobulina, lactose, lactulose, proteínas do soro, soro do leite ("whey protein"), aroma de queijo, sabor artifical de manteiga, sabor de caramelo, sabor de creme bávaro, sabor de creme de coco, sabor de iogurte, sabor de leite condensado, sabor de queijo, sabor de açúcar queimado e leitelho

Observar e orientar quanto à importância de ler a **bula de remédios** *(lactulona, suplementos de cálcio) e o* **rótulo de cosméticos** *(sabonetes, pomadas, condicionador, xampu, protetor solar etc.), pois estes produtos também podem conter leite e, em contato com a pele, provocar alergia*

Fonte: adaptado de Silva e Araújo;[32] Hubbard.[33]

REFERÊNCIAS

1. Morais MB, Neto UF. Alergia alimentar. In: Nutrição e dietética em clínica pediátrica. Lopez FA, Brasil ALD. São Paulo: Editora Atheneu; 2004. p. 210-19.
2. Bricks LF. Reações adversas aos alimentos na infância: intolerância e alergia alimentar – Atualização. Pediatria. 1994; 16(4):176-85.
3. Luiz VFC, Speridião PGL, Fagundes Neto U. Terapia nutricional nas intolerâncias e alergias alimentares. Electron J Pediatr Gastroenterol, Nutr, and Liv Diseases. 2005; 9(2).
4. Cianferoni A, Spergel JM. Food allergy: Review, classification and diagnosis. Allergol Intern. 2009; 58:457-66.
5. Ferreira CT, Seidman E. Alergia alimentar: atualização prática do ponto de vista gastroenterológico. J Pediatr (Rio de Janeiro). 2007; 83(1):7-20.
6. Hodge L, Swain A, Faulkner-Hogg K. Food allergy and intolerance. Australian Family Physician. 2009; 38(9):705-7.
7. Uggioni PL, Fagundes RLM. Tratamento dietético da intolerância à lactose: teor de lactose em alimentos. Higiene Alimentar. 2006; 140(21):24-9.
8. Teo CRPA. Intolerância à lactose: uma breve revisão para o cuidado nutricional. Arq Ciênc Saúde da Unipar. 2002; 3(6):135-40.
9. Mattar R, Mazo DFC. Intolerância à lactose: mudança de paradigmas com a biologia molecular. Rev Assoc Med Bras 2010; 56(2):230-6.
10. González FA. Intolerancia a la lactosa y otros disacáridos. Gastroenter Latinoamer 2007; 18(2):152-6.
11. Shimamoto ATH, Morais MB. Intolerância à lactose. In: Palma D, Escrivão MAMS, Oliveira FLC. Nutrição clínica na infância e adolescência. Barueri, SP: Editora Manole, 2009. p. 455-62.
12. Ridefelt P, Hákansson LD. Lactose intolerance: lactose tolerance test versus genotyping. Scand J Gastroenterol. 2005; 40:822.
13. Lins MGM, Motta MEFA, Silva GAP. Intolerância alimentar. In: Alves JGB, Ferreira OS, Maggi RR, Correia JB. Fernando Figueira: Pediatria. 4. ed. Rio de Janeiro: MedBook, 2011. p. 636-42.
14. American Academy of Pediatrics, Committee on Nutrition. Lactose Intolerance in Infants, Children and Adolescents. Pediatrics. 2006; 118:1279-86.
15. Pretto FM, Silveira TR, Virginia M, Oliveira J. Má absorção de lactose em crianças e adolescentes: diagnóstico através do teste do hidrogênio expirado com o leite de vaca como substrato. J Pediatr. 2002; 78(3):213-8.
16. Mattar R. Investigação laboratorial em gastroenterologia. In: Martins MA, Carrilho FJ, Alves VAF, Castilho EA, Cerri GG, Wen CL. Doenças do aparelho digestivo e doenças nutricionais. Clínica médica. Barueri, SP: Manole; 2009. vol. 4. p. 28-39.
17. Maffei HVL. Má digestão e intolerância aos dissacarídeos. In: Barbieri D, Koda YKL. Doenças gastrenterológicas em pediatria. São Paulo: Ed. Atheneu; 1996. p. 157-65.
18. Matthews SB, Waud JP, Roberts AG. Systemic lactose intolerance: a new perspective on an old problem. Postgrad Med J. 2005; 81:167-73.
19. Buarraj MC, Sdepanian VL, Speridião PGL, Fagundes Neto U. Terapia nutricional na doença inflamatória intestinal. Electron J Pediatr Gastroenterol, Nutr, and Liv Diseases. 2003; 8(4).
20. Savaiano DA, Boushey CJ, McCabe GP. Lactose intolerance symptoms assessed by meta-analysis: a grain of truth that leads to exaggeration. J Nutr. 2006 Apr; 136(4):1107-13.
21. Gugatschka M, Dobnig H, Fahrleitner-Pammer A, Pietschmann P, Kudlacek S, Strele A et al. Molecularly-defined lactose malabsortion, milk consumption and anthropometric differences in adult males. Q J Med, 2005; 98:857-63.
22. Jensen VB, Jorgensen IM, Rasmussen KB, Molgaard C, Prahl P. Bone mineral status in children with cow milk allergy. Pediatr Allergy Immunol. 2004; 15:562-5.
23. Han Y, Kim J, Ahn K. Food allergy. Korean J Pediatr. 2012; 55(5):153-8.
24. Solé D, Silva LR, Rosário Filho NA, Sarni RO. Sociedade Brasileira de Pediatria e Associação Brasileira de Alergia e Imunopatologia. Consenso Brasileiro sobre Alergia Alimentar. 2007. Rev Bras Alerg Imunopatol. 2008; 31:65-89.
25. Angelis RC. Alergias alimentares: tentando entender por que existem pessoas sensíveis a determinados alimentos. São Paulo: Atheneu, 2006.
26. Koletzko S, Niggemann B, Arato A, Dias JA, Heuschkel R, Husby S et al. Diagnostic Approach and Management of Cow's-Milk Protein Allergy in Infants and Children: ESPGHAN GI Committee Practical Guidelines. JPGN 2012; 55:221-9.
27. Sampson HA. Food Allergy. Part 2: Diagnostic and management. J Allergy Clin Immunol 1999; 103:981-9.
28. Washington, DC. Institute of Medicine. Nutrition During Pregnancy and Lactation: An Implementation Guide. 2. ed.: Institute of Medicine; 1992.
29. Zeiger RS. Food allergy avoidance in the prevention of food allergy in infants and children. Pediatrics. 2003; 111:1662-71.
30. Lins MGM, Horowitz MR, Silva GAP, Motta MEFA. Teste de desencadeamento alimentar oral na confirmação diagnóstica da alergia à proteína do leite de vaca. J Pediatr. 2010; 86(4):285-9.
31. Brasil. Ministério da Saúde. Normas e Manuais Técnicos. Guia Alimentar para Crianças Menores de 2 Anos. Brasília, DF; 2002.
32. Silvia ACS, Araújo AFC. Alergia à proteína do leite de vaca. In: Vasconcelos MJOB, Barbosa JM, Pinto ICS, Lima TM, Araújo AFC (Orgs.). Nutrição clínica: obstetrícia e pediatria. Rio de Janeiro: MedBook, 2011:375-84.
33. Hubbard SK. Terapia nutricional para alergia e intolerância alimentares. In: Mahan LK, Escott-Stump S. Krause: Alimentos, nutrição e dietoterapia. São Paulo: Elsevier, 2009:739-63.

CAPÍTULO 22

Doença Celíaca

Conciana Maria Andrade Freire Neves
Janine Maciel Barbosa

A doença celíaca (DC) é uma condição sistêmica imunomediada provocada pelo glúten em indivíduos geneticamente suscetíveis.[1] Esta nova definição, proposta pela European Society for Paediatric Gastroenterology, Hepatology and Nutrition (ESPGHAN), está relativamente distante da expressão utilizada anteriormente, na qual a enteropatia (atrofia das vilosidades) possuía papel central. Contudo, a intolerância permanente ao glúten continua a ser a pedra angular da definição.[1,2] A idade preferencial de apresentação da doença é na infância, geralmente nos primeiros anos de vida, após um período de latência, depois do contato com o glúten,[3] mas pode ser diagnosticada na vida adulta.[2]

Os pacientes com diagnóstico de DC reagem a proteínas dietéticas chamadas prolaminas* presentes em certos grãos. Apesar de todos os cereais, inclusive o arroz, conterem prolaminas, as prolaminas específicas encontradas no trigo (gliadina), no centeio (secalina), na cevada (hordeína) e na aveia (avenina) são as implicadas na reação imunológica apresentada pelos celíacos.[4] Há indícios de que essas moléculas de peptídios são modificadas por processo de desaminação durante a absorção para uma forma que seja responsável por desencadear uma resposta imunológica mediada por linfócitos T que, por sua vez, causam danos à mucosa intestinal.[5,7]

ETIOLOGIA

A ocorrência de DC é determinada pela interação de fatores de risco ambientais e imunológicos em indivíduos geneticamente suscetíveis.[8] A época do desmame e a introdução, assim como a quantidade de glúten na dieta, além da ocorrência de agressões ambientais (infecções e parasitoses intestinais), possivelmente são fatores de risco para o desenvolvimento da doença no indivíduo suscetível.[8]

SINAIS E SINTOMAS

A DC tem um amplo espectro de manifestações intestinais e extraintestinais.[9] Pode-se ob-

---

*Grupo de proteínas vegetais encontradas principalmente nos cereais e que apresentam grande conteúdo de prolina.

servar desde o quadro clássico de uma criança hipotônica, com alteração de humor, atrofia da musculatura glútea, distensão abdominal e esteatorreia, até crianças com sintomas sutis que terminam por receber o diagnóstico apenas em consequência de triagem.[2] A severidade dos sintomas não é necessariamente proporcional à gravidade das lesões na mucosa intestinal, uma vez que pacientes com atrofia total das vilosidades podem ser assintomáticos ou apresentar sintomas subclínicos.[10] No Quadro 22.1 encontram-se descritas várias formas de apresentação da DC e as manifestações clínicas associadas.

DIAGNÓSTICO

O diagnóstico de DC é realizado por meio de testes sorológicos para dosagem de anticorpos, biopsia intestinal e a observação de remissão dos sintomas após remoção do glúten da dieta.[13] Os testes sorológicos incluem dosagem de anticorpos antiendomísio e antitransglutaminase;[4,14] contudo, o resultado positivo não permite o diagnóstico, mas indica a necessidade de prosseguir com a investigação através de biópsia intestinal.[14] A dosagem do anticorpo antigliadina não é mais recomendada na prática, por ter baixas sensibilidade e especificidade para DC.[14]

A biópsia do intestino delgado continua sendo referência para o diagnóstico, sendo os achados característicos atrofia das vilosidades e hipertrofia das criptas.[8] Portanto, pacientes com sintomas e triagem sorológica positiva devem realizar uma biópsia intestinal para confirmação do diagnóstico antes de se iniciar a dieta isenta de glúten.[4] É importante ressaltar que os testes diagnósticos devem ser realizados enquanto o paciente ainda estiver consumindo alimentos que contenham glúten.[14] Os pacientes que já estavam fazendo dieta sem glúten antes da biópsia, é necessário reintroduzir cerca de 10 g de glúten/dia (equivalentes a quatro fatias de pão branco) e manter o consumo por pelo menos quatro semanas antes da biópsia.[3]

TRATAMENTO

O tratamento da DC é eminentemente dietético; por isso, após a confirmação diagnóstica por biópsia, deverá ser instituída dieta sem glúten e mantida por toda a vida.[2-4,10,14,15] Ao planejar a dieta para o paciente celíaco, deve-se levar em

Quadro 22.1 Principais formas de apresentação da doença celíaca e os sinais e sintomas característicos.

Forma de apresentação	Sinais e sintomas
Clássica ou típica*	Sintomas gastrintestinais típicos e sinais de má absorção (diarreia crônica, fezes esponjosas, pálidas, volumosas e de odor fétido, distensão abdominal), anorexia, irritabilidade, atrofia da musculatura glútea, palidez cutaneomucosa e manifestações clínicas de deficiência de micronutrientes (equimoses, epistaxe, osteomalacia, tetania)
Oligoassintomática	Sintomas gastrintestinais inespecíficos (alteração na consistência das fezes ou diarreias ocasionais, constipação intestinal, vômitos, dor abdominal associada ou não a distensão abdominal)
Não clássica ou atípica	Predominância de manifestações extraintestinais (anemia ferropriva ou megaloblástica, baixa estatura, osteomalacia, osteoporose, raquitismo, artralgia, artrite, alterações de humor, hipoplasia do esmalte dental, esterilidade, epilepsia associada a calcificação intracraniana)
Assintomática ou silenciosa	Alterações sorológicas e histológicas da mucosa do intestino delgado, compatíveis com DC, associadas à ausência de manifestações clínicas
Latente ou potencial**	Ausência de sintomas (mucosa normal) mesmo com consumo de glúten, mas marcadores sorológicos compatíveis com DC

*De início precoce (até os 2 anos de idade); os sintomas surgem meses após a introdução do glúten na dieta[8] (Brandt; Antunes).
** Os termos "latente" ou "potencial" nem sempre são usados na literatura da mesma forma[10] (Caspary; Holtmeier).
Fonte: Baptista;[6] Brandt e Antunes;[8] Holtmeier e Caspary;[10] Kotze;[11] NIH Consensus and State-of-the-Science Statements.[12]

consideração a idade do paciente, suas necessidades nutricionais, situação fisiopatológica da DC, sua etapa evolutiva bem como seu acometimento sistêmico. A dieta deve ser isenta de todas as fontes dietéticas de trigo, centeio, cevada, aveia e seus derivados (ver Quadro 22.2).[11,15] Contudo, há pacientes que não respondem adequadamente à dieta sem glúten, provavelmente devido à presença de lesões na mucosa, a outras condições associadas, a complicações ou a outro diagnóstico associado.[3]

Seguir uma dieta isenta de glúten pode ser extremamente difícil e ter impacto na qualidade de vida do paciente; por isso, o esclarecimento da doença, de suas complicações e de seu tratamento exerce papel importante na adesão e na obediência à dieta.[14,16]

A Associação dos Celíacos do Brasil (Acelbra)[17] relata que alguns dos motivos que levam os pacientes a transgredirem a dieta são a falta de orientação relativa à doença e suas complicações, descrença na quantidade de produtos proibidos, dificuldades financeiras para aquisição de alimentos isentos de glúten, hábito de consumo de alimentos preparados com farinha de trigo, falta de habilidade culinária para preparar alimentos isentos de glúten e a limitação de alguns rótulos, embalagens e bulas em informar a composição correta ou clara dos ingredientes.

É praticamente impossível manter uma dieta totalmente isenta de glúten, devido à possibilidade de alguns alimentos serem contaminados com glúten.[2] Isso pode ocorrer em qualquer etapa do processo produtivo e do preparo de alimentos na indústria, em domicílio ou nos serviços de alimentação.[3] Além disso, o glúten é utilizado como agente espessante e de enchimento em muitos produtos comercialmente disponíveis, e por isso está presente em muitos alimentos industrializados.[2]

Segundo o *Codex Alimentarius*, alimentos sem glúten são aqueles constituídos ou elaborados com ingredientes que não contenham trigo, centeio, cevada e aveia ou seus derivados, ou que passaram por algum tipo de processamento para remoção do glúten, mas que possuem teor de glúten menor que 20 mg/kg do produto distribuído ao consumidor.[18]. Em 2003, foi publicada a Lei nº 10.674, que obriga a que os produtos alimentícios comercializados tragam informação sobre a presença de glúten e, assim, todos os alimentos industrializados deverão conter em seu rótulo, obrigatoriamente, as inscrições "contém glúten" ou "não contém glúten", conforme o caso, ou o símbolo de advertência característico é que consiste em um ramo de trigo ou a palavra glúten cortados[11,19] (ver Quadro 22.2).

O celíaco deve sempre conhecer os ingredientes que compõem as preparações alimentares e fazer leitura minuciosa dos ingredientes listados no rótulo de produtos industrializados, a fim de garantir uma dieta isenta de glúten.[15] Contudo, um problema usualmente encontrado para adesão às restrições alimentares é a limitação da disponibilidade e acessibilidade a alimentos isentos de glúten sensorialmente apropriados, o que pode levar a monotonia alimentar. A maior parte dos produtos industrializados isentos de glúten (*gluten free*) tem custo elevado e não é acessível à maioria dos celíacos.[9,15]

O monitoramento da adesão à dieta pode ser realizado pelos marcadores sorológicos, mas esses exames não são sensíveis para detectar transgressões pequenas e transitórias.[3,10] Esses marcadores retornam aos valores normais dentro de três a 12 meses após o início da dieta isenta de glúten.[14]

É necessário destacar que as deficiências nutricionais decorrentes da má absorção de macro- e micronutrientes devem ser diagnosticadas e tratadas logo no início do suporte nutricional,[3,10,14] tanto deficiências de minerais (cálcio, ferro, zinco, selênio) como de vitaminas (ácido fólico, vitaminas B_6, B_{12} e lipossolúveis).[3,4,14]. Deve-se ainda investigar a densidade mineral óssea para detectar osteoporose, devido ao maior risco ao qual estão sujeitos esses pacientes.[3,4,14] Em alguns casos, deve-se levar em consideração a necessidade de suplementação medicamentosa adequada para correção das deficiências associadas.[3]

Destaca-se ainda que o indivíduo com DC tem maior probabilidade de ser intolerante a lactose, o que pode ser responsável pela continuidade dos sintomas em pacientes com doença celíaca refratária.[20,21] Além disso, o comprometimento da absorção pode ser também de sacarose, e nesse caso propõe-se que tal dissacarídeo seja excluído na fase inicial do tratamento, com introdução progressiva nas semanas seguintes, a fim de abreviar o tempo necessário para a recuperação clínica.[22]

Dessa forma, o consumo de lactose poderá ser restringido por um período de 30 dias ou mais, e o de sacarose, por 15 a 30 dias, devendo a reintrodução ser realizada conforme a resposta clínica individual.[22]

Na fase inicial, será recomendável ainda, durante 8 dias, uma alimentação pobre em fibra e/ou resíduos, a fim de favorecer a recuperação intestinal e a utilização de triglicerídeos de cadeia média em casos de esteatorreia.[11,22]

Segundo Araújo et al. (2010),[15] o nutricionista é de extrema importância no acompanhamento do paciente celíaco, uma vez que o tratamento é unicamente dietético. O nutricionista deverá ser, portanto, o profissional de saúde a orientar a escolha e o preparo dos alimentos, realizar a avaliação nutricional e as orientações relativas à deficiência de macro- e micronutrientes.

OBJETIVOS DA TERAPIA NUTRICIONAL

- Recuperar ou manter o estado nutricional do paciente.
- Adequar a oferta de macro- e micronutrientes.
- Controlar os sinais e sintomas.
- Evitar complicações a curto e longo prazos.
- Melhorar a qualidade de vida dos pacientes.

CARACTERÍSTICAS DA DIETA

- Normocalórica ou adequada ao estado nutricional.
- Normoproteica, isenta permanentemente de alimentos que contenham glúten.
- Normolipídica.
- Normoglicídica, restrita em lactose, sacarose e/ou fibra, se necessário.
- Adequada em micronutrientes, com avaliação da necessidade de suplementação, sobretudo de cálcio, ferro, zinco, selênio, ácido fólico, vitaminas B_6, B_{12}, A, D, E e K.

RECOMENDAÇÕES GERAIS[9,11]

- A dieta deverá atender as necessidades de macro- e micronutrientes da criança de acordo com a idade, com exclusão de trigo, centeio, aveia e cevada por toda a vida.
- O glúten poderá ser substituído por milho (farinha de milho, amido de milho, fubá), arroz (farinha de arroz), batata (fécula de batata) e mandioca (farinha de mandioca, polvilho).
- Deve-se dedicar atenção especial à leitura do rótulo dos produtos industrializados, evitando aqueles que tenham a inscrição *"contém glúten"* ou o símbolo internacional do ramo de trigo cortado. Caso o produto não contenha ingredientes listados na embalagem, deve-se entrar em contato com o fabricante para obter informação sobre a composição do produto quanto ao glúten. No Brasil, segundo a Lei nº 10.674 é obrigatória a advertência no rótulos e na embalagem de alimentos industrializados que contenham glúten.
- Orientar o preparo de alimentos isentos de glúten, estimulando sempre a criatividade para a palatibilidade e apresentação das mesmas, tornando-as mais atrativas (ver Capítulo 33 – Receitas para alimentação saudável e dietas especiais).
- Considerar a condição financeira das famílias para que usem cardápios adequados e compatíveis com seu orçamento.
- Orientar quanto aos cuidados necessários ao ingerir alimentos preparados em restaurantes e lanchonetes, que podem conter os cereais proibidos na composição ou ser contaminados por utensílios que foram previamente utilizados no preparo de alimentos que continham glúten.
- A hospitalização pode ser necessária para controlar a adesão à dieta isenta de glúten e para o tratamento de complicações nutricionais graves ou desidratação.

Quadro 22.2 Principais alimentos que podem ou não ser consumidos pelos pacientes celíacos.

Grupos	Consumir	Não consumir
Cereais, tubérculos, raízes, pães e massas	Arroz, farinha de arroz, amido de milho com farinha de arroz; batata e farinha ou fécula de batata; milho e seus derivados (fubá, farinha ou amido de milho, flocos de milho, canjica, pipoca caseira); mandioca e farinha de mandioca, tapioca; polvilho doce ou azedo; cará, inhame, batata-doce; araruta, sagu, trigo-sarraceno; macarrão de cereais permitidos (arroz, milho e mandioca)	Pipoca industrializada; farinha, germe e farelo de trigo; flocos, farelo e farinha de aveia; centeio; farinha de cevada; **malte e todos os produtos elaborados com aveia, centeio, cevada, malte e trigo**
Bebidas	Sucos de frutas e vegetais naturais; refrigerantes e chás; cafés com selo ABIC	Ovomaltine®, bebidas que contenham malte, cafés misturados com cevada. Outras bebidas cuja composição não esteja clara no rótulo
Leites e derivados	Leite em pó, leite de caixas Tetrapack®, leite condensado, creme de leite, leites fermentados. Queijos frescos, queijo de minas, ricota, parmesão; pão-de-queijo. *Para iogurte e requeijão, verifique observações na embalagem*	Leites achocolatados que contenham malte ou extrato de malte; iogurte, coalhada, requeijão, sorvete, queijos fundidos, queijos preparados com cereais que tenham glúten. *Na dúvida ou em caso de ausência de informações corretas na embalagem, não adquira o produto*
Carnes e ovos	Todas (carne de boi, frango e peixe).	Patês enlatados, embutidos (salame, linguiça, mortadela, presunto, apresuntado, fiambre, salaminho, salsichas, patês) e carnes à milanesa
Óleos, açúcares e gorduras	Açúcar de cana, mel, melado, rapadura, glicose de milho, maltodextrina, dextrose, glicose. Geleias de frutas e de mocotó, doces e sorvetes caseiros preparados com alimentos permitidos. Achocolatados de cacau, caramelos. Manteiga, margarina, gordura vegetal hidrogenada, óleos vegetais, azeite	Achocolatados, balas, chicletes, sobremesas instantâneas. Para todos os casos, verifique a embalagem
Verduras, frutas e legumes	Todas	Frutas cristalizadas
Leguminosas e oleaginosas	Feijão, broto de feijão, ervilha seca, lentilha, amendoim, grão de bico, soja (extrato proteico de soja, extrato hidrossolúvel de soja)	Nenhum
Condimentos	Sal, pimenta, cheiro-verde, erva, temperos caseiros, maionese caseira, vinagre fermentado de vinhos tinto e de arroz	Maionese, *curry*, *catchup*, mostarda e temperos industrializados podem conter glúten
	Existem outros alimentos que aparentemente não possuem glúten, mas que, dependendo da marca, recebem adição de ingredientes que contêm glúten. Por isso, antes de comprar qualquer alimento industrializado, leia o rótulo para se certificar de que não há presença de glúten. Próximo à lista de ingredientes, deve constar a advertência: **CONTÉM GLÚTEN** ou **NÃO CONTÉM GLÚTEN** ou até mesmo o símbolo.	

Fonte: adaptado de Acelbra;[17] Freire e Silva.[23]

REFERÊNCIAS

1. Husby S et al. European Society for Pediatric Gastroenterology, Hepatology, and Nutrition Guidelines for the Diagnosis of Coeliac Disease. JPGN 2012; 54:136-60.
2. Kneepkens CMF, von Blomberg BME. Coeliac disease. Eur J Pediatr 2012; 171:1011-21.
3. Ferreira CT, Segal F. Doença celíaca. Projeto Diretrizes. Sociedade Brasileira de Endoscopia Digestiva, gestão 2009-2010. Disponível em http://sobed.org.br/web/pdf/DOEN%C3%87A_CEL%C3%8DACA.pdf. Acesso em 26 de fevereiro de 2012.
4. Pietzak M. Celiac disease, wheat allergy, and gluten sensitivity: when gluten free is not a fad. JPEN J Parenter Enteral Nutr 2012; 36: 68S.
5. Beyer PL. Tratamento médico nutricional para doenças do trato gastrointestinal inferior. In: Mahan LK, Escott-Stump S. Alimentos, nutrição e dietoterapia. Rio de Janeiro: Elsevier, 2010:681-5.
6. Baptista ML. Doença celíaca: uma visão contemporânea. Pediatria, São Paulo 2006; 28(4):262-71.
7. Galvão LC et al. Apresentação clínica de doença celíaca em crianças durante dois períodos, em serviço universitário especializado. Arq Gastroenterol 2004; 41(4).
8. Brandt KG. Antunes MMC. Doença celíaca. In: Alves JGB, Ferreira OS, Maggi RRS, Correia JB.Fernando Figueira: Pediatria. Rio de Janeiro: MedBook, 2011. p. 643-8.
9. Rubio-Tapia A, Murray JA. Celiac disease. Curr Opin Gastroenterol. 2010 March ; 26(2):116-22.
10. Holtmeier W, Caspary WF. Celiac disease. Orphanet J Rare Diseases 2006; 1(3):1-8.
11. Kotze LMS. Doença celíaca. J Bras Gastroenterol. Rio de Janeiro 2006; 6(1):23-34.
12. NIH Consensus Statement on Celiac Disease. NIH Consens State Sci Statements. 2004; 21(1):1-22.
13. Helms S. Celiac disease and gluten-associated diseases. Altern Med Review. 2005; 10(3):172-92.
14. Presutti RJ, Cangemi JR, Cassidy HD, Hill DA. Celiac disease. American Family Physician 2007; 76 (12):1795-802.
15. Araujo HMC, Araujo WMC, Botelho RBA, Zandonadi RP. Doença celíaca, hábitos e práticas alimentares e qualidade de vida. Rev Nutr. 2010; 23(3):467-74.
16. Sdepanian VL, Morais MB, Fagundes-Neto U. Doença celíaca: avaliação da obediência à dieta isenta de glúten e do conhecimento da doença pelos pacientes cadastrados na Associação dos Celíacos do Brasil (Acelbra). Arq Gastroenterol. 2001; 38(4):232-9.
17. Associação de Celíacos do Brasil (Acelbra). Disponível em: http://www.acelbra.org.br/2004/dieta.php. Acesso em 26 de dezembro de 2012.
18. Codex Alimentarius (2008). Codex standard for foods for special dietary use for persons intolerant to gluten—Codex Stan 118-1979 (revised). Disponível em: www.codexalimentarius.net/download/standards/ 291/cxs_118e.pdf. Acesso em 26 de dezembro de 2012.
19. Brasil. Obriga a que os produtos alimentícios comercializados informem sobre a presença de glúten, como medida preventiva e de controle da doença celíaca. Presidência da República. Lei nº 10.674/2003. Brasília, DF, 2003; p. 1.
20. Radlović N, Mladenović M, Leković Z et al. Lactose intolerance in infants with gluten-sensitive enteropathy: frequency and clinical characteristics. Srp Arh Celok Lek. 2009; 137:33-7.
21. Tursi A, Brandimarte G, Giorgetti G. High prevalence of small intestinal bacterial overgrowth in celiac patients with persistence of gastrointestinal symptoms after gluten withdrawal. Am J Gastroenterol. 2003; 98:839-43.
22. Barbieri D. Doença celíaca. In: Schvartsman BGS, Maluf Jr PT (Eds.). Porta G, Koda YKL (Coord.). Gastroenterologia e hepatologia. Pediatria/Instituto da Criança Hospital das Clínicas. São Paulo: Manole, 2011. p. 301-17.
23. Freire CMA, Silva ACS. Doença celíaca. In: Vasconcelos MJOB et al. Nutrição clínica: obstetrícia e pediatria. Rio de Janeiro: MedBook, 2011.

CAPÍTULO 23

Hipertensão Arterial

Conciana Maria Andrade Freire Neves
Janine Maciel Barbosa

A hipertensão arterial (HA) é uma síndrome clínica multifatorial, caracterizada por elevação dos níveis tensoriais, podendo estar associada a diversas alterações fisiopatológicas, dependendo de sua etiologia. Pode apresentar-se nas formas primária, ou essencial, e secundária, quando resultante de enfermidades bem determinadas, principalmente renovasculares, endocrinológicas ou cardiológicas.[1]

Embora o diagnóstico de HA predomine na idade adulta, existem evidências de que a prevalência de HA na infância ou na adolescência não é tão baixa.[2,3]

Segundo Pinto et al.,[4] a prevalência de hipertensão entre crianças e adolescentes, nas diversas regiões do País, oscila entre 2,5 e 44,7%, e essa variação pode decorrer, sobretudo, das diferentes metodologias empregadas. A criança com níveis de pressão arterial elevados tende a evoluir ao longo da vida mantendo uma pressão arterial mais elevada com maior probabilidade de se tornar um adulto hipertenso.[2]

A HA pode determinar morbidades já na infância ou na adolescência, sendo fator de risco importante para hipertrofia ventricular esquerda, doença cardiovascular, acidente vascular cerebral (AVC) e doença renal, e está associada ao índice de massa corporal (IMC), uma vez que, quanto maior for o percentil do IMC, maior o risco de desenvolver HA.[2,5]

ETIOLOGIA

Em crianças com menos de 10 anos prevalecem as causas secundárias de hipertensão, tendo como principal etiologia fatores renais. A partir dos 10 anos, e principalmente na adolescência, predomina a causa primária (sem etiologia detectável) de elevação da pressão arterial (PA).[1,6]

O Quadro 23.1 mostra as principais causas de hipertensão por faixa etária.[6]

Na forma primária, a HA na infância e na adolescência parece resultar da interação de fatores genéticos e ambientais. A literatura mostra também que há história familiar de HA em até 86% dos casos de adolescentes com hipertensão primária, o que revela forte associação da presença de HA nos pais com a ocorrência da doença nos filhos.[7]

Quadro 23.1 Causas de hipertensão arterial por faixa etária na infância e na adolescência.

Faixa etária	Causas
Recém-nascidos	Trombose e estenose de artéria renal, malformações congênitas renais, coarctação de aorta, displasia broncopulmonar
Lactentes e pré-escolares	Doenças do parênquima renal, coarctação de aorta, estenose de artéria renal
Escolares	Estenose de artéria renal, doenças do parênquima renal, coarctação da aorta, hipertensão primária
Adolescentes	Hipertensão primária, doenças do parênquima renal

Entre os fatores ambientais associados a elevação dos níveis da pressão arterial, destacam-se hábitos alimentares inadequados (ingestão de sódio e calorias) associados a inatividade física, uso abusivo de álcool e tabagismo.[2] Esses hábitos comportamentais estão correlacionados com a obesidade, um dos principais preditores da hipertensão arterial[3] Oliveira et al.[8] mencionam que o peso é um dos principais determinantes da PA em crianças, sobretudo a partir dos 5 anos de idade, havendo relação direta entre IMC e níveis de PA e mortalidade por doença cardiovascular (DCV). Mais recentemente, tem sido proposta a medida da circunferência abdominal para uma melhor avaliação da obesidade visceral, podendo ser melhor preditor de HA e anormalidades metabólicas.[6,9] A relação da circunferência da cintura com a estatura (RCEst) é outro índice para se avaliar a obesidade abdominal, sendo sugerida a sua associação com a PA aumentada.[9] Para pontes de corte de circunferência da cintura e RCEst, ver Capítulo 14 – Obesidade.

DIAGNÓSTICO

A pressão arterial na criança e no adolescente varia segundo o sexo, a idade, peso corporal, altura e maturidade biológica. A definição dos valores de referência é muito importante no diagnóstico de hipertensão na infância, sendo baseada na distribuição normal da PA em crianças saudáveis.

Nos Anexos XLIV e XLV estão disponíveis as tabelas com valores de pressão arterial correspondentes aos percentis 90, 95 e 99 para crianças e adolescentes. É necessário utilizar a tabela correta para o sexo; localizar a linha correspondente à idade na tabela; identificar o percentil de altura da criança ou adolescente pelos gráficos/tabelas de estatura da Organização Mundial da Saúde (disponíveis nos Anexos VIII e XIII); localizar a coluna referente ao percentil de altura; e, por fim, observar o valor correspondente ao percentil da pressão arterial na linha correspondente para idade e percentil de altura.[6]

O Quadro 23.2 mostra a classificação da pressão arterial na infância e na adolescência, sendo configurada HA quando os valores de pressão arterial sistólica (PAS) e/ou diastólica (PAD) forem iguais ou superiores ao percentil 95 para sexo, idade e percentil de altura, em três ocasiões distintas.[6]

O algoritmo de triagem e seguimento de crianças e adolescentes com hipertensão é mostrado na Figura 23.1.

É importante ressaltar que, para crianças e adolescentes com obesidade, além do acompanhamento e da avaliação dos níveis pressóricos, deve haver acompanhamento do perfil lipídico e da glicemia de jejum.[6] Para valores de referência, ver Capítulo 4 – Interpretação de exames laboratoriais.

Quadro 23.2 Classificação da pressão arterial em crianças e adolescentes.

Nomenclatura	Critério
Normal	PAS e PAD < percentil 90*
Pré-hipertensão	PAS e/ou PAD > percentil 90 e < percentil 95* ou sempre que PA > 120/80 mmHg
HAS em estágio 1	PAS e/ou PAD entre os percentis 95 e 99* acrescido de 5 mmHg
HAS em estágio 2	PAS e/ou PAD > percentil 99* acrescido de 5 mmHg

*Para idade, sexo e percentil de altura, em três ocasiões diferentes.
Fonte: SBC.[6]

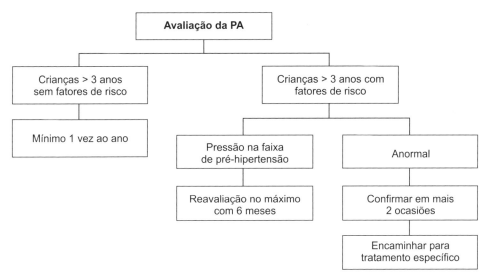

Figura 23.1 Algoritmo para avaliação da pressão arterial na infância e na adolescência (*Fonte:* adaptado da SBC[6]).

TRATAMENTO

O tratamento da hipertensão arterial tem como objetivo a diminuição dos níveis de PA para abaixo do percentil 90, prevenindo, assim, as complicações tardias da doença. Podem ser utilizadas medidas farmacológicas ou não, a depender da idade da criança, do estágio da hipertensão e da resposta ao tratamento. Tanto na forma primária como na secundária, medidas não farmacológicas por meio de mudanças no estilo de vida devem ser as primeiras a serem adotadas.[1]

As modificações no estilo de vida incluem modificações dietéticas que visem a aumento no consumo de vegetais, frutas, grãos integrais, carne branca e produtos lácteos e redução no consumo excessivo de calorias, sal, gorduras saturadas, colesterol, além de abstenção de tabagismo e álcool e a implementação de programas de atividade física. A prática regular de exercício físico pode trazer benefícios cardiovasculares e deve ser implementada em associação com diminuição das atividades sedentárias (menos de 2 horas/dia), como assistir à televisão e para *videogames*.[1,2,6,10] Deve-se ainda enfatizar a redução do peso corporal, pois esta condição apresenta forte correlação com diminuição da PA.[6]

Para o grupo de indivíduos situados na faixa de PA classificada como pré-hipertensão (pressão arterial sistólica ou diastólica entre os percentis 90 e 95), o tratamento consiste em mudanças no estilo de vida e monitorização periódica da pressão.[2,6]

Em relação ao sal, apesar de a restrição no consumo de sódio entre crianças e adolescentes estar associada a pequenas reduções na PA, dados de estudo clínico controlado sugerem que a redução do aporte de sódio na infância pode afetar a PA na adolescência.[11] Segundo a VI Diretrizes Brasileiras de Hipertensão Arterial,[12] a recomendação para adultos limita a ingestão a 5 g de cloreto de sódio, correspondendo a cerca de 2 g ou 87 mmol de sódio por dia.* A recomendação para crianças e adolescentes deve estar de acordo com a faixa etária; logo, segundo a *Dietary Reference Intake* (DRI), a ingesta de sódio deve ser de 0,12 g (0 a 6 meses), 0,37 g (7 a 12 meses), 1 g (1 a 3 anos), 1,2 g (4 a 8 anos) e de 1,5 g por dia (8 a 18 anos).[13]

Portanto, é evidente que os valores de recomendação de ingestão de sódio encontram-se bem abaixo da quantidade de sódio habitualmente consuma nessa faixa etária, mas a redução da ingestão a partir dos valores habituais pode trazer benefícios no futuro.[11] No item *Recomendações* há uma descrição prática de como realizar a restrição de sódio na alimentação.

---

*1 g de sal (cloreto de sódio) = 40% de sódio (400 mg) e 60% de cloro (600 mg); 1 g de sal = 400 mg de Na = 17 mmol de Na = 17 mEq de Na.

Em relação a potássio, cálcio e magnésio, as evidências apontam para uma associação entre aumento da ingesta e valores menores de PA. Entretanto, estas associações são ainda insuficientes para sustentar a recomendação de suplementação alimentar desses nutrientes.[6]

OBJETIVOS DA TERAPIA NUTRICIONAL

- Manter ou atingir o peso corporal desejável.
- Estimular o hábito de uma alimentação saudável.
- Restringir a ingestão de alimentos ricos em sódio.
- Evitar complicações a longo prazo.

CARACTERÍSTICAS DA DIETA

- Normocalórica ou adequada ao estado nutricional.
- Normoproteica, adequada para a idade.
- Normoglicídica, adequada para a idade.
- Normolipídica, adequada para a idade, com restrição de gordura saturada e colesterol.
- Hipossódica, com ingestão de acordo com os valores propostos pela DRI (Anexo XXXVII).
- Adequada em micronutrientes de acordo com a DRI (Anexos XXXV a XLIII), sobretudo para cálcio, magnésio e potássio, devido ao papel que desempenham na regulação da pressão arterial.

RECOMENDAÇÕES[2,6,14,15]

- A alimentação deve ser saudável, rica em frutas, verduras e legumes, grãos integrais, pois são fontes de nutrientes como cálcio, potássio e magnésio, que ajudam a controlar a pressão.
- Reduzir o consumo de alimentos industrializados (enlatados, conservas, embutidos e defumados).
- Orientar sobre a importância da leitura do rótulo dos alimentos industrializados para verificar a quantidade de sódio, evitando-se produtos com alto percentual de valor diário (% VD) de sódio ou com mais de 400 mg de sódio por 100 g ou 100 mL, segundo a forma como o produto está exposto à venda.*
- Evitar produtos que contenham sacarina sódica e ciclamato de sódio, pois têm sódio na sua composição.
- Evitar a utilização de temperos prontos, caldos concentrados e molhos prontos, por serem ricos em sódio, tais como caldos concentrados em pó ou em tabletes, *catchup*, mostarda, maionese, molho tártaro, molho de soja (*shoyu*), pasta de soja (missô), molho inglês, molhos para salada industrializados, glutamato monossódico, sopas e macarrão instatâneos.
- Reduzir a ingestão de sódio e a adição de sal de cozinha nas preparações, estimulando o uso de temperos naturais.
- Não utilizar saleiro à mesa.
- Não acrescentar sal no alimento depois de pronto.
- Utilizar ervas desidratadas, temperos naturais (alho, cebola, salsa, hortelã, coentro, manjericão, limão), pimenta e sucos de frutas para temperar os alimentos.
- Restringir o consumo de carnes, aves e peixes salgados, defumados ou enlatados, como: carne-seca, toucinho, bacon, *nuggets* de frango, bacalhau, salmão defumado, peixes em salmoura, sardinha enlatada, atum enlatado, patês.
- Restringir o consumo de embutidos: linguiça, salsicha, presunto, *bacon*, salame, chouriço, paio e mortadela.
- Restringir o consumo de enlatados: ervilha, milho, picles, molho de tomate, azeitona, palmito.
- Restringir o consumo de salgadinhos de pacote tipo *snacks*.
- Restringir o consumo de gorduras animais, dando preferência aos óleos vegetais (mono- e poli-insaturados).
- Utilizar preparações assadas, cozidas, grelhadas ou refogadas.
- Evitar doces, bebidas alcoólicas e açúcar.

---

*Segundo a Resolução nº 24/2010 da Anvisa, considera-se alimento com quantidade elevada de sódio aquele que possui em sua composição uma quantidade igual ou superior a 400 mg de sódio por 100 g ou 100 mL do produto, dependendo da forma como está exposto à venda.

Quadro 23.3 Orientação para uma alimentação hipossódica.

Alimentos	Preferir	Evitar
Cereais, tubérculos, raízes, pães e massas	Pães e biscoitos sem sal. Macarrão, cereais, tubérculos, bolos e biscoitos caseiros sem adição de sal	Bolacha água-e-sal, salgadinhos industrializados e produtos de pastelaria, pães com coberturas salgadas, macarrão instantâneo
Temperos e molhos	Utilize o mínimo de sal na preparação dos alimentos. Utilize temperos naturais: cominho, salsinha, cheiro-verde, alho, cebola, cebolinha, coentro, louro, vinagre, limão, ervas, orégano, manjericão	Caldo e extrato de carne industrializado; sopas e molhos industrializados (*catchup*, maionese, mostarda, molho pronto), amaciantes de carne, *catchup*, mostarda
Frutas, verduras e legumes	Todas, principalmente as cruas. É importante ter uma alimentação variada e colorida para um bom aporte de vitaminas e minerais. Nutrientes como cálcio, potássio e magnésio ajudam a controlar a pressão e as principais fontes são os vegetais. Por isso é importante comer frutas nos lanches e saladas coloridas no almoço e no jantar. **Coma no mínimo 5 porções por dia!**	Vegetais enlatados ou conservados em sal (milho verde, ervilha, azeitona, picles)
Carnes e ovos	Carnes assadas, cozidas ou grelhadas preparadas sem adição de sal. É importante diversificar: carne bovina, frango, peixe, ovos. Aumentar consumo de peixe, por ser fonte de ômega 3, que auxilia no controle da pressão	Carnes e pescados defumados e salgados, *bacon*, toucinho e charque; embutidos (salsicha, linguiça calabresa, salame, presunto, apresuntado, mortadela, fiambre); enlatados (sardinha)
Leite, iogurte e queijo	Leite integral, iogurte de fruta, queijo branco com pouco sal. É importante manter uma boa ingestão desses alimentos pois são fontes de cálcio que auxilia na redução da pressão	Queijos como muçarela, prato, parmesão, provolone, *cheddar*

REFERÊNCIAS

1. National High Blood Pressure Education Program Working Group on High Blood Pressure in Children and Adolescents. The fourth report on the diagnosis, evaluation, and treatment of the high blood pressure in children and adolescents. Pediatrics. 2004; 114:555-76.
2. Salgado CM, Carvalhaes JTA. Hipertensão arterial na infância. J Pediatr (Rio de Janeiro) 2003; 79:S115-S124.
3. Ribeiro RQC, Lotufo PA, Lamounier JA, Oliveira RG, Soares JF, Botter DA. Fatores adicionais de risco cardiovascular associados ao excesso de peso em crianças e adolescentes. O estudo do coração de Belo Horizonte. Arq Bras Cardiol. 2006; 86:408-18.
4. Pinto SL, Silva RCR, Priore SE, Assis AMO, Pinto EJ. Prevalência de pré-hipertensão e de hipertensão arterial e avaliação de fatores associados em crianças e adolescentes de escolas públicas de Salvador, BA. Cad Saúde Pública. 2011; 27(6):1065-76.
5. Hanevold C, Waller J, Daniels S, Portman R, Sorof J. The effects of obesity, gender, and ethnic group on left ventricular hypertrophy and geometry in hypertensive children: a collaborative study of the International Pediatric Hypertension Association. Pediatrics. 2004; 113:328-33.
6. Sociedade Brasileira de Cardiologia. I Diretriz de Prevenção de Aterosclerose na Infância e na Adolescência. Arq Bras Cardiol. 2005; S85:3-36.
7. Luma GB, Spiotta RT. Hypertension in children and adolescents. Am Fam Physician. 2006; 73:1158-68.
8. Oliveira AMA et al. Fatores ambientais e antropométricos associados à hipertensão arterial infantil. Arq Bras Endocrinol Metab. 2004; 48(6):849-54.
9. Sociedade Brasileira de Pediatria (SBP). Departamento de Nutrologia. Obesidade na infância e adolescência – Manual de orientação. 2. ed. São Paulo, 2012. 40 p.
10. Magalhães MEC, Brandão AA, Pozzan R, Brandão AP. Hipertensão arterial em crianças e adolescentes. Rev Bras Hipertens. 2002; 9:245-55.

11. National Institutes of Health. The fourth report on the diagnosis, evaluation, and treatment of high blood pressure in children and adolescents. Pediatrics. 2004; 114(2 Suppl 4th Report):555-76.
12. Sociedade Brasileira de Cardiologia. Sociedade Brasileira de Hipertensão. Sociedade Brasileira de Nefrologia. VI Diretrizes Brasileiras de Hipertensão Arterial. Arq Bras Cardiol. 2010; 95(supl. 1):1.
13. Institute of Medicine. Food and nutrition board. Dietary reference intakes for water, potassium, sodium, chloride and sulfate. Washington, DC, National Academy Press, 2004.
14. Cordenação Geral de Políticas de Alimentação e Nutrição (CGPAN). Orientações para redução do consumo de sódio. Disponível em: http://nutricao.saude.gov.br/sodio_orientacoes.php. Acesso em outubro de 2012.
15. Paternez ACAC, Aquino RC. Água e eletrólitos. In: Philippi ST (Org.). Pirâmide dos alimentos. Barueri-SP: Manole, 2008.

CAPÍTULO 24

Doença Renal Crônica

Carolina Beatriz da Silva Souza
Aline Figueirôa Chaves de Araújo

Os rins são órgãos reguladores responsáveis pela manutenção do equilíbrio homeostático hidreletrolítico e de solutos orgânicos. As lesões renais, sejam de causas subjacentes ou não, determinam um declínio lento e progressivo da função dos rins, levando a uma grande variedade de complicações clínicas, entre elas hematúria, proteinúria e uremia.[1]

Em pediatria, as nefropatias mais comuns consistem em malformações do trato urinário que acometem recém-nascidos e lactentes, e glomerulopatias primárias presentes em escolares e adolescentes.[2]

Neste capítulo, serão abordadas as recomendações nutricionais na doença renal crônica (em fase pré-dialítica ou tratamento conservador, dialítica e transplante) em crianças. Embora muitos estudos sobre nutrição em nefropediatria ainda não estejam consolidados, algumas recomendações nutricionais aqui citadas derivam de trabalhos e pesquisas realizados com população adulta.

DOENÇA RENAL CRÔNICA

Definição

Caracterizada por uma síndrome clínica decorrente de perda lenta, progressiva e irreversível das funções renais. Baseia-se em alterações na taxa de filtração glomerular (TFG) e/ou presença de lesão parenquimatosa, mantidas por pelo menos três meses. Como consequência, há elevação das concentrações séricas e plasmáticas de todos os catabólitos derivados principalmente do metabolismo proteico.[3] Uremia constitui a principal manifestação clínica, com alterações no nível de consciência, fadiga, alterações gastrintestinais como vômitos e náuseas, anemia e edema.[4,5]

ETIOLOGIA

As etiologias da doença renal crônica (DRC) variam com a idade. Em geral, na população pediátrica predominam as anomalias congênitas estruturais. Mas os processos inflamatórios, infecciosos ou imunológicos que lesionam as estruturas renais, tais como as glomerulonefrites, também fazem parte da etiologia da DRC na infância.[6] Em contraste, hipertensão e diabetes são etiologias primárias da DRC na população adulta.[5]

DIAGNÓSTICO

O índice mais útil para avaliação da função renal de indivíduos sadios ou doentes é a mensuração da TFG, sendo utilizada de maneira habitual para determinar a efetividade das terapias de substituição renal, a fim de diminuir a progressão da doença. Em crianças e adolescentes é recomendado que a TFG seja determinada por meio de equações que incluam altura e sexo do paciente, além da concentração da creatinina sérica.[5] Entre as várias equações disponíveis, a Fórmula de Schwartz é a mais utilizada em pediatria (Quadro 24.1).

Quadro 24.1 Estimativa da filtração glomerular em crianças e adolescentes [TFG = k × estatura (cm)/ creatinina plasmática (mg/dL)].

	Valores de k
Baixo peso ao nascer e no 1º ano de vida	0,33
Termo AIG no 1º ano de vida	0,45
Crianças e meninas adolescentes	0,55
Meninos adolescentes	0,70

K: constante; AIG: adequado para a idade gestacional.

Os valores de referência para a TFG e a classificação de acordo com os estágios da DRC estão descritos nos Quadros 24.2 e 24.3.

Quadro 24.2 Valores de referência de TFG para crianças e adolescentes.[7]

Idade (sexo)	TFG média ± DP (mL/min/1,73 m²)
1 semana (masculino e feminino)	41 ± 15
2 a 8 semanas (masculino e feminino)	66 ± 25
8 semanas a 2 anos (masculino e feminino)	96 ± 22
2 a 12 anos (masculino e feminino)	133 ± 27
13 a 21 anos (sexo masculino)	140 ± 30
13 a 21 anos (sexo feminino)	126 ± 22

Quadro 24.3 Classificação da DRC segundo proposta da NFK/KDOQI, 2002.[7]

Estágio	TFG (mL/min/1,73 m²)	Descrição
1	≥ 90	DRC com TFG normal ou alta
2	60 a 89	DRC com queda leve da TFG
3	30 a 59	DRC com queda moderada da TFG
4	15 a 29	DRC com queda grave da TFG
5	< 15 ou diálise	DRC terminal

NFK: National Kidney Foundation; KDOQI: Kidney Disease Outcomes Quality Initiative.[7]

TRATAMENTO

O conhecimento sobre a doença de base, o estágio da doença, a velocidade de diminuição da TFG, a identificação de complicações e a presença de comorbidades (como doenças cardiovasculares) influi na escolha do tratamento adequado dos pacientes com DRC. Na progressão da deterioração renal, há necessidade de terapia de substituição renal (diálise ou transplante). O encaminhamento deve ser imediato, para acompanhamento da condição nefrológica e para a pronta implementação de medidas que retardem a progressão da doença, assim como a correção de suas complicações e comorbidades.[8]

A anemia é a principal anormalidade hematológica da doença renal e desempenha papel importante na morbidade da população pediátrica com DRC, ocorrendo independentemente do estágio da doença; para definição do estado anêmico, deve-se obedecer aos critérios recomendados para a população pediátrica geral (*níveis de hemoglobina < 11,0 g/dL em crianças e adolescentes em qualquer estágio da DRC ou níveis de hemoglobina < 12,0 g/dL em crianças nos primeiros anos de vida*).[9]

A perda progressiva da massa renal, na DRC, resulta em menor produção de eritropoetina e consequente falta de estímulo para a medula óssea, determinando anemia hipoproliferativa. A eritropoetina recombinante humana (ERHu) significou um sucesso terapêutico incontestável na correção da anemia da DRC,[10-12] embora poucos pacientes usufruam da totalidade dos benefícios desta medicação.[13,14]

Na DRC é comum ocorrerem distúrbios dos metabolismos mineral e ósseo (osteodistrofia renal) que podem levar ao atraso do crescimento e deformidades ósseas, em especial se não forem diagnosticados e corrigidos precocemente.[15]

Além da doença óssea, vários fatores associados são responsáveis pelo atraso do crescimento nas crianças com DRC, inclusive acidose metabólica persistente, deficiência de vitamina D, desnutrição proteico-calórica e alterações em certos fatores do crescimento, tais como o fator de crescimento semelhante a insulina-*like* (IGF-1) e o hormônio do crescimento.[16-18]

Nos pacientes com doença renal crônica, a avaliação antropométrica (perímetro cefálico – até 36 meses, peso, estatura, pregas e circunferências, IMC – a partir de 2 anos, avaliação da composição corporal – bioimpedância) é dificultada pelo estado de hidratação, principalmente nos pacientes em diálise, e por isso sua realização exige cuidados ao exame clínico e no momento do exame, devendo ser feita preferencialmente logo após uma sessão de diálise efetiva.[19]

Para avaliação do estado nutricional de crianças menores de 2 anos, a classificação de Gomes (modificada por Bengoa) é utilizada, considerando apenas o peso por idade em comparação com o peso ideal para idade cronológica (percentil 50). Para crianças entre 2 e 10 anos de idade, a classificação de Waterlow é o melhor método para detecção de déficit de crescimento, uma das principais consequências da desnutrição em crianças e adolescentes com DRC, sendo, assim, o método mais sensível para esse tipo de diagnóstico quando comparado com o IMC e o escore Z, em pacientes com doenças renais crônicas.[20]

Na prática ambulatorial, os parâmetros bioquímicos que devem ser avaliados são ureia, creatinina, potássio, fósforo, cálcio, albumina, magnésio, TGO, TGP, perfil lipídico, hemograma, fosfatase alcalina, PTH, para a elaboração de propostas que visem melhorar a assistência nutricional do paciente portador de DRC.

FASE PRÉ-DIALÍTICA OU CONSERVADORA

O tratamento consiste na correção da doença de base, quando possível, e dos diversos distúrbios causados pelo dano renal, tentando desacelerar a progressão da doença. A avaliação do estado nutricional deve ser frequente, desde o início do tratamento conservador.[3]

Uma dieta adequada em quantidade de proteínas evita a progressão da DRC, pois diminui o acúmulo dos metabólitos deletérios para a função renal, tais como fosfatos, sulfatos, sódio e potássio e, consequentemente, reduz os níveis de uremia e os riscos de acidose metabólica, hipertensão arterial, hipercalcemia e osteodistrofia renal.[3,4]

OBJETIVOS DA TERAPIA NUTRICIONAL[21]

- Recuperar ou manter o bom estado nutricional.
- Prevenir deficiências nutricionais, assegurando a ingestão adequada de macro- e micronutrientes e promovendo o crescimento e o desenvolvimento da criança.
- Manter controle do edema e do equilíbrio hidreletrolítico, mineral, acidobásico e hormonal.
- Evitar a progressão da doença renal e minimizar o acúmulo de compostos nitrogenados tóxicos.

CARACTERÍSTICAS DA DIETA[21,22]

- Normocalórica, se o paciente estiver eutrófico, ou o suficiente para que alcance ou mantenha o peso ideal. Em caso de desnutrição grave, usar a idade estatural para o cálculo das necessidades de energia.
- Normoproteica, com quantidade segundo DRI para idade cronológica, em função da TFG e da idade, pela demanda do crescimento, mantendo-se o balanço nitrogenado positivo, com controle rigoroso da ingestão diária, 70% de proteínas de alto valor biológico. Ofertar quantidade de proteína segundo DRI para idade cronológica.
- Normolipídica, com até 30% do VCT oferecido e contendo até 10% de ácidos graxos saturados, menos de 10% de poli-insaturados e 10 a 15% de monoinsaturados.
- Normoglicídica.
- Hipossódica, com controle da pressão arterial.

- Hipocalêmica, dependendo dos níveis séricos do eletrólito.
- Suplementação de vitaminas hidrossolúveis.
- Pode haver necessidade de suplementação de vitamina D.
- Adequada em quantidades de fósforo, cálcio e ferro.

FASE DIALÍTICA

A dietoterapia deve prevenir deficiências nutricionais e manter ou recuperar um bom estado nutricional. A ingestão diária de proteína deve ser aumentada para compensar as perdas do tratamento dialítico. Quanto ao controle do edema e do desequilíbrio hidreletrolítico, a redução da ingestão de sódio, potássio, fósforo e líquidos pode ser benéfica. Atenção especial deve ser dada à prevenção ou ao retardo do desenvolvimento de osteodistrofia renal por meio da ingestão adequada de cálcio, fósforo e vitamina D.[3]

OBJETIVOS DA TERAPIA NUTRICIONAL

- Recuperar ou manter o bom estado nutricional.
- Minimizar o catabolismo proteico, decorrente de tratamento de substituição renal e da progressão da doença.
- Garantir a ingestão adequada de macro- e micronutrientes.
- Manter equilíbrio acidobásico, hidreletrolítico, de minerais e de vitaminas.
- Melhorar o prognóstico.
- Minimizar os efeitos metabólicos da absorção da glicose do dialisato em diálise peritoneal.

CARACTERÍSTICAS DA DIETA (SE O PACIENTE ESTIVER EM HEMODIÁLISE)[23,24]

- Normocalórica, se estiver eutrófico ou o suficiente para alcançar ou manter o peso ideal. Em caso de desnutrição grave, usar a idade estatural para o cálculo das necessidades de energia.
- Hiperproteica, para repor as perdas pelo dialisato, com calorias entre 15 e 20% do valor calórico total (VCT) oferecido, sendo 70% de proteína de alto valor biológico.
- Normolipídica, com até 30% do VCT oferecido e contendo até 10% de ácidos graxos saturados, menos de 10% de poli-insaturados e 10 a 15% de monoinsaturados.
- Normoglicídica.
- Hipossódica, com restrições leves se o paciente estiver sem edema; mas, com edema e HAS, 1 a 2 mEq/kg/dia = 1 g/dia.
- Hipocalêmica; observar nível sérico.
- Líquidos, dependendo da função renal residual, da pressão arterial, da presença de edema, do nível de sérico de sódio, e excreção urinária de 24 h.
- Restrita em fósforo.
- Laxante, quando o paciente estiver em uso dos quelantes de fósforo, sendo a constipação intestinal seu potente efeito colateral.
- Adequada em quantidades de cálcio, vitamina D e ferro; pode haver necessidade de suplementação alimentar e medicamentosa.
- Suplementação de vitaminas hidrossolúveis, devido a perdas intradialíticas.
- Não há indicação de suplementação de vitaminas lipossolúveis, com exceção da vitamina D.

CARACTERÍSTICAS DA DIETA (SE O PACIENTE ESTIVER EM DIÁLISE PERITONEAL)[23,24]

- Calorias adequadas segundo DRI para idade cronológica. Em casos de desnutrição grave, usar a idade estatural para o cálculo das recomendações de energia.
- Normoglicídica; os carboidratos devem representar 50 a 60% do total calórico oral, dando-se preferência aos carboidratos complexos. Atenção à absorção da glicose do dialisato – cerca de 7 a 10 kcal/kg/dia.[25]
- Hiperproteica, para repor as perdas pelo dialisato, com calorias entre 15 e 20% do VCT oferecido, sendo 70% de proteína de alto valor biológico. Em caso de peritonite, é indicado um adicional proteico de 0,1 a 0,2 g/kg/dia.

- Normolipídica, com até 30% do VCT oferecido e contendo até 10% de ácidos graxos saturados, menos de 10% de poli-insaturados e 10 a 15% de monoinsaturados.
- Hipossódica, com restrições leves se o paciente estiver sem edema; mas, com edema e HAS, 1 a 2 mEq/kg/dia = 1 g/dia.
- Normocalêmica, quando as trocas catiônicas (uso de Sorcal®) são mais frequentes.
- Restrita em fósforo.
- Laxante, quando o paciente estiver em uso dos quelantes de fósforo, sendo a constipação intestinal seu potente efeito colateral.
- Líquidos: depende da função renal residual, da pressão arterial, da presença de edema, do nível de sódio – excreção urinária de 24 h + ultrafiltrado total.
- Adequada em quantidades de cálcio, vitamina D e ferro; pode haver necessidade de suplementação alimentar e medicamentosa.
- Suplementação de vitaminas hidrossolúveis, devido a perdas intradialíticas.
- Não há indicação de suplementação de vitaminas lipossolúveis, com exceção da vitamina D.

RECOMENDAÇÕES NUTRICIONAIS

No Quadro 24.4 estão descritas as necessidades nutricionais, de acordo com a faixa etária e o sexo e com o tipo de tratamento na doença renal crônica, segundo NFK/KDOQI, 2009.[26]

Existe uma relação entre DRC, hipertensão arterial e sódio (ver Capítulo 23 – Hipertensão arterial). Portanto, pode ser necessário limitar a quantidade desse nutriente na dieta. Instruir o paciente sobre a importância da leitura do rótulo dos alimentos, para identificar a quantidade de sódio, é uma medida adicional ao tratamento. O uso de substitutos do sal para temperar alimentos deve ser contraindicado, devido ao alto teor de potássio deles.[26]

A hiperfosfatemia é comum na DRC, com surgimento de sintomas como irritação na pele e enfraquecimento dos ossos. Uma dieta com menor oferta de alimentos ricos em fósforo ajudará a reduzir a quantidade de fósforo no sangue. Entretanto, deve-se ter cuidado no planejamento alimentar em relação ao cálcio, pois os alimentos que são boas fontes de cálcio também têm alto teor de fósforo. Para prevenir perda de cálcio dos ossos, recomenda-se dieta restrita em alimentos ricos em fósforo e a utilização de

Quadro 24.4 Necessidades nutricionais de crianças e adolescentes com doenças renais.

Idade	Necessidades estimadas de energia (EER) segundo DRI
0-3 meses	EER = [89 × peso (kg) − 100] + 175
4-6 meses	EER = [89 × peso (kg) − 100] + 56
7-12 meses	EER = [89 × peso (kg) − 100] + 22
13-35 meses	EER = [89 × peso (kg) − 100] + 20
3-8 anos	Meninos = EER = 88,5 − 61,9 × idade (anos) + fator atividade × [26,7 × peso (kg) + 903 × altura (m)] + 20
	Meninas = EER = 135,3 − 30,8 × idade (anos) + fator atividade × [10 × peso (kg) + 934 × altura (m)] + 20
9-18 anos	Meninos = EER = 88,5 − 61,9 × idade (anos) + fator atividade × [26,7 × peso (kg) + 903 × altura (m)] + 25
	Meninas = EER = 88,5 − 61,9 × idade (anos) + fator atividade × [26,7 × peso (kg) + 903 × altura (m)] + 25

Idade	Recomendações de ingestão de proteína (g/kg/dia)				
	DRI	Estágio 3 (100-140% DRI)	Estágio 4 a 5 (100-120% DRI)	Diálise peritoneal	Hemodiálise
0-6 meses	1,5	1,5-2,1	1,5-1,8	1,8	1,6
7-12 meses	1,2	1,2-1,7	1,2-1,5	1,5	1,3
1-3 anos	1,05	1,05-1,5	1,05-1,25	1,3	1,15
4-13 anos	0,95	0,95-1,35	0,95-1,15	1,1	1,05
14-18 anos	0,85	0,85-1,2	0,85-1,05	1,0	0,95

Fonte: NFK/KDOQI, 2009.[26]

quelantes de fosfato, além da suplementação de cálcio e uma forma especial de vitamina.[26]

Outro distúrbio eletrolítico comum na DRC é a hipercalemia. Sabe-se que o potássio é um mineral importante no sangue, porque ajuda no funcionamento adequado dos músculos e do coração. A necessidade ou não de uma dieta restrita em potássio depende do estágio da insuficiência renal e do uso de medicamentos que alterem os níveis de potássio no sangue. Um planejamento dietético ajuda a controlar os níveis desse nutriente.[26]

Os Quadros 24.5 e 24.6 mostram os alimentos fontes de potássio e de fósforo, respectivamente.

RECOMENDAÇÕES GERAIS[28]

- Na DRC associada à doença vascular da artéria renal, o tratamento deve ser semelhante ao dos pacientes hipertensos (ver Capítulo 23 – Hipertensão arterial).
- A anemia é uma das complicações mais frequentes e precoces no curso da DRC, decorrente de carência nutricional, má absorção pelo trato gastrintestinal ou perdas sanguíneas contínua durante diálise. Faz-se necessária suplementação de ferro. O plano alimentar deve incluir alimentos fontes de ferro (ver Capítulo 16 – Anemia ferropriva).

Quadro 24.5 Porções de alimentos considerados fontes de potássio.

Alimentos com pequena e média quantidade de potássio (< 5 mEq/porção)	
Frutas	Hortaliças
1 laranja-lima média	5 folhas de alface
1 banana-maçã média	2 pires (chá) de agrião
1 maçã média	1/2 pepino pequeno
1 caqui médio	1 pires (chá) de repolho
2 pires (chá) de jabuticaba	3 rabanetes médios
1 fatia média de abacaxi	1 pimentão médio
10 morangos	1 tomate pequeno
1 fatia média de melancia	1/2 cenoura média
1/2 manga média	
1 pera média	
1 pêssego médio	
1 ameixa fresca média	
1/2 copo de suco de limão	
1/2 copo de suco de uva	
Alimentos com elevada quantidade de potássio (> 5,1 mEq/porção)	
Frutas	Hortaliças
1 banana-nanica ou 1 banana-prata médias	1 pires (chá) de acelga crua
1 fatia média de melão	1 pires (chá) de couve crua
1 laranja média	3 colheres (sopa) de beterraba crua
1 kiwi médio	1 pires (chá) de batata frita
1/2 abacate médio	2 colheres (sopa) de massa de tomate
1 mexerica média	1 concha média de feijão
1/2 copo de água de coco	1 concha pequena de lentilha
1 fatia média de mamão	Couve-flor, espinafre, berinjela, vagem, quiabo, brócolis, abobrinha, batata, mandioquinha e abóbora devem ser cozidos em água, e esta deve ser desprezada
Outros alimentos com elevada quantidade de potássio	
Frutas secas, tomate seco, extrato de tomate, caldo de cana, sementes oleaginosas (amendoim, castanhas, nozes), chocolate, caldas de compotas de frutas, sucos de frutas concentrados	

Fonte: adaptado de USA.[27]

Quadro 24.6 Porções de alimentos considerados fontes de fósforo.

Alimentos	Medida caseira
Leite	1 copo médio
Queijo	1 fatia média
Iogurte	1 pote
Carne bovina ou de frango	1 bife médio
Fígado de boi	1 bife médio
Peixe	1 filé médio
Sardinha	2 unidades
Ovo	1 unidade
Feijão	1 concha pequena
Soja	1 concha pequena
Amendoim	2 pacotes pequenos
Castanha de caju	2 pacotes pequenos
Pão francês	1 unidade
Bolacha tipo água-e-sal	6 unidades
Refrigerantes de sabor cola	1 copo
Cerveja	1 copo

Fonte: adaptado de USA, 1986.[27]

Além disso, o uso de eritropoetina mostrou-se eficaz no tratamento da anemia.

- A DRC evolui com alta prevalência de alterações do metabolismo dos lipídios. Portanto, é importante rastrear, avaliar e tratar as alterações do colesterol total, do colesterol HDL, do colesterol LDL e dos triglicerídeos, mesmo nos estágios iniciais da doença.
- Os pacientes com DRC frequentemente exibem fatores de risco comuns às doenças cardiovasculares e ao diabetes melito, sendo assim mandatórias as seguintes medidas: adoção de estilo de vida saudável com prática regular de atividade física, recuperação e/ou manutenção do estado nutricional adequado, controle da ingestão de sal e de outros nutrientes (como potássio, cálcio, magnésio) devido ao quadro clínico.
- Técnicas dietéticas são importantes para o tratamento da DRC, com referência à redução do teor de potássio dos alimentos, como o método de cocção de hortaliças, especialmente se a água de cozimento for desprezada, além do preparo adequado de feijão, lentilha, ervilha e grão-de-bico, ou seja: deixar de molho em água por 12 horas e, antes de cozinhar, desprezar a água do molho.[29,30]
- Com relação à hiperfosfatemia, a oferta de alimentos substitutos do leite, como cremes sem leite, requeijão é uma boa forma de reduzir a quantidade de fósforo na dieta. Além disso, é importante a restrição de alimentos processados que contenham aditivos à base de fósforo (ácido fosfórico, polifosfatos e pirofosfatos), como alimentos semiprontos, os chamados *fast-foods*, embutidos, queijos processados, produtos de preparo instantâneo, biscoitos, cereais matinais e refrigerantes de sabor cola.
- Uma forma de oferecer a quantidade necessária de proteína com o menor teor possível de fósforo é escolher alimentos que tenham a menor relação entre fósforo e proteína, conforme mostra o Quadro 24.7.[31]
- Deve-se evitar CARAMBOLA, pois contém substância tóxica que não é filtrada pela membrana semi-impermeável da hemodiálise e pode causar efeitos danosos ao sistema nervoso central.

No Quadro 24.8 encontram-se os alimentos que devem ser evitados e alimentos recomendados na doença renal crônica.

Quadro 24.7 Principais alimentos fontes de fósforo e proteína.

Alimento	Quantidade (g)	Medida caseira	P (mg)	Proteína (g)	Relação entre fósforo e proteína (mg/g)
Carne de frango	80	1 filé de peito médio	150	23	6,5
Carne de porco	80	1 bisteca média	147	21,2	6,9
Carne bovina	85	1 bife médio	209	26	8
Pescada-branca	84	1 filé médio	241	20,6	11,7
Ovo inteiro	50	1 unidade	90	6	15
Clara de ovo	30	1 unidade	4,3	3,3	1,3
Fígado de boi	85	1 bife médio	404	22,7	17,8
Sardinha	34	1 unidade	170	8,4	20,2
Queijo prato	30	2 fatias finas	153	7,5	20,4
Iogurte	120	1 pote pequeno	159	6,3	25,2
Leite	150	1 copo americano	140	4,9	28,6
Feijão cozido	154	1 concha média	133	6,9	19,3
Amendoim	50	1 pacote pequeno	253	13	19,5
Chocolate	40	1 barra pequena	92	3	30,7

Fonte: adaptado de EUA. Department of Agriculture, 1986.[27]

Quadro 24.8 Alimentos recomendados e evitados na doença renal crônica.

Alimentos	Preferir	Evitar
Líquidos	Em geral, recomenda-se a restrição, porém devem ser avaliadas as condições clínicas do paciente	Excesso de líquidos. Na hiperfosfatemia, evitar excessos: Bebidas à base de cola, café solúvel, achocolatado
Cereais, pães e massas	Arroz, macarrão, farinhas (amido de milho, massa de mandioca, trigo, araruta). Bolos e produtos de panificação simples, bolachas, biscoitos sem recheios. Massas e cereais integrais. Todos os alimentos sem adição de sal	Bolacha água-e-sal, salgadinhos, industrializados e produtos de pastelaria, pães com coberturas salgadas, pão francês, macarrão instantâneo
Frutas, verduras e legumes	Laranja-lima, caju, tangerina ou laranja-cravo, banana-maçã, maçã, caqui, abacaxi, morango, melancia, manga espada, mamão formosa, jambo (cacho pequeno), jabuticaba (10 unidades) e frutas para refresco: acerola, pitanga, goiaba, limão, graviola, mangaba. Dentre as verduras e legumes: alface, berinjela, brócolis, cebola, cebolinha, chuchu, pepino, pimentão, quiabo, repolho, vagem, maxixe. Com moderação consumir abóbora, cenoura e tomate pelo alto teor de potássio nesses alimentos	CARAMBOLA, banana-nanica ou banana-prata, melão, laranja, abacate, mexerica, água de coco, mamão. Acelga, couve, batata-inglesa, espinafre, berinjela, quiabo, brócolis, abobrinha, abóbora, açaí, ameixa, laranja-pera, cajá, pinha, manga rosa, umbu, mamão papaia, coco e comidas feitas com coco ou leite de coco – canjica, pamonha, cocada), maracujá, pêssego, kiwi, damasco, uva, sapoti, pitomba, jenipapo, tâmara, tamarindo, cupuaçu, frutas secas e cristalizadas, couve-flor, couve, rabanete, cogumelo, palmito, tomate, aipo, aspargo, batata-inglesa, beterraba, cenoura. Caldo de verduras. Produtos enlatados
Leguminosas e oleaginosas	Feijões (com moderação), ervilha, lentilha, grão-de-bico, amendoim, castanhas, nozes	Amendoim, castanhas, nozes com adição de sal. Na hiperfosfatemia, evitar excessos: soja, amendoim, nozes, feijão, castanha de caju
Leite e derivados	Leite integral, leite de soja, iogurte de frutas, queijo branco com pouco ou sem sal	Queijo do tipo muçarela, prato, parmesão, provolone, *cheddar*. Na hiperfosfatemia, evitar excessos: leite e derivados, queijo, iogurte, achocolatados, chocolate

(continua)

Quadro 24.8 Alimentos recomendados e evitados na doença renal crônica. (*continuação*)

Alimentos	Preferir	Evitar
Carnes e ovos	Carnes assadas, grelhadas ou cozidas preparadas sem adição de sal. Importante diversificar: carne bovina, frango, peixe (preferir: corvina, pescada, merluza), ovos, proteína da soja	Carnes e pescados defumados e salgados, sardinha, *bacon*, toucinho e charque, vísceras Camarão, caranguejo, mariscos, moluscos Embutidos como salsicha, mortadela, fiambre, presunto, linguiça calabresa, salame, salaminho e enlatados Na hiperfosfatemia, evitar excessos: carne bovina, frango, gema de ovo e peixe
Temperos	Limão, alho, cebola, hortelã, orégano, louro, cebolinha, coentro, cominho, pimenta, gengibre, vinagre, colorau, e outros temperos naturais	Industrializados: caldos concentrados de carne, molhos industrializados
Gorduras e óleos e açúcares	Origem vegetal (soja, canola, azeite extravirgem), margarina sem sal, açúcar ou adoçante à base de sucralose ou stévia	Maionese, margarina com sal, manteiga (com ou sem sal), adoçantes à base de sacarina sódica

TRANSPLANTE RENAL

Definição

É a terapia de escolha quando a doença renal crônica entra em fase terminal, podendo o paciente estar na fase dialítica ou mesmo na fase pré-dialítica ou preemptiva.[32] Apresenta diversas vantagens, porém, infelizmente, por várias razões, esse tratamento não é possível para a maioria dos pacientes antes de passarem algum tempo em tratamento dialítico.[33]

TERAPIA NUTRICIONAL

Após o transplante renal deve-se observar e relacionar a quantidade e o uso de medicamentos imunossupressores, particularmente glicocorticoides e ciclosporina, que provocam vários efeitos colaterais metabólicos, como hipercatabolismo proteico, obesidade, dislipidemia, intolerância à glicose, diabetes, hipertensão arterial sistêmica, hipercalemia, alteração no metabolismo e ação da vitamina D, entre outros, os quais interagem com anormalidades metabólicas e nutricionais prévias surgidas durante a fase dialítica, sendo de extrema importância a manutenção e o seguimento das orientações nutricionais para obtenção de sucesso após o transplante.[34]

O estresse cirúrgico e as altas doses de corticosteroides podem levar a um acelerado catabolismo proteico, elevação da gliconeogênese hepática, tendo um efeito potencialmente ainda mais nocivo no paciente previamente desnutrido.[33] O hipercatabolismo proteico pode conduzir a um excesso de produção de ureia, retardar a cicatrização da ferida operatória e aumentar a suscetibilidade à infecção, podendo esses efeitos ser minimizados com uma ingestão calórico-proteica adequada.[33]

Após o transplante, os pacientes devem ser imediatamente orientados a respeito dos riscos de obesidade, perda de massa muscular e dislipidemias e incentivados a iniciar um programa gradual de atividade física.[34]

As recomendações de líquidos e eletrólitos podem variar, dependendo do nível da função renal e da presença ou não de necrose tubular aguda, além da diurese, indicadores que devem ser acompanhados diariamente.[33] O médico e o nutricionista vão informar quanto de líquidos deve ser liberado, e, quando não houver restrição de líquidos, o consumo deve ser incentivado.

Quanto à conduta nutricional a ser adotada, deve-se partir do princípio de observar o período do transplante (fase imediata ou tardia), a terapia imunossupressora utilizada e acompanhar os possíveis efeitos colaterais apresentados, como se visualiza a seguir:[35,36]

Medicamentos mais frequentemente utilizados e seus efeitos colaterais

- Ciclosporina: pode aumentar o colesterol e frações, a glicemia, o potássio, e diminuir o magnésio, além de elevar a pressão arterial.
- Glicocorticoides (como a prednisona): podem aumentar o colesterol e frações, a glicemia, o apetite, causar inchaços, aumentar a secreção de suco gástrico, e diminuir a cicatrização e o potássio.
- Azatioprina: pode provocar falta de apetite, náuseas, vômitos, dor de garganta, alteração no paladar, anemia, úlceras esofágica e oral.
- Micofenolato de mofetil: pode provocar diarreias.
- Tracolimo: pode provocar diarreias, náuseas, vômitos, aumento do potássio e aumento da glicemia.
- OKT 3: pode provocar falta de apetite, náuseas, vômitos, diarreia.

O diagnóstico de anemia após o transplante deve seguir as mesmas considerações da DRC. Todo paciente sem recuperação da concentração de hemoglobina nas primeiras oito semanas ou com queda dos valores deve ser investigado. Uma avaliação bioquímica deve ser realizada antes de se iniciar o tratamento com medicamentos estimuladores da eritropoese (MEE), e também devem ser levados em consideração o estoque de ferro e a função renal.[9]

OBJETIVOS DA TERAPIA NUTRICIONAL

- Recuperar e/ou manter o estado nutricional.
- Reduzir o estresse metabólico da cirurgia.
- Minimizar as complicações relacionadas ao uso da terapia medicamentosa.
- Assegurar a ingestão de macro- e micronutrientes recomendada.

CARACTERÍSTICAS DA DIETA[33,34]

Pós-transplante imediato

- Hipercalórica, por causa do estresse metabólico.
- Hiperproteica, devido ao estresse metabólico, com calorias entre 15 e 20% do valor calórico total (VCT) oferecido, sendo 2/3 de proteína de alto valor biológico.
- Normoglicídica, com restrição de carboidratos simples com calorias entre 40 e 50% do VCT oferecido e predomínio de carboidratos complexos e fibras.
- Normolipídica, com 30 a 35% do total das calorias.
- Suplementação de zinco, se necessária, para promover a cicatrização.
- Não é necessária a suplementação vitamínica.
- Restrição de líquidos, se houver disfunção do enxerto.

Pós-transplante tardio

- Normocalórica, se o paciente estiver eutrófico, ou o suficiente para alcançar ou manter o peso ideal.
- Normoproteica, com calorias entre 10 e 15% do VCT oferecido.
- Normoglicídica, com restrição de carboidratos simples, com calorias entre 40 e 50% do VCT oferecido e predomínio de carboidratos complexos e fibras.
- Normolipídica, com até 30% do VCT oferecido e contendo até 10% de ácidos graxos saturados, menos de 10% de poli-insaturados e 10 a 15% de monoinsaturados.
- Normossódica, com restrição apenas se houver hipertensão, retenção de líquidos ou oligúria.
- Normocalêmica, com restrição se houver hipercalemia e/ou oligúria.

Deve-se observar a individualidade de cada criança e/ou adolescente, levando em consideração as características normais próprias da faixa etária e do sexo.

Na prática, adota-se o uso de suplemento nutricional hipercalórico e hiperproteico, para atender as necessidades nutricionais aumentadas principalmente na fase pós-transplante imediata, devido ao alto catabolismo proteico e ao estresse cirúrgico. Deve-se ter cuidado com a composição do suplemento utilizado (principalmente observar carboidratos e micronutrientes como potássio, magnésio, cálcio) e monitorar por meio dos exames bioquímicos e da ingestão do paciente.

RECOMENDAÇÕES GERAIS[35]

- Em caso de hipertensão e edema (inchaços), é necessária uma dieta hipossódica, com redução do consumo de alimentos que contenham sal, como salgados, embutidos, conservas, enlatados, caldos e molhos prontos, podendo haver também necessidade de restrição de líquidos (ver Capítulo 23 – Hipertensão arterial).
- Havendo aumento do colesterol, devem ser evitados alimentos com alto teor de gorduras, frituras, banha, manteiga, empanados, preparações à milanesa e gorduras das carnes (ver Capítulo 25 – Dislipidemia).
- Orientar o paciente a seguir regularmente os horários das refeições e as quantidades prescritas pelo nutricionista, para controle do aumento do apetite.
- Em caso de aumento da glicemia e/ou dos triglicerídeos, evitar o consumo de açúcar, doces, bombons, balas, pão e massas refinadas, farinha, biscoitos.
- Quando o paciente apresentar aumento do potássio sérico, devem ser evitados alimentos que contenham grande quantidade desse mineral (ver Quadro 24.5, sobre alimentos ricos em potássio).
- Em caso de diminuição do potássio será necessário repor as perdas, com o consumo de alimentos que sejam fontes de potássio.
- Em caso de diarreia, orientar o paciente a aumentar o consumo de líquidos e alimentos constipantes, que regularizem o trânsito intestinal.
- Na presença de anemia, complementar com alimentos com alto teor de ácido fólico. O tratamento da anemia com suplementação de ferro e uso de MEE deve seguir a diretriz de tratamento da DRC (níveis de hemoglobina inferiores a 11,0 g/dL em crianças e adolescentes).[9]
- Ocorrendo diminuição do apetite, infecção de garganta e/ou paladar alterado, ajustar a dieta conforme a tolerância, promovendo variação de sabores, do número e/ou da frequência das refeições, e monitorar a ingestão.
- Alguns pacientes podem apresentar aumento do suco gástrico e úlceras esofágica e oral, devendo nesses casos evitar o consumo de irritantes gástricos ou seguir uma dieta conforme a tolerância.
- Na presença de náuseas e vômitos, orientar o paciente a fazer refeições mais frequentes, evitando grandes volumes e alimentos com alto teor de gorduras, e monitorar a ingestão.
- Estabelecer uma ingestão adequada de cálcio, uma vez que em crianças a terapia com esteroides é por longo prazo. Se o paciente estiver em uso de esteroides (prednisona) e apresentando hipercalciúria, deve-se aumentar o consumo de alimentos fontes de cálcio: peixe, leite e derivados (queijo, iogurte, requeijão, coalhada).[35]
- As crianças que receberam transplante têm um risco maior de excesso de peso (sobrepeso, obesidade), hipertensão arterial e diabetes melito, podendo desenvolver doença cardíaca na idade adulta. Orientar quanto ao desenvolvimento dessas comorbidades.[37]
- Orientar o paciente a manter higienização rigorosa das mãos, dos alimentos e dos utensílios e evitar o consumo de alimentos que impliquem maior risco de toxi-infecção alimentar, como alimentos de procedência desconhecida, crus ou que não tenham sido completamente cozidos, além dos alimentos muito manipulados ou conservados em temperatura inadequada.

O nutricionista deve observar os exames hematológicos e bioquímicos (ureia, creatinina, potássio, sódio, magnésio, cálcio, TGO, TGP, glicemia de jejum, colesterol total e frações) e fazer as liberações e/ou restrições alimentares de acordo com os resultados apresentados, que devem ser sempre monitorados. Qualquer sintoma apresentado, mesmo a longo prazo, deve ser informado ao nutricionista, que fará as mudanças necessárias na alimentação.

REFERÊNCIAS

1. Wilkens, KG, Funeja V. Terapia nutricional para distúrbios renais. In: Mahan KL, Escott-Stump S. Krause: Alimentos, nutrição e dietoterapia. 12. ed. São Paulo: Elsevier, 2010:921-58.
2. Brenner BM, Rector FC. The kidney. 6. ed. Philadelphia: Saunders; 2000.
3. Fernandes RG, Ribeiro Neto JPM. Insuficiência renal crônica. In: Alves JGB, Ferreira OS, Maggi RS (Eds.). Fernando Figueira Pediatria Instituto Materno-Infantil de Pernambuco (IMIP). Rio de Janeiro: Guanabara Koogan, 2004:834-9.
4. Benini V. Insuficiência renal crônica – Aspectos fisiopatológicos da insuficiência renal crônica. In: Toporovski J et al. Nefrologia pediátrica. 2. ed. Rio de Janeiro: Guanabara Koogan, 2006:515-21.
5. Carvalhaes JTA, Andrade MC. Insuficiência renal crônica – Alterações metabólicas na insuficiência renal crônica. In: Toporovski J et al. Nefrologia pediátrica. 2. ed. Rio de Janeiro: Guanabara Koogan, 2006:515-21.
6. Seikaly MG, Ho PL, Emmett L, Fine RN, Tejani A. Chronic renal insufficiency in children: The 2001 Annual Report of the NAPRTCS. Pediatric. Nephrol, 2003; 18:796-804.
7. National Kidney Foundation (K/DOQI). Clinical Practice Guidelines for Chronic Kidney Disease: evaluation, classification and stratification. Am J Kidney Dis 2002; 39(Suppl 2):S1-S246.
8. Bastos MG, Carmo WB, Abrita RR, Almeida EC, Mafra D, Costa DMN, Gonçalves JA, Oliveira LA, Santos FR, Paula RB. Doença renal crônica: Problemas e soluções. J Bras Nefrol. 2004; 26(4):202-15.
9. Garcia CD, Bandeira MFS. Recomendações para tratamento da anemia no paciente pediátrico. J Bras Nefrol. 2007; 29(Supl.4)(4):27-32.
10. Eschbach JW, Egrie JC, Downing MR, Browne JK, Adamson JW. Correction of the anemia of ESRD with rHuEpo. Results of combined phase I and II clinical trial. New Engl J Med. 1987; 316:73-8.
11. Winearls CG, Oliver DO, Pippard MJ, Reid C, Downing MR, Cotes MP. Effect of human erythropoietin derived from recombinant DNA on the anemia of patients maintained by chronic hemodialysis. The Lancet. 1986; 22:1175-8.
12. Eschbach JW, Abdulhadi MH, Browne JK, Delano BG, Downing MR, Adamson JW. Recombinant human erythropoietin in anemic patients with end-stage renal disease. Results of a phase III multicenter clinical trial. Annals Int Med. 1989; 111:992-1000.
13. Frankenfield D; ESRD Core Indicators Workgroup. Anemia management of adult hemodialysis patients in the US: Results from the 1997 ESRD Core Indicators Project. Kidney Int. 2000; 57:578-89.
14. Pisoni RL, Bragg-Gresham JL, Young EW et al. Anemia management and outcomes from 12 countries in the Dialysis Outcomes and Practice Patterns Study (DOPPS). Am J Kidney Dis. 2004; 44:94-111.
15. Andrade MC, Carvalhaes JTA, Carvalho AB. Osteodistrofia em crianças com doença renal crônica. Rev Paul Pediatr. 2007; 25(1):16-21.
16. Mehls O, Ritz E, Merke J, Heinrich U, Klaus G. Disturbed growth in uremia: are hormonal factors responsible? Contr Nephrol. 1988; 64:34-42.
17. Ritz E, Merke J. Recents findings on 1,25-(OH)2 vitamin D3 may provide new concepts for understanding the pathogenesis of uremia. Contr Nephrol. 1986; 50:109-18.
18. Colussi G, De Ferrari ME, Rombola G, Minola E, Benazzi E, Minetti L. Bone and joints alterations in uremic patients. Contrib Nephrol. 1990; 77:157-67.
19. Brecheret AP, Fagundes U, Castro ML, Andrade MC, Carvalhaes JTA. Avaliação nutricional de crianças com doença renal crônica. Rev Paul Pediatr. 2009; 27(2):148-53.
20. Inaoka NPMM, Testa LO, Aquino TM, Naufel ICO, Carvalhaes JTA. Comparação de três métodos de avaliação do estado nutricional em crianças com doença renal crônica: escore Z, IMC e Waterlow – J Bras Nefrol. 2008 - 128.241. 200.137.
21. Sociedade Brasileira de Nutrição Parenteral e Enteral. Associação Brasileira de Nutrologia. Terapia nutricional para pacientes na fase não dialítica da doença renal crônica. In: Projeto Diretrizes (DITEN). Associação Médica Brasileira. Conselho Federal de Medicina. 2011; Vol (IX): 415-424.
22. Cuppari E et al. Doenças renais. In: Cuppari L. Nutrição clínica no adulto – Guias de medicina ambulatorial e hospitalar da Unifesp. 2. ed. Escola Paulista de Medicina. São Paulo: Manole, 2005; 189-220.
23. Sociedade Brasileira de Nutrição Parenteral e Enteral. Associação Brasileira de Nutrologia. Terapia nutricional para pacientes em hemodiálise crônica. In: Projeto Diretrizes (DITEN). Associação Médica Brasileira. Conselho Federal de Medicina. 2011; Vol (IX):405-414.
24. Sociedade Brasileira de Nutrição Parenteral e Enteral. Associação Brasileira de Nutrologia. Terapia nutricional para pacientes em diálise peritoneal crônica. In: Projeto Diretrizes (DITEN). Associação Médica Brasileira. Conselho Federal de Medicina. 2011; Vol (IX): 285-294.
25. Cuppari L, Draibe AS, Ajzen H. Nutrição no paciente com insuficiência renal crônica. Disponível em: www.virtual unifesp.br/cursos/.../nutpacinsufrenal.pdf. Acesso em 4 de fevereiro de 2013.
26. National Kidney Foundation. KDOQI Clinical Practice Guideline for Nutrition in Children with CKD: 2008 Update. Am J Kidney Dis 53: S1-S124, 2009 (suppl 2).
27. United States of America (USA). Human Nutrition Information Service. Department of Agriculture: Composition of foods: Raw, processed, prepared

foods. Agriculture Handbook n. 8, series 1-16. Revised 1976-1986.
28. Bastos MG, Bregman R, Kirsztajn GM. Doença renal crônica: frequente e grave, mas também prevenível e tratável. Rev Assoc Med Brás. 2010; 56(2):248-53.
29. Copetti C, Ruffo de Oliveira V, Kirinus P. Avaliação da redução de potássio em hortaliças submetidas a diferentes métodos de cocção para possível utilização na dietoterapia renal. Rev Nutr. Sept./Oct. 2012; 23(5):831-8.
30. Ornellas LH. Técnica dietética: seleção e preparo de alimentos. 7. ed. São Paulo: Atheneu; 2001; 8:194 e 203-4.
31. Carvalho AB, Cuppari L. Controle da hiperfosfatemia na DRC. J Bras Nefrol. 2011; 33(2):191-6.
32. Wolfe RA, Ashby VB, Milford EL et al. Comparison of mortality in all patients on dialysis awaiting transplantation, and recipients of a first cadaveric transplant. N Eng J Med. 1999; 314:1.725-30.
33. Martins C, Furukawa LL. Nutrição e transplante renal. In: Riella MC, Martins C (Eds.). Nutrição e o rim. Rio de Janeiro: Guanabara Koogan, 2001; 149-61.
34. Papini H, Santana R, Ajsen H, Ramos OL, Pestana JOM. Alterações metabólicas e nutricionais e orientação dietética para pacientes submetidos a transplante renal. J Bras Nefrol. 1996; 18(4):356-69.
35. Parolin MB, Zaina FE, Lopes RW. Terapia nutricional no transplante hepático. Arq Gastroenterol. 2002; 39:114-22.
36. Nogueira PCK, Machado PGP. Revisão/atualização em nefrologia pediátrica: Imunossupressão após transplante renal em crianças. J Bras Nefrol. 1998; 20(2):186-90.
37. Carvalho LKCAA, Lima SM, Carneiro VA, Leite RF, Pereira AML, Pestana JOM. Fatores de risco cardiovascular em pacientes pediátricos após um ano de transplante renal. Acta Paul Enferm. 2010; 23(1):114-8.

CAPÍTULO 25

Dislipidemia

Janine Maciel Barbosa
Gisele Almeida de Noronha

Dislipidemia refere-se a níveis elevados ou anormais de lipídios e/ou lipoproteínas no sangue,[1] e representa um dos principais fatores de risco para doenças ateroscleróticas.[2-6] O processo de formação da placa aterosclerótica inicia-se na infância e progride lentamente até a idade adulta, quando geralmente ocorrem as manifestações clínicas da doença.[2-6]

É comum encontrar estudos que relatam prevalências preocupantes de dislipidemia em crianças e adolescentes em todos os estados brasileiros,[7-12] inclusive em Pernambuco. Estudo conduzido por França e Alves[11] (2006) com crianças e adolescentes saudáveis atendidos em ambulatório de um hospital de referência encontrou 30% dos avaliados com perfil lipídico aterogênico (níveis elevados de triglicerídeos, colesterol total e colesterol LDL).

CLASSIFICAÇÃO E ETIOLOGIA

Segundo a Sociedade Brasileira de Cardiologia (2007),[13] a classificação bioquímica das dislipidemias leva em consideração os valores plasmáticos de colesterol total (CT), triglicerídeos (TG), colesterol HDL (HDL-c) e colesterol LDL (LDL-c), e compreende quatro tipos:

- Hipercolesterolemia isolada: elevação isolada do LDL-c.
- Hipertrigliceridemia isolada: elevação isolada dos TG reflete aumento de VLDL, IDL e quilomícrons.
- Hiperlipidemia mista: valores aumentados de LDL-c e de TG.
- HDL-c baixo: redução do HDL-c isolada ou em associação com aumento de LDL-c ou de TG.

De acordo com sua etiologia, as dislipidemias podem ser primárias, decorrentes de causas genéticas, ou secundárias a doenças sistêmicas, uso de medicamentos e hábitos de vida inadequados (tabagismo, etilismo, sedentarismo, dieta aterogênica).[1,14] O Quadro 25.1 lista os principais fármacos e patologias que podem interferir no perfil lipídico.

Atualmente, diversas pesquisas que investigam a dislipidemia na infância e na adolescência têm revelado forte associação positiva entre

Quadro 25.1 Fármacos e doenças que interferem no perfil lipídico.

Fármacos	Doenças
• Anti-hipertensivos: tiazídicos, clortalidona, espironolactona, betabloqueadores • Imunodepressores: ciclosporina, prednisolona, prednisona • Esteroides: estrógenos, progestágenos, contraceptivos orais • Anticonvulsivantes, ácido acetilsalicílico, ácido ascórbico, amiodarona, alopurinol, terapia antirretroviral	• Endócrinas: hipotireoidismo, hipopituitarismo, diabetes melito • Renais: síndrome nefrótica, insuficiência renal crônica • Hepáticas: atresia biliar congênita, doenças de armazenamento • Do sistema imunológico: lúpus eritematoso sistêmico, síndrome da imunodeficiência adquirida

Fonte: adaptado da Sociedade Brasileira de Cardiologia.[5]

a incidência de dislipidemia e obesidade.[4,7,15-17] A dislipidemia relacionada com a obesidade caracteriza-se por aumento dos níveis de triglicerídeos e colesterol LDL e queda dos níveis de colesterol HDL.[5]

DIAGNÓSTICO

Segundo a I Diretriz Brasileira para Prevenção de Aterosclerose na Infância e na Adolescência (2005),[5] deve-se solicitar perfil lipídico para crianças de 2 a 10 anos de acordo com os critérios listados no Quadro 25.2.

Recomenda-se ainda que todas as crianças tenham seus níveis de colesterol total (CT) avaliados a partir dos 10 anos de idade.[5] Os valores de referência lipídica propostos para o diagnóstico de dislipidemia na faixa etária de 2 a 19 anos, segundo a I Diretriz Brasileira para Prevenção de Aterosclerose na Infância e na Adolescência (2005),[5] estão descritos no Quadro 25.3. Mais recentemente o National Heart Lung and Blood Institute[18] (2012) publicou novos valores de referência lipídica para crianças e adolescentes (Quadro 25.4).

Para a coleta de sangue para as dosagens dos lípides, recomenda-se realizar jejum prévio de 12 a 14 horas e manutenção da dieta habitual e do peso por pelo menos duas semanas antes do exame. Nenhuma atividade física vigorosa deve ser realizada nas 24 horas que antecedem

Quadro 25.3 Valores de referência lipídica para a faixa etária de 2 a 19 anos de acordo com a I Diretriz Brasileira para Prevenção da Aterosclerose na Infância e na Adolescência (2005).

Lipídios	Desejáveis (mg/dL)	Limítrofes (mg/dL)	Aumentados (mg/dL)
CT	< 150	150 a 169	≥ 170
LDL-c	< 100	100 a 129	≥ 130
HDL-c	≥ 45	–	–
Triglicerídeos	< 100	100 a 129	≥ 130

Fonte: Sociedade Brasileira de Cardiologia.[5]

Quadro 25.2 Critérios para rastreamento das dislipidemias em crianças e adolescentes.

- Pais ou avós com história de aterosclerose precoce
- Parentes de primeiro grau com valores de colesterol total de 240 mg/dL e de triglicerídeos de 400 mg/dL
- Diagnóstico de doenças que reconhecidamente cursam com alteração no metabolismo lipídico (ver Quadro 25.1)
- História positiva de pancreatite aguda, xantomas eruptivos, arco corneano palpebral, xantomas nos tornozelos, na face dorsal das mãos e nos joelhos
- História familiar desconhecida

Fonte: SBC.[5]

Quadro 25.4 Valores de referência lipídica para crianças e adolescentes segundo o National Heart Lung and Blood Institute (2012).

Lipídio	Aceitável (mg/dL)	Limítrofe (mg/dL)	Aumentado (mg/dL)
CT	< 170	170 a 199	≥ 200
LDL-c	< 110	110 a 129	≥ 130
Não-HDL-c*	< 120	120 a 144	≥ 145
Triglicerídeos (0 a 9 anos)	< 75	75 a 99	≥ 100
Triglicerídeos (10 a 19 anos)	< 90	90 a 129	≥ 130

Lipídio	Aceitável (mg/dL)	Limítrofe (mg/dL)	Baixo (mg/dL)
HDL-c	≥ 45	40 a 45	< 40

*Não-HDL-c: CT – HDL-c.
Fonte: National Heart Lung and Blood Institute.[18]

o exame. O estado metabólico deve estar estável, com intervalo de pelo menos oito semanas entre algum procedimento cirúrgico e a coleta. Em razão da variação individual, recomenda-se realizar dosagens seriadas,[5] com pelo menos 2 semanas mas não mais que 3 meses de intervalo,[18] e, sempre que possível, no mesmo laboratório.[5]

O diagnóstico e o tratamento das hipercolesterolemias são fundamentados na avaliação dos níveis plasmáticos de colesterol total (CT) e da fração de LDL-c.[5] As crianças que apresentarem CT entre 150 mg/dL e 170 mg/dL deverão receber orientações sobre medidas de mudança no estilo de vida, devendo esse exame ser repetido anualmente, e crianças com CT acima de 170 mg/dL deverão ser submetidas a análise completa do perfil lipídico[5] (Figura 25.1). Caso o resultado aponte para níveis alterados de colesterol LDL e HDL (LDL-c e HDL-c), a criança deve receber recomendações sobre alimentação e mudanças no estilo de vida, e ser acompanhada segundo critérios descritos no tópico *Tratamento* (Figura 25.2).

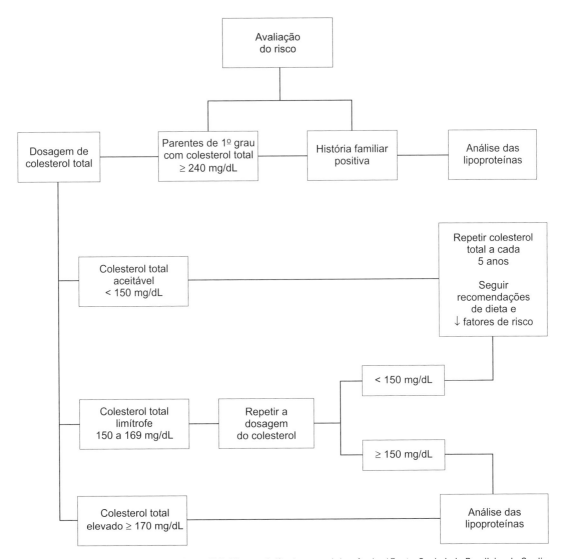

Figura 25.1 Algoritmo para avaliação do perfil lipídico na infância e na adolescência. (*Fonte:* Sociedade Brasileira de Cardiologia.[5])

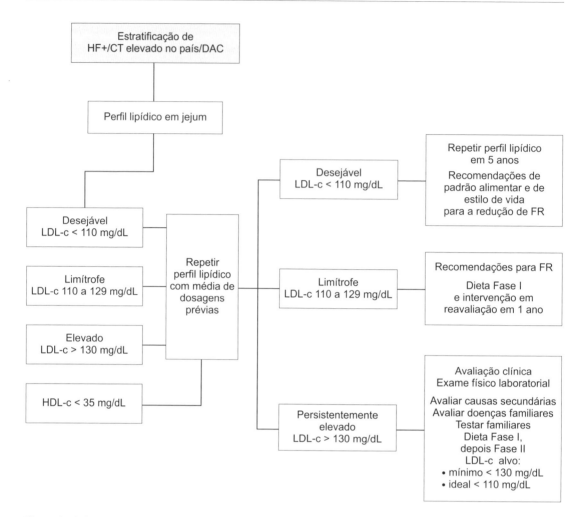

Figura 25.2 Algoritmo para tratamento das dislipidemias em crianças e adolescentes. (HF+: história familiar positiva; FR: fator de risco; CT: colesterol total; DAC: doença arterial coronariana; FR: fator de risco.) (*Fonte:* Sociedade Brasileira de Cardiologia.[5])

TRATAMENTO

Antes de se iniciar o tratamento, é necessário estimar o risco cardiovascular global do paciente, determinando os fatores de risco associados.[14] Deve-se realizar anamnese alimentar com ênfase em alimentos fontes de gordura,[22] utilizando inquéritos alimentares, conforme descrito no Capítulo 3 – Avaliação do consumo alimentar. É importante ainda a avaliação de parâmetros clínicos (pressão arterial, tolerância à glicose), antropométricos (peso, altura, circunferências e pregas; ver Capítulo 7 – Criança e adolescente, além de realização de exame físico com observação de sinais clínicos de dislipidemia (arco corneal*, xantomas** e xantelasmas***). O estilo de vida deve ser avaliado por meio da coleta de informações referentes a tabagismo (passivo ou ativo), etilismo (quando aplicável) e prática de atividade física (tipo, frequência e duração).[14]

Para adequar os níveis séricos de lipídios e lipoproteínas, é consenso na literatura especializada a recomendação da prática regular de

---

*Arco corneal: opacificação branco-acinzentada na periferia da córnea.
**Xantomas: depósitos cutâneos densos e rígidos de macrófagos espumosos ricos em éster de colesteril.
***Xantelasma: depósitos cutâneos elevados e amarelo-alaranjados que ocorrem nas pálpebras.

atividade física, hábitos alimentares saudáveis e manutenção de peso adequado para a idade e a estatura.[23] Alguns indivíduos podem necessitar de medicamentos, mas apenas o médico pode prescrever o tratamento indicado após estabelecer o tipo de dislipidemia.[18,25,26] O tratamento farmacológico é indicado preferencialmente em situações de maior risco, apenas para crianças com idade superior a 10 anos que apresentem LDL-c persistentemente acima de 190 mg/dL ou 160 mg/dL e que não respondam à dieta, de acordo com a história familiar e os fatores de risco adicionais.[26]

TRATAMENTO DIETÉTICO

A utilização de dietas restritivas pode interferir no crescimento e no desenvolvimento da criança e do adolescente e, portanto, o tratamento deve ser restrito aos pacientes considerados de alto risco.[14] Deve-se ter cautela ao prover orientação sobre o plano alimentar, uma vez que em países em desenvolvimento, como o Brasil, a população infanto-juvenil apresenta problemas relacionados tanto a excessos alimentares como a carências nutricionais,[14] e uma dieta restritiva pode contribuir ainda mais para o aparecimento de deficiência de micronutrientes.

A ingestão de gorduras durante a lactância é fundamental como fonte energética para manter os intensos crescimento e desenvolvimento característicos desse período, como também para mielinização do sistema nervoso central, e por isso as recomendações de uma dieta pobre em gorduras só são aceitáveis para crianças acima de 2 anos de idade.[5,24] Lactentes obesos e/ou hiperlipêmicos devem receber aleitamento materno exclusivo ou complementado com alimentação adequada à idade, sem restrições dietéticas, conforme descrito no Capítulo 11 – Aleitamento materno – e no Capítulo 12 – Alimentação complementar.

A partir dos 2 anos de idade, os hiperlipêmicos devem receber orientação alimentar de restrição do consumo de gordura total, gordura saturada, colesterol e carboidratos simples, e aumento do aporte de carboidratos complexos.[27] Não é necessária diminuição do aporte proteico,[27] e as calorias devem ser suficientes para manter o crescimento e o desenvolvimento normais, para evitar ganho de peso excessivo.[27,28]

Dietas com restrição de gordura podem ser limitadas na oferta de alguns minerais (cálcio, zinco, fósforo) e vitaminas lipossolúveis,[27] e por isso devem ser conduzidas sob supervisão de profissional nutricionista, ao qual caberá adequação do plano alimentar segundo recomendações nutricionais quanto a esses nutrientes. Segundo Kwiterovich Jr.,[27] dietas com reduzido teor de gordura são eficazes e seguras para crianças e adolescentes desde que realizadas sob orientação adequada.

O Painel Pediátrico do NCEP[24] (National Cholesterol Education Program, 1992) e a I Diretriz Brasileira de Prevenção de Aterosclerose na Infância e na Adolescência[5] preconizam o seguimento de dois tipos de dieta, chamados dieta "Fase I" (*step* I) e "Fase II" (*step* II) (Figura 25.2, Quadro 25.5), de acordo com o risco individual e o perfil lipídico obtido.

Quadro 25.5 Características das dietas Fases I e II recomendadas para crianças e adolescentes dislipidêmicos de acordo com os níveis séricos de LDL-c.

Recomendação	Dieta Fase I	Dieta Fase II
Lipídios	< 30% do VCT	< 30% do VCT
Ácidos graxos saturados	< 10% do VCT	< 7% do VCT
Ácidos graxos poli-insaturados	Até 10% do VCT	Até 10% do VCT
Ácidos graxos monoinsaturados	10 a 15% do VCT	10 a 15% do VCT
Ácidos graxos *trans*	< 1% do VCT	< 1% do VCT
Colesterol	300 mg/dia	200 mg/dia

VCT: valor calórico total.
Fonte: adaptado de Forti et al.,[20] American Academy of Pediatrics;[21] Holmes e Kwiterovich.[19]

Os níveis recomendados de lipídios na fase I (30%) situam-se no intervalo proposto pelo Institute of Medicine[29] (IOM) (IOM, 2002/2006), a *Acceptable Macronutrient Distribution Range* (AMDR), intervalo em proporção à quantidade de energia total da dieta para ingestão de macronutrientes, que está associado a risco reduzido de doenças crônicas a longo prazo e que tem o potencial de fornecer nutrientes essenciais. A AMDR de lipídios para crianças entre 1 e 3 anos é de 30 a 40% e, para crianças e adolescentes (4 a 18 anos), de 25 a 35%.

Segundo a DRI,[29] não há efeito negativo no crescimento infantil quando são consumidos menos de 30% de energia total em forma de gordura se o fornecimento energético total da dieta for adequado. Porém, são necessárias mais evidências científicas para se identificar um nível de ingestão de gordura para prevenir obesidade ou doenças crônicas.

A recomendação da dieta dependerá dos níveis de CT e LDL-c. A dieta Fase I é recomendada quando o colesterol total estiver acima de 150 mg/dL e o LDL-c entre 110 e 130 mg/dL; enquanto a dieta Fase II só é recomendada após tratamento com dieta Fase I com boa adesão por no mínimo 3 meses e o LDL-c se mantiver acima de 130 mg/dL[5,26] (Figura 25.2). Essa dieta deve ser realizada mediante plano alimentar que assegure ingestão adequada de calorias, vitaminas e minerais[26] (Figura 25.2).

Níveis de triglicerídeos > 200 mg/dL, que usualmente estão associados a obesidade, respondem a perda ponderal. Modificações dietéticas tais como diminuição no consumo de gordura e carboidrato simples, e aumento na oferta de alimentos fontes de ômega 3 ajudam na diminuição dos níveis séricos de triglicerídeos. Valores superiores a 500 mg/dL sugerem distúrbio genético no metabolismo do triglicerídeo.[26]

Para o alcance dessas metas, a American Heart Association recomenda o consumo de uma dieta balanceada e rica em frutas e vegetais, incluindo produtos integrais (especialmente grãos integrais) e com teor reduzido de gordura, consumo de aves e carnes magras, dando preferência a óleos vegetais (de soja, canola, milho e girassol). Em cada fase, as escolhas devem reduzir ao mínimo a ingestão de calorias em excesso, gordura saturada e hidrogenada (ácidos graxos *trans*), colesterol, sal e açúcar.[28]

Em 2012, o National Heart Lung and Blood Institute[18] publicou uma diretriz sobre saúde cardiovascular e redução de riscos, voltada para crianças e adolescentes. Como o objetivo de prevenir doenças cardiovasculares na infância e na adolescência, recomendam-se mudanças dietéticas e no estilo de vida, segundo a chamada *Cardiovascular Health Integrated Lifestyle Diet* 1 (CHILD 1) (Quadro 25.6). A CHILD 1 também é indicada para crianças e adolescentes com dislipidemia ou história familiar de doença cardiovascular precoce, obesidade, hipertensão primária, diabetes ou exposição ao fumo em casa. Ressalte-se que qualquer modificação na dieta não deve descuidar do fornecimento de nutrientes e calorias necessários para o crescimento o desenvolvimento adequados.

Assim, para todas as crianças com dislipidemia em quem ainda não foi avaliada a resposta a uma dieta de baixo teor ou com teor controlado de lipídios recomenda-se a CHILD 1 (Quadro 25.6) como primeira fase do tratamento, sob orientação e acompanhamento do nutricionista.[18] No caso de crianças com excesso de peso, devem ser dadas recomendações adicionais que visem restrição calórica e aumento da atividade física (ver Capítulo 14 – Obesidade). Se, após 3 meses de adequado seguimento da CHILD 1, os resultados do perfil lipídico em jejum ultrapassarem as metas terapêuticas (Quadro 25.4), aconselha-se seguir as recomendações do algoritmo para tratamento de dislipidemia por elevado LDL-c (algoritmo de colesterol LDL) (Figura 25.3) e as orientações do algoritmo para tratamento das dislipidemias por elevado TG (algoritmo de TG) (Figura 25.4), para o seguimento de outra fase das recomendações na dieta e no estilo de vida, denominada *Cardiovascular Health Integrated Lifestyle Diet* 2 (CHILD 2) (Quadro 25.8), tanto para dislipidemia por elevado LDL-c (CHILD 2-LDL) como para dislipidemia por elevado TG (CHILD 2-TG).[18]

No entanto, estas recomendações baseiam-se em diretrizes americanas,[26] e, portanto, devem ser avaliadas quanto à viabilidade, mesmo quando preenchidos esses critérios, uma vez que em países em desenvolvimento, como

Quadro 25.6 Composição da dieta recomendada para prevenção de doenças cardiovasculares e tratamento inicial de dislipidemia em crianças e adolescentes entre 1 e 20 anos de idade.

Macronutriente	Percentual em relação ao VCT da dieta	
	1 a 2 anos	Maiores de 2 anos
Lipídios total	30%	25 a 35%
Ácido graxo saturado	8 a 10%	8 a 10%
Ácido graxo *trans*	Evitar o máximo possível	Evitar o máximo possível
Ácido graxo monoinsaturado e poli-insaturado	20%	20%
Colesterol	< 300 mg/dia	< 300 mg/dia
Proteína	15 a 20%	15 a 20%
Carboidrato	50 a 55%	50 a 55%
Outras recomendações	• Continuar com o aleitamento materno • O teor de gordura do leite de vaca deve ser decidido em conjunto com os pais e profissionais de saúde com base no crescimento da criança, no apetite, na ingestão de outros alimentos ricos em nutrientes, na ingestão de outras fontes de gordura e no risco potencial de obesidade e doenças cardiovasculares • 100% suco de fruta (não mais que 120 mL/dia) • Limitar a ingestão de sódio • Dieta rica em frutas, legumes, cereais integrais	• Incentivar o consumo de fibra dos alimentos: de 2 a 10 anos = idade + 5 g/dia; de 11 a 21 anos = 14 g/1.000 kcal • Limitar ingestão de suco naturalmente adoçado (sem adição de açúcar): de 2 a 10 anos = 120 mL/dia; de 11 a 21 anos = 180 mL/dia • Limitar a ingestão de sódio • Dieta rica em frutas, legumes, cereais integrais

VCT: valor calórico total da dieta.
Fonte: adaptado do National Heart Lung and Blood Institute.[18]

o Brasil, sobretudo em regiões carentes, os alimentos com teor reduzido de gorduras são pouco acessíveis e aqueles com maior teor de gordura geralmente são as únicas fontes de vitaminas lipossolúveis.

Scherr e Ribeiro (2010),[30] após estudo que realizou a análise da composição de óleos comestíveis, manteigas, margarinas, laticínios e ovos, chegaram à conclusão de que, em uma dieta adequada em relação aos níveis de colesterol, não existem alimentos proibidos, mas, em alguns casos, é necessário que sejam consumidos em menor quantidade. Portanto, não é necessária restrição de ovo, e o leite semidesnatado, os óleos vegetais (de canola, girassol, soja e milho) e o queijo de minas podem ser utilizados como opção em alimentação adequada, enquanto as margarinas com baixo teor de gorduras *trans* ou, de preferência, sem estas, são mais recomendáveis que as manteigas.

Para crianças em crescimento, o grupo dos leites e derivados proporciona nutrientes importantes, inclusive proteínas, minerais (cálcio, fósforo, magnésio) e vitaminas lipossolúveis (vitaminas A, D e E) que não se encontram facilmente disponíveis em outros alimentos. Segundo o National Heart Lung and Blood Institute (2012),[18] o consumo de leite com teor reduzido de gordura na infância depois dos 2 anos de idade até a adolescência pode trazer benefícios relativos à redução da ingestão de gordura saturada sem comprometer a qualidade dos nutrientes, desde que realizado apenas no contexto de uma dieta geral adaptada às necessidades específicas de cada criança. A Sociedade Brasileira de Pediatria recomendou recentemente a utilização de leite semidesnatado para crianças e adolescentes obesos com dislipidemia diante dos benefícios no controle do perfil lipídico.[22]

234 ORIENTAÇÕES NUTRICIONAIS PARA CRIANÇAS E ADOLESCENTES

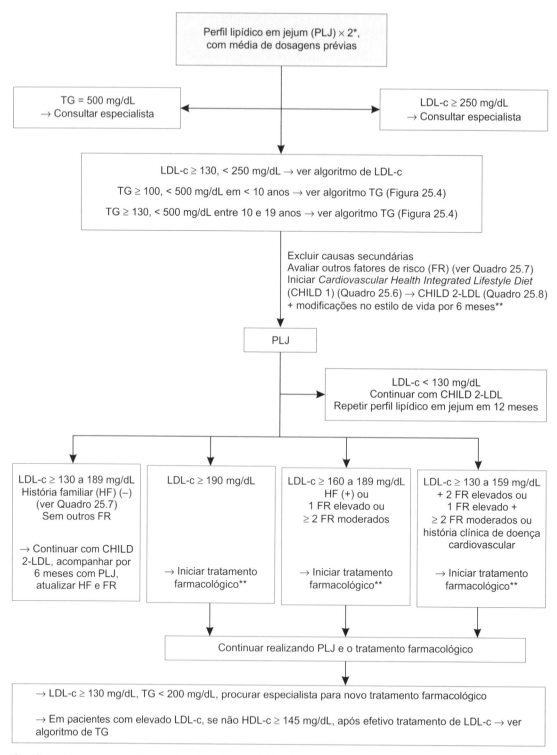

*Obter PLJ pelo menos em 2 semanas, mas não mais que 3 meses de intervalo.
**O tratamento farmacológico está limitado a crianças ≥ 10 anos de idade com perfil de risco definido.

Fonte: adaptada do National Heart Lung and Blood Institute, 2012.

Figura 25.3 Algoritmo para tratamento de dislipidemia por elevado LDL-c (algoritmo de colesterol LDL) em crianças e adolescentes.

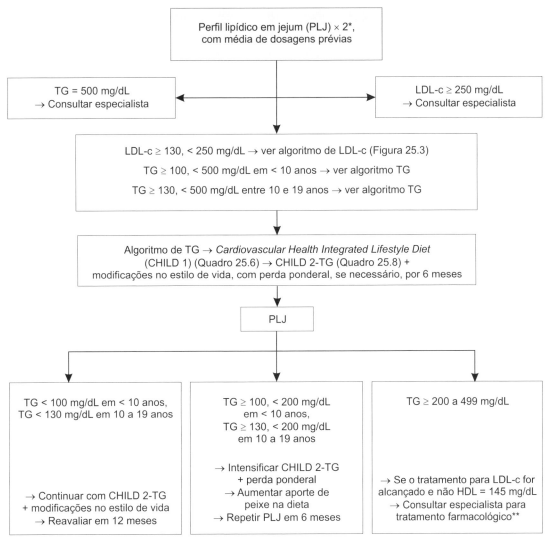

*Obter PLJ pelo menos em 2 semanas, mas não mais que 3 meses de intervalo.
**O tratamento farmacológico está limitado a crianças ≥ 10 anos de idade com perfil de risco definido.

Fonte: adaptada do National Heart Lung and Blood Institute, 2012.

Figura 25.4 Algoritmo para tratamento de dislipidemia por elevado triglicerídeo (algoritmo de TG) em crianças e adolescentes.

Quadro 25.7   Definição dos fatores de risco para os algoritmos de dislipidemia.

História familiar (HF) (+): infarto do miocárdio, angina, revascularização do miocárdio/*stent*/angioplastia, morte súbita cardíaca de pai, avô, tia, ou tio, do sexo masculino < 55 anos, ou do feminino < 65 anos.
Fatores de risco moderados: hipertensão sem necessidade de tratamento farmacológico, IMC ≥ p 95, HDL-c < 40 mg/dL, presença de condições de risco moderado (doença de Kawasaki com aneurisma coronariano pregresso, doença crônica inflamatória [lúpus eritematoso, artrite reumatoide juvenil], infecção pelo vírus da imunodeficiência humana [HIV], síndrome nefrótica).
Fatores de risco elevados: hipertensão com tratamento farmacológico, fumante atual, IMC ≥ p 97%, presença de condições de alto risco (diabetes melito tipo 1 e tipo 2, doença renal crônica/doença renal em estágio terminal/transplante renal, transplante de coração, doença de Kawasaki com aneurismas atuais).

Fonte: adaptado do National Heart Lung and Blood Institute.[18]

Quadro 25.8 Recomendações dietéticas para o tratamento de colesterol LDL elevado (LDL-c), colesterol não-HDL (não-HDL-c) e triglicerídeos (TG) para crianças e adolescentes (2 a 21 anos).

Recomendações para *Cardiovascular Health Integrated Lifestyle Diet* CHILD 2-LDL	
Lipídios totais	25 a 30% do VCT
Ácidos graxos saturados	≤ 7% do VCT
Ácidos graxos monoinsaturados	~10% do VCT
Ácidos graxos *trans*	Evitar o máximo possível
Colesterol	< 200 mg/dia
Outras recomendações	Realizar 1 hora/dia de atividade física moderada a vigorosa e < 2 horas/dia de atividades sedentárias
Recomendações para *Cardiovascular Health Integrated Lifestyle Diet* CHILD 2-TG	
Lipídios totais	25 a 30% do VCT
Ácidos graxos saturados	≤ 7% do VCT
Ácidos graxos monoinsaturados	~10% do VCT
Ácidos graxos poli-insaturados	Aumentar oferta de peixe na dieta para aumentar a ingestão de ácidos graxos ômega 3
Ácidos graxos *trans*	Evitar o máximo possível
Colesterol	< 200 mg/dia
Carboidratos	Diminuir a ingestão de açúcar Substituir carboidratos simples por complexos Evitar bebidas açucaradas
Outras recomendações	Se a criança for obesa, devem ser incluídos na terapia nutricional restrição calórica e aumento da atividade física

Não-HDL-c: CT-HDL-c; VCT: valor calórico total da dieta.
Fonte: adaptado do National Heart Lung and Blood Institute.[18]

A prática de atividade física é indicada tanto para prevenção quanto para tratamento coadjuvante das dislipidemias na criança e no adolescente. Atualmente, recomenda-se 1 hora por dia de atividade física moderada a intensa para a criança hiperlipêmica, segundo orientação de educador físico. Simultaneamente, deve haver redução para, no máximo, 2 horas/dia de atividades sedentárias, como televisão, jogos eletrônicos e computador.[18,31]

OBJETIVOS DA TERAPIA NUTRICIONAL

- Atingir ou manter um peso saudável.
- Incentivar a adoção de um estilo de vida saudável com prática de atividade física e hábito alimentar saudável.
- Auxiliar no controle dos níveis séricos de lipídios.
- Contribuir para diminuição dos fatores de risco cardiovascular associados (tabagismo, etilismo, sedentarismo, obesidade).

CARACTERÍSTICAS DA DIETA[5,18,26]

- Normocalórica ou adequada ao estado nutricional.
- Normoproteica para a idade.
- Normolipídica para a idade, com restrição de acordo com os níveis séricos de colesterol total e LDC-c, tal como descritos anteriormente, no item *Tratamento dietético*.
- Normoglicídica para a idade, com restrição de carboidratos simples.

- Micronutrientes adequados à idade.
- Fibras adequadas à idade ou Fibra = Idade + 5 g/dia (entre 2 e 10 anos) e 14 g/1.000 kcal (entre 11 e 21 anos).

O Quadro 25.9 apresenta os tipos de gorduras, suas funções e as fontes alimentares, e o Quadro 25.10 exibe os principais alimentos que devem ser recomendados e evitados nos casos de dislipidemia na infância e na adolescência.

RECOMENDAÇÕES GERAIS[22,26,28,32-34]

- Consumir dieta rica em vegetais, frutas e grãos.
- Limitar o consumo de sucos e bebidas artificiais (refrigerantes, sucos industrializados).
- Escolher alimentos integrais e ricos em fibra, e diminuir o consumo de produtos preparados com grãos refinados.
- Consumir não mais que uma porção por dia dos grupos dos açúcares e doces.
- Diminuir o consumo de sobremesas e alimentos que contenham açúcar refinado.
- Reduzir a adição de açúcar ou sal às preparações, valorizando o sabor natural dos alimentos.
- Reduzir a ingestão de sal, diminuindo o consumo de alimentos processados e preparando-os com pouco sal ou sem sal.
- Restringir o consumo de produtos de pastelaria e padaria.
- Ler o rótulo dos alimentos. Evitar alimentos com alto teor de gordura total, gordura saturada, gordura *trans*, sódio (sal) e açúcar.
- Preferir cortes magros de carne (patinho, maminha, alcatra, músculo, lagarto, filé-mignon, coxão duro ou chã de fora, coxão mole ou chã de dentro).
- Consumir peixe cozido ou grelhado, especialmente óleos de peixe, ao menos uma vez na semana.
- Retirar a gordura visível das carnes e a pele das aves antes do preparo.
- Preferir modos de preparo que utilizem pouca quantidade de óleo, como assados, cozidos, ensopados, grelhados. Evitar frituras.
- Utilizar pequenas quantidades de óleos vegetais quando cozinhar.
- Os óleos vegetais são melhor escolha, em comparação com a manteiga ou a margarina. Deve-se escolher entre os óleos de canola, milho, algodão, girassol ou soja. O azeite de oliva é uma boa opção, principalmente para temperar saladas. Observe no rótulo se o produto é extravirgem.
- Consumir não mais que uma porção por dia de óleos vegetais, azeite ou margarina sem ácidos graxos *trans*.
- Evitar os alimentos que contenham gordura *trans* como os alimentos industrializados (sorvetes, batatas fritas, salgadinhos de pacote, produtos de pastelaria, bolos, biscoitos) e os *fast-foods* (*sundae*, *pizza*, refrigerantes, hambúrgueres, batatas fritas), bem como as gorduras hidrogenadas e margarinas, e os alimentos preparados com estes ingredientes.
- Limitar a ingestão de carnes processadas e embutidos ricos em gordura e sódio (*bacon*, paio, salaminho, carne-seca, linguiça, salsicha, mortadela, copa, fiambre, presunto, salame, chouriço).
- Utilizar leites e derivados e outros alimentos com teor reduzido de gordura (*light*, desnatados, semidesnatados) de acordo com orientação do nutricionista.
- Equilibrar a ingestão calórica e a prática de atividade física, para atingir ou manter peso e crescimento saudáveis.
- Incentivar a prática diária de atividade física que seja apropriada à faixa etária e que propicie prazer à criança ou adolescente.
- Diminuir o tempo gasto em atividades sedentárias (televisão, *videogame*, computador), limitando-o ao máximo de 2 horas por dia.
- Incentivar a participação da criança na atividade física curricular.

Quadro 25.9 Tipos de gorduras, suas funções e fontes alimentares.

Gordura	Função/Fonte
Saturada	Geralmente promove o aumento dos níveis de colesterol plasmático em todas as frações de lipoproteínas quando substituem os carboidratos ou outros ácidos graxos. Presente nos alimentos de origem animal, tais como carnes, leite integral e seus derivados, além de produtos de pastelaria e panificação (biscoitos recheados, *croissants*, tortas, sorvetes cremosos), além de polpa e leite de coco e azeite de dendê
Gordura trans	Promove o aumento dos níveis de colesterol plasmático, elevando o nível de colesterol LDL e diminuindo o nível de colesterol HDL. É sintetizada durante o processo de hidrogenação dos óleos vegetais. Encontra-se na gordura vegetal hidrogenada e nos alimentos que a contenham (sorvetes cremosos, chocolates, pães recheados, molhos para salada, sobremesas cremosas, biscoitos recheados, alimentos de consistência crocante, *nuggets*, *croissants*, tortas, bolos industrializados, margarinas duras e alguns alimentos produzidos em redes de *fast-food*)
Colesterol	Interfere nos níveis de colesterol plasmático, elevando normalmente o colesterol total e o colesterol LDL. Encontra-se em alimentos de origem animal (carnes, leite integral e seus derivados)
Triglicerídeos	Gordura presente no sangue e que, em níveis elevados, pode estar associada ao consumo de alimentos gordurosos e ricos em carboidratos (açúcar, mel, bolos, doces em geral, chocolates, balas, refrigerantes, pães, massas, tortas, fubá e farinha)
Poli-insaturada (ômega 3 e 6)	Favorece a diminuição do colesterol LDL e a elevação do colesterol HDL. O ômega 6 pode ser encontrado nos óleos vegetais de soja, milho, girassol, enquanto o ômega 3, nos de soja, canola e linhaça e em peixes de águas frias (cavala, sardinha, salmão, arenque)
Monoinsaturada (ômega 9)	Favorece a diminuição dos níveis de triglicerídeo, do colesterol total e do colesterol LDL. Suas principais fontes dietéticas são o óleo de oliva, óleo de canola, azeitona, abacate e sementes oleaginosas (amendoim, castanhas, nozes, amêndoas)

Fonte: adaptado da SBC.[13]

Quadro 25.10 Principais alimentos recomendados e evitados na dislipidemia na infância e adolescência.

Grupo de alimentos	Preferir	Evitar
Cereais, pães e massas	Cereais integrais (aveia, farelo de aveia, farelo de trigo, arroz integral, pão integral); inhame, cará, batata-doce, macaxeira; tapioca sem coco; banana-comprida e cuscuz (em pequena quantidade)	Macarrão instantâneo, *pizza*, farinhas, pães e bolachas recheadas. Evite consumir dois tipos na mesma refeição (p. ex., arroz com macarrão, batata com arroz, pão com as refeições)
Frutas, verduras e legumes	Todos os tipos. São boas fontes de fibra e auxiliam no controle da gordura no sangue. Coloque no prato alimentos de várias cores e sabores. O abacate, fonte de gordura monoinsaturada, pode ajudar no controle dos níveis de triglicerídeo, do colesterol total e do colesterol LDL	Não há restrição
Oleaginosas	Amendoim, avelã, nozes, castanha, amêndoas e linhaça (semente ou farinha) são boas fonte de gordura poli-insaturada e monoinsaturada que favorecem o controle da gordura sanguínea	Cuidado com o tamanho das porções, pois são fontes ricas em calorias

(*continua*)

Quadro 25.10 Principais alimentos recomendados e evitados na dislipidemia na infância e adolescência. (*continuação*)

Grupo de alimentos	Preferir	Evitar
Leguminosas	Todas	Preparações com leguminosas que sejam ricas em gordura (feijoada, dobradinha)
Leite e derivados	Leite e derivados com teor reduzido de gordura (requeijão, queijo branco, iogurte) Quando indicado por nutricionista ou médico, prefira leite e derivados desnatados, semidesnatados ou *light*	Creme de leite, leite condensado, maionese, manteiga, banha, nata, *chantilly*, queijos gordurosos (provolone, parmesão, manteiga, muçarela, prato)
Carnes e ovos	Alterne peixes e aves durante a semana com carnes vermelhas magras. Sempre retire a gordura visível da carne e de aves, e a pele antes de prepará-los. Peixes como cavala, arenque, truta, sardinha, salmão, atum, bacalhau são boas fontes de gordura poli-insaturada e podem ajudar	Embutidos (salsicha, salame, presunto, defumados, linguiça, mortadela, fiambre), *bacon*, miúdos (fígado, coração), charque, frutos do mar (camarão, crustáceos), gema de ovo
Óleos e açúcares	Óleos vegetais como azeite de oliva, canola, soja, milho e girassol, quando usados com moderação, favorecem no controle da gordura no sangue	Pudins, sorvetes cremosos, chocolate, biscoito recheado, bolo com cobertura, consumo excessivo de açúcar e doces. Azeite de dendê e óleo de coco, banha, *bacon*, toucinho, gordura das carnes, pele das aves e dos peixes, molho para salada, maionese, óleos para fritura

REFERÊNCIAS

1. Lachtermacher R. Dislipidemia no adolescente: fator de risco de aterosclerose na idade adulta? Quando pesquisar? Adolesc & Saúde. 2004; 1(1):31-6.
2. Gama SR, Carvalho MS, Cardoso LO, Chaves CRMM, Engstrom EM. Cohort study for monitoring cardiovascular risk factors in children using a primary health care service: methods and initial results. Cad Saúde Pública. 2011; 27(3):510-20.
3. Santos MG, Pegoraro M, Sandrini F, Macuco EC. Risk factors for the development of atherosclerosis in childhood and adolescence. Arq Bras Cardiol. 2008; 90(4):276-83.
4. Gama SR, Carvalho MS, Chaves CRMM. Prevalência em crianças de fatores de risco para as doenças cardiovasculares. Cad Saúde Pública. 2007; 23(9):2239-45.
5. Sociedade Brasileira de Cardiologia. Departamento de Aterosclerose. I Diretriz de Prevenção de Aterosclerose na Infância e Adolescência. Arq Bras Cardiol. 2005; S85:3-36.
6. Pellanda LC, Echenique L, Barcellos LMA, Maccari J, Borges FK, Zen BL. Ischemic heart disease: prevention should begin in childhood. J Pediatr. 2002; 78:91-6.
7. Alcântara Neto OD, Silva RCR, Assis AMO, Pinto EJ. Factors associated with dyslipidemia in children and adolescents enrolled in public schools of Salvador, Bahia. Rev Bras Epidemiol. 2012; 15(2):335-45.
8. Ribas AS, Silva LCS. Dyslipidemia in schoolchildren from private schools in Belém. Arq Bras Cardiol. 2009; 92(6):446-51.
9. Faria EC, Dalpino FB, Takata R. Lípides e lipoproteínas séricos em crianças e adolescentes ambulatoriais de um hospital universitário público. Rev Paul Pediatr. 2008; 26(1):54-8.
10. Silva RA, Kanaan S, Silva LE, Peralta RHS. Estudo do perfil lipídico em crianças e jovens do ambulatório pediátrico do Hospital Universitário Antônio Pedro associado ao risco de dislipidemias. J Bras Patol Med Lab. 2007; 43(2):95-101.
11. Franca E, Alves JGB. Dyslipidemia among adolescents and children from Pernambuco. Arq Bras Cardiol. 2006; 87(6):661-5.
12. Seki M, Seki MO, Lima AD, Onishi MHO, Seki MO, Oliveira LAG. Estudo do perfil lipídico de crianças e jovens até 19 anos de idade. J Bras Patol. 2001; 37(4):247-51.
13. Sociedade Brasileira de Cardiologia (SBC). IV Diretriz Brasileira SOBRE Dislipidemias e Prevenção de Aterosclerose. Departamento de Aterosclerose da Sociedade Brasileira de Cardiologia. Arquivos Brasileiros de Cardiologia. 2007; 88(Supl. I):1-19.
14. Giuliano ICB, Caramelli B. Dislipidemias na infância e na adolescência. Pediatria. 2008; 29(4):275-85.
15. Pereira PB, Arruda IKG, Cavalcanti AMTS, Diniz AS. Lipid profile of schoolchildren from Recife, PE. Arq Bras Cardiol. 2010; 95(5):606-13.

16. Daccarett NJM, Rocha GMN, Martínez AMS, Ayarzagoitia MS, Arcaute HD. Obesidad como factor de riesgo para trastornos metabólicos em adolescentes mexicanos. 2005. Rev Salud Pública. 2007; 9(2):180-93.
17. Carvalho DF, Paiva AA, Melo ASO, Ramos AT, Medeiros JS, Medeiros CCM et al. Perfil lipídico e estado nutricional de adolescentes. Rev Bras Epidemiol. 2007; 10(4):491-8.
18. National Heart, Lung, and Blood Institute. Expert Panel on Integrated Guidelines for Cardiovascular Health and Risk Reduction in Children and Adolescents. 2012. 73p. Disponível em: http://www.nhlbi.nih.gov/guidelines/cvd_ped/peds_guidelines_sum.pdf. Acesso em: 26 de dezembro de 2012.
19. Holmes, Kwiterovich. Treatment of dyslipidemia in children and adolescents. Curr Cardiol Resp. 2005 Nov; 7(6):445-56.
20. Forti N, Issa J, Diament J, Giannini SD. Dislipidemias em crianças e adolescentes. Bases para a Terapêutica. Arq Bras Cardiol. 1998; 71(6):807-10.
21. American Academy of Pediatrics. Committee on Nutrition. Cholesterol in Childhood. Pediatrics. 1998; 101 (1):141-7.
22. Sociedade Brasileira de Pediatria (SBP). Obesidade na infância e adolescência – Manual de Orientação. Departamento Científico de Nutrologia. 2. ed. São Paulo: SBP; 2012. 142 p.
23. Scherr C, Magalhães CK, Malheiros W. Lipid profile analysis in school children. Arq Bras Cardiol. 2007; 89(2):65-70.
24. American Academy of Pediatrics. National Cholesterol Education Program: Report of the expert Panel on Blood Cholesterol Levels in Children and Adolescents. Pediatrics 1992; 89:525-84.
25. Castro PSG, Oliveira FLC. Prevention of atherosclerosis and drug treatment of high-risk lipid abnormalities in children and adolescents. J Pediatr. 2009; 85(1):6-14.
26. Williams CL, Hayman LL, Daniels SR, Robinson TN, Steinberger J, Paridon S et al. Cardiovascular health in childhood: A statement for health professionals from the Committee on Atherosclerosis, Hypertension, and Obesity in the Young (AHOY) of the Council on Cardiovascular Disease in the Young, American Heart Association. Circulation. 2002; 106(1):143-60.
27. Kwiterovich Jr PO. Recognition and management of dyslipidemia in children and adolescents. J Clin Endocrinol Metab. 2008; 93(11):4200-9.
28. Gidding SS, Lichtenstein AH, Faith MS, Karpyn A, Mennella JA, Popkin B et al. Implementing American Heart Association Pediatric and Adult Nutrition Guidelines: A scientific statement from the American Heart Association Nutrition Committee of the Council on Nutrition, Physical Activity and Metabolism, Council on Cardiovascular Disease in the Young, Council on Arteriosclerosis, Thrombosis and Vascular Biology, Council on Cardiovascular Nursing, Council on Epidemiology and Prevention, and Council for High Blood Pressure Research. Circulation. 2009; 119:1161-75.
29. Institute of Medicine (IOM). Dietary reference intakes for energy, carbohydrate, fiber, fat, fatty acids, cholesterol, protein, and amino acids (macronutrients). Washington, DC: National Academy Press, 2002/2005.
30. Scherr C, Ribeiro JP. Gorduras em laticínios, ovos, margarinas e óleos: implicações para a aterosclerose. Arq Bras Cardiol. 2010; 95(1):55-60.
31. Kash IJ. American Heart Association guidelines for prevention of pediatric cardiovascular disease. J Pediatr. 2004; 144:552.
32. Sociedade Brasileira de Pediatria. Departamento Científico de Nutrologia. Atividade física na infância e na adolescência: guia prático para o pediatra. 2008. 16p.
33. Brasil. Ministério da Saúde. Guia alimentar para a população brasileira: promovendo a alimentação saudável. Brasília, DF: Ministério da Saúde, 2006.
34. Philippi ST. Nutrição e técnica dietética. 2.ed. Barueri, SP: Manole, 2006: p. 130.

CAPÍTULO 26

Hiperuricemia

Gisele Almeida de Noronha

A hiperuricemia caracteriza-se por níveis anormalmente elevados de ácido úrico no sangue. O ácido úrico é o produto final do metabolismo do nucleotídeo de purina, assim a hiperuricemia é resultado de alterações do metabolismo das purinas.[1] As purinas constituem fonte de energia celular através do trifosfato de adenosina (ATP) e, juntamente com as pirimidinas, proporcionam a fonte do RNA e DNA que armazenam, transcrevem e traduzem a informação genética.[2]

A hiperuricemia é mais comumente encontrada em adultos. Quando ocorre na infância, a hiperuricemia normalmente está associada a algum transtorno no qual há degradação tecidual ou *turnover* celular rápido levando a produção aumentada ou a excreção diminuída de ácido úrico.[2] O aumento da prevalência de sobrepeso e obesidade em crianças e adolescentes e, em conseqüência, o aumento de doenças classificadas como síndrome metabólica, têm sido associado a hiperuricemia em faixas etárias menores.[3-5]

Outros estudos mostram que a hiperuricemia pode ser encontrada também em crianças e adolescentes com doenças renais,[6,7] e pacientes com síndrome de lise tumoral, que caracteriza a liberação maciça e abrupta de componentes celulares no sangue após a lise rápida de células malignas, podendo ocorrer de forma espontânea ou induzida, logo após o início do tratamento de neoplasias malignas como leucemias e linfomas.[8,9]

DIAGNÓSTICO

Há divergências na literatura em relação ao ponto de corte utilizado para diagnóstico de hiperuricemia, que pode ser realizado tanto por dosagem sanguínea como urinária.[3,10,11] O Quadro 26.1 sintetiza os valores de referência citados por estudiosos da área de pediatria.[12,13] Geralmente, recomenda-se que o nível sérico de ácido úrico fique abaixo de 6 mg/dL.[14]

Deve-se estar atento a fármacos que podem interferir na avaliação laboratorial do ácido úrico como: ácido acetilsalicílico, ácido ascórbico, ácido nicotínico, alopurinol, azatioprina, cisplatina, corticosteroides, diuréticos, etambutol, manitol e varfarina.[15]

Quadro 26.1 Valores de referência para ácido úrico sérico e urinário.

Amostra	Faixa etária	Valor de referência
Ácido úrico sérico	Pré-escolar	1,7 a 5,8 mg/dL
	Escolar	2,2 a 6,6 mg/dL
	Adolescente, menino	3,0 a 7,7 mg/dL
	Adolescente, menina	2,7 a 5,7 mg/dL
Ácido úrico na urina de 24 horas	Pré-escolar	≤ 320 mg
	Escolar	≤ 450 mg
	Adolescente, menino	≤ 600 mg
	Adolescente, menina	≤ 600 mg

Fonte: Nicholson;[12] Lima.[13]

TRATAMENTO

Como o ácido úrico é pouco solúvel em meio aquoso e deve ser excretado continuamente, o tratamento tem como objetivo evitar acúmulos tóxicos no organismo, a fim de evitar complicações como formação de cálculos renais e precipitação em articulações.[1] Envolve algumas medicações para diminuir a produção de ácido úrico, aumentar a remoção de ácido úrico nos indivíduos com função renal normal e/ou aumentar a solubilidade do ácido úrico,[2] mas este é um quadro que deve ser avaliado pelo médico, levando em consideração outras patologias associadas.

Recomenda-se limitar ou evitar a ingestão de alimentos ricos em purinas, aumentar a ingestão de líquidos para minimizar a possibilidade de formação de cálculos renais, praticar regularmente atividade física, evitando o esforço físico quando não for de costume, e manutenção do peso adequado.[16]

CARACTERÍSTICAS DA DIETA

- Normocalórica ou adequada ao estado nutricional
- Normoglicídica
- Normoproteica
- Normolipídica

O Quadro 26.2 mostra os alimentos que podem ser consumidos e que devem ser evitados por indivíduos com hiperuricemia.

Quadro 26.2 Alimentos que podem ser recomendados e alimentos que devem ser evitados em casos de hipeuricemia.

Alimentos	Preferir	Evitar
Líquidos	Ingerir diariamente maior quantidade de água. Em geral, recomenda-se 3 L por dia, mas deve ser avaliada a idade do indivíduo	Bebidas alcoólicas
Cereais, pães e massas	Todos, com moderação	Leveduras (de padaria e de cervejaria) Excesso de massas (pães, macarrão, bolos, bolachas, biscoitos)
Frutas, verduras e legumes	Todos. Consumir com moderação: espinafre e aspargo	–
Leguminosas e oleaginosas	Preferir *tofu* ("queijo" de soja). Consumir com moderação: feijão, soja, grão-de-bico, ervilha, lentilha	–
Leite e derivados	Leites e derivados com teor reduzido de gorduras (desnatado ou semidesnatado)	–

(continua)

Quadro 26.2 Alimentos que podem ser recomendados e alimentos que devem ser evitados em casos de hipeuricemia. (*continuação*)

Alimentos	Preferir	Evitar
Carnes e ovos	Ovos. Consumir com moderação: peixe, frango, carne bovina e crustáceos. Quando utilizar preparações com carne cozida, desprezar a água do cozimento	Preparações com carnes gordas; pé de porco e mocotó; defumados e embutidos (linguiça, salsicha, presunto, mortadela, *bacon*); sardinha, anchova, arenque, bacalhau, cavala e ovas de peixe; mariscos e moluscos; carne moída, miúdos em geral (fígado, coração, língua, rim, sangue, miolo); aves (ganso, peru, pombo); caldo, molhos ou extratos de carne ou frango ou peixe; molhos e extratos de tomate; sopas de carnes, aves e peixes

Fonte: adaptado de Ducan.[16]

RECOMENDAÇÕES GERAIS

- Evitar preparações e alimentos gordurosos.
- Evitar excesso de sal e temperos industrializados.
- Fazer exercício físico regularmente com moderação, evitando esforço físico sem costume e sob a supervisão de um médico e de um educador físico.

REFERÊNCIAS

1. Motta VT. Metabolismo dos nucleotídeos. In: Motta VT. Bioquímica. Rio de Janeiro: MedBook, 2011. p. 368-9.
2. Harris JC. Distúrbios do metabolismo das purinas e pirimidinas. In: Behrman RE, Kliegman RM, Jenson HB. Nelson – Tratado de pediatria. Rio de Janeiro: Elsevier, 2009. p. 627-35.
3. Lee MS, Wahlqvist ML, Yu HL, Pan WH. Hyperuricemia and metabolic syndrome in Taiwanese children. Asia Pac J Clin Nutr. 2007; 16(S2): 594-600.
4. Maliavskaia SI, Lebedev AV, Ternovskaia VA. Chronic asymptomatic hyperuricemia as a marker of atherogenic risk in children. Kardiologiia 2007; 47(3):62-6.
5. Jones DP, Richey PA, Alpert BS, Li R. Serum uric acid and ambulatory blood pressure in children with primary hypertension. Pediatr Res. 2008; 64(5): 556-61.
6. Harambat J, Dubourg L, Ranchin B, Hadj-Aïssa A, Fargue S, Rivet C et al. Hyperuricemia after liver transplantation in children. Pediatr Transplant. 2008; 12(8):847-53.
7. Silverstein DM, Srivaths PR, Mattison P, Upadhyay K, Midgley L, Moudgil A et al. Serum uric acid is associated with high blood pressure in pediatric hemodialysis patients. Pediatr Nephrol. 2011; 26(7):1123-8.
8. Rényi I, Bardi E, Udvardi E, Kovács G, Bartyik K, Kajtár P et al. Prevention and treatment of hyperuricemia with rasburicase in children with leukemia and non-hodgkin's lymphoma. Pathol Oncol Res. 2007; 13(1):57-62.
9. Shimada M, Johnson RJ, May WS, Lingegowda V, Sood P, Nakagawa T et al. A novel role for uric acid in acute kidney injury associated with tumour lysis syndrome. Nephrol Dial Transplant. 2009; 24(10):2960-4.
10. Penido MGMG, Diniz JSS, Guimarães MMM, Cardoso RB, Souto MFO, Penido MG. Excreção urinária de cálcio, ácido úrico e citrato em crianças e adolescentes sadios. J Pediatr. 2002; 78(2):153-60.
11. Feig DI. The role of uric acid in the pathogenesis of hypertension in the young. J Clin Hyperten. 2012; 14(6):346-52.
12. Pesce MA. Valores de referência para testes e procedimentos laboratoriais. In: Behrman RE, Kliegman RM, Jenson HB (Eds.). Nelson – Tratado de pediatria. Rio de Janeiro: Elsevier, 2009. p. 2949-60.
13. Lima EM, Penido MGMG, Vasconcelos MMA. Distúrbios miccionais e funcionais. Dor do aparelho urinário. In: Freire LMS. Diagnóstico diferencial em pediatria. Rio de Janeiro: Guanabara Koogan, 2008. p. 398-412.
14. National Kidney Foundation. Gout and hyperuricemia. [Acesso em 15 de novembro de 2012. Disponível em: http://www.kidney.org/atoz/content/gout.cfm>].
15. Calixto-Lima L, Reis NT. Interpretação de exames laboratoriais aplicados à nutrição clínica. Rio de Janeiro: Rubio, 2012. p. 386-7.
16. Ducan K. Terapia clínica nutricional para doenças reumáticas. In: Mahan LK, Escott-Stump S. Krause – Alimentos, nutrição e dietoterapia. Rio de Janeiro: Elsevier, 2010. p. 1042-66.

Diabetes Melito

CAPÍTULO 27

Luciana Lima de Araújo
Nathália Paula de Souza
Gisele Almeida de Noronha
Conciana Maria Andrade Freire Neves

Trata-se de um grupo heterogêneo de distúrbios metabólicos caracterizados por alta concentração de glicose no sangue, resultante de ausência ou defeito na secreção e/ou na ação da insulina, de etiologia múltipla, podendo ser transitória ou permanente.[1]

O diabetes tipo 1 (DM1) é resultado da destruição de células beta pancreáticas geralmente mediada por autoimunidade, mas existem casos em que não há evidência de processo autoimune, sendo, portanto, classificados como forma idiopática de DM1. É também chamado de diabetes juvenil, por ser mais frequente em crianças e adolescentes, representa apenas 5 a 10% dos casos de pessoas com diabetes e conduz a deficiência absoluta de insulina, tornando os indivíduos dependentes de insulina.[1] Apresenta acentuada variação geográfica, apresentando taxas de 100 mil indivíduos com menos de 15 anos, sendo 7,6 mil no Brasil.[2]

O diabetes tipo 2 (DM2) geralmente está associado a excesso de peso e caracteriza-se por defeitos na ação e/ou na secreção de insulina. Acomete com maior frequência indivíduos adultos; entretanto, mudanças no perfil populacional, com o aumento acelerado da incidência de sobrepeso e obesidade tem tornado mais frequente o diagnóstico de DM2 na infância e na adolescência.[3,4] O Quadro 27.1 sintetiza a classificação clínica do diabetes melito segundo a etiologia.

Quadro 27.1 Classificação clínica do diabetes melito segundo a etiologia.

Classificação	Etiologia
Diabetes tipo 1	Resultante da destruição das células β-pancreáticas secretoras de insulina
Diabetes tipo 2	Resultante de progressivo defeito na secreção e/ou na ação de insulina
Diabetes melito gestacional (DMG)	Resultante de disfunção das células β-pancreáticas e de resistência à ação da insulina
Outros tipos específicos	Resultantes de defeitos genéticos na secreção e/ou na ação de insulina Causadas por doenças do pâncreas exócrino (p. ex., fibrose cística), endocrinopatias e induzidas por fármacos ou substâncias químicas Formas incomuns de diabetes autoimune

Fonte: ADA.[1]

DIAGNÓSTICO

Pode-se aventar o diagnóstico na presença de sintomas comuns e confirmá-lo mediante bioquímica segundo referências mostradas nos Quadros 27.2 e 27.3. Os sintomas de hiperglicemia acentuada incluem poliúria, polidipsia, suscetibilidade a certas infecções, perda de peso, às vezes com polifagia e visão turva. Em crianças, também pode ser verificado comprometimento do crescimento.[1]

Em portadores de DM1 ocorrem ainda, geralmente, diminuição dos níveis de peptídeo C e aumento de autoanticorpos anti-ilhotas, cuja avaliação torna-se importante no processo de diagnóstico.[1,5,6]

TRATAMENTO

O tratamento consiste em orientação nutricional e estabelecimento de dieta para controle glicêmico associada a mudanças no estilo de vida, incluindo atividade física regular e ainda reposição de insulina (DM1 e em alguns casos de DM2) e de hipoglicemiante (geralmente utilizado em alguns casos de DM2).[5]

Tratamento insulínico

A insulina deve ser prescrita por médico endocrinologista, mas pode ser necessário o ajuste da dosagem conforme plano alimentar e histórico de glicemias; desse modo, é importante que o nutricionista mantenha um diálogo estreito com o endocrinologista sobre a dosagem de insulina desses pacientes.

Convencional ou clássico

Consiste na utilização de 2 doses de insulina NPH antes do café da manhã e antes de dormir, com 3 doses de insulina regular antes do café da manhã, do almoço e do jantar. A insulina humana regular apresenta pico de ação retardado, o que favorece a ocorrência de hiperglicemias pós-prandiais e hipoglicemias em horário noturno, e atualmente, com o surgimento das insulinas análogas à insulina regular, tem sido substituída com sucesso.[5]

Quadro 27.2 Critérios para confirmação de tolerância diminuída à glicose em crianças e adolescentes.

Critério	Ponto de corte
Glicemia de jejum de 8 h	≥ 100 mg/dL e < 126 mg/dL
Glicemia 2 h após carga de 1,75 g/kg de dextrose (máximo de 75 g) (TTG, teste de tolerância à glicose)	≥ 140 mg/dL e < 200 mg/dL

Fonte: ADA;[1] SBD.[5]

Quadro 27.3 Critérios diagnósticos de diabetes melito em crianças e adolescentes.

Critério	Ponto de corte
Glicemia de jejum de 8 h	≥ 126 mg/dL
Glicemia 2 h após carga de 1,75 g/kg de dextrose (máximo de 75 g) (TTG, teste de tolerância à glicose)	≥ 200 mg/dL
Glicemia aleatória* pós-prandial acompanhada de sintomas clássicos	≥ 200 mg/dL
Hemoglobina glicosilada (HbA1c)	≥ 6,5%

*Entende-se por glicemia aleatória aquela realizada a qualquer hora do dia, independentemente dos horários das refeições.
Fonte: ADA;[1] SBD.[5]

Quadro 27.4 Limites glicêmicos pré- e pós-prandiais e de hemoglobina glicosilada.

Idade	Glicemia pré-prandial (mg/dL)	Glicemia pós-prandial (mg/dL)	Hemoglobina glicosilada (%)
< 6 anos	100 a 180	110 a 200	> 7,5 e < 8,5
De 6 a 12 anos	90 a 180	100 a 180	< 8,0
De 13 a 19 anos	90 a 130	90 a 150	< 7,5

Fonte: SBD.[5,6]

Intensivo

O tratamento intensivo pode ser feito com várias doses de insulina de ações diferentes, com seringa, caneta ou bomba de insulina. Administra-se uma insulina de ação lenta ou intermediária (geralmente 1 a 2 doses diárias), associada a doses de uma insulina de ação rápida ou ultrarrápida (que controlará a glicemia durante e logo após a refeição). É um tratamento eficaz para reduzir complicações crônicas do DM, tais como retinopatia, neuropatia e nefropatia.[7]

O surgimento das canetas tornou o tratamento mais prático, melhorando a adesão. Atualmente o mercado oferece vários modelos de caneta, até mesmo com possibilidades de usar meia unidade de insulina, o que favorece a utilização de insulina ultrarrápida e permite dosagens bem individualizadas, de acordo com o momento e as refeições do dia.[5] Já a bomba de insulina faz uma infusão contínua de insulina em baixas doses, e na hora da refeição um comando no aparelho faz com que haja a liberação do hormônio para "cobrir" a refeição. As novas técnicas e o surgimento dos análogos de insulina facilitaram também o controle de hipoglicemias.[5]

Para realização do tratamento intensivo deve existir monitoração intensiva, baseada na verificação, ao longo do dia, de, no mínimo, três testes de verificação de glicemia capilar.[8] Para isso, preconiza-se que pacientes portadores de DM1 recebam do poder público materiais de fitas reagentes necessários para implementação do tratamento.[5]

No início do quadro de DM a necessidade diária de insulina oscila em torno de 0,8 U/kg. Após a estabilização inicial, devido à produção residual de insulina esse valor pode decair para 0,4 a 0,8 U/kg/dia, e no final do primeiro ano de tratamento em geral se observa necessidade de 1,0 U/kg/dia. Na puberdade, ocorre um novo aumento da necessidade, devido à ação dos hormônios sexuais (contrarreguladores e antagonistas da ação da insulina), podendo elevar-se para 1,5 U/kg/dia, e depois da puberdade esses valores voltam a declinar.[9]

O Quadro 27.5 mostra os tipos de insulina com seus respectivos picos e períodos de ação.

Tratamento dietético

O tratamento dietético pode ser realizado de forma convencional ou através do método de contagem de carboidratos. Deve-se indicar utilização de adoçantes desde o início do tratamento.

Nos EUA, a regulamentação da utilização dos adoçantes cabe à FDA (Food and Drug Administration). No Brasil, o Conselho Nacional de Saúde regulamentou o uso de tais substâncias através da Resolução nº 04/1988, na qual não existem referências ao uso por crianças. O uso de adoçantes em crianças ainda não está bem estabelecido, mas considera-se segura a sua utilização desde que as doses recomendadas sejam respeitadas.[10] Em nossa prática clínica recomendamos os mesmos produtos utilizados para gestantes,[11] por se tratar de grupos que se apresentam mais vulneráveis a in-

Quadro 27.5 Principais tipos de insulina, início, pico e duração total de ação.

Tipo de insulina	Início de ação	Pico de ação	Duração total
Rápida/Ultrarrápida			
Regular	30 a 60 min	2 a 4 h	6 a 9 h
Aspart/Lispro/Glulisina	10 a 15 min	30 a 90 min	3 a 4 h
Ação intermediária			
NPH	1 a 2 h	3 a 8 h	12 a 15 h
Insulina basal			
Glargina	1 a 2 h	Sem pico	24 h
Determir	1 a 2 h	Sem pico	20 h
Pré-misturas			
70/30 NPH/Regular	30 a 60 min	3 a 8 h	12 a 15 h
75/25 NPH/Lispro	10 a 15 min	30 min a 8 h	12 a 15 h

Fonte: SBD.[5]

fluências de fatores ambientais, e dessa forma recomendamos adoçante à base de aspartame, acessulfame K, sucralose ou estévia, podendo-se observar preferência pelos dois últimos por constituírem, respectivamente, derivado de produto natural e produto natural.[11]

O tratamento convencional destaca a escolha qualitativa dos alimentos (ocorrendo preferência por carboidratos de baixa carga e baixo índice glicêmico). Pelo método de contagem de carboidratos essas características também são consideradas, mas com maior flexibilidade, pois o método também se baseia nas quantidades de carboidratos por refeição.[5]

O método de contagem de carboidratos constitui uma boa opção para o tratamento de crianças e adolescentes, pois permite maior flexibilidade, contribuindo positivamente para melhor aceitação da doença e do tratamento. Todavia, deve ser utilizado com cautela, sendo indicado a pacientes com acesso a informação, alfabetizados e que sigam as orientações do endocrinologista e do nutricionista.

OBJETIVO DA TERAPIA NUTRICIONAL[1,3,5,6]

- Estabelecer um padrão alimentar adequado.
- Manter níveis euglicêmicos nos períodos pós-absortivos e pós-prandiais (Quadro 27.4).
- Assegurar perfil lipídico e níveis pressóricos normais.
- Obter e/ou manter crescimento e desenvolvimento adequados.
- Prevenir complicações agudas e crônicas, otimizando a qualidade de vida do paciente.

CARACTERÍSTICAS DA DIETA[1,3,5,6]

- Normocalórica: adequada para a idade
- Carboidratos totais: 50 a 60% do valor energético total (VET)
- Sacarose: até 10% do VET
- Frutose: não se recomenda adição nos alimentos
- Gordura total: 30% do VET
- Ácidos graxos saturados: < 7% do VET
- Ácidos graxos poli-insaturados: até 10% do VET
- Ácidos graxos monoinsaturados: completar de forma individualizada
- Colesterol: < 200 mg/dia
- Proteína: 15 a 20% do VET
- Fibras: mínimo de 20 g/dia ou 14 g/1.000 kcal
- Adequada em micronutrientes de acordo com as DRI

RECOMENDAÇÕES DIETÉTICAS

As necessidades calóricas podem seguir as recomendações das *Dietary Reference Intakes*[12] (DRI), o método de Holliday & Segar ou a recomendação da American Diabetes Association (2010),[3] devendo-se utilizar para cálculo das necessidades o peso ideal e/ou a faixa etária da criança, como mostram os Quadros 27.6 e 27.7. Para pacientes que realizem atividade física intensa deve-se acrescentar 10 a 20% no cálculo calórico.[14]

Em relação à ingestão de micronutrientes, devem ser seguidas as recomendações das DRI para cada faixa etária (Anexos XXXV a XLIII).

O consumo de fibras deve seguir as recomendações das DRI, sendo estimulado devido ao fato de a fibra solúvel reduzir a velocidade de esvaziamento gástrico e de digestão e absorção de glicose, com benefícios a curto e médio prazos no controle glicêmico, e também apresentar efeitos benéficos no metabolismo dos lipídios. As fibras insolúveis contribuem para saciedade e controle do peso, além de preservar a saúde intestinal.[5]

Quadro 27.6 Fórmula prática de Holliday & Segar para cálculo da estimativa calórica.

Peso da criança	Necessidade calórica
3 a 10 kg	1.00 kcal/kg
> 10 kg	1.000 kcal + 50 kcal para cada quilograma acima de 10 kg
10 a 20 kg	1.500 kcal + 20 kcal/kg para cada quilograma acima de 20 kg

Fonte: Holliday e Segar.[13]

Quadro 27.7 Recomendação calórica por faixa etária.

Sexo	2 a 3 anos	4 a 8 anos	9 a 13 anos
Meninas	1.000	1.200	1.600
Meninos	1.000	1.400	1.800

Fonte: ADA.[15]

O método de contagem de carboidratos é atualmente o método indicado pela ADA (2012)[1] como o mais eficaz para o controle glicêmico em crianças e adolescentes. Esse método baseia-se em fornecer carboidratos por refeição, de acordo com as quantidades e o tipo de insulina utilizada durante o tratamento.[1] Geralmente são fornecidos 10 a 20 g de carboidrato por unidade de insulina.[5] As quantidades de insulina e de carboidratos devem atender as necessidades nutricionais de cada criança.[5,16] O Quadro 27.8 apresenta a quantidade média de carboidrato recomendada para indivíduos diabéticos segundo a faixa etária.

Quadro 27.8 Quantidade de carboidrato por dia para pacientes diabéticos, conforme a faixa etária.

Faixa etária	Carboidrato*/dia
2 a 3 anos	154 g/dia
4 a 8 anos	163 a 173 g/dia
9 a 13 anos	181 a 190 g/dia

*Em alimentos que possuem acima de 5 g de fibras por porção, essas devem ser descontadas do total de carboidratos do alimento.
Fonte: ADA.[15]

MÉTODO E PASSOS PARA CONTAGEM DE CARBOIDRATOS[17]

O método de contagem de carboidratos consiste em contabilizar a quantidade de carboidrato que poderá ser consumida ao longo do dia, de acordo com as necessidades do macronutriente e/ou com a terapia insulínica. É importante levar em conta o total e a qualidade dos carboidratos consumidos por refeição.

Os carboidratos são os nutrientes que mais afetam a glicemia, e a distribuição na dieta deverá obedecer às necessidades diárias, previamente definidas desse nutriente, devendo, ainda, associar-se a anamnese do indivíduo para que seja identificado o consumo real por refeição.

Conversão dos macronutrientes em glicose[17] (SBD, 2009):

- Carboidrato – 100% (tempo: 15 min a 2 h)
- Proteína – 35 a 60% (tempo: 3 a 4 h)
- Lipídios – 10% (tempo: 5 a > 5 h)

No caso de crianças e adolescentes, será necessária 1 unidade de insulina para cada 10 a 20 g de carboidrato; ou pode-se utilizar para o cálculo a regra de 500, que consiste em dividir 500 pelo total de insulina diária (soma-se a quantidade de insulina basal com a quantidade de insulina de ação rápida ou ultrarrápida). Assim, se um paciente aplica no total 50 unidades/dia, tem uma relação de 1 unidade de insulina de ação rápida ou ultrarrápida para cada 10 g de carboidrato ingerido (500 ÷ 50 = 10 – 1 unidade para cada 10 g de carboidrato).

Outro método para estipular a relação entre insulina e carboidrato leva em consideração o peso corporal,[18] conforme descrito no Quadro 27.9; entretanto, é importante lembrar que essas regras são pontos de partida, sendo a dose exata para cada indivíduo definida de acordo com os tipos de insulina utilizados, com a sensibilidade, e com as peculiaridades e a rotina de cada pessoa. Além disso, é importante observar o tempo de ação e o pico de ação da insulina utilizada[17] (Quadro 27.5).

Os alimentos que devem ser contabilizados quanto à quantidade de carboidratos são: pães, biscoitos, cereais, macarrão, arroz e grãos; vegetais tipo C (cará, inhame, fruta-pão, macaxeira, batata-doce); leite e iogurtes; frutas e sucos; açúcar, mel e alimentos que contêm açúcar. Outros que contêm carboidrato e proteína, como feijão, ervilha, lentilha e soja; e ainda outras combinações que contêm carboidrato, proteína e gordura, como *pizza* e sopas.[17]

Como já mencionamos anteriormente, para alimentos que apresentem quantidade de fibra igual ou superior a 5 g por porção deve-se subtrair tal valor do total de gramas de carboidrato

Quadro 27.9 Método para se estipular a relação entre insulina e carboidrato através do peso corporal.

Peso (kg)	Razão	Peso (kg)	Razão
18 a 23	1:22	50 a 58	1:15
23 a 27	1:21	59 a 63	1:14
28 a 32	1:20	63 a 68	1:13
33 a 36	1:19	68 a 77	1:12
37 a 41	1:18	82 a 86	1:10
42 a 45	1:17	91 a 100	1:8
46 a 50	1:16	100 a 109	1:7

Fonte: Aguiar, Oliveira e Grassiolli.[18]

calculado, a fim de se determinar quanto carboidrato será convertido em glicose.[17]

A quantidade e a qualidade do carboidrato contido nos alimentos e em uma grande variedade de vegetais tem sido tema de vários estudos, em virtude da influência sobre a saciedade, do controle da glicemia, do peso corporal e da lipidemia.[19,20] Por isso, é importante priorizar uma alimentação saudável e o fornecimento de carboidratos de baixo índice glicêmico e baixa carga glicêmica.

O índice glicêmico (IG) representa a capacidade dos alimentos fontes de carboidratos de elevar a glicemia pós-prandial, tendo-se como referência o IG do açúcar e do pão. Por outro lado, a carga glicêmica (CG) pode ter aplicação mais prática,[19,22] pois indica resposta glicêmica de um alimento ou dieta com base na relação entre o IG e a quantidade de carboidrato contida na porção usualmente consumida do alimento.

O Quadro 27.10 traz a descrição da quantidade de carboidratos, índice glicêmico e carga glicêmica de algumas frutas e preparações prontas, utilizando a lista de equivalência de Philippi, (2008)[23] e alimentos fontes de carboi-

Quadro 27.10 Índice glicêmico e carga glicêmica de alguns alimentos.

Alimentos	Medida de consumo	CHO (g)	IG	CG
Abacaxi	1 fatia (145 g)	18,0	59±8	10,6
Ameixa	2 unidades (130 g)	16,9	39±15	6,6
Banana-prata	1 unidade (75 g)	19,5	52±4	10,1
Cereja	24 unidades (96 g)	15,9	22	3,5
Damasco desidratado	4 unidades (30 g)	18,5	31±1	5,7
Kiwi	1 ½ unidade (115 g)	17,1	53±6	9,1
Laranja	1 unidade (144 g)	16,6	42±3	6,9
Maçã-argentina, maçã Fuji, maçã gala e maçã verde	1 unidade (120 g)	18,4	38±2	7,0
Mamão papaia	½ unidade (180 g)	17,7	59±1	10,4
Melancia	2 fatias (220 g)	13,6	72±13	9,8
Morango	10 unidades (235 g)	16,5	40±7	6,6
Pera	1 unidade (120 g)	16,8	38±2	6,4
Pêssego	1 ½ unidade (165 g)	18,3	42±14	7,0
Suco de laranja	¾ copo (187 mL)	19,5	52±3	9,7
Uva Itália	8 bagos (100 g)	17,8	46±3	8,2
Preparações prontas	Medida de consumo	CHO (g)	IG	CG
Arroz branco cozido	3 colheres de servir (150 g)	36	64+7	23
Arroz integral cozido	2 colheres de servir (150 g)	33	55+5	18
Batata cozida (descascada, cortada em cubos, por 15 min)	1 unidade grande (150 g)	17	101+15	17
Batata assada (sem gordura)	1 ¹/₃ xícara de chá (150 g)	30	85±12	26
Batata frita (congelada)	3 colheres de servir (150 g)	29	75	22
Mandioca cozida	3 colheres de sopa (100 g)	27	46	12
Pão francês	½ unidade (30 g)	14	70+0	10
Pão integral	1 fatia (30 g)	13	68+1	9
Biscoito *cream-cracker*	4 unidades (93 g)	17	65+11	11
Macarrão espaguete (cozido)	3 colheres de servir (180 g)	47	42+3	20
Pizza de queijo	1 fatia média (100 g)	27	60	16

Fonte: adaptado de Nascimento;[27] Foster-Powell et al.[28]

dratos citados em Egashira (2008).[24] Alimentos que apresentem IG ≤ 55[25] e CG ≤ 10[26] são considerados, respectivamente, de baixo índice glicêmico e de baixa carga glicêmica.

Passos para contagem de carboidrato

1. Calcular o valor energético total (VET).
2. Calcular a quantidade de carboidrato que poderá ser consumida durante o dia (50 a 60% do VET).
3. Definir a quantidade de carboidrato por refeição (levar em consideração a anamnese alimentar e picos de insulina).
4. É importante estimular a ingestão das mesmas quantidades de carboidrato por refeição.

Entre os métodos para contagem de carboidratos, dois são amplamente utilizados: o método de lista de equivalentes e o método de somatório de carboidratos por refeição.[17]

Método de lista de equivalentes

Os alimentos são agrupados de forma que cada porção do alimento escolhido pelo paciente corresponda às quantidades similares de carboidrato em cada grupo de alimentos. São classificados em grupos formados com base na função nutricional e na composição química. O Quadro 27.11 apresenta a composição química média de cada grupo de alimentos, com valores aproximados de calorias e gramaturas dos macronutrientes.

No plano alimentar por equivalente é estimulada a troca no mesmo grupo; no entanto, pode haver trocas de porções do grupo do pão (cereais e tubérculos) por porções do grupo das frutas. Isto pode acontecer porque um equivalente de cada porção de pão ou fruta fornece 15 g de carboidrato. Destacamos que o grupo do leite e derivados pode conter 0 a 6 g de gordura, pois há variação entre os alimentos integrais e os desnatados. Optamos por contabilizar (como está descrito no Quadro 27.11) a quantidade de 6 g de gordura para o grupo do leite e derivados, pois, a princípio, não há indicação de restrição de gorduras (como foi descrito anteriormente no item *Características da dieta*) e uso de alimentos desnatados para crianças e adolescentes diabéticos. No entanto, destacamos que cada caso deve ser avaliado individualmente e, se necessário, deve-se considerar o grupo de leite e derivados com uma quantidade menor de gordura.

O Quadro 27.12 apresenta uma lista de equivalentes de alimentos, por grupo de alimentos, que deve ser utilizada no método de equivalente para contagem de carboidrato.

Método de somatório de carboidratos por refeição

Consiste em somar os gramas de carboidrato de cada alimento por refeição, a partir de informações obtidas em tabelas e no rótulo dos alimentos.

Este método deve ser utilizado com cautela, apenas para pacientes e familiares com adequadas orientações sobre uma alimentação saudável. Como este é um método em que o paciente fica mais livre para escolher o alimento a ser in-

Quadro 27.11 Conteúdo nutricional aproximado, por grupo de alimentos, para trocas, substituições ou escolhas.

Grupo de alimentos	Energia (kcal)	Carboidratos (g)	Proteínas (g)	Gordura (g)
Pão (cereais e tubérculos)	70	15	2,5	0
Carnes	82	0	7	6
Vegetais	36	7	2	0
Feijões	73	12	4	1
Frutas	60	15	0	0
Leite e derivados	122	10	7	6
Gorduras	45	0	0	5

Fonte: adaptado de Lima e Pinto;[6] Pinheiro et al.;[29] Pacheco;[30] Unicamp.[31]

Quadro 27.12 Lista de equivalentes de alimentos para contagem de carboidratos.

Grupo de alimentos	Medida caseira
VEGETAIS (fornecem 7 g de carboidrato)	
Jerimum cozido	3 colheres de sopa picada (50 g)
Abobrinha cozida	2 colheres de sopa picada (60 g)
Berinjela cozida	4 colheres de sopa (100 g)
Beterraba crua (ralada)	3 colheres de sopa (50 g)
Cenoura crua	1 unidade pequena (50 g)
Chuchu cozido	4 colheres de sopa (60 g)
Couve-flor cozida	5 colheres de sopa (75 g)
Quiabo cozido	2 colheres de sopa (50 g)
Vagem cozida	4 colheres de sopa (60 g)
*Vegetais com menos de 5 g de carboidrato em 100 g: acelga, alface, brócolis, cebola, chicória, couve, couve-flor, escarola, espinafre, jiló, palmito, pepino, pimentão, rabanete, repolho, tomate.	
FRUTAS (fornecem 15 g de carboidrato)	
Abacate	½ unidade pequena ou 2 fatias (180 g)
Abacaxi	2 rodelas pequenas (100 g)
Acerola	15 unidades pequenas (180 g)
Água de coco	1 copo médio (300 mL)
Ameixa ao natural	3 unidades médias (120 g)
Ameixa seca	7 unidades médias (35 g)
Banana	1 unidade grande (55 g)
Caju	2 unidades médias
Caqui	1 unidade pequena (75 g)
Goiaba	1 unidade pequena (90 g)
Jabuticaba	1 copo pequeno (120 g)
Kiwi	2 unidades pequenas (90 g)
Laranja	1 unidade média (150 g)
Laranja (suco)	½ copo médio (115 mL)
Maçã	1 unidade pequena (90 g)
Mamão	1 fatia média (170 g)
Manga	1 unidade pequena (100 g)
Maracujá	1 ½ unidade média (70 g)
Melancia	1 fatia média (200 g)
Melão	2 fatias grandes (230 g)
Morango	15 unidades médias (180 g)
Pera	1 unidade média (100 g)
Pinha	1 unidade média (60 g)
Tangerina	1 unidade média (135 g)
Uva	11 unidades médias (88 g)
FEIJÃO (fornece 12 g de carboidrato)	
Ervilha cozida	2 colheres de sopa (60 g)
Feijão-carioca ou feijão-preto ou feijão fradinho (grãos e caldo)	1 concha média (90 g)
Feijão-macáçar	2 colheres de sopa (50 g)
Feijão-branco (grãos e caldo)	1 concha pequena (65 g)
Lentilha	4 colheres de sopa (70 g)

(continua)

Quadro 27.12 Lista de equivalentes de alimentos para contagem de carboidratos. (*continuação*)

Grupo de alimentos	Medida caseira
LEITE (fornece 10 g de carboidrato)	
Coalhada	1 pote médio (140 g)
Iogurte natural	1 pote médio (150 g)
Leite integral líquido	1 copo médio (200 mL)
Leite integral em pó	2 colheres de sopa (24 g)
Queijo muçarela*	2 fatias em lâmina (30 g)
Queijo de minas fresco*	1 fatia média (35 g)
Queijo ricota*	1 fatia grande (50 g)
Queijo de coalho*	1 fatia média (50 g)
Requeijão*	1 colher de sopa (50 g)
*Possuem 0 a 2 g de carboidrato	
CARNES (fornecem 0 g de carboidrato)	
Frango	1/2 bife pequeno (40 g)
Atum ralado	2 colheres de sopa (32 g)
Carne de boi assada	1 pedaço médio (35 g)
Carne de boi moída	2 colheres de sopa (35 g)
Ovo de galinha cozido	1 unidade (50 g)
Peixe cozido	1/2 filé pequeno (50 g)
Sardinha fresca	2 unidades pequenas (26 g)
PÃO (CEREAIS E TUBÉRCULOS) (fornecem 15 g de carboidratos)	
Arroz cozido	2 colheres de sopa cheias (50 g)
Aveia crua	2 colheres de sopa (21 g)
Batata-inglesa cozida	1 unidade pequena (70 g)
Batata-doce cozida	2 fatias pequenas (60 g)
Bolacha *cream-cracker*	3 unidades (18 g)
Biscoito Maisena®	3 unidades (15 g)
Bolo simples	1/2 fatia pequena (30 g)
Cereal em barra	1 unidade (25 g)
Cuscuz de milho	1/2 fatia pequena (50 g)
Cuscuz de tapioca	1/2 fatia pequena (30 g)
Fubá	1 colher de sopa (25 g)
Inhame cozido	2 pedaços pequenos (60 g)
Macaxeira cozida	1 pedaço pequeno (50 g)
Macarrão cozido	3 colheres de sopa (75 g)
Pão de forma	1 fatia (25 g)
Pão de centeio	1 fatia (25 g)
Pão francês	1/2 unidade (25 g)
Sucrilhos	1/2 xícara (19 g)
Torrada industrializada	3 unidades (24 g)
GORDURAS (fornecem 0 g de carboidrato)	
Azeite/óleo	1 colher de sobremesa (5 g)
Creme de leite	1 colher de sopa (5 g)
Manteiga/margarina	2 pontas de faca (5 g)
Maionese	2 colheres de chá (5 g)

Fonte: adaptado de Lima & Pinto;[6] Pinheiro et al.;[29] Pacheco;[31] Unicamp.[31]

gerido, devendo apenas contar a quantidade de carboidrato, esta escolha pode se tornar inadequada do ponto de vista nutricional. Por exemplo, se um paciente for escolher um alimento que contenha 15 g de carboidrato para um lanche, tanto uma barra pequena de 30 g de chocolate ao leite *diet* como uma fatia média (200 g) de melancia contêm 15 g de carboidrato, porém, além da composição nutricional totalmente diferente destes alimentos, a porção de chocolate contém cerca de 140 kcal, e a porção de melancia, cerca de 60 kcal. Assim, recomendamos que este método sempre seja acompanhado de orientações nutricionais regulares para manutenção de hábitos alimentares saudáveis.

Além da adequação quanto à quantidade de carboidrato, é importante atentar para o fornecimento adequado de energia e de outros macronutrientes; dessa forma, as quantidades de porções por grupo de alimentos devem ser distribuídas de acordo com a quantidade de macronutrientes que cada grupo alimentar fornece, como já foi descrito no Quadro 27.11.

Desse modo, a fim de facilitar e agilizar o planejamento dietético de pacientes diabéticos elaboramos uma distribuição de porções por grupo de alimentos tal como está descrito no Quadro 27.13; porém, como são valores aproximados, deve-se ter atenção à prescrição dietética, para que seja uma prescrição individualizada.

MONITORAMENTO

A automonitoração das glicemias constitui hoje um procedimento importante e seguro para o controle metabólico tanto do DM1 quanto do DM2, pois melhora a qualidade de vida e previne complicações crônicas (doença arterial coronariana, doença vascular periférica e doença cerebrovascular, nefropatia e retinopatia).[5] O monitoramento deve ser realizado através das medições de glicemias capilares com auxílio de glicosímetro e fitas reagentes, comumente encontradas no comércio.

É importante o monitoramento de níveis basais e pós-prandiais da glicemia, a fim de minimizar a ocorrência de hipoglicemias noturnas. Os valores devem ser registrados em diário glicêmico (Anexo 27.1), no qual o paciente ou o cuidador devem anotar os valores das glicemias, a data, o horário e quando foram observados valores alterados de glicemia; é importante ainda registrar os alimentos e as quantidades

Quadro 27.13 Número de porções por grupo alimentar de acordo com o conteúdo energético do plano dietético.

GRUPO DE ALIMENTOS	ENERGIA APROXIMADA (kcal)											
	1.000	1.200	1.300	1.400	1.500	1.600	1.700	1.800	1.900	2.000	2.200	2.400
Pão (cereais e tubérculos)	4	5	5	6	7	7	8	8	8,5	9	9,5	10
Fruta	2,5	3	3,5	3,5	3,5	4,5	4,5	5	5,5	5,5	6	6
Vegetais	1	1	1	1	1	1	1	1	1	1	2	2
Feijões	1	1	2	2	2	2	2	2	2	2	2	3
Leite e derivados	2,5	2,5	2,5	2,5	2,5	2	2	2,5	2,5	3	3	4
Carnes	1	1,5	1,5	2	2,5	3,5	4	4	4,5	4,5	5	5
Gorduras	2	3	3	3	3	3	3	3	3	3	4	4
DISTRIBUIÇÃO EM MACRONUTRIENTES												
Energia (kcal)	1.016	1.202	1.305	1.416	1.527	1.608	1.719	1.810	1.916	2.012	2.199	2.429
Carboidrato (g)	142 g 56%	164 g 55%	183 g 56%	198 g 56%	213 g 56%	224 g 56%	239 g 55%	251 g 55%	266 g 56%	279 g 55%	300 g 55%	330 g 54%
Proteína (g)	40 g 16%	47 g 15%	50 g 15%	57 g 16%	63 g 16%	66 g 16%	72 g 17%	76 g 17%	80 g 17%	85 g 17%	92 g 17%	104 g 17%
Lipídio (g)	32 g 28%	40 g 30%	41 g 28%	44 g 28%	47 g 28%	50 g 28%	53 g 28%	56 g 28%	59 g 28%	62 g 28%	70 g 29%	77 g 29%

Fonte: adaptado de Lima e Pinto;[6] Pinheiro et al.;[29] Pacheco;[30] Unicamp.[31]

consumidas no horário que antecedeu a alteração ou fatos que possam ter interferido, como doenças infecciosas, gripes ou outros fatores emocionais, podendo ocorrer necessidade de automonitoração mais controlada para evitar descompensação metabólica.

A automonitoração é ferramenta básica para os pacientes saberem qual tipo de insulina e em que doses usar, possibilitando que se façam ajustes, além de permitir melhor entendimento sobre o efeito dos diversos alimentos, do estresse e de exercícios físicos sobre a glicemia.[5] Os horários mais importantes para realização da automonitoração são: em jejum, antes e 2 horas depois das refeições principais, antes de dormir e, ocasionalmente, às 3:00 da manhã.[5]

Quando se utiliza esquema basal de insulina no DM1, com insulina basal mais insulinas ultrarrápidas (UR) pré-prandiais, é conveniente que o paciente realize ao menos a aferição da glicemia capilar* antes de cada refeição, para que se possa calcular a quantidade de insulina UR a ser utilizada na correção.[5] Como alternativa, principalmente quando o controle do DM estiver estável, pode-se utilizar automonitoração em dois horários, sempre variando os horários (8 horários alternativos) e, dessa forma, corrigir as doses de insulina UR e lenta.[5]

É importante que o profissional correlacione a automonitoração com aspectos clínicos e com níveis de hemoglobina glicosilada, visto que alguns pacientes tendem a anotar valores sempre próximos dos níveis normais. Vale verificar em cada consulta, além do diário glicêmico, a memória do glicosímetro para descartar essa possibilidade.[5]

Ao se mensurar a hemoglobina glicosilada, medem-se as glicemias nos últimos 2 a 3 meses – ou seja, o método testa a eficácia do tratamento, devendo-se dessa forma avaliar desde o início do tratamento e a cada 3 a 4 meses para saber se o tratamento está alcançando os objetivos propostos.[5] Os valores de hemoglobina glicosilada fornecem a glicemia média estimada com cálculo simples, como se descreve no Quadro 27.14.

---

*Valores de glicemias obtidos a partir de sangue capilar, geralmente do dedo, através de perfuração da pele por uma lanceta.

Quadro 27.14 Correlação de valores de hemoglobina glicada com glicemia média estimada.

Hemoglobina glicosilada A1C (%)	Glicemia média estimada GME* (mg/dL)
6,0	126
6,5	140
7,0	154
7,5	169
8,0	183
8,5	197
9,0	212
9,5	226
10,0	240

*GME (mg/dL): $28,7 \times A1C - 46,7$.
Fonte: SBD.[5]

Além do monitoramento das glicemias é importante o controle contínuo de níveis pressóricos (ver Capítulo 23 – Hipertensão arterial), do perfil lipídico conforme as recomendações da Academia Americana de Pediatria e da ADA, que indicam avaliação do perfil lipídico para todas as crianças púberes e pré-púberes com mais de 2 anos de doença e história de doença cardiovascular na família ou desconhecida em todas as crianças acima de 12 anos: se LDL < 100 mg/dL, rever a cada 5 anos; se LDL limítrofe entre 100 e 129 mg/dL ou 130 mg/dL, fazer ajustes dietéticos; e se LDL > 160 mg/dL ou > 130 mg/dL após intervenção nutricional, iniciar tratamento medicamentoso. Para mais informações, consultar o Capítulo 25 – Dislipidemia. Para prevenir problemas de visão, é importante ainda que pacientes portadores de DM2 realizem exames oftalmológicos ao diagnóstico, e aqueles com DM1, 5 anos após o diagnóstico ou depois da puberdade.[5]

RECOMENDAÇÕES GERAIS[5,32]

- Fazer 6 refeições ao dia, comendo a cada 3 horas para evitar picos de hipoglicemia ou hiperglicemia. Evitar longos períodos de jejum (mais que 4 horas) ou beliscar a todo instante (comer a um intervalo menor que 2 horas).
- Mastigar bem os alimentos, saboreando-os.

- Evitar consumir excesso de alimentos *diet*, pois geralmente apresentam alto teor de gordura.
- Beber bastante água entre as refeições. Quando for à rua, à escola ou outros locais, leve uma garrafa com água.
- Usar adoçantes ou edulcorantes à base de aspartame, sucralose, acessulfame K ou estévia, procurando sempre variar na escolha da marca.
- Lembrar-se da diferença entre produtos *diet* e *light*. Produtos *diet* são aqueles com ausência de algum tipo de nutriente, podendo ser açúcar ou gordura ou proteína ou sódio. Já os produtos *light* são aqueles que têm 25% a menos de algum nutriente em relação ao produto original, podendo ser açúcar ou gordura ou proteína ou sódio, ou então 25% a menos da caloria total. Recomenda-se, portanto, ler o rótulo e preferir os produtos que são *diet* em açúcar ou sem adição de açúcar ou sacarose.

O Quadro 27.15 mostra os alimentos que devem ser preferidos e evitados para melhor controle metabólico. Também o Capítulo 33 – Receitas para alimentação saudável e dietas especiais apresenta opções de preparações saudáveis isentas de sacarose.

Quadro 27.15 Alimentos a serem preferidos ou evitados para melhor controle glicêmico.

Grupo de Alimentos	Preferir	Evitar
Cereais, raízes, pães e massas	Inhame, cará, batata-doce, macaxeira, farelo de aveia, aveia em flocos, linhaça, arroz integral, pão integral, bolacha integral. Limitar o consumo de cuscuz de milho para 2 x semana no horário do desjejum.	Pão branco, massas de pastelaria (*pizza*, pastel, folhados), farinha láctea, farinha de mandioca, biscoitos, macarrão instantâneo
Frutas	Frutas com casca ou bagaço. Todas as frutas são permitidas. Consumir frutas, em vez de tomar os sucos, pois elas contêm mais fibras que dão saciedade e diminuem o risco de hiperglicemia. Acrescentar linhaça ou aveia, conforme quantidades indicadas pelo nutricionista	Água de coco, caldo de cana, suco de laranja concentrado. Frutas como melancia, kiwi, açaí e manga
Vegetais e leguminosas	Verduras e legumes todos os dias no almoço e no jantar. Prefira os vegetais crus, pois vão fornecer mais fibras. Coma feijão todos os dias ou pelo menos 5 vezes na semana. O feijão é uma ótima fonte de fibra.	Batata-inglesa
Carnes e ovos	Carne de peixe (salmão, bacalhau, arenque e sardinha), frango ou carne vermelha magra. Retire gorduras e peles antes do preparo. Preparações ao forno ou grelhada. Limitar o consumo de ovos para 3 x semana e de vísceras (fígado, coração, moela) para 1 x semana.	Frituras, empanados, mortadela, salsicha, salame, carnes enlatadas
Leite e derivados	Leite integral, queijos magros e iogurte *diet*.	Queijos gordurosos (*cheddar*, provolone, parmesão)
Açúcares, óleos, gorduras e industrializados	Azeite de oliva para temperar saladas. Castanhas e nozes com moderação.	Doces, sorvetes, tortas, leite condensado, rapadura, macarrão instantâneo, molhos, sopas e temperos industrializados. Banha, *bacon*, a margarina ou a manteiga. Alimentos industrializados que contenham açúcar, mel, sacarose, xarope de milho ou dextrose. Evitar adicionar óleo no preparo dos alimentos

Ainda é importante saber[17]

A maior parte dos carboidratos que ingerimos vem de três grupos:

- Grupo do pão (arroz, batata, mandioca, milho, massas, biscoitos doces e salgados, cereais).
- Grupo das frutas e dos vegetais.
- Grupo do leite (leite, iogurte).

É importante saber que o açúcar não é o único carboidrato cujo consumo deve ser controlado, pois o corpo vai converter todos os carboidratos em glicose. Assim, porções extras de arroz, pão, fruta e leite também aumentam a glicemia.

Monitoração da glicemia[1,5]

- Sempre que possível, utilizar o glicosímetro para medir a glicemia capilar (ponta do dedo) e, em seguida, anotar o valor em um diário. Esses dados podem ajudar o médico a fazer ajustes na insulina e o nutricionista a introduzir ajustes no plano alimentar.
- Lembrar-se de sempre levar o diário de glicemia para as consultas.

Na atividade física[1,5]

O exercício físico pode melhorar a sensibilidade à insulina, baixar os níveis de glicose sanguínea e ter efeitos psicológicos positivos. Para prevenir hipoglicemias ou hiperglicemias, são necessários:

- Ajustes na dosagem de insulina, que só devem ser realizados sob recomendação médica.
- Monitoração capilar.
- Atenção ao plano alimentar, principalmente em torno do horário da atividade física.

Em situações de hipoglicemia[1,5]

- Medir a glicemia. Se estiver abaixo de **50 mg/dL**, ingerir 1 colher de sopa de açúcar (15 g de carboidratos) misturado com água; ou suco de laranja (1 copo de 150 mL).
- A glicemia capilar (ponta do dedo) deve ser realizada 15 minutos após a administração do alimento (açúcar); caso a glicemia não tenha voltado ao normal, deve-se repetir a ingestão de açúcar ou do suco. Se estiver na hora da refeição, esta deve ser antecipada.
- É importante saber reconhecer os sintomas de hipoglicemia, e também identificar as causas. Hipoglicemia não é nosso objetivo de tratamento.

Atenção!

A criança deve sempre levar consigo o cartão de identificação (**SOU PORTADOR(A) DE DIABETES**), com informações referentes à doença e como se deve proceder em caso de emergência, e com os números dos telefones de familiares ou responsáveis.

Se eu apresentar um comportamento estranho, estiver confuso ou transpirando muito, isto pode significar que estou tendo uma reação associada ao meu diabetes (hipoglicemia). Se eu puder engolir, dê-me um líquido açucarado (suco com açúcar) ou 1 colher de sopa de mel ou açúcar, ou uma fruta. Caso eu esteja inconsciente, não tente me alimentar. Leve-me ao hospital mais próximo e comunique minha família ou ao médico.

Meu nome:

Meus responsáveis:

Telefone:

REFERÊNCIAS

1. American Diabetes Association. Standards of medical care in diabetes – 2012. Diabetes Care. 2012; 35(1):11-63.
2. Onkamo P, Vaananen S, Karvonen M, Tuomilehto J. Worldwide increase in incidence of type I diabetes: the analysis of the date on published incidence trends. Diabetologia; 1999: 42 (12): 1395-403. In: Sociedade Brasileira de Diabetes. Diretrizes da Sociedade Brasileira de Diabetes; 2009. p. 9.
3. American Diabetes Association. Standards of Medical Care in Diabetes – 2010. Diabetes Care. 2010; 33(1):11-61.
4. Oliveira CL, Melo MT, Cintra IP, Fisberg M. Obesidade e síndrome metabólica na infância e adolescência. Rev Nutr 2007:17 (2):237-45.

5. Sociedade Brasileira de Diabetes. Diretrizes da Sociedade Brasileira de Diabetes; 2009. p. 67-92.
6. Sociedade Brasileira de Diabetes. Diagnóstico e tratamento do diabetes tipo I. Posicionamento oficial nº 1; 2012:1-32.
7. Diabetes control and complications trial (DCCT). The effect of intensive treatment of diabetes on the development and progression of long-term complications in insulin-depedent diabetes mellitus. N Engl J Med. 1993; 329 (14):977-86.
8. American Dietetic Association. Clinical practice recommendations. Diabetes Care; 2009: 32 (1):6-12.
9. Williams RM, Dunger DB. Insulin treatment in children and adolescents. Acta Paediatr. 2004; 93:440-6. In: Sociedade Brasileira de diabetes. Diretrizes da Sociedade Brasileira de Diabetes, 2009. p. 77.
10. Barreiros RC. Adoçantes nutritivos e não nutritivos. Rev Fac Ciênc Méd Sorocaba. 2012; 14 (1):5-7.
11. Torloni MR, Nakamura UM, Megale A, Sanchez VHS, Mano C, Fusaro AS et al. Uso de adoçantes na gravidez: uma análise dos produtos disponíveis no Brasil. Rev Bras Ginecol Obstet. 2007; 29(5).
12. Institute of Medicine (IOM). Dietary reference intakes for energy, carbohydrate, fiber, fat, fatty acids, cholesterol, protein, and amino acids (macronutrients). Washington, DC: National Academy Press, 2002/2005.
13. Holliday MA, Segar WE. The maintenance need for water in parenteral fluid therapy. Pediatrics. 1957; 19 (5):823-32.
14. Franzense A, Valério G, Spagnuolo MI. Management of diabetes in children: are children small adults? Clinical Nutrition. 2004; 23:293-305.
15. American Dietetic Association. Position of the American Dietetic Association: nutrition guidance for healthy children ages 2 for 11 years. J Amer Dietetic Association. 2008; 108:1038-47.
16. Kawamura T. The importance of carbohydrate counting in the treatment of children with diabetes. Pediatric Diabetes 2007; 8(S6):57-62.
17. Sociedade Brasileira de Diabetes. Manual Oficial de Contagem de Carboidratos para Profissionais de Saúde, 2009.
18. Aguiar ACB, Oliveira HSD, Grassiolli SM. Manual de contagem de carboidratos. Instituto da Criança com Diabetes (ICD). Porto Alegre. 2011. p. 10.
19. Kristensen M, Jensen MG, Riboldi G, Petronio M, Bugel S, Toubro S et al. Wholegrain vs. refined wheat bread and pasta: effect on postprandial glycemia, appetite, and subsequent ad libitum energy intake in young healthy adults. Appetite 2010; 54(1):163-9.
20. Waitzberg DL. Nutrição oral, enteral e parenteral na prática clínica. 4. ed. São Paulo: Atheneu, 2009:73-8.
21. Sampaio HAC, Silva BYC, Dantas MOS, Almeida PC. Índice glicêmico e carga glicêmica de dietas consumidas por indivíduos obesos. Rev Nutr. 2007; 20(6):615-24.
22. Krisshnan S, Rosenberg L, Singer M et al. Glycemic index, glycemic load, and cereal fiber intake and risk of type 2 diabetes in US Black women. Arch Intern Med. 2007; 167(21):2304-9.
23. Philippi ST. Pirâmide dos alimentos: princípios básicos da nutrição. Nutrição e técnica dietética. Barueri, SP: Manole, 2008.
24. Egashira EM, Miziara APB, Leoni LAB. Grupo do arroz, pão, massa, batata, mandioca. In: Philippi ST. Pirâmide dos alimentos: princípios básicos da nutrição. Nutrição e técnica dietética. Barueri, SP: Manole, 2008:31-67.
25. Brand-Miller J, Foster-Powell K. Diets with a low glycemic index: from theory to practice. Nutr Today. 2009; 34(2):64-72.
26. Harvard School of Public Health. The nutrition source. Carbohydrates and glycemic load. [cited 2012 Jul 20]. Disponível em: <http://www.hsph.harvard.edu/nutritionsource/what-should-you-eat/carbohydrates-and-the-glycemic-load/>
27. Nascimento VB. Emprego do índice glicêmico e carga glicêmica dos alimentos: uma alternativa nas dietas de pacientes com doenças crônicas?. Rev Assoc Bras Nutr. 2012; 4(5):51-62.
28. Foster-Powell K, Holt S, Brand-Miller JC. International table of glycemic index and glycemic load values. Am J Clin Nut. 2002; 76(1):5-56.
29. Pinheiro ABV, Lacerda EMA, Benzecry EH, Gomes MCS, Costa VM. Tabela para avaliação de consumo alimentar em medidas caseiras. 4. ed. São Paulo: Atheneu, 2000.
30. Pacheco M. Tabela de equivalentes, medidas caseiras e composição química dos alimentos. Rio de Janeiro: Rubio, 2006.
31. Unicamp. Tabela brasileira de composição de alimentos. Campinas, SP: Unicamp, 2011.
32. Sociedade Brasileira de Diabetes. Manual de Nutrição Profissional – Plano alimentar e diabetes tipo I. São Paulo, 2006.
33. Sociedade Brasileira de Diabetes. Manual de Nutrição Profissional – Plano alimentar e diabetes tipo II. São Paulo, 2006.
34. Sociedade Brasileira de Diabetes. Manual de Nutrição Profissional – Plano alimentar em algumas complicações do diabetes mellitus: hipoglicemia, nefropatias e dislipidemia. São Paulo, 2006.

ANEXO 27.1

DIÁRIO GLICÊMICO

Nome:_____ Mês/ano:_____

Anote o resultado do exame da ponta do dedo (glicemia capilar) nos espaços antes e depois das refeições. Escreva sempre qualquer coisa que possa afetar a leitura dos resultados nos testes, como: a comida ingerida, exercícios (tipo e duração), estresse e doenças, pois esses eventos podem ter sido significativos.

Dia	Insulina/ Observação	Café da manhã Antes	Café da manhã Depois	Insulina/ Observação	Almoço Antes	Almoço Depois	Insulina/ Observação	Jantar Antes	Jantar Depois
1									
2									
3									
4									
5									
6									
7									
8									
9									
10									
11									
12									
13									
14									
15									
16									
17									
18									
19									
20									
21									
22									
23									
24									
25									
26									
27									
28									
29									
30									
31									

CAPÍTULO 28

Fibrose Cística

Conciana Maria Andrade Freire Neves

A fibrose cística (FC) é uma doença genética de caráter autossômico recessivo que afeta as glândulas exócrinas de vários sistemas do corpo humano e sobretudo o trato respiratório. Caracteriza-se por ser uma doença pulmonar obstrutiva crônica, com acúmulo de secreção espessa e purulenta, infecções respiratórias recorrentes, perda progressiva da função pulmonar e depuração mucociliar diminuída, insuficiência pancreática e aumento de eletrólitos no suor, podendo acometer também, embora com menor frequência, o intestino, o fígado, as vias biliares e o sistema reprodutivo.[1,2]

ETIOLOGIA

É causada por mutações no gene que codifica uma proteína responsável por regular o transporte de cloro na membrana apical das células exócrinas, denominada *cystic fibrosis transmembrane condutance regulator* (CFTR).[3]

SINAIS E SINTOMAS

As manifestações clínicas variam de acordo com os órgãos ou tecidos glandulares exócrinos envolvidos, com o genótipo e o tempo de evolução da doença, podendo ocorrer precocemente na infância ou na vida adulta. O Quadro 28.1 descreve algumas situações críticas comuns entre os portadores de fibrose cística (Quadro 28.1).[4,5]

Quadro 28.1 Manifestação clínicas comuns em pacientes portadores de fibrose cística.

Manifestações respiratórias	Manifestações digestivas
• Tosse persistente • Bronquiolite de repetição • Síndrome do lactente chiador • Infecções recorrentes do trato respiratório ou pneumonias recidivantes	• Insuficiência pancreática • Íleo meconial • Má absorção • Diarreia crônica • Esteatorreia, com evacuações de fezes volumosas, amarelo-palha, brilhantes, gordurosas e fétidas • Fibrose biliar
Manifestações nutricionais	Outras manifestações
• Desnutrição secundária ao aumento do gasto calórico, a baixa ingestão e a má absorção de nutrientes	• Atraso puberal • Azoospermia • Baqueteamento digital • Hérnia inguinal • Vasculite • Secreção anormal de eletrólitos no suor

Fonte: Ribeiro;[1] Pinto.[4]

DIAGNÓSTICO

O diagnóstico de FC baseia-se na presença de pelo menos uma manifestação clínica, caracterizada por doença pulmonar obstrutiva crônica, insuficiência pancreática exócrina crônica, história familiar de FC e/ou teste positivo de triagem neonatal, associada a aumento anormal da concentração de cloro no suor em duas ocasiões diferentes ou na presença de duas mutações genéticas.[1,2,6]

O padrão de referência para o diagnóstico de FC é a dosagem de cloreto no suor, realizada através da iontoforese, que consiste na estimulação da produção de suor pela pilocarpina. Níveis considerados normais vão até 45 mEq/L; valores entre 45 e 60 mEq/L são considerados duvidosos, sendo necessário repetir o teste; e valores acima de 60 mEq/L confirmam o diagnóstico de FC.[6]

Para o diagnóstico de FC, pode-se contar ainda com a triagem neonatal pelo método da dosagem do tripsinogênio imunorreativo, que, no Brasil, em algumas regiões, tem sido acrescentado ao "teste do pezinho", a fim de permitir o tratamento precoce específico e a diminuição ou eliminação das sequelas associadas à doença e, com isso, melhorar a qualidade de vida dos pacientes.[1,4,7]

TRATAMENTO

O tratamento da fibrose cística deve ser realizado por equipe multidisciplinar em virtude de seu caráter multissistêmico e crônico. Apesar dos avanços no tratamento da doença, ainda não há um manejo curativo, e um programa de tratamento vigoroso e contínuo, visando à profilaxia das infecções e complicações, deve ser instituído de modo individualizado e iniciado o mais precocemente possível.[1,8] Os objetivos gerais do tratamento da fibrose cística estão descritos no Quadro 28.2.

A maioria dos pacientes necessita de suplementação de enzimas pancreáticas, que deve ser prescrita pelo médico pneumologista após identificação de insuficiência pancreática. Tais enzimas serão administradas concomitantemente a qualquer refeição.[4,8]

TRATAMENTO DIETÉTICO

O suporte nutricional é fundamental para a diminuição da morbidade e da mortalidade e me-

Quadro 28.2 Objetivos gerais do tratamento da fibrose cística.

Os objetivos gerais do tratamento da FC são:
- Educação contínua dos pacientes e seus familiares sobre a doença
- Profilaxia de infecções com um programa vacinal completo
- Detecção precoce e controle da infecção pulmonar
- Fisioterapia respiratória e melhora da obstrução brônquica
- Correção da insuficiência pancreática com a utilização adequada e regular de enzimas pancreáticas
- Apoio nutricional, com orientações com relação à dieta e a suplementação de vitaminas
- Monitoramento da progressão da doença
- Monitoramento de complicações
- Aconselhamento genético familiar
- Apoio psicológico para o paciente e seus familiares
- Acesso irrestrito às medicações
- Informação para os pacientes e familiares sobre os avanços nos conhecimentos sobre a FC, mantendo-se uma atitude otimista em relação à doença

Fonte: Paludo.[5]

lhora da qualidade de vida, uma vez que já está bem esclarecida a associação entre desnutrição e deterioração da função pulmonar.[9] Considera-se que o estado nutricional é um fator independente que determina a evolução da doença; no entanto, obter e manter um bom estado nutricional é um desafio.[10,11]

A avaliação nutricional deve contemplar a antropometria, a avaliação clínica, bioquímica e dietética, além de dados sobre o aspecto das fezes, adesão à terapia de reposição enzimática, suplementação vitamínica e presença de fatores como deterioração da função pulmonar, anorexia, vômitos, insuficiência pancreática e complicações biliares e intestinais que são responsáveis pelo aumento das necessidades energéticas dos portadores de fibrose cística.[1,12]

Alguns autores preconizaram a utilização do percentual de peso ideal (% Pi) em relação à estatura para avaliação nutricional dos portadores de fibrose cística, mas na prática clínica discute-se a dificuldade da utilização desse parâmetro e sugere-se dar importância especial ao percentil de peso/estatura (P/E) para crianças com menos de 2 anos e ao percentil de índice de massa corporal/idade (IMC/I) para indivíduos de 2 a 20 anos. Recomenda-se que os percentis de cada um desses indicadores sejam iguais ou superiores ao percentil 50 nas curvas de crescimento para que haja manutenção da melhor função pulmonar.[13,14]

As medidas de pregas cutâneas e da circunferência do braço também deverão ser avaliadas conforme os pontos de corte para idade e sexo (ver Capítulo 7 – Criança e adolescente), pois fornecem dados sobre as reservas de gordura e massa magra, respectivamente, e são essenciais para um adequado acompanhamento nutricional.[14,15]

Segundo o Consenso Americano de Nutrição em Fibrose Cística,[14] existem três fases em que o estado nutricional e o crescimento da criança com FC merecem maior atenção:

- Primeiros 12 meses após o diagnóstico;
- Primeiro ano de vida;
- Puberdade (nas meninas, dos 9 aos 16 anos; e, nos meninos, dos 12 aos 18 anos).

A avaliação do estado nutricional na FC, segundo o mesmo consenso, deve ser realizada a cada 3 meses, mas a periodicidade varia conforme as necessidades do paciente, podendo ser recomendado um acompanhamento mais próximo (semanal) no período de adaptação.[11,14]

Ainda na avaliação nutricional, é fundamental o exame físico, no intuito de elucidar sinais de deficiências nutricionais e nortear a orientação dietética.[4] As manifestações clínicas relacionadas à deficiência de nutrientes na fibrose cística estão resumidas no Quadro 28.3.

Além do exame físico, a avaliação bioquímica contribui para uma maior clareza quanto ao estado nutricional do paciente, sobretudo em relação às dosagens de vitaminas e minerais.[4] O Quadro 28.4 mostra o monitoramento laboratorial do estado nutricional que deve ser realizado em pacientes com fibrose cística.

Necessidades energéticas

Os pacientes com FC mostram gasto energético aumentado, necessitando, portanto, de uma alimentação adequada, com aumento do aporte calórico, lipídico e proteico.

Recomenda-se um consumo de 120 a 150% da energia estabelecida de acordo com a idade e o sexo para indivíduos saudáveis.[4,14] Outra forma de se obter a necessidade energética total leva em consideração o grau de comprometimento pulmonar, com base no volume expiratório final (VEF), e a insuficiência pancreática, representada pelo coeficiente de absorção de gordura fecal, uma vez que na clínica diária nem sempre é possível dispor desses valores.[11,16]

A intervenção nutricional deve ser iniciada com orientação sobre aumento da densidade energética das refeições, podendo ser sugerido o uso de módulos de carboidratos (maltodextrina ou polímeros de glicose), lipídios (TCM) ou proteínas.[14] Algumas estratégias para o in-

Quadro 28.3 Manifestações clínicas presentes na fibrose cística.

Comprometimento	Manifestações clínicas
Desnutrição	Diminuição do tecido celular subcutâneo, hipotrofia muscular, cabelos secos, quebradiços e despigmentados Icterícia, cianose e visceromegalia
Deficiência de zinco	Acrodermatite enteropática (lesões vesicobolhosas e eritematosas em regiões periorificiais) Alopecia, estomatite, queilite angular, paroníquia e blefaroconjuntivite
Deficiência de vitamina K	Manifestações hemorrágicas (como púrpura, equimoses e sangramento gengival)
Deficiência de vitamina A	Xerose dérmica, hiperqueratose folicular, xeroftalmia e mancha de Bitot
Deficiência de vitaminas B_2 (riboflavina), B_3 (niacina) e B_6 (piridoxina)	Estomatite angular, glossite e queilite
Deficiência de Vitamina B_{12} e/ou vitamina E	Hiperpigmentação generalizada ou máculas hiperpigmentadas, além de sinais de neuropatia periférica

Fonte: adaptado de Pires.[24]

Quadro 28.4 Monitoramento laboratorial em pacientes com fibrose cística.

Nutrientes	Quando monitorar	Exames
Vitamina A	No diagnóstico Anualmente	Vitamina A e retinol
Vitamina D	No diagnóstico Anualmente	25-OH-D
Vitamina E	No diagnóstico Anualmente	Alfa-tocoferol
Vitamina K	No diagnóstico Anualmente Pacientes com hemoptise, hematêmese ou insuficiência hepática	PIVKA-II* (preferencialmente) ou INR
Betacaroteno	De acordo com a avaliação clínica	Níveis sanguíneos
Cálcio/estado ósseo	> 8 anos (se estiverem presentes fatores de risco)**	Cálcio, fósforo, paratormônio (PTH), densitometria óssea
Ferro	No diagnóstico Anualmente Se paciente estiver com apetite diminuído	Hemoglobina e hematócrito
Zinco	Recomenda-se suplementação por 6 meses, quando o paciente apresentar baixa estatura	Não há consenso para avaliação
Sódio	Na presença de desidratação ou exposição ao calor	Sódio sérico e urinário (quando presente na urina indica depleção do Na corporal total)
Proteína sérica	No diagnóstico Anualmente Pacientes sob risco nutricional	Albumina

*Proteína induzida pela ausência de vitamina K (é a medida mais sensível para avaliação dos níveis dessa vitamina).
**Candidatos a transplante de órgãos, pós-transplantados, portadores de doença pulmonar grave, fratura óssea associada a atividades de baixo impacto, em uso crônico de medicamentos corticosteroides, com atraso no desenvolvimento puberal e carência nutricional.
Fonte: Borowitz;[14] Barbosa.[18]

cremento energético das refeições podem ser vistas no Capítulo 15 – Desnutrição.

O uso de suplementos ricos em calorias pode ser recomendado, mas deve-se ressaltar que não sejam utilizados como substitutos das refeições, e devem ser oferecidos nos intervalos das refeições ou antes de dormir, para garantir que o apetite para alimentos normais seja mantido.[14,17] Existem vários tipos de suplementos nutricionais disponíveis, geralmente com densidade energética de 1 a 2 kcal/mL. Sua indicação dependerá da necessidade nutricional e da capacidade de ingestão alimentar de cada paciente.[14,18]

A utilização de triglicerídeos de cadeia média é uma boa opção para aumento do aporte energético por não necessitarem de enzimas pancreáticas ou sais biliares para sua absorção. Além disso, a sua combinação com triglicerídeos de cadeia longa, que contém os ácidos graxos essenciais (AGE), torna-se benéfica, uma vez que a deficiência de AGE é comum e pode ter como consequência lesões descamativas da pele e atraso na cicatrização e no crescimento, aumentando a suscetibilidade a infecções pulmonares.[19] Para o fornecimento de ácidos graxos sugere-se que os poli-insaturados da série ômega 3 perfaçam 10% a 20% do valor energético total da dieta, e os ômega 6, um valor de 1% a 2%, gorduras que podem ser oferecidas com a utilização de óleos vegetais (de canola, de soja) e peixes de água fria (arenque, sardinha, atum, salmão, cavala).[14]

Para os lactentes recomenda-se manter o aleitamento materno, que na maioria das vezes, quando associado a uma boa estratégia de administração enzimática, é suficiente para uma boa nutrição nos primeiros meses de vida. Na ausência ou impossibilidade de amamentação, podem-se utilizar fórmulas lácteas adequadas para oferta de macro- e micronutrientes, aumentando-se a densidade calórica, se necessário.[17,20,21]

A insuficiência pancreática leva a má absorção das vitaminas lipossolúveis, sendo necessária a suplementação dessas vitaminas mesmo na realização da terapia de reposição enzimática, pois muitos pacientes permanecem com a absorção prejudicada. Em relação aos minerais, deve-se monitorar a ingestão e avaliar a necessidade de suplementação de sódio, cálcio, ferro e zinco.[4,22]

O Quadro 28.5 mostra as doses diárias de vitaminas lipossolúveis e minerais conforme a faixa etária.

Os avanços no tratamento e o aumento da expectativa de vida dos pacientes com FC levou à identificação de comorbidades antes não observadas nesses pacientes, como diabetes melito, doença mineral óssea e dislipidemia, cujo manejo dietético consiste em manter um bom estado nutricional e o seguimento das recomendações direcionadas para os portadores de fibrose cística sem tais complicações.[4,11]

OBJETIVOS DA TERAPIA NUTRICIONAL

- Otimizar o consumo de nutrientes, para promover o crescimento, o desenvolvimento e evitar deficiências nutricionais.
- Favorecer a aceitação alimentar, que geralmente se encontra comprometida devido a anorexia secundária a angústia respiratória.
- Repor os eletrólitos perdidos.
- Favorecer a tolerância reduzindo ao mínimo perdas excessivas secundárias a má digestão e má absorção.
- Oferecer ácidos graxos essenciais de acordo com a tolerância e a capacidade digestiva.

Quadro 28.5 Recomendação diária de vitaminas lipossolúveis e minerais na fibrose cística.

Nutriente	Faixa etária	Recomendação de ingestão/dia
Vitamina A	< 1 anos 1 a 3 anos 4 a 8 anos > 8 anos	1.500 UI 5.000 UI 5.000 a 10.000 UI 10.000 UI
Vitamina E	< 1 anos 1 a 3 anos 4 a 8 anos > 8 anos	40 a 50 UI 80 a 150 UI 100 a 200 UI 200 a 400 UI
Vitamina D	< 1 anos 1 a 3 anos 4 a 8 anos > 8 anos	400 UI 400 a 800 UI 400 a 800 UI 400 a 800 UI
Vitamina K	< 1 anos 1 a 3 anos 4 a 8 anos > 8 anos	0,3 a 0,5 mg 0,3 a 0,5 mg 0,3 a 0,5 mg 0,3 a 0,5 mg
Sódio	0 a 6 meses 7 a 12 meses 1 a 5 anos 6 a 10 anos > 10 anos	90 mg/kg/dia 45 mg/kg/dia 0,5 g/dia 1 g/dia 1,5 a 2,0 g/dia
Cálcio	Criança	400 a 800 mg/dia
Ferro	Criança	5 a 10 mg/dia
Zinco	Criança	5 a 10 mg/dia

UI: unidade internacional.
Fonte: adaptado de Borowitz.[14]

- Evitar complicações como intolerância à glicose, obstrução intestinal, cirrose, doenças cardíacas ou pancreáticas.
- Contribuir para melhora do sistema imunológico, promovendo resistência às infecções.

CARACTERÍSTICAS DA DIETA

- Hipercalórica, com calorias entre 120% e 150% da *estimated energy requirement* (EER).
- Hiperproteica, com calorias entre 15 e 20% do valor calórico total (VCT) oferecido, sendo 2/3 de proteína de alto valor biológico.
- Normoglicídica, com calorias entre 40 e 50% do VCT oferecido e predomínio de carboidratos complexos e fibras.
- Hiperlipídica, com calorias entre 35% e 40% do VCT oferecido e contendo até 10% de ácidos graxos saturados, menos de 1% de *trans*, menos de 10% de poli-insaturados e o restante de monoinsaturados.
- Adequada em vitaminas hidrossolúveis e suplementada em vitaminas lipossolúveis e minerais, conforme a necessidade.

RECOMENDAÇÕES GERAIS[1,17,23]

- Orientar os pacientes e seus familiares sobre o fato de que, na fibrose cística, o alimento é tão importante quanto um remédio.
- O trabalho de acompanhamento e educação nutricional é necessário para um melhor prognóstico do paciente, sendo mais eficaz quando realizado sequencialmente e com bom vínculo entre equipe e paciente.
- O aleitamento materno é a melhor maneira de se alimentar os lactentes, devendo ser recomendado para os pacientes com FC com o contínuo acompanhamento de ganho de peso e do crescimento.
- Preparações alimentares de alta densidade calórica devem ser introduzidas no cardápio dos pacientes, usando-se sempre a criatividade para a palatabilidade e apresentação dessas preparações, tornando-as mais atraentes mas sem comprometer seu valor nutritivo.
- Monitorar os ajustes e a adesão à terapia de reposição enzimática através dos parâmetros de crescimento e do padrão das fezes.
- Orientar para a observação da tolerância digestiva da dieta planejada, pois o aumento da densidade calórica associado a inadequação da terapia enzimática pode ocasionar alterações gastrintestinais devido ao aumento da osmolaridade.
- Leite e derivados devem ser evitados nos períodos de diarreia, quando estiver presente intolerância à lactose.
- Orientar o paciente a realizar no mínimo 5 refeições ao dia, evitando ficar por mais de 3 horas sem se alimentar.
- Líquidos podem ser ingeridos à vontade, a menos que haja alguma contraindicação.

REFERÊNCIAS

1. Ribeiro JD, Ribeiro MAGO, Ribeiro AF. Controvérsias na fibrose cística – do pediatra ao especialista. J Pediatr (Rio J) 2002; 78:S171-86.
2. Reis FJC, Damasceno N. Fibrose cística. J Pediatr (Rio de Janeiro) 1998; 74:S76-94.
3. Straubaught SD, Davis PB. Cystic fibrosis: a review of epidemiology and pathobiology. Clin Chest Med 2007; 28:279-88.
4. Pinto ICS, Freire CMA, Silva CP. Fibrose cística. In: Vasconcelos MJOB, Barbosa JM, Pinto ICS et al. Nutrição clínica: obstetrícia e pediatria. Rio de Janeiro: MedBook, 2011. p. 427-43.
5. Paludo J. Terapia nutricional na fibrose cística. In: Dal Bosco SM. Terapia nutricional em pediatria. São Paulo: Editora Atheneu, 2010. p. 333-51.
6. Smyth R. Diagnosis and management of cystic fibrosis. Arch Dis Child. 2005; 90:1-6.
7. Santos GPC, Domingos MT, Wittig EO, Riedi CA, Rosário NA. Programa de triagem neonatal para fibrose cística no estado do Paraná: avaliação após 30 meses de sua implantação. J Pediatr (Rio de Janeiro) 2005; 81:240-4.
8. Araújo GV, Rego JC, Britto MCA, Bezerra PGM, Brito RCCM, Albuquerque TSB. Fibrose cística. In: Lima EJF, Souza MFT, Brito RCCM. Pediatria ambulatorial. Rio de Janeiro: MedBook, 2008; p. 271-81.
9. Chaves CRMM, Britto JAA, Oliveira CQ, Gomes MM, Cunha ALP. Associação entre medidas do estado nutricional e a função de crianças e adolescentes com fibrose cística. J Bras Pneumol 2009; 35:409-14.
10. Pencharz PB, Durie PR. Pathogenesis of malnutrition in cystic fibrosis, and its treatment. Clin Nutr 2000;19:387-94.

11. Chaves CRMM, Cunha ALP. Avaliação e recomendações nutricionais para crianças e adolescentes com fibrose cística. Rev Paul Pediatr 2012; 30(1):131-8.
12. Greveling S, Light M, Gardner P, Greene L. Cystic fibrosis, nutrition and the health care team. J Am Diet Assoc. 1997; 97(10):186-91.
13. Stallings VA, Stark LJ, Robinson KA, Feranchak AP, Quinton H. Evidence-based practice recommendations for nutrition-related management of children and adults with cystic fibrosis and pancreatic insufficiency: results of a systematic review. J Am Diet Assoc. 2008; 108:832-9.
14. Borowitz D, Baker RD, Stallings V. Consensus report on nutrition for pediatric patients with cystic fibrosis. J Pediatr Gastroenterol Nutr. 2002; 35(3): 246-59.
15. Sociedade Brasileira de Nutrição Parenteral e Enteral. Terapia nutricional na fibrose cística. In: Jatene FB, Bernardo WM (Coord.). Projeto Diretrizes. São Paulo: Associação Médica Brasileira; Brasília, DF: Conselho Federal de Medicina, 2011.
16. Shoff SM, Ahn HY, Davis L, Lai H; Wisconsin CF Neonatal Screening Group. Temporal associations among energy intake, plasma linoleic acid, and growth improvement in response to treatment initiation after diagnosis of cystic fibrosis. Pediatrics. 2006; 117:391-400.
17. Sinaasappel M, Ster M, Ittlewood J, Wolfe S, Steinkamp G, Heijerman HG et al. Nutrition in patients with cystic fibrosis: a European consensus. J Cyst Fibros. 2002; 1(2):51-75.
18. Barbosa E. Nutrição. In: Santa Catarina. Secretaria de Estado de Saúde. Superintendência da Rede de Serviços Próprios. Hospital Infantil Joana de Gusmão. Fibrose cística: enfoque multidisciplinar. Florianópolis: Secretaria de Estado de Saúde, 2008:291-325.
19. Cardoso AL, Gurmini J, Spolidoro JVN, Nogueira RJN. Nutrição e fibrose cística. Rev Bras Nutr Clin. 2007; 22:146-54.
20. Cystic Fibrosis Foundation; Borowitz D, Robinson KA, Rosenfeld M, Davis SD, Sabadosa KA et al. Cystic Fibrosis Foundation evidence-based guidelines for management of infants with cystic fibrosis. J Pediatr. 2009; 155 (Suppl. 6):S73-93.
21. Consenso Britânico-UK Cystic Fibrosis Trust. Nutrition Working Group. Nutritional management of cystic fibrosis. Cystic Fibrosis Trust. 2002; 1-50.
22. Leite AGZ, Mauri JF, Adde FV. Abordagem nutricional na criança com fibrose cística. In: Delgado AF, Cardoso AL, Zamberlan (Coords.). Nutrologia básica e avançada. Schvartsman BGS, Maluf Jr PT (Eds.). Barueri, SP: Manole, 2010. p. 135-43.
23. Gaspar MCA, Chiba SM, Gome CET, Juliano Y, Novo NF, Ancona-Lopez F. Resultado de intervenção nutricional em crianças e adolescentes com fibrose cística. J Pediatr. 2002; 78(2):161-70.
24. Pires MMS, Obelar MS, Wayhs MLC. Nutrologia. In: Santa Catarina. Secretaria de Estado de Saúde. Superintendência da Rede de Serviços Próprios. Hospital Infantil Joana de Gusmão. Fibrose cística – enfoque multidisciplinar / Secretaria de Estado de Saúde; Coordenação geral Norberto Ludwig Neto. Florianópolis, 2008. p. 255-89.

CAPÍTULO 29

Paralisia Cerebral

Ililian Kleisse Ferreira da Silva
Luciana Lima de Araújo
Daniela Souza Soares

A paralisia cerebral (PC) é definida como "uma expressão ampla, que abriga um grupo não progressivo, mas geralmente mutável de síndromes motoras, secundárias a lesão ou anormalidades do cérebro, que acontecem nos estágios precoces do desenvolvimento".[1,2] Essa lesão cerebral pode resultar em comprometimentos neuromotores variados, que em geral estão associados à gravidade da sequela e à idade da criança.[3-5]

INCIDÊNCIA E ETIOLOGIA

A incidência de PC em países desenvolvidos é de 2:1.000 nascidos vivos.[6,7] Nos países em desenvolvimento a incidência é maior,[2] é está relacionada a problemas gestacionais, asfixia neonatal, meningite bacteriana, malformações fetais e prematuridade,[1,8,9] além de más condições de nutrição materna e infantil e atendimento médico e hospitalar inadequado.[6,7] No Brasil, estima-se que, de cada 1.000 crianças que nascem, 7 são portadoras de PC.[2,10]

Dessa forma, a etiologia da PC é variada, podendo ser de origem pré-natal (40 a 45%), perinatal (45%) e pós-natal (10 a 15%).[11,12] As causas pré-natais mais comuns são infecções maternas (herpes, citomegalovírus, sífilis ou toxoplasmose), toxinas químicas (álcool e drogas ilícitas) e incompatibilidade de Rh.[11,12] Entre as causas perinatais, a anoxia perinatal é a mais frequente, mas também traumatismos cranioencefálicos durante o parto, icterícia neonatal e infecções são fatores relacionados à PC, assim como prematuridade e baixo peso ao nascimento. As causas após o nascimento incluem traumatismo direto no cérebro por acidentes ou violência contra a criança, infecções viróticas ou bacterianas (encefalite e meningite) e asfixia.[11,12]

DIAGNÓSTICO

O diagnóstico de PC está ligado a atraso no desenvolvimento neuropsicomotor com associação ou não de outros sinais e/ou sintomas. A criança apresenta alguns reflexos indevidos para sua idade e dificuldade de adquirir outros reflexos próprios da sua idade atual. Essas manifestações podem mudar com a evolução da criança, e seu distúrbio funcional será estruturado com o tempo, mediante plasticidade cerebral.*

O diagnóstico é realizado por médico neurologista ou por fisioterapeuta, sendo necessárias uma investigação criteriosa da história clínica e avaliação física e neurológica, ou seja, das manifestações motoras que determinam sua principal característica clínica.[2]

CLASSIFICAÇÃO

A classificação da PC pode ser feita de acordo com o momento e o local da lesão, a etiologia, os sintomas, disfunção topográfica, síndromes motoras ou função motora.[1]

A classificação baseada em síndromes motoras é geralmente realizada pelo médico neurologista e está descrita no Quadro 29.1, sendo o tipo mais frequente a PC espástica, que ocorre em 88% dos casos.[1,2]

A classificação por função motora utiliza o Gross Motor Function Classification System (GMFCS), descrito no Quadro 29.2, um sistema de classificação pela função motora desenvolvido por Palisano et al.[13] (2007) com base no movimento iniciado voluntariamente, com ênfase no sentar, nas transferências e na mobilidade. Esta classificação é bem difundida por profissionais da área de saúde e bastante utilizada no campo da pesquisa por ser simples e de fácil compreensão.[14]

Quadro 29.1 Classificação da PC de acordo com características das síndromes motoras.

Classificação	Síndromes motoras
Espástica	A característica principal é espasticidade, ou seja, aumento da resistência ao alongamento passivo, apresentando a combinação de três sinais: hipertonia elástica, hiper--reflexia e clonos, podendo estar associado a redução da força muscular, da velocidade de contração dos músculos acometidos e da amplitude de movimento ativo da extremidade envolvida
Coreoatetósica	Alterações do tônus muscular do tipo distonia com variações para mais ou para menos durante a movimentação ou na manutenção de postura. Frequentemente está associada a disfunção da fala e baixo controle oral motor
Atáxica	Caracterizada por incoordenação estática e cinética; com tremores de ação e marcha irregular, o paciente apresenta falta de equilíbrio
Mista	A forma mista combina as formas citadas anteriormente

Fonte: adaptado de Rotta et al.;[1] Piovesana et al.[2]

Quadro 29.2 Classificação da PC de acordo com o GMFCS.

Classificação	Características gerais para cada nível
Nível I	Anda sem limitações
Nível II	Anda com limitações
Nível III	Anda utilizando um dispositivo auxiliar de locomoção
Nível IV	Automobilidade com limitações. Pode utilizar cadeira de rodas manual ou eletrônica
Nível V	1. Transportado numa cadeira de rodas manual e via de alimentação oral 2. Transportado numa cadeira de rodas manual e via de alimentação por sonda ou gastronomia

GMFCS: Gross Motor Function Classification System.
Fonte: Palisano.[13]

REPERCUSSÕES NUTRICIONAIS

A disfunção motora, bastante evidente nesses pacientes, favorece o surgimento de distúrbios orais motores (hipotonia, reflexo de sucção deficiente, lábios entreabertos e frequente empuxo da língua), de deglutição (deglutição não coordenada, hipertonicidade e reflexo hiperativo) e má postura durante a refeição por falta de sustentação do tronco.[15,16] Essas disfunções quase sempre estão relacionadas com problemas para alimentação, gerando impacto desfavorável no crescimento e no desenvolvimento da criança. Adicionalmente, estudos mostram uma relação entre o grau de dificuldades alimentares, desnutrição e piora do desenvolvimento motor e neurológico.[17]

---

*Plasticidade cerebral é a capacidade que o cérebro tem de se remodelar em função das experiências do sujeito, reformulando as suas conexões em função das necessidades e dos fatores do meio ambiente.

As manifestações clínicas dos distúrbios da deglutição não são específicas de cada etiologia, mas constituem uma síndrome, que pode cursar com recusa de alimento, fadiga e tosse durante a alimentação, escape oral, regurgitação nasal, engasgos, sufocação, asfixia, cianose e alteração da qualidade vocal, além de problemas pulmonares e de aspiração,[18,19] podendo levar a perda ponderal, déficits nutricionais, desidratação, pneumonia e morte.[20] Além dessas alterações, é comum encontrar nesses pacientes doença do refluxo gastroesofágico (DRGE), sendo muitas vezes necessário o uso de vias alternativas de alimentação (sonda nasogástrica ou nasoentérica, gastrostomia ou jejunostomia)[15] (ver Capítulo 30 – Nutrição enteral).

Constipação intestinal crônica também é outro sintoma presente,[21] e origina-se da combinação de vários fatores, como limitações na locomoção, desvios de postura, falta de regularidade de horário para o esvaziamento intestinal, negação do reflexo de evacuação, podendo, ao longo dos anos, levar a perda desse reflexo. Erros alimentares como excesso de ingestão de refeições lácteas e baixo teor de fibras dietéticas, associados a baixa ingestão de líquidos, além do uso de anticonvulsivantes, também contribuem para permanência desse sintoma.[22,23] Esses fatores também geram incapacidade de atingir as necessidades energéticas, contribuindo para baixo peso.

Dessa forma, crianças com PC tendem a ser desnutridas, com déficit de crescimento e com distúrbios da composição corporal. Estima-se que um terço dessa população seja desnutrido,[24,25] apresentando maior risco aquelas com PC do tipo tetraparética, com maior comprometimento cognitivo e disfunção oral motora acentuada.[17,24]

Outros prejuízos nutricionais também podem ser observados, tais como deficiência de micronutrientes, como cálcio,[26] ferro, selênio, zinco e vitaminas C, D e E,[27,28] sendo frequentes raquitismo,[26] osteopenia e perda de massa muscular, que está relacionada, sobretudo, com a inatividade física decorrente da doença.[27,28]

Adicionalmente, a deficiência de micronutrientes pode ser provocada e/ou acentuada pelo uso de medicações que interferem na absorção de nutrientes, sobretudo os anticonvulsivantes.[29]

AVALIAÇÃO ANTROPOMÉTRICA

Pacientes portadores de PC apresentam alterações somáticas que dificultam a aferição de medidas antropométricas,[1] e são escassos estudos que forneçam métodos fidedignos para avaliação do estado nutricional.[30] Avaliar o crescimento de crianças com PC torna-se um desafio, pela incapacidade de grande parte da população de assumir posição ortostática, devido a restrições de movimento articular, desvios da coluna vertebral, contraturas musculares e baixo nível de cooperação.[30]

Métodos de avaliação antropométrica desenvolvidos e validados a partir de parâmetros de população sadia tendem a classificar os portadores de PC em pior estado nutricional, superestimando a prevalência de desnutrição.[14] Devido a essas limitações, a Academia Americana de Pediatria[31] (2002) recomenda que, para se obter uma medida fidedigna da altura, deve-se utilizar o comprimento dos ossos longos em crianças de até 12 anos com PC.

Stevenson et al.[30] (1995) elaboraram equações de estimativa da estatura de pacientes de 2 a 12 anos, utilizando as medidas dos segmentos dos membros superiores (comprimento do braço) e inferiores (comprimento do joelho ao calcâneo, e comprimento da tíbia) descritas no Quadro 29.3.

As circunferências e dobras cutâneas também podem ser utilizadas nesses pacientes, sendo de grande valia, pois a partir delas pode-se detectar déficit nutricional mais precocemente, uma vez que revelam a perda de gordura,[27] mas devem ser utilizadas com cautela, porque também subestimam a desnutrição.[26]

A avaliação antropométrica não deve ser utilizada como dado isolado, devendo-se complementar a avaliação com outros parâmetros, como composição corporal, parâmetros bioquímicos, consumo alimentar, exame físico e avaliação subjetiva global.[32,33]

Krick et al.[34] (1996) elaboraram curvas de crescimento para indivíduos com PC quadriplégicos que posteriormente foram atualizadas por Day et al.[35] (2007), utilizando a classificação por capacidade funcional de PC descrita por Palisano[13] (2007) para a faixa etária de 2 a 20

Quadro 29.3 Estimativa da altura de pacientes com paralisia cerebral.

Variável	Fórmula	Descrição da técnica
Altura do joelho (AJ)	2,69 × AJ + 24,2 ± 1,1	Medida em centímetros (cm), com a utilização de um paquímetro, o indivíduo formando um ângulo de 90° com o joelho e o tornozelo. O paquímetro será posicionado no nível da base do calcanhar, e a sua outra extremidade, localizada na cabeça da fíbula
Comprimento da tíbia (CT)	3,26 × CT + 30,8 ± 1,4	Medida em centímetros (cm) com a utilização de fita métrica. Medir da borda superomedial da tíbia até a borda do maléolo medial inferior, sendo o comprimento da porção média superior abaixo do joelho até a porção média inferior no tornozelo
Comprimento do braço (CB)	4,35 × CB + 21,8 ±1,7	Medida em centímetros (cm) com a utilização de paquímetro. Medir a distância do acrômio até a cabeça do rádio, com o membro superior fletido a 90°

Fonte: Stevenson.[30]

anos. Posteriormente, esse mesmo grupo de estudo aprimorou a classificação por níveis funcionais, considerando que o nível V divide-se em dois subníveis (alimentação por via oral e alimentação por sonda ou gastrostomia),[13] e propôs novas curvas (Anexos 29.1 a 29.36), devendo-se utilizar os parâmetros de: peso/idade, altura/idade e IMC/idade, com classificação de acordo com a distribuição percentilar[14] descrita no Quadro 29.4.

Quadro 29.4 Classificação do estado nutricional de portadores de PC de acordo com a distribuição percentilar de peso/idade, altura/idade e IMC/idade.

Percentil	Classificação
< P10	Desnutrido
P10 a P90	Eutrófico
> P90	Sobrepeso

Fonte: Brooks.[14]

NECESSIDADES NUTRICIONAIS

As necessidades energéticas de crianças e adolescentes com PC são diferentes em comparação àquelas das crianças saudáveis, devido especialmente à composição corporal e ao nível de atividade física peculiar. Segundo a Sociedade Norte-Americana de Gastroenterologia Pediátrica, Hepatologia e Nutrição (NASPGHAN), o cálculo das necessidades energéticas para crianças com comprometimento neurológico pode ser estimado pela DRI para gasto energético basal para crianças saudáveis, multiplicando-se ao final pelo fator lesão de 1,1 (ver Capítulo 7 – Criança e adolescente), calorimetria indireta ou através da altura,[36,37] tal como descreve o Quadro 29.5.

Crianças que se alimentam por sonda também podem apresentar deficiências de micronutrientes. Isso ocorre porque a maioria das crianças com PC geralmente necessita de quantidades de energia menores que as recomendadas para crianças saudáveis, mas não para mi-

Quadro 29.5 Cálculo de necessidades energéticas para portadores de PC, a partir da altura.

Método a partir da altura	Fórmula
Não apresenta disfunção motora Deambula	Altura (cm) × 15 kcal
Apresenta disfunção motora Deambula	Altura (cm) × 14 kcal
Não deambula	Altura (cm) × 11 kcal

Fonte: Culley.[37]

cronutrientes.[36] Portanto, o acompanhamento do crescimento e do ganho de peso é de suma importância para melhor adequação da ingestão alimentar.

OBJETIVOS DA TERAPIA NUTRICIONAL

- Tratar ou prevenir desnutrição.
- Fornecer aporte nutricional adequado, favorecendo o alcance do potencial de desenvolvimento.
- Melhorar funções orgânicas relacionadas ao trato gastrintestinal, reduzindo alterações como disfagia, constipação e outras.

CARACTERÍSTICAS DA DIETA

- Normocalórica ou adequada ao estado nutricional.
- Normoproteica para a idade.
- Normolipídica para a idade.
- Adequada em consistência ao grau de comprometimento neuropsicomotor, podendo ser branda ou pastosa com suas variações (forma de purê, de pudim ou de néctar, mediante avaliação da tolerância).
- Rica em fibras e fracionada.
- Adequada em micronutrientes conforme a DRI, com atenção ao cálcio, ferro, selênio, zinco e as vitaminas C, D e E.

TRATAMENTO DIETÉTICO

O acompanhamento do crescimento e do ganho ponderal é essencial para se verificar adequação da ingestão alimentar. Para crianças que se alimentem por via oral, devem-se ajustar a consistência, a textura e os tipos de alimentos conforme a aceitação, além de oferecer alimentos com maior densidade calórica e proteica pelo fato de geralmente não tolerarem grandes volumes.[36]

O uso de terapia enteral por meio de sonda (nasogástrica ou nasoentérica) ou ostomias (gastrostomia ou jejunostomia) deve ser reservado para os casos de impossibilidade de alimentação por via oral ou quando houver necessidade de complementar a alimentação oral.[37]

A capacidade de deglutição deve ser investigada. A avaliação do profissional fonoaudiólogo é de grande importância, mas informações obtidas com a genitora ou o cuidador da criança, sobre o processo de mastigação e deglutição, podem auxiliar na adequação do plano alimentar.

RECOMENDAÇÕES GERAIS

- O total de refeições deve ser fracionado em 5 a 6 vezes por dia e, quando necessário, em intervalos menores.
- A dieta deve ser rica em fibras, devido à frequência elevada de constipação intestinal.
- Para pacientes desnutridos que recebam alimentação por via oral e que não apresentem disfunções de deglutição podem ser oferecidos alimentos recomendados para uma dieta hipercalórica e hiperproteica, conforme descritos no Quadro 15.5, no Capítulo 15 – Desnutrição.
- O uso de suplementação calórico-proteica deve ser avaliado individualmente.
- Para pacientes em terapia de nutrição enteral deve-se atentar para a tolerância, e a escolha da dieta deve ser feita de acordo com a necessidade nutricional de cada paciente, sendo às vezes necessária a utilização de módulos alimentares para um melhor seguimento dietético.
- Se o paciente tiver disfagia com líquidos finos, as necessidades de líquidos precisam ser atingidas com alimentos sólidos com atividade de água e líquidos espessados para evitar broncoaspiração.

O Quadro 29.6 mostra alguns alimentos que podem ser oferecidos a indivíduos com PC, porém a indicação deve ser bem avaliada pelo profissional que acompanha a criança. A necessidade de espessar, engrossar ou triturar dependerá do comprometimento neuropsicomotor e da capacidade motora oral do paciente.

Quadro 29.6 Alimentos recomendados e alimentos evitados para pacientes portadores de paralisia cerebral em uso de dieta oral.

Grupo alimentar	Alimentos recomendados	Alimentos evitados
Pães, cereais, arroz e massas	Mingau em consistência adequada. Sopa de arroz e macarrão (liquidificada e/ou espessada). Polenta. Bolo macio. Macarrão bem cozido	O que o paciente não conseguir ou tenha dificuldade de ingerir ou deglutir
Hortaliças	Purê de hortaliças. Purê de legumes. Sopas e caldos, espessados ou não. Hortaliças cozidas macias e em pedaços pequenos	O que o paciente não conseguir ou tenha dificuldade de ingerir ou deglutir
Frutas	Purê de frutas. Vitaminas. Sucos (observar a necessidade de espessar). Frutas cozidas e amassadas ou em pedaços pequenos	Frutas com casca, de consistência endurecida, em pedaços grandes ou de difícil mastigação ou deglutição
Leite, iogurte e queijo	Pudim, manjar, flã. Iogurte espesso sem pedaços de frutas. *Milkshake* espesso. Queijos macios ou derretidos	Leite e iogurte líquido ou com pedaços
Carnes, aves, peixes e ovos	Carnes, frango, peixe, fígado moídos, liquidificados ou desfiados. Ovos cozidos. Caldo de carne	Carnes em pedaços grandes. Carnes duras
Gorduras, óleos e açúcares	Margarina, manteiga e creme de leite, misturados aos alimentos	O que o paciente não conseguir ou tenha dificuldade de ingerir ou deglutir

Fonte: adaptado de Leite;[39] Marrara et al.[40]

REFERÊNCIAS

1. Rotta NT. Paralisia cerebral – novas perspectivas terapêuticas. J Pediatr. 2002; 78:48-54.
2. Piovesana AMSG, Val Filho JAC, Lima CLA, Fonseca MS, Mürer AP. Encefalopatia crônica – Paralisia cerebral. In: Fonseca LF, Pianetti G, Xavier CC. Compêndio de neurologia infantil. Rio de Janeiro: Medsi, 2002. Cap. 67, p. 826-37.
3. Howle JMW. Cerebral palsy. In: Campbell SM (Ed.). Decision making in pediatric neurologic physical therapy. New York: Churchill Livingstone, 1999:23-83.
4. Souza ACL. Terapia ocupacional em paralisia cerebral espástica. In: Sousa AMC, Ferraretto I. Paralisia cerebral: aspectos práticos. São Paulo: Mennon, 1998:231-42.
5. Ferraretto I. Ações integradas na reabilitação de crianças portadoras de paralisia. In: Kudo AM. Fisioterapia, fonoaudiologia e terapia ocupacional. São Paulo: Savier, 1997:282-90.
6. Dzienkowski RC, Smith KK, Dillow KA, Yucha CB. Cerebral palsy: a comprehensive review. Nurse Practitioner. 1996; 21:45-61.
7. Diament A. Encefalopatia crônica na infância (paralisia cerebral). In: Diament A, Cypel A (Eds.). Neurologia infantil. São Paulo: Atheneu, 1996:781-9.
8. Johnston MV, Hoon AH. Cerebral palsy. Neuro Molec Med. 2006; 8:435-50.
9. Rotta NT, Silva AR, Ohlweiler L, Riesgo RS. Prevalência de hipertensão intracraniana e seguimento ambulatorial de pacientes com meningite aguda internados em UTI pediátrica. Rev AMRIGS. 2004; 48(2):82-5.
10. Satow SH. Paralisado cerebral: Construção da identidade na exclusão. São Paulo: Cabral Editora Universitária, 2000:20-2.
11. Giménez-Prat MJ, López-Jiménez J, Boj-Quesada JR. An epidemiological study of caries in a group of children with cerebral palsy. Med Oral. 2003; 8(1):45-50.
12. Hoffmann RA, Tafner MA, Fischer J. Paralisia cerebral e aprendizagem: um estudo de caso inserido no ensino regular. Rev Leonardo Pós – Órgão de Divulgação Científica e Cultural do ICPG 2003;1(2): 75-82.
13. Palisano R, Rosenbaum P, Bartlett D, Livingston M. Content validity of the expanded and revised Gross Motor Function Classification System. Dev Med Child Neurol 2007; 50(10):744-50.
14. Brooks J, Day S, Shavelle R, Strauss D. Low weight, morbidity, and mortality in children with cerebral palsy: new clinical growth charts. Pediatrics. 2011; 128:298-208.
15. Borges PP, Mello ED. Alimentação em crianças com paralisia cerebral. Rev Nutr em Pauta. 2004; 4(66):50-4.
16. Gangil A, Patwari AK, Aneja S, Ahuja B, Anand VK. Feeding problems in children with cerebral palsy. Indian Pediatr. 2001; 38(8):839-46.
17. Henderson RC, Grossberg RI, Matuszewski J et al. Growth and nutritional status in residential center versus home-living children and adolescents

with quadriplegic cerebral palsy. J Pediatr. 2007; 151:161-6.
18. Manrique D, Melo ECM, Buhler RB. Alterações nasofibrolaringoscópicas da deglutição na encefalopatia crônica não progressiva. J Pediatr 2002; 78:67-70.
19. Furkim AM, Belhau MS, Weckx LLM. Avaliação clínica e videofluoroscópica da deglutição em crianças com paralisia cerebral tetraparética espástica. Arq Neuropsiquiatr. 2003; 61(3-A):611-6.
20. Padovani AR, Moraes DP, Mngili LD, Andrade CRF. Protocolo fonoaudiológico de avaliação do risco para disfagia (PARD). Rev Soc Bras Fonoaudiol. 2007; 12(3):199-205.
21. Campanozzi A, Capano G, Miele E, Romano A, Scuccimarra G, Del GE. Impact of malnutrition on gastrointestinal disorders and gross motor abilities in children with cerebral palsy. Brain Dev. 2007; 29(1):25-9.
22. Ambrogini JO. Obstinação intestinal crônica. RBM Rev Bras Med. 2003; 60:133-8.
23. Tse PW, Leung SS, Chan T, Sien A, Chan AK. Dietary fibre intake and constipation in children with severe developmental disabilities. J Paediatr Child Health. 2000; 36(3):236-9.
24. Caram ALA, Morcillo AM, Pinto EALC. Estado nutricional de crianças com paralisia cerebral. Rev Nutr. Campinas, 2010; 23(2):211-9.
25. Kuperminc MN, Gurka MS, Bennis JA, Busby MG, Grossberg RI, Henderson RC et al. Anthropometric measures: poor predictors of body fat in children whit moderate to severe cerebral palsy. Dev Med Child Neurol. 2010; 52(9):824-30.
26. Motta AM. Concordância entre os métodos de avaliação nutricional em crianças e adolescentes com paralisia cerebral [dissertação]. Porto Alegre: Universidade Federal do Rio Grande do Sul; 2010. p. 73-7.
27. Caram ALA. Avaliação nutricional antropométrica de crianças com paralisia cerebral [dissertação]. Campinas: Faculdade de Ciências Médicas da Universidade Estadual de Campinas; 2006.
28. Thomas GA, Akobeng AK. Technical aspects of feeding the disabled child. Curr Opin Clin Nutr Metab Care 2000; 3:221-5.
29. Jerovec-Vrhovsek M, Koc Ijancic A, Prezel JJ. Effect of vitamin D and calcium on bone mineral density in children with CP and epilepsy in full-time care. Dev Med Child Neurol. 2000; 42(6):403-5.
30. Stevenson RD. Use of segmental measures to estimate stature in children with cerebral palsy. Arch Pediatr Adolesc Med. 1995; 149 (6):658-62.
31. Academia Americana de Pediatria. Comitê de Nutrição. Manual de Instrução Pediátrica, 2002.
32. Hoffman D, Heymsfield SB, Waitzberg DL. Composição corpórea. In: Waitzberg D. Nutrição oral enteral e parenteral na prática clínica. São Paulo: Atheneu, 2001:225-38.
33. Waitzberg DL, Ferrini MT. Exame físico e antropométrico. In: Waitzberg DL. Nutrição oral enteral e parenteral na prática clínica. São Paulo: Atheneu, 2000:259-77.
34. Krick J, Miller MP, Zeger S, Weight E. Pattern of growth in children with cerebral palsy. J Am Diet Assoc. 1996; 96(7):680-5.
35. Day SM, Briggs G, Mckay CP, Pollard WH, Greer CW, Whyte LG. Characterization of the microbial diversity in a permafrost sample from the Canadian high Arctic using culture-dependent and culture-independent methods. Fems Microbiol Ecol. 2007; 59:513-23.
36. Marchand V, Motil KJ; NASPGHAN. Committee on nutrition. Nutrition support for neurologically impaired children: A clinical report of the North American Society for Pediatric Gastroenterology, Hepatoly and Nutrition. J Pediatr Gastroenterol Nutr. 2006; 43:123-35.
37. Culley WJ, Middleton TO. Caloric requirements of mentally retarded children with and without motor dysfunction. J Pediatr. 1969; 75(3):380-4.
38. Brasil. Ministério da Saúde – Agência Nacional de Vigilância Sanitária. Resolução 63/2000. Regulamento técnico pra a terapia de nutrição enteral. Brasília: Diário Oficial da União, 2000.
39. Leite HP. Terapia nutricional nas neuropatias crônicas. In: Lopez FA, Sigulem DM, Taddei JAAC. Fundamentos da terapia nutricional em pediatria. São Paulo: Sarvier, 2002:210-3.
40. Marrara JL et al. Deglutição em crianças com alterações neurológicas: avaliação clínica e videofluoroscópica. Pró-Fono Rev Atual Científica. 2008; 20(4):231-6.

ANEXOS

Curvas para avaliação do estado nutricional de crianças portadoras de paralisia cerebral com idade entre 2 e 20 anos de acordo com níveis do GMFCS.

Anexo 29.1

Curvas de percentis de peso para idade, para meninos de 2 a 20 anos classificados em nível I do GMFCS.

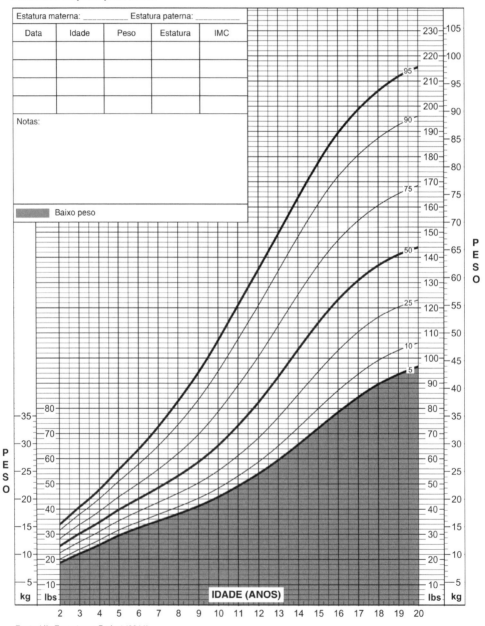

Fonte: Life Expectancy Project (2011).
Com base em dados do California Department of Developmental Services and California Bureau of Vital Statistics.
http://www.LifeExpectancy.org/Articles/NewGrowthCharts.shtml

Anexo 29.2

Curvas de percentis de peso para idade, para meninas de 2 a 20 anos classificadas em nível I do GMFCS.

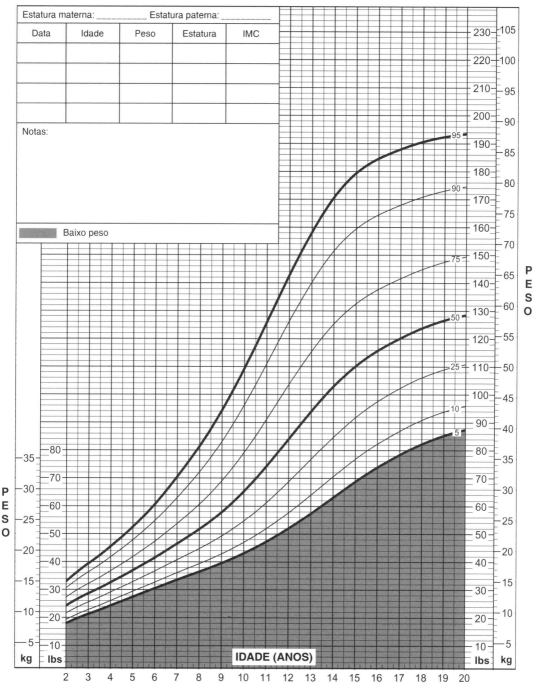

Fonte: Life Expectancy Project (2011).
Com base em dados do California Department of Developmental Services and California Bureau of Vital Statistics.
http://www.LifeExpectancy.org/Articles/NewGrowthCharts.shtml

Anexo 29.3

Curvas de percentis de estatura para idade, para meninos de 2 a 20 anos classificados em nível I do GMFCS.

Percentis de estatura para idade

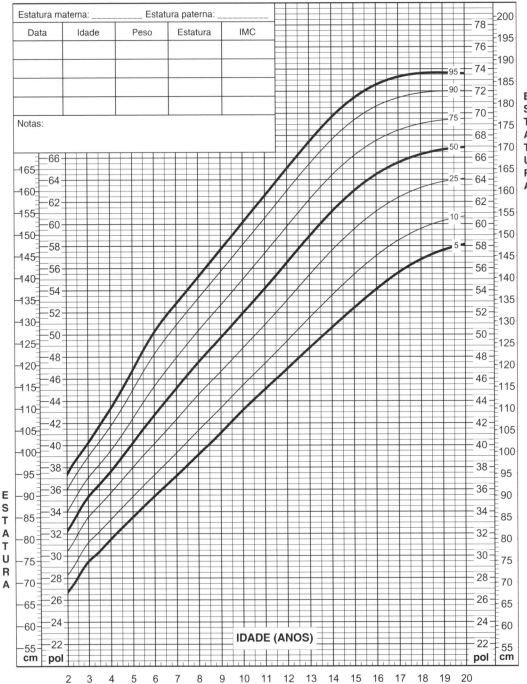

Fonte: Life Expectancy Project (2011).
Com base em dados do California Department of Developmental Services.
http://www.LifeExpectancy.org/Articles/NewGrowthCharts.shtml

Anexo 29.4
Curvas de percentis de estatura para idade, para meninas de 2 a 20 anos classificadas em nível I do GMFCS.

Percentis de estatura para idade

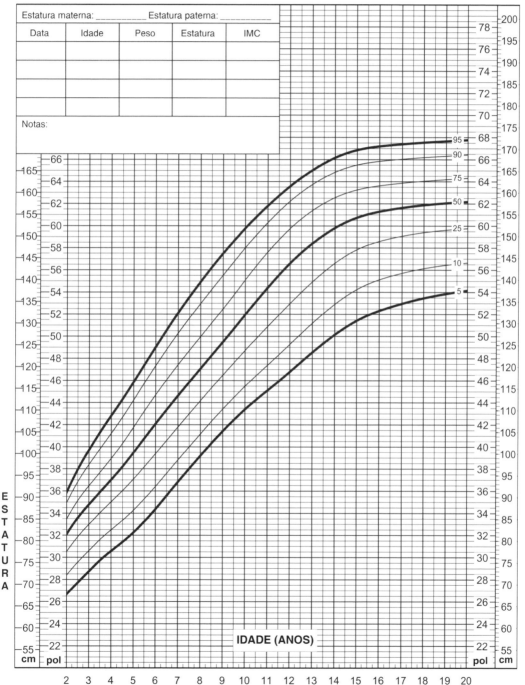

Fonte: Life Expectancy Project (2011).
Com base em dados do California Department of Developmental Services.
http://www.LifeExpectancy.org/Articles/NewGrowthCharts.shtml

Anexo 29.5
Curvas de percentis de IMC para idade, para meninos de 2 a 20 anos classificados em nível I do GMFCS.

Percentis de estatura para idade

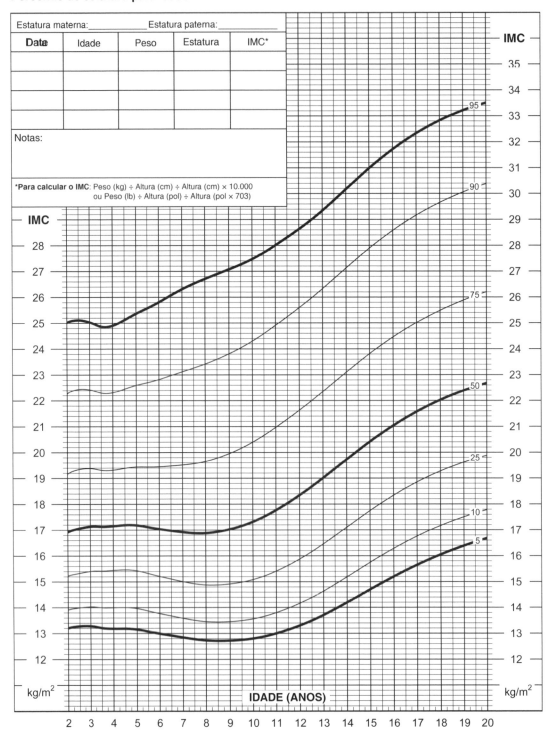

Anexo 29.6
Curvas de percentis de IMC para idade, para meninas de 2 a 20 anos classificadas em nível I do GMFCS.

Percentis de IMC para idade

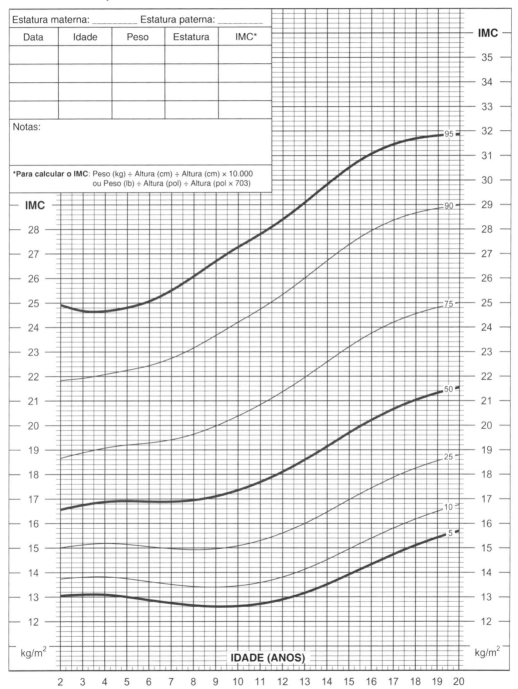

Fonte: Life Expectancy Project (2011).
Com base em dados do California Department of Developmental Services.
http://www.LifeExpectancy.org/Articles/NewGrowthCharts.shtml

Anexo 29.7

Curvas de percentis de peso para idade, para meninos de 2 a 20 anos classificados em nível II do GMFCS.

Percentis de peso para idade

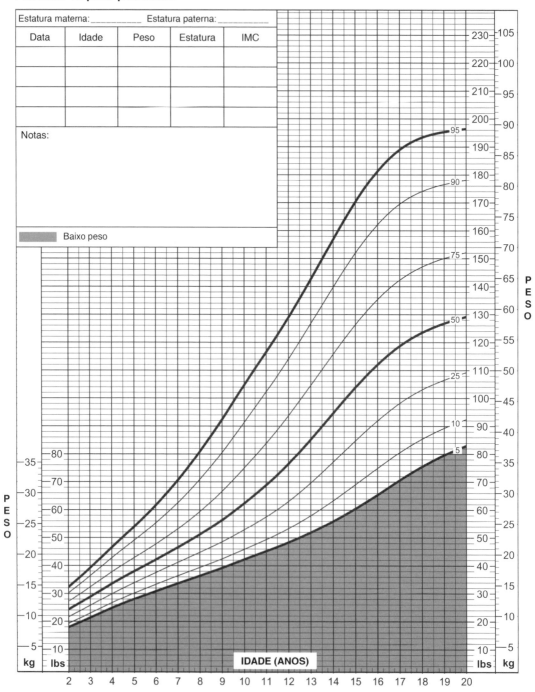

Fonte: Life Expectancy Project (2011).
Com base em dados do California Department of Developmental Services and California Bureau of Vital Statistics.
http://www.LifeExpectancy.org/Articles/NewGrowthCharts.shtml

Anexo 29.8

Curvas de percentis de peso para idade, para meninas de 2 a 20 anos classificadas em nível II do GMFCS.

Percentis de peso para idade

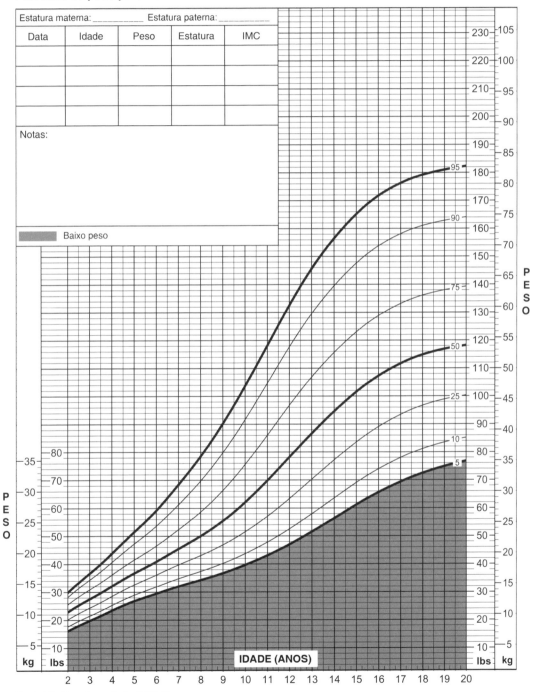

Fonte: Life Expectancy Project (2011).
Com base em dados do California Department of Developmental Services and California Bureau of Vital Statistics.
http://www.LifeExpectancy.org/Articles/NewGrowthCharts.shtml

Anexo 29.9

Curvas de percentis de estatura para idade, para meninos de 2 a 20 anos classificados em nível II do GMFCS.

Percentis de estatura para idade

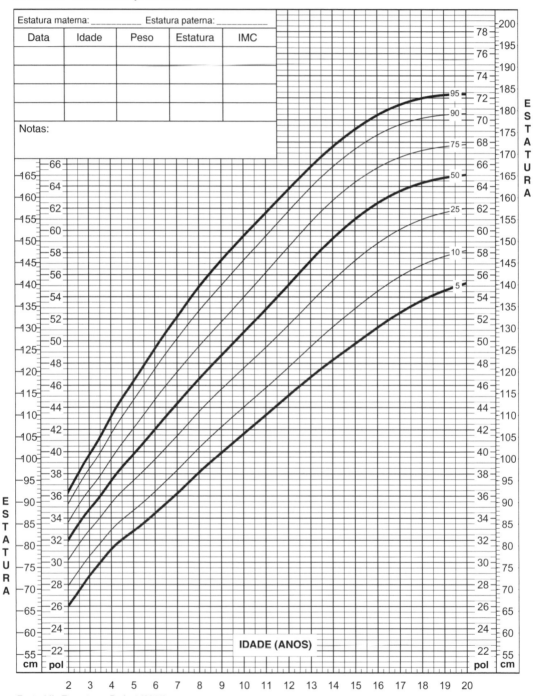

Fonte: Life Expectancy Project (2011).
Com base em dados do California Department of Developmental Services.
http://www.LifeExpectancy.org/Articles/NewGrowthCharts.shtml

Anexo 29.10

Curvas de percentis de estatura para idade, para meninas de 2 a 20 anos classificadas em nível II do GMFCS.

Percentis de estatura para idade

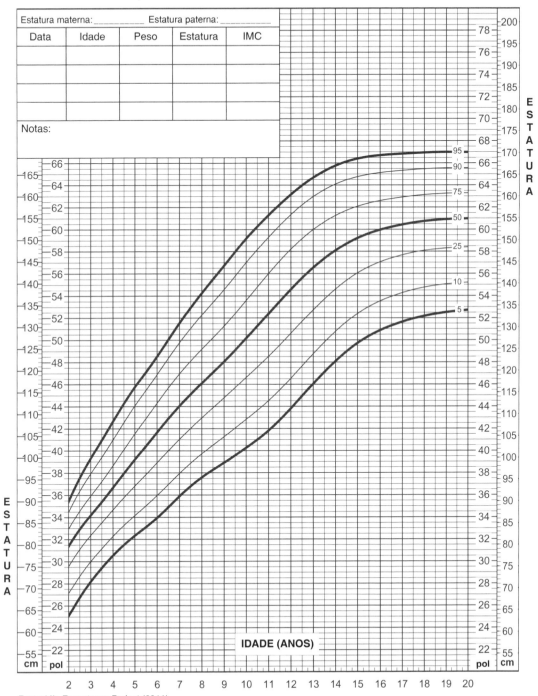

Fonte: Life Expectancy Project (2011).
Com base em base do California Department of Developmental Services.
http://www.LifeExpectancy.org/Articles/NewGrowthCharts.shtml

Anexo 29.11
Curvas de percentis de IMC para idade, para meninos de 2 a 20 anos classificados em nível II do GMFCS.

Percentis de IMC para idade

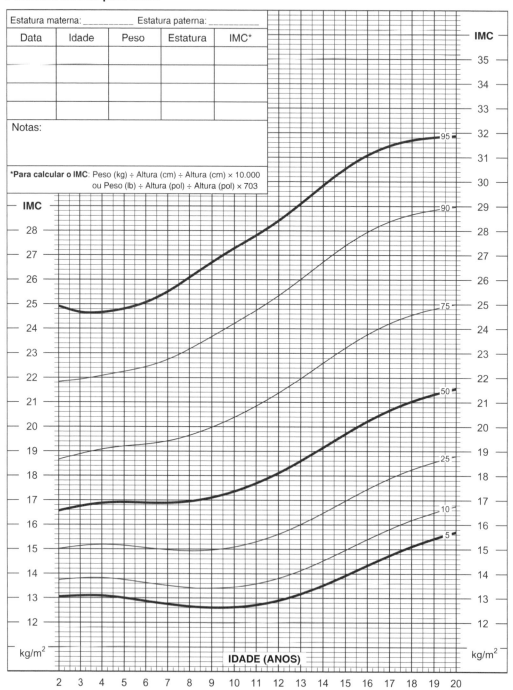

Fonte: Life Expectancy Project (2011).
Com base em dados do California Department of Developmental Services
http://www.LifeExpectancy.org/Articles/NewGrowthCharts.shtml

Anexo 29.12

Curvas de percentis de IMC para idade, para meninas de 2 a 20 anos classificadas em nível II do GMFCS.

Percentis de IMC para idade

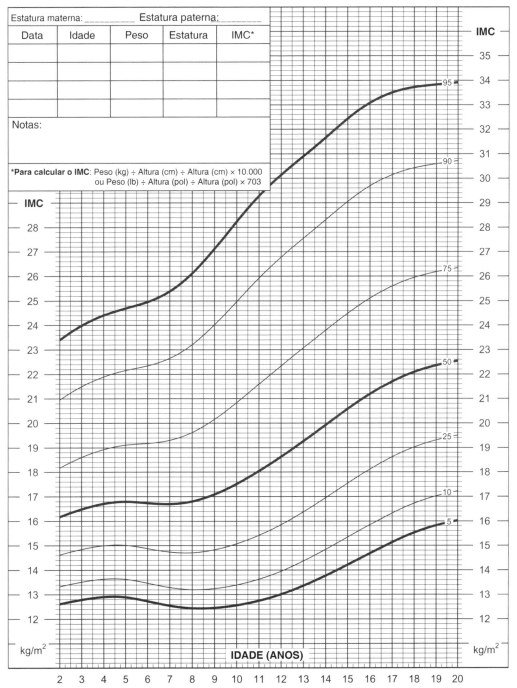

Fonte: Life Expectancy Project (2011).
Com base em dados do California Department of Developmental Services.
http://www.LifeExpectancy.org/Articles/NewGrowthCharts.shtml

Anexo 29.13

Curvas de percentis de estatura para idade, para meninos de 2 a 20 anos classificados em nível III do GMFCS.

Percentis de estatura para idade

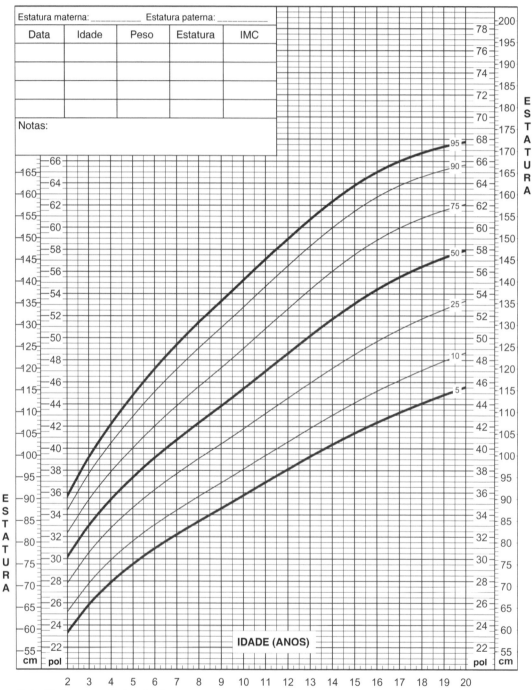

Fonte: Life Expectancy Project (2011).
Com base em dados do California Department of Developmental Services
http://www.LifeExpectancy.org/Articles/NewGrowthCharts.shtml

Anexo 29.14
Curvas de percentis de peso para idade, para meninas de 2 a 20 anos classificadas em nível III do GMFCS.

Percentis de peso para idade

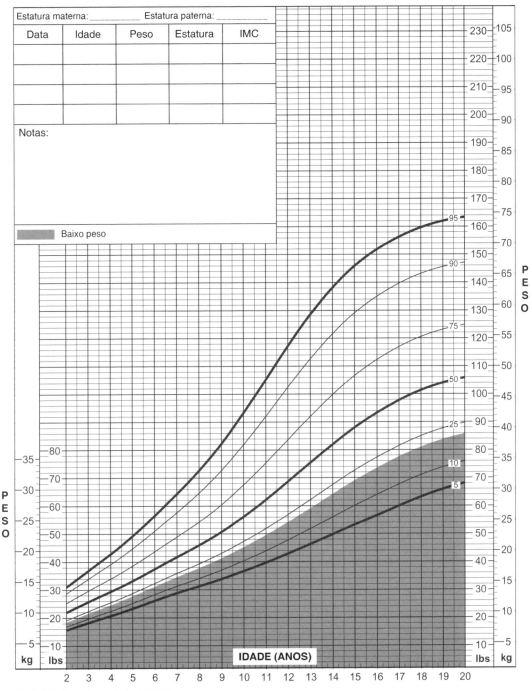

Fonte: Life Expectancy Project (2011).
Com base em dados do California Department of Developmental Services and California Bureau of Vital Statistics.
http://www.LifeExpectancy.org/Articles/NewGrowthCharts.shtml

Anexo 29.15

Curvas de percentis de estatura para idade, para meninos de 2 a 20 anos classificados em nível III do GMFCS.

Percentis de estatura para idade

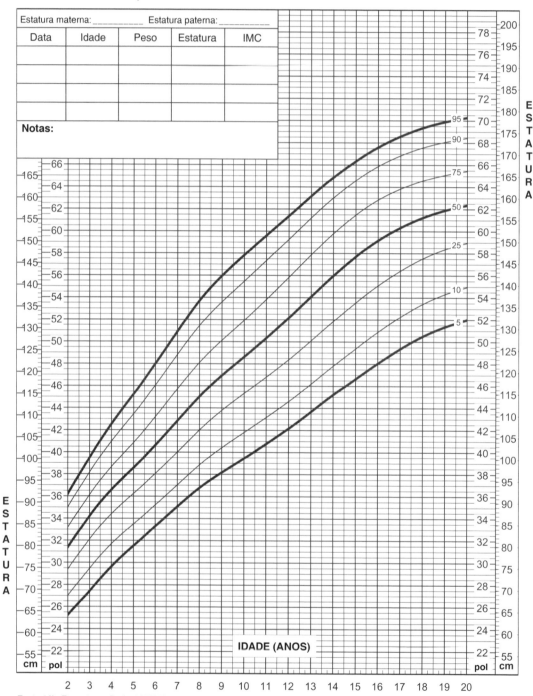

Fonte: Life Expectancy Project (2011).
Com base em dados do California Department of Developmental Services.
http://www.LifeExpectancy.org/Articles/NewGrowthCharts.shtml

Anexo 29.16
Curvas de percentis de estatura para idade, para meninas de 2 a 20 anos classificadas em nível III do GMFCS.

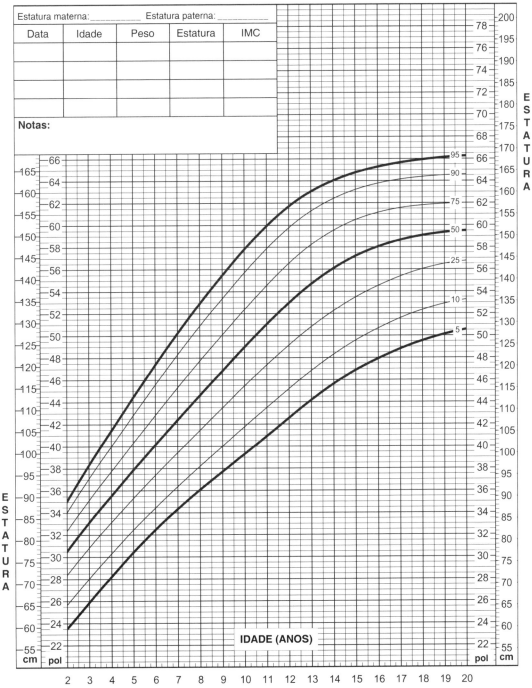

Fonte: Life Expectancy Project (2011).
Com base em dados do California Department of Developmental Services.
http://www.LifeExpectancy.org/Articles/NewGrowthCharts.shtml

Anexo 29.17

Curvas de percentis de IMC para idade, para meninos de 2 a 20 anos classificados em nível III do GMFCS.

Percentis de IMC para idade

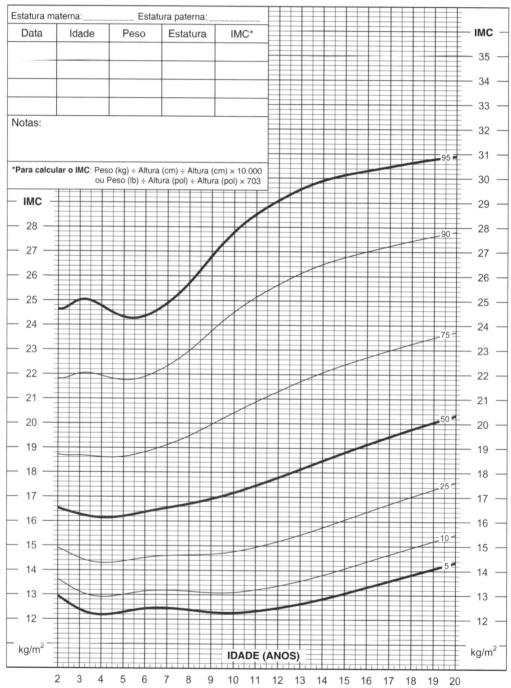

Fonte: Life Expectancy Project (2011).
Com base em dados do California Department of Developmental Services.
http://www.LifeExpectancy.org/Articles/NewGrowthCharts.shtml

Anexo 29.18

Curvas de percentis de IMC para idade, para meninas de 2 a 20 anos classificadas em nível III do GMFCS.

Percentis de IMC para idade

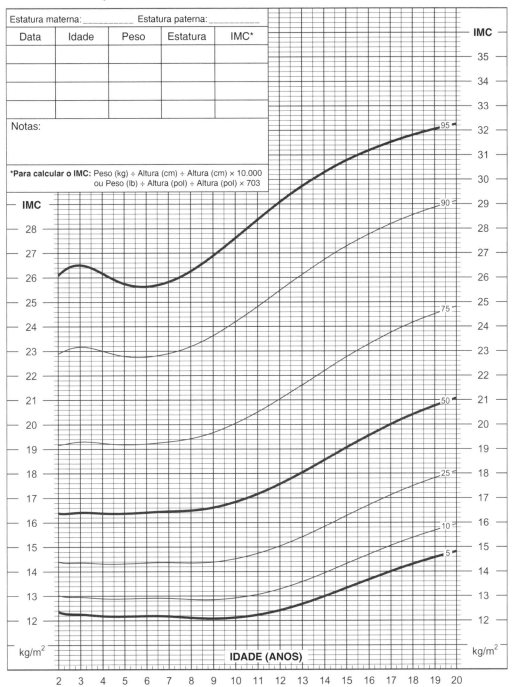

Fonte: Life Expectancy Project (2011).
Com base em dados do California Department of Developmental Services.
http://www.LifeExpectancy.org/Articles/NewGrowthCharts.shtml

Anexo 29.19

Curvas de percentis de peso para idade, para meninos de 2 a 20 anos classificados em nível IV do GMFCS.

Percentis de peso para idade

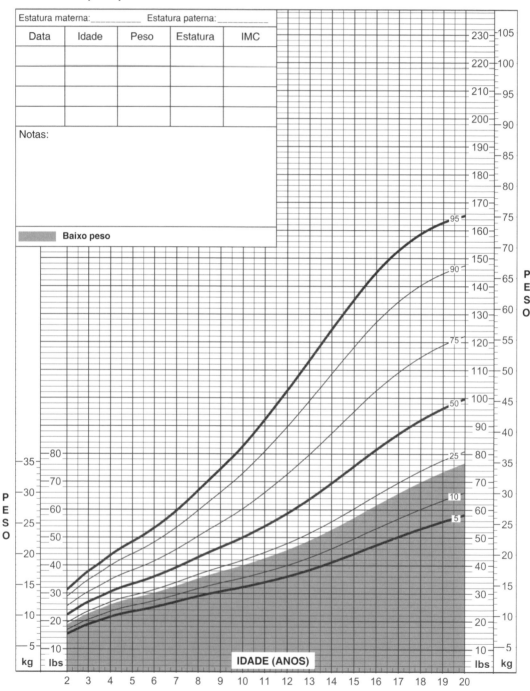

Fonte: Life Expectancy Project (2011).
Com base em dados do California Department of Developmental Services and California Bureau of Vital Statistics.
http://www.LifeExpectancy.org/Articles/NewGrowthCharts.shtml

Anexo 29.20
Curvas de percentis de peso para idade, para meninas de 2 a 20 anos classificadas em nível IV do GMFCS.

Percentis de peso para idade

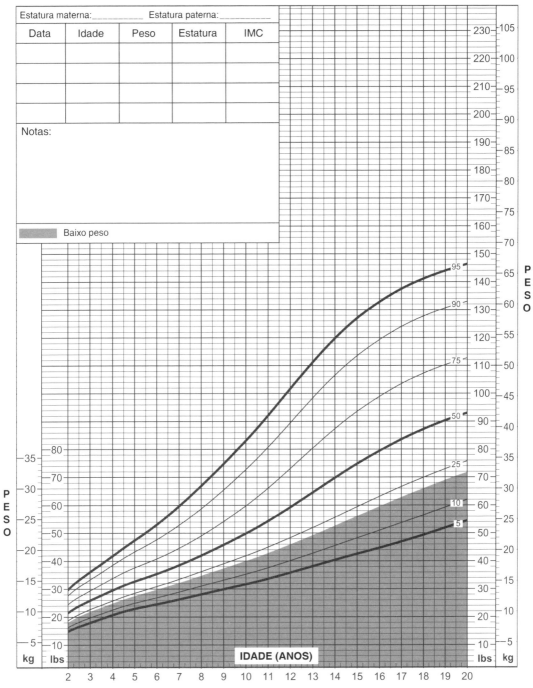

Fonte: Life Expectancy Project (2011).
Com base em dados do California Department of Developmental Services and California Bureau of Vital Statistics.
http://www.LifeExpectancy.org/Articles/NewGrowthCharts.shtml

Anexo 29.21

Curvas de percentis de estatura para idade, para meninos de 2 a 20 anos classificados em nível IV do GMFCS.

Percentis de estatura para idade

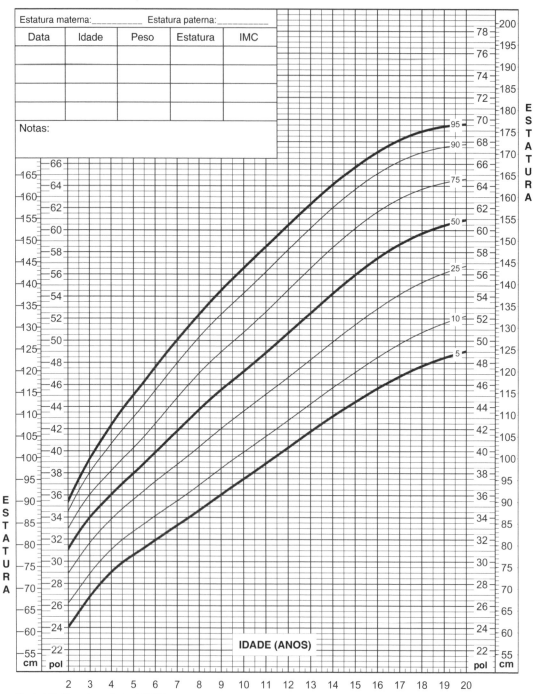

Fonte: Life Expectancy Project (2011).
Com base em dados do California Department of Developmental Services.
http://www.LifeExpectancy.org/Articles/NewGrowthCharts.shtml

Anexo 29.22
Curvas de percentis de estatura para idade, para meninas de 2 a 20 anos classificadas em nível IV do GMFCS.

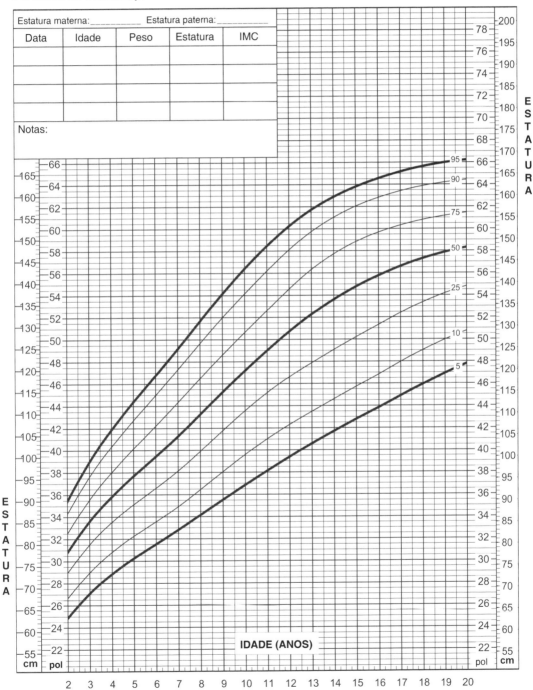

Fonte: Life Expectancy Project (2011).
Com base em dados do California Department of Developmental Services.
http://www.LifeExpectancy.org/Articles/NewGrowthCharts.shtml

Anexo 29.23
Curvas de percentis de IMC para idade, para meninos de 2 a 20 anos classificados em nível IV do GMFCS.

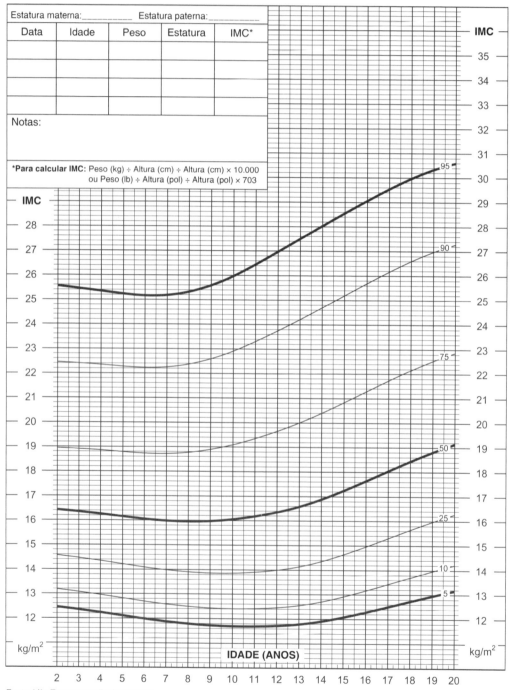

Fonte: Life Expectancy Project (2011).
Com base em dados do California Department of Developmental Services.
http://www.LifeExpectancy.org/Articles/NewGrowthCharts.shtml

Anexo 29.24
Curvas de percentis de IMC para idade, para meninas de 2 a 20 anos classificadas em nível IV do GMFCS.

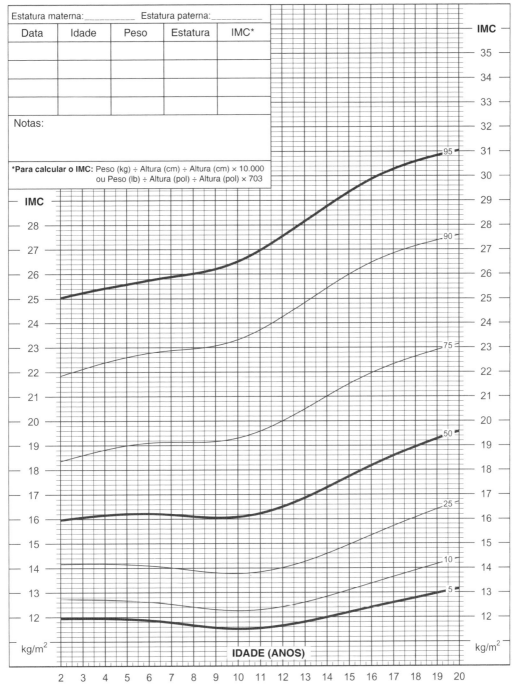

Fonte: Life Expectancy Project (2011).
Com base em dados do California Department of Developmental Services.
http://www.LifeExpectancy.org/Articles/NewGrowthCharts.shtml

Anexo 29.25
Curvas de percentis de peso para idade, para meninos de 2 a 20 anos classificados em nível V do GMFCS.

Percentis de peso para idade

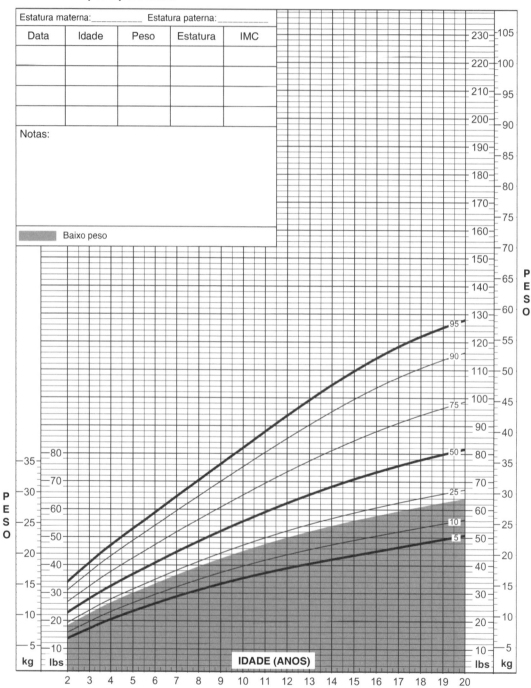

Fonte: Life Expectancy Project (2011).
Com base em dados do California Department of Developmental Services and California Bureau of Vital Statistics.
http://www.LifeExpectancy.org/Articles/NewGrowthCharts.shtml

Anexo 29.26

Curvas de percentis de peso para idade, para meninas de 2 a 20 anos classificadas em nível V do GMFCS.

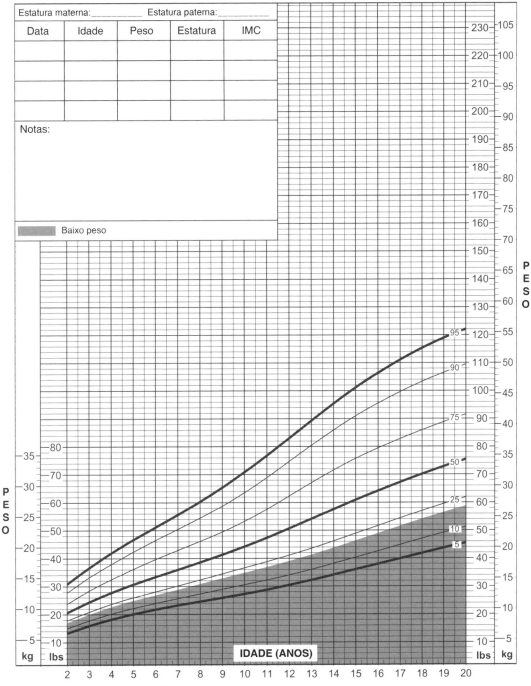

Fonte: Life Expectancy Project (2011).
Com base em dados do California Department of Developmental Services and California Bureau of Vital Statistics.
http://www.LifeExpectancy.org/Articles/NewGrowthCharts.shtml

Anexo 29.27

Curvas de percentis de estatura para idade, para meninos de 2 a 20 anos classificados em nível V do GMFCS.

Percentis de estatura para idade

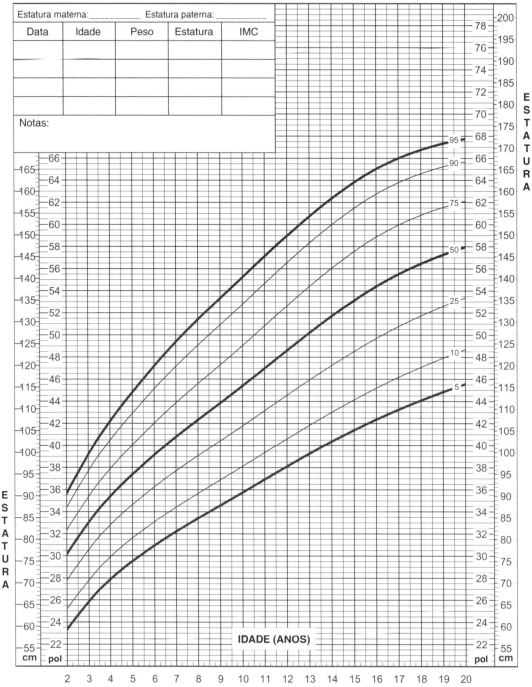

Fonte: Life Expectancy Project (2011).
Com base em dados do California Department of Developmental Services.
http://www.LifeExpectancy.org/Articles/NewGrowthCharts.shtml

Anexo 29.28

Curvas de percentis de estatura para idade, para meninas de 2 a 20 anos classificadas em nível V do GMFCS.

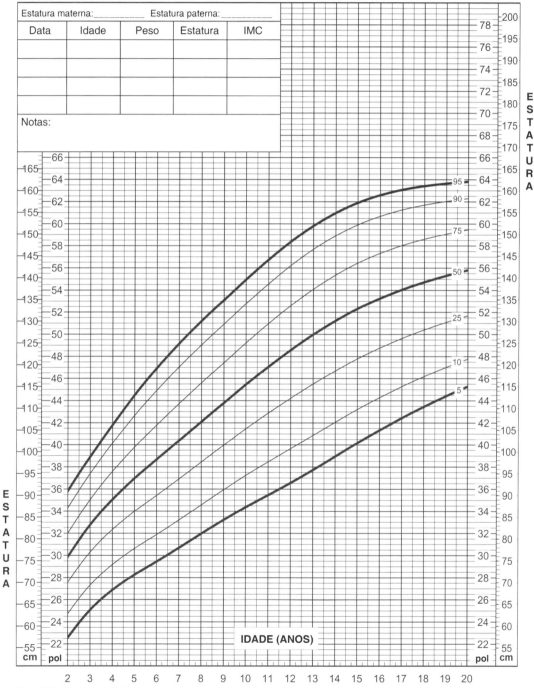

Fonte: Life Expectancy Project (2011).
Com base em dados do California Department of Developmental Services.
http://www.LifeExpectancy.org/Articles/NewGrowthCharts.shtml

Anexo 29.29

Curvas de percentis de IMC para idade, para meninos de 2 a 20 anos classificados em nível V do GMFCS.

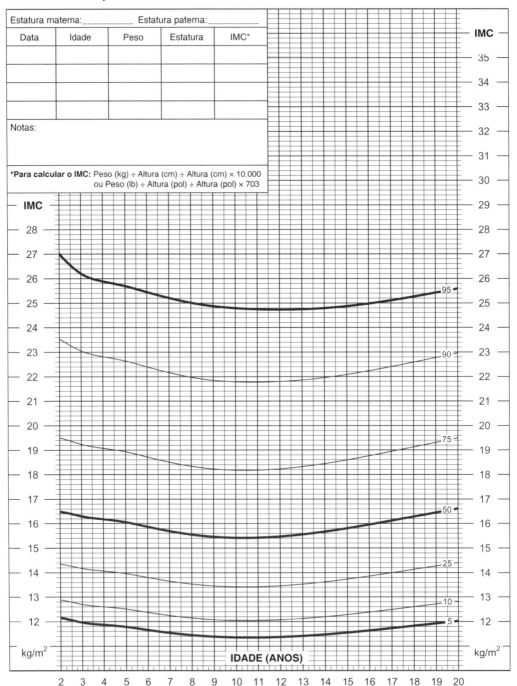

Fonte: Life Expectancy Project (2011).
Com base em dados do California Department of Developmental Services.
http://www.LifeExpectancy.org/Articles/NewGrowthCharts.shtml

Anexo 29.30
Curvas de percentis de IMC para idade, para meninas de 2 a 20 anos classificadas em nível V do GMFCS.

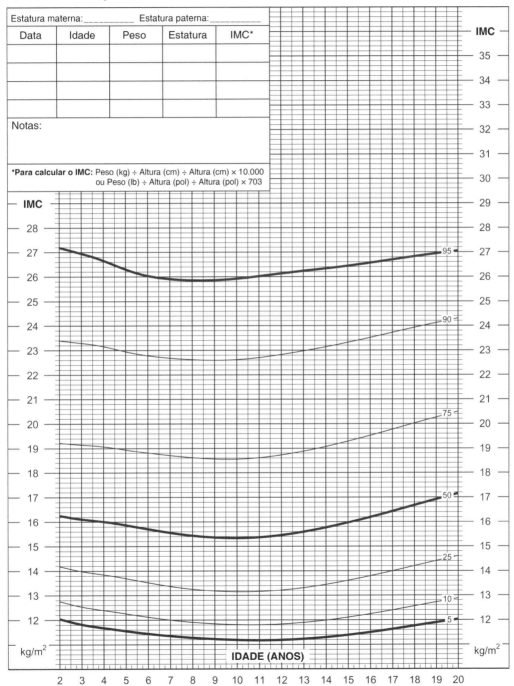

Fonte: Life Expectancy Project (2011).
Com base em dados do California Department of Developmental Services.
http://www.LifeExpectancy.org/Articles/NewGrowthCharts.shtml

Anexo 29.31

Curvas de percentis de peso para idade, para meninos de 2 a 20 anos classificados em nível VI do GMFCS.

Percentis de peso para idade

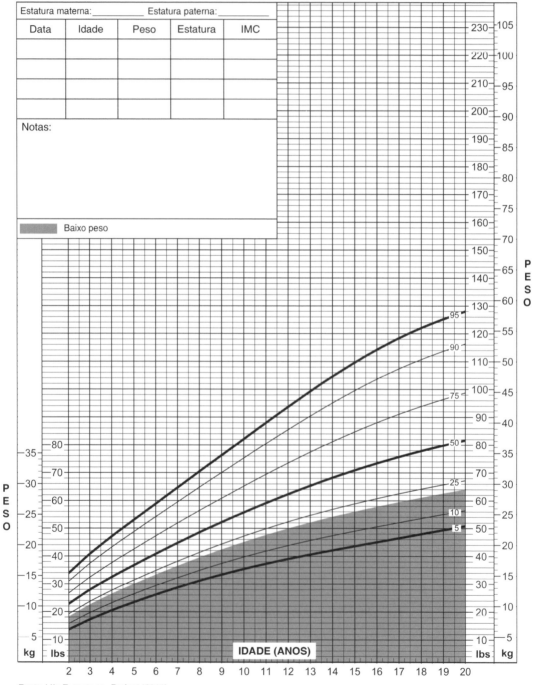

Fonte: Life Expectancy Project (2011).
Com base em dados do California Department of Developmental Services and California Bureau of Vital Statistics.
http://www.LifeExpectancy.org/Articles/NewGrowthCharts.shtml

Anexo 29.32

Curvas de percentis de peso para idade, para meninas de 2 a 20 anos classificadas em nível VI do GMFCS.

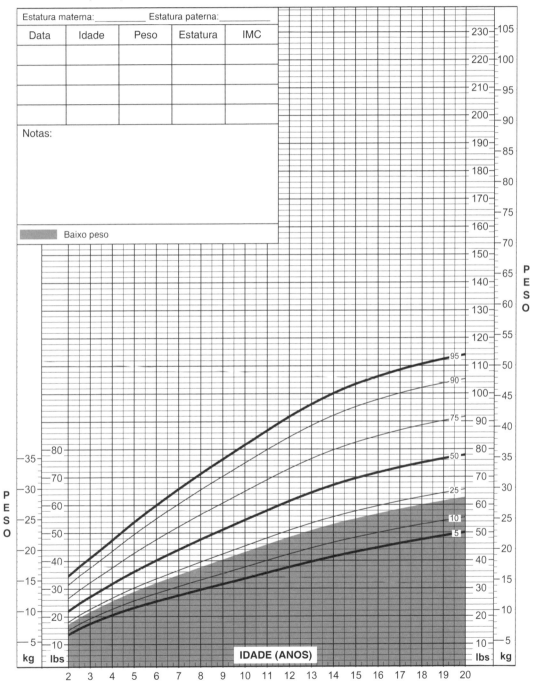

Fonte: Life Expectancy Project (2011).
Com base em dados do California Department of Developmental Services and California Bureau of Vital Statistics.
http://www.LifeExpectancy.org/Articles/NewGrowthCharts.shtml

Anexo 29.33
Curvas de percentis de estatura para idade, para meninos de 2 a 20 anos classificados em nível VI do GMFCS.

Percentis de estatura para idade

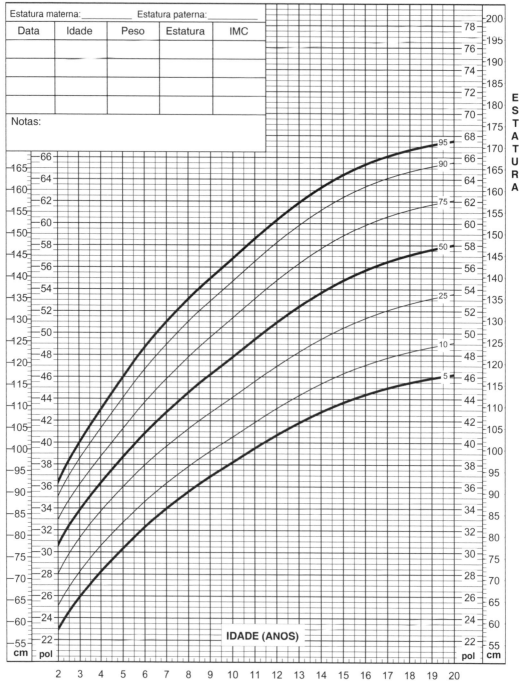

Fonte: Life Expectancy Project (2011).
Com base em dados do California Department of Developmental Services.
http://www.LifeExpectancy.org/Articles/NewGrowthCharts.shtml

Anexo 29.34

Curvas de percentis de estatura para idade, para meninas de 2 a 20 anos classificadas em nível VI do GMFCS.

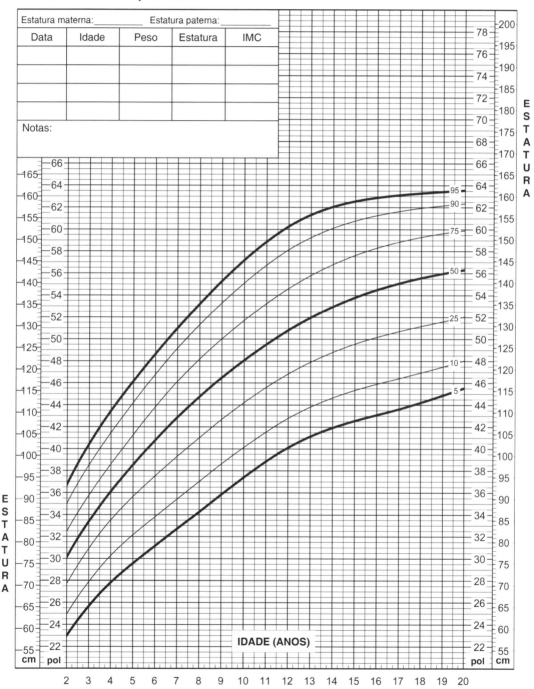

Fonte: Life Expectancy Project (2011).
Com base em dados do California Department of Developmental Services
http://www.LifeExpectancy.org/Articles/NewGrowthCharts.shtml

Anexo 29.35

Curvas de percentis de IMC para idade, para meninos de 2 a 20 anos classificados em nível V do GMFCS.

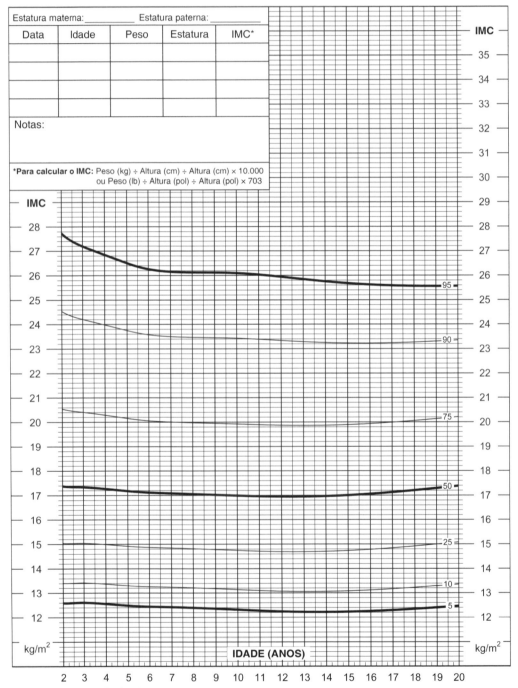

Fonte: Life Expectancy Project (2011).
Com base em dados do California Department of Developmental Services.
http://www.LifeExpectancy.org/Articles/NewGrowthCharts.shtml

Anexo 29.36
Curvas de percentis de IMC para idade, para meninas de 2 a 20 anos classificadas em nível VI do GMFCS.

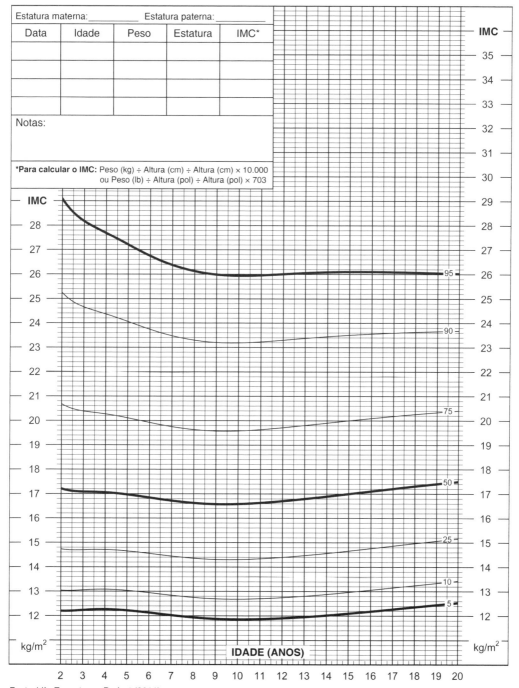

Fonte: Life Expectancy Project (2011).
Com base em dados do California Department of Developmental Services.
http://www.LifeExpectancy.org/Articles/NewGrowthCharts.shtml

CAPÍTULO 30

Nutrição Enteral

Luciana Lima de Araújo
Daniela Souza Soares
Ililian Kleisse Ferreira da Silva

A nutrição enteral (NE) pode ser definida como sendo "alimentação para fins especiais, com ingestão controlada de nutrientes, em forma isolada ou combinada, de composição química definida ou estimada, especialmente elaborada para uso por sonda ou por via oral, industrializada ou não, utilizada exclusiva ou parcialmente para substituir ou complementar a alimentação oral em pacientes desnutridos ou não, conforme suas necessidades nutricionais, em regime hospitalar, domiciliar ou ambulatorial, visando à síntese ou manutenção de tecidos ou órgãos".[1] Na prática clínica, pacientes que recebem alimentação com auxílio de sonda ou cateter são considerados em terapia de nutrição enteral (TNE).[2] A TNE pode, em casos excepcionais, substituir definitivamente a nutrição por via oral.[1]

A TNE é um procedimento útil para manutenção ou recuperação nutricional desde que adequadamente indicada, planejada, executada e monitorada, sendo necessários interação e acompanhamento contínuo de uma equipe multiprofissional de saúde[3,4] e da família.[5] Uma minuciosa avaliação do estado nutricional do paciente e a identificação dos fatores causais do problema de alimentação são fundamentais para o uso efetivo da terapia nutricional.[6] Os Quadros 30.1 e 30.2 mostram as indicações e contraindicações da TNE em pediatria.

Quadro 30.1 Condições em se pode indicar a utilização de TNE em pediatria.

Indicações	
• Tubo gastrintestinal funcionante, mas incapaz de se alimentar por via oral	• Doenças crônicas associadas a anorexia e desnutrição
• Prematuridade	• Estados hipercatabólicos
• Recém-nascidos de peso baixo (P < 2.500 g) ou muito baixo (P < 1.500 g)	• Refluxo gastroesofágico
	• Risco de broncoaspiração
	• Motilidade gástrica prejudicada
• Necessidade de alimentação noturna e/ou de gotejamento contínuo	• Doenças disabsortivas
	• Traumatismos e cirurgias da face, da orofaringe e do esôfago
• Doenças neuromusculares	
• Síndromes genéticas	

Fonte: Goulert;[6] Szlagatys-Sidorkiewicz et al.;[7] Pedron Giner et al.;[8] American Academy of Pediatrics.[9]

Quadro 30.2 Contraindicações à utilização de NE em pediatria.

Contraindicações relativas ou temporárias	Contraindicações absolutas
• Vômitos e diarreia grave • Fístula entérica de alta produção	• Obstrução intestinal • Íleo paralítico • Hemorragia gastrintestinal grave

Fonte: ESPEN;[10] Shiramizo.[11]

O estudo de Szlagatys-Sidorkiewicz et al. (2012)[7] mostrou que a maior indicação para terapia de nutrição enteral domiciliar (TNED) em crianças é a presença de paralisia cerebral acompanhada de síndromes genéticas e outros distúrbios neurológicos.

SELEÇÃO DA VIA DE ACESSO

A seleção da via de acesso deve levar em consideração o estado da doença, a integridade e o funcionamento do trato gastrintestinal, o grau de risco de aspiração ou deslocamento da sonda, assim como a duração prevista da TNE.[12,13] A Figura 30.1 mostra um fluxograma para escolha da via de acesso e a Figura 30.2 ilustra as possíveis vias de acesso para NE.

O uso de sondas com percurso oral geralmente é uma opção de uso em crianças recém-nascidas (RN), pelo fato de não comprometer a permeabilidade das vias respiratórias superiores, visto que no RN o mecanismo de respiração é eminentemente nasal, e não nasal e/ou bucal, como no adulto.[15,16]

Para pacientes que necessitem de nutrição enteral por período inferior a 6 semanas geralmente é indicada a sonda nasoenteral, devido a seu baixo custo e a fácil colocação. A gastrostomia e a jejunostomia devem ser opções para períodos superiores,[13,14] mas outros fatores devem ser considerados.

O acesso gástrico é mais fisiológico e permite maior tolerância a fórmulas variadas (nutrientes intactos e fórmulas hiperosmolares), favore-

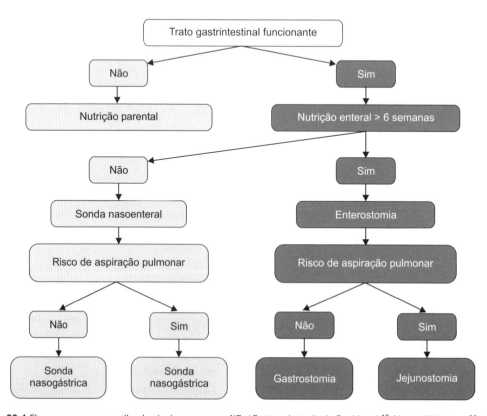

Figura 30.1 Fluxograma para escolha da via de acesso em NE. (*Fonte:* adaptada de Bankhead;[12] Alves e Waitzberg[14].)

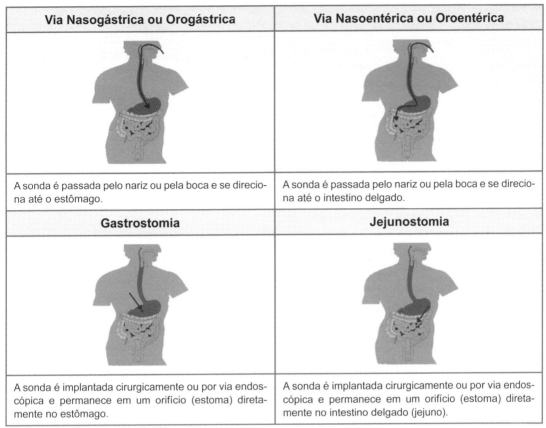

Figura 30.2 Possíveis vias de acesso para NE.

ce uma progressão mais rápida para se alcançar adequação calórica e permite infusão de volumes maiores em curto tempo;[13,14] todavia, apresenta maiores chances de saída acidental, e há relatos de maior risco de aspiração (por pacientes inconscientes, com distúrbios de deglutição, história de aspiração, refluxo gastroesofágico, gastroparesia) e nesses casos pode ser critério para decisão pelo acesso nasoentérico,[13,14] mas outros cuidados durante a administração também são importantes. Em pediatria, a sonda nasoenteral em posição gástrica e a gastrostomia (endoscópica percutânea) têm sido as modalidades mais utilizadas para TNE.[17]

TIPOS DE SONDA

As sondas podem ser constituídas de material polietileno, silicone ou poliuretano e podem apresentar 1 ou 2 lúmens. As sondas gástricas são geralmente mais rígidas e de menor diâmetro. Sondas enterais apresentam guia ou mandril (fios metálicos facilitadores da passagem) que devem ser retirados após confirmação do posicionamento correto da sonda através de exame radiográfico.

O diâmetro da sonda é medido em French (F), e cada F equivale a 0,33 mm de diâmetro externo. Em pediatria são utilizadas sondas de 4 a 8 F. Adolescentes podem receber sondas de 8 a 12 F.[18]

Além da sonda, são necessários alguns materiais para efetivação da TN em domicílio, a saber:

- **Frasco (para dietas de sistema aberto):** recipiente de plástico, graduado, com capacidade para 300 mL ou 500 mL, para acondicionamento da dieta enteral.
- **Equipo:** tubo de PVC que permite o transporte da dieta enteral do frasco para sonda do paciente.

- **Seringa de 50 mL:** para higienização da sonda e/ou administração da dieta.
- **Bomba de infusão (se for solicitada pela equipe que acompanhará o paciente):** equipamento que controla o volume de dieta enteral a ser infundido no paciente.

MÉTODOS DE ADMINISTRAÇÃO DA NE

Intermitente[13,14]

- Gravitacional: faz uso da força da gravidade com inserção da quantidade ou volume de 50 a 500 mL da dieta por meio de gotejamento, durante 3 a 6 horas, precedida e seguida de irrigação da sonda enteral com 20 a 30 mL de água potável.
- Em bolo: injeção com seringa de 100 a 350 mL da dieta no estômago, durante 2 a 6 horas, precedida e seguida de irrigação da sonda enteral, com 20 a 30 mL de água potável.[14]

Contínuo[13,14]

- Utiliza-se uma bomba de infusão e administram-se 25 a 150 mL/hora, durante 24 horas, no estômago, no duodeno ou no jejuno. Interrompida durante 6 a 8 horas para irrigação da sonda enteral com 20 a 30 mL de água potável.

COMPLICAÇÕES DA TNE

Apesar dos seus benefícios já confirmados, a terapia nutricional não é isenta de riscos,[19] e algumas complicações podem surgir durante a TNE. A prevenção e o tratamento de tais complicações devem ser feitos com adequado monitoramento, sendo importante que pacientes e familiares estejam bem orientados;[20] para isso, o paciente deve comparecer a consultas periódicas, e em alguns casos há necessidade de visitas de profissionais à terapia domiciliar.[21] O Quadro 30.3 resume as possíveis complicações da TNE, que podem ser agrupadas como: mecânicas, infecciosas, gastrintestinais, metabólicas e respiratórias.[13,14,22]

Quadro 30.3 Possíveis complicações da TNE.

Complicações	
Mecânica	Obstrução da sonda Saída ou migração acidental da sonda Erosões nasais, necrose e abscesso de septo nasal Lesões esofágicas Sinusite e rinite
Infecciosa	Contaminação microbiológica da dieta ou do sistema de infusão
Gastrintestinais	Náuseas e vômitos Distensão abdominal e cólicas Constipação intestinal Diarreia
Metabólicas	Hiperglicemia Hiperpotassemia Hipercapnia Hiperidratação, desidratação Hipopotassemia Hipofosfatemia
Respiratórias	Pneumonia nosocomial Aspiração da dieta

Fonte: adaptado de Alves e Waitzberg;[14] David et al.[22]

Complicações mecânicas relacionadas a irritações e inflamações são mais relatadas quando se utilizam sondas nasogástricas convencionais, rígidas e de grosso calibre, sendo pouco comuns quando se utilizam sondas de silicone ou poliuretano, que são mais flexíveis e de fino calibre.[23] A utilização de sondas por longos períodos também pode acarretar lesões esofágicas, sinusite e rinite.[22]

A complicação infecciosa pode ser comum em famílias de baixa renda, tornando-se um obstáculo à boa evolução do estado nutricional de crianças, e deve ser monitorada com atenção. O contato da sonda com mãos, superfícies, equipamentos e utensílios que contenham dietas e/ou alimentos pode implicar a risco de contaminação e desconfortos gastrintestinais. Assim, a limpeza rigorosa é considerada uma etapa fundamental para garantir a qualidade das preparações e o sucesso da terapia.[24]

A mais relatada das alterações gastrintestinais é diarreia, que pode ocorrer por intolerância à dieta ou por tratamentos concomitantes.

Podem-se citar diversos fatores que podem resultar em diarreia: utilização de dieta hiperosmolar, infusão a baixa temperatura, administração em bolo, contaminação da dieta por bactéria, atrofia de microvilosidades e uso de medicações (antibióticos, antiácidos à base de magnésio, sais de ferro e potássio, antiblásticos, metoclopramida ou outras substâncias que estimulem o peristaltismo) ou presença de distúrbios digestivos no paciente.[25]

A pneumonia nosocomial por ascensão bacteriana pode ser decorrente de aspiração e manutenção do pH gástrico acima de 4. A alcalinização pode decorrer do uso de fármacos ou da administração contínua da dieta. Algumas medidas podem diminuir a incidência dessas intercorrências, como elevação da cabeceira da cama a cerca de 30° no momento da administração e a pausa noturna para dietas administradas de maneira contínua.[22]

Podem ocorrer ainda complicações metabólicas decorrentes do fornecimento excessivo ou reduzido de nutrientes. Alguns módulos apresentam concentrações elevadas de carboidratos simples ou gordura saturada, e dessa forma, a utilização deve ser corretamente planejada e monitorada. A presença de comorbidades pode facilitar o surgimento de complicações metabólicas. Pacientes gravemente desnutridos apresentam disfunções orgânicas e devem iniciar ou realizar progressão de NE com cautela, a fim de evitar ocorrência de síndrome de realimentação, caracterizada por hipofosfatemia, hipomagnesemia, hipocalemia, deficiência de tiamina e retenção de líquidos, sendo importante o monitoramento dos eletrólitos plasmáticos e urinários.[26]

A administração de medicamentos por sonda pode constituir risco de complicações mecânicas e metabólicas, sendo importantes alguns cuidados para reduzir ao mínimo possíveis alterações.[27] O uso concomitante de fármacos com nutrição enteral pode diminuir ou aumentar os níveis séricos do medicamento, comprometendo a farmacocinética e o tratamento.[27-29] Sondas constituídas com dois lúmens seriam uma boa opção, mas têm custo mais elevado.

Tanto em curto quanto em longo prazo devem-se monitorar a tolerância à dieta, as condições clínicas, a evolução nutricional, e prevenir complicações clínico-metabólicas e mecânicas em crianças e adolescentes em terapia nutricional domiciliar. Outros aspectos importantes para prevenção de complicações serão abordados a seguir nos tópicos *Monitoramento* e *Recomendações gerais*.

NECESSIDADES NUTRICIONAIS

Uma providência importante ao se iniciar o cuidado e suporte nutricional é saber o estado nutricional e a quantidade de nutrientes a ser fornecida ao paciente.

O método para obtenção do gasto energético basal (GEB) considerado referência é o método por calorimetria indireta,[30] mas, devido ao custo elevado, quase sempre não está disponível nas unidades de saúde. Dessa forma, a provisão energética inicial pode ser baseada em fórmulas ou nomogramas publicados.[4,30] Essas necessidades sofrem influências do gasto energético basal, do grau de atividade física, do crescimento e de patologias associadas preexistentes.[3,31]

As necessidades nutricionais em pediatria variam segundo a etapa de crescimento em que o indivíduo se encontra, e nesse sentido algumas fórmulas foram desenvolvidas para crianças saudáveis (descritas no Capítulo 7 – Criança e adolescente), sendo necessários ajustes e atenção especial para pacientes em condições patológicas.[32] Para crianças sadias, o fornecimento de macronutrientes deve cobrir as necessidades nutricionais conforme preconizadas pelas *Dietary Reference Intakes* (DRI) (2002-2005),[33] que determinam as necessidades por meio do cálculo da estimativa de energia (EER – *estimated energy requeriment*) (também descrito no Capítulo 7 – Criança e adolescente) e dispõem valores para energia, carboidratos, lipídios, proteínas, aminoácidos e fibras (Anexo XXXIV). Quanto aos micronutrientes, devem alcançar valores preconizados pelas DRI para vitaminas e minerais[34-37] (Anexos XXXV a XLIII).

Para pacientes portadores de comorbidades, algumas fórmulas podem ser utilizadas para cálculo do gasto energético total (GET) ou gasto energético em repouso (GER). Para obtenção do GET, utilizam-se fatores de correção de atividade física e de estresse, mas destacamos que os fatores de correção disponíveis na literatura são resultantes de pesquisas e valores obtidos por meio de calorimetria indireta em pacientes hospitalizados.[38] Dessa forma, o acréscimo desses fatores deve ser cuidadoso e criterioso, pois o resultado pode facilmente superestimar o gasto energético e a hiperalimentação pode dificultar o metabolismo de nutrientes e sobrecarregar órgãos vitais, podendo agravar o estado clínico do paciente.[18] Entre as fórmulas para estimativa energética citamos as propostas pela ASPEN (2002),[39] FAO/WHO (1985),[40] Schofield (1985),[41] Seashore (1984),[42] Holliday e Seggar (1957),[43] Harris-Benedict (1918),[44] já descritas no Capítulo 7 – Criança e adolescente.

As necessidades de macro- e micronutrientes podem variar conforme o estado clínico do paciente; dessa forma, para melhor esclarecimento sobre o cálculo das necessidades nutricionais em presença de comorbidades, sugerimos ao leitor verificar o capítulo inerente à patologia de interesse.

Com relação à necessidade de líquidos em crianças ocorrem variações de acordo com a idade e o peso corporal, e deve-se promover um ajuste de acordo com as condições clínicas. O aporte hídrico pode ser obtido pela DRI (2002-2005),[33] como descrito no Capítulo 7 – Criança e adolescente –, ou por Holliday e Segar (1957),[43] método usualmente utilizado para cálculo de necessidade hídrica em pediatria.[45] Para mais esclarecimentos, recomendamos que o leitor verifique a Parte II – Avaliação e Recomendações Nutricionais –, o Capítulo 7 – Criança e adolescente –, ou, quando o paciente for portador de comorbidades, que se verifique o capítulo inerente à patologia.

SELEÇÃO DE DIETA ENTERAL

A escolha da dieta dependerá da faixa etária, dos requerimentos nutricionais, da condição clínica e metabólica do paciente[46,47] e, em alguns casos, da condição financeira da família.[20] O mercado oferece uma ampla variedade de dietas,[23,48] favorecendo o atendimento das mais diversas situações metabólicas.

Teixeira Neto (2003)[23] apresentou uma lista com os principais produtos para nutrição enteral comercializados no Brasil, havendo 60 dietas padrões, 39 dietas especiais, 13 pediátricas e ainda 29 suplementos dietéticos, sendo 9 os laboratórios que trabalhavam neste ramo no Brasil. Atualmente dispomos de maior quantidade e melhores opções. Os Quadros 30.4, 30.5 e 30.6 ilustram fórmulas, suplementos e farináceos, algumas comumente utilizadas por nossa equipe de nutricionistas para TNE em ambulatório.

O uso das dietas produzidas para indivíduos adultos pode ser uma opção para adolescentes a partir de 12 anos, mas deve ser feito com cautela, devido às diferenças no teor de micronutrientes.

Classificação de formulações enterais

De modo geral, as dietas podem ser classificadas de acordo com:

Complexidade dos nutrientes[4,46,49,50]

- Dietas poliméricas: compostas por proteínas, lipídios e carboidratos complexos que exigem trabalho digestivo. Têm baixo custo em relação às dietas semielementares.
- Dietas oligoméricas ou semielementares: fórmulas em que a fonte proteica é resultante da hidrólise de proteínas mais complexas, acrescida de carboidratos e lipídios, todos de fácil digestibilidade.
- Dietas monoméricas ou elementares: formulações cuja fonte proteica são aminoácidos livres. Essas dietas são consideradas elementares somente no que se refere à fonte proteica, já que os lipídios e os carboidratos, apesar de serem de fácil digestibilidade, não são completamente elementares.
- Dietas moduladas: são composições de nutrientes isolados para serem adicionados a outras dietas, transformando-as conforme as necessidades do paciente. Consistem nos preparados industrializados específicos de cada macronutriente: lipídios (triglicerídios de cadeia média e de cadeia longa), carboidratos (polímeros de glicose ou dextrinomaltoses) e proteicos (macroproteínas, como a caseína).

Quadro 30.4 Fórmulas e suplementos utilizados para TNE em pediatria e suas características.

FÓRMULAS LÁCTEAS INFANTIS

Características da fórmula	Nome comercial	Laboratório	Apresentação	Reconstituição	Rendimento	Caloria (kcal/100 mL)	Proteína (g/100 mL)	Osmolalidade (mOsm/kg)
Fórmula infantil de partida para lactentes de 0 a 6 meses	Nestogeno 1	Nestlé	Sachê de 135 g Lata com 400 g Lata com 800 g	1 med (4,4g) para 30 mL	1.000 mL 3.000 mL 6.000 mL	67,0	1,4	278,0
	Milupa 1	Support	Lata com 400 g	1 med (4,5g) para 30 mL	2.727 mL	65,0	1,4	265,0
	Similac Advanced 1	Abbott	Lata com 400 g	1 med (8,8g) para 60 mL	3.017 mL	68,0	1,4	272,0
Fórmula infantil de seguimento para lactentes de 6 a 12 meses	Nestogeno 2	Nestlé	Sachê de 135 g Lata com 400 g Lata com 800 g	1 med (4,4g) para 30 mL	1.000 mL 3.000 mL 6.000 mL	67,0	2,0	294,0
	Milupa 2	Support	Lata com 400 g	1 med (4,8g) para 30 mL	2.608 mL	69,0	2,2	320,0
	Similac Advanced 2	Abbott	Lata com 400 g	1 med (8,8g) para 60 mL	3.017 mL	68,0	1,5	272,0
	Aptamil 1	Support	Lata com 400 g	1 med (4,6g) para 30 mL	2.898 mL	66,0	1,5	326,0
Fórmula infantil de partida para lactentes de 0 a 6 meses com predominância de proteínas do soro do leite	Nan Pro 1	Nestlé	Lata com 400 g Lata com 800 g	1 med (4,3g) para 30 mL	3.000 mL 6.000 mL	67,0	1,2	275,0
	Nan Comfor 1	Nestlé	Lata com 400 g Lata com 800 g	1 med (4,4g) para 30 mL	3.000 mL 6.000 mL	67,0	1,2	279,0
Fórmula infantil de seguimento para lactentes de 6 a 12 meses com predominância de proteínas do soro do leite	Aptamil2	Support	Lata com 400 g	1 med (5,3g) para 30 mL	2.531 mL	71,0	2,4	330,0
	Nan Pro 2	Nestlé	Lata com 400 g Lata com 800 g	1 med (4,6g) para 30 mL	3.000 mL 6.000 mL	67,0	2,1	278,0
	Nan Comfor 2	Nestlé	Lata com 400 g	1 med (4,7g) para 30 mL	2.900 mL 6.000 mL	67,0	2,1	290,0
Fórmula infantil de seguimento para lactentes acima de 10 meses	Aptamil 3	Support	Lata com 400 g	1 med (4,9 g) para 30 mL	2.702 mL	68,0	2,0	275,0

FÓRMULAS LÁCTEAS INFANTIS ESPECIAIS

Características da fórmula	Nome comercial	Laboratório	Apresentação	Reconstituição	Rendimento	Caloria (kcal/100 mL)	Proteína (g/100 mL)	Osmolalidade (mOsm/kg)
Fórmula láctea infantil para prematuros e recém-nascidos de baixo peso	Aptamil pré	Support	Lata com 400 g	1 med (5,5 g) para 30 mL	2.181 mL	80,0	2,5	360,0
	Pré Nan	Nestlé	Lata com 400 g	1 med (5,4 g) para 30 mL	2.500 mL	80,0	2,3	263,0
Fórmula láctea infantil sem lactose	Aptamil sem lactose	Support	Lata com 400 g	1 med (4,3 g) para 30 mL	2.790 mL	66,0	1,3	170,0
	Nan sem lactose	Nestlé	Lata com 400 g	1 med (4,43 g) para 30 mL	3.000 mL	67,0	1,4	179,0

(continua)

Quadro 30.4 Fórmulas e suplementos utilizados para TNE em pediatria e suas características. *(continuação)*

FÓRMULAS LÁCTEAS INFANTIS ESPECIAIS *(continuação)*

Características da fórmula	Nome comercial	Laboratório	Apresentação	Reconstituição	Rendimento	Caloria (kcal/100 mL)	Proteína (g/100 mL)	Osmolalidade (mOsm/kg)
Fórmula láctea infantil antirregurgitação, espessada com amido pré-gelatinizado	Nan AR	Nestlé	Lata com 400 g Lata com 800 g	1 med (4,53 g) para 30 mL	3.000 mL 6.000 mL	67,0	1,8	250,0
	Aptamil AR	Support	Lata com 400 g	1 med (4,7 g) para 30 mL	2.553 mL	67,0	1,7	280,0
Fórmula láctea infantil acidificada	Nestogeno Plus Perlagon	Nestlé	Lata com 400 g	1 med (4,6 g) para 30 mL	2.500 mL	67,0	1,4	315,0
Fórmula infantil à base de proteína de soja isolada, isenta de sacarose, lactose e proteínas lácteas para menores de 6 meses	Aptamil Soya 1	Support	Lata com 400 g	1 med (4,25 g) para 30 mL	3.149 mL	72,0	1,8	160,0
	Isomil Advance1	Abbott	Lata com 400 g	1 med (9,6 g) para 60 mL	3.000 mL	68,0	1,8	225,0
Fórmula infantil à base de proteína de soja isolada, isenta de sacarose, lactose e proteínas lácteas para maiores de 6 meses	Aptamil Soya 2	Support	Lata com 400 g	1 med (4,8 g) para 30 mL	2.500 mL	72,0	2,2	200,0
	Isomil	Abbott	Lata com 400 g	1 med (9,6 g) para 60 mL	3.000 mL	68,0	1,8	225,0
Fórmula infantil à base de proteína de soja isolada, isenta de sacarose, lactose e proteínas lácteas para menores de 12 meses	Nan Soy	Nestlé	Lata com 400 g	1 med (4,4 g) para 30 mL	3.000 mL	67,0	1,8	169,0
	Isomil Advance2	Abbott	Lata com 400 g	1 med (9,6 g) para 60 mL	3.000 mL	69,0	2,3	225,0
Fórmula infantil hipoalergênica à base de proteína co soro do leite parcialmente hidrolisada	Nan H.A	Nestlé	Lata com 400 g	1 med (4,37 g) para 30 mL	3.000 mL	67,0	1,6	284,0
	Aptamil H.A	Support	Lata com 400 g	1 med (4,6 g) para 30 mL	2.920 mL	65,0	1,5	310,0

FÓRMULA POLIMÉRICA INFANTIL NUTRIÇÃO COMPLETA

Características da fórmula	Nome comercial	Laboratório	Apresentação	Reconstituição	Rendimento	Caloria (kcal/100 mL)	Proteína (g/100 mL)	Osmolalidade (mOsm/kg)
Fórmula enteral/oral nutricionalmente completa, hipercalórica e hiperproteica, para menores de 12 meses. Isenta de sacarose e glúten	Infatrini	Support	Frasco com 100 mL	Pronto para uso	100 mL	10,0	2,6	295,0

FÓRMULAS INFANTIS HIDROLISADAS

Características da fórmula	Nome comercial	Laboratório	Apresentação	Reconstituição	Rendimento	Caloria (kcal/100 mL)	Proteína (g/100 mL)	Osmolalidade (mOsm/kg)
Fórmula infantil semielementar e hipoalergênica, à base de proteína de soja extensamente hidrolisada para menores de 1 ano	Alergomed	CMW	Lata com 400 g	1 med (5 g) para 30 mL	2.400 mL	74,0	2,0	nd
Fórmula infantil semielementar e hipoalergênica, à base de proteína do soro do leite extensamente hidrolisada para menores de 1 ano. Isenta de lactose, sacarose e glúten	Alfaré	Nestlé	Lata com 400 g	1 med (4,8 g) para 30 mL	2.500 mL	70,00	2,1	217,0
	Pregomin Pepti	Support	Lata com 400 g	1 med (4,3 g) para 30 mL	2.790 mL	66,00	1,8	210,0
Fórmula infantil semielementar e hipoalergênica, à base de proteína do soro do leite extensamente hidrolisada, para menores de 1 ano. Isenta de sacarose e glúten. Contém lactose	Althéra	Nestlé	Lata com 450 g	1 med (4,4 g) para 30 mL	3.000 mL	67,0	1,7	335,0
	Aptamil Pepti	Support	Lata com 400 g	1 med (4,5 g) para 30 mL	2.941 mL	66,0	1,6	280,0
Fórmula infantil elementar à base de aminoácidos livres para menores de 1 ano	Neocate	Support	Lata com 400 g	1 med (5 g) para 30 mL	2.400 mL	71,0	2,0	325,0
	Aminomed	CMW	Lata com 400 g	1 med (5 g) para 30 mL	2.400 mL	73,0	2,0	330,0

FÓRMULAS POLIMÉRICAS PARA MAIORES DE 1 ANO

Características da fórmula	Nome comercial	Laboratório	Apresentação	Reconstituição	Rendimento	Caloria (kcal/100 mL)	Proteína (g/100 mL)	Osmolalidade (mOsm/kg)
Polimérica, pronta para uso, normocalórica e normoproteica, nutricionalmente completa, para crianças a partir de 1 ano. Isenta de lactose, sacarose e glúten	Nutrini Standard (1 a 6 anos)	Support	Frasco com 200 mL Pack com 500 mL	Pronto para uso	200 mL 500 mL	100,0	2,5	200,0
	Nutri Infant (1 a 10 anos)	Nutrimed	Pack com 1.000 mL Pack com 200 mL SF com 1.000 mL SF com 250 mL	Pronto para uso	1.000 mL 200 mL 1.000 mL 250 mL	100,0	3,2	372,0
	Frebini Original (1 a 12 anos)	Fresenius	SF com 500 mL	Pronto para uso	500 mL	100,0	4,4	220,0

(continua)

Quadro 30.4 Dietas, suplementos e módulos utilizados para TNE em pediatria e suas características. *(continuação)*

FÓRMULAS POLIMÉRICAS PARA MAIORES DE 1 ANO *(continuação)*

Características da fórmula	Nome comercial	Laboratório	Apresentação	Reconstituição	Rendimento	Caloria (kcal/100 mL)	Proteína (g/100 mL)	Osmolalidade (mOsm/kg)
Polimérica com fibra, pronta para uso, normocalórica e normoproteica, nutricionalmente completa, para crianças a partir de 1 ano. Isenta de lactose, sacarose e glúten	NutriniMultifiber (1 a 6 anos)	Support	Frasco com 200 mL Pack com 500 mL	Pronto para uso	200 mL	100,0	2,5	205,0
	Nutrini Max MF (7 a 12 anos)	Support	Frasco com 500 mL	Pronto para uso	500 mL	100,0	3,2	230,0
	Febrini original fibre (1 a 12 anos)	Fresenius	SF com 500 mL	Pronto para uso	500 mL	100,0	2,5	220,0
Polimérica, pronta para uso, hipercalórica e hiperproteica, nutricionalmente completa, para crianças a partir de 1 ano. Isenta de lactose, sacarose e glúten	Nutrini Energy MF (1 a 6 anos)	Support	Frasco 200 mL Pack 500 mL	Pronto para uso	200 mL 500 mL	150,0	4,1	315,0
	Frebinienergy (1 a 12 anos)	Fresenius	SF 500 mL	Pronto para uso	500 mL	150,0	3,8	345,0
Polimérica em pó, normocalórica e normoproteica, nutricionalmente completa, para crianças a partir de 1 ano. Isenta de lactose e glúten. Contém sacarose	Nutren Junior (pó)	Nestlé	Lata com 400 g	7 med (55 g) para 210 mL	1.800 mL	100,0	3,0	308,0
	Pediasure	Abbott	Lata com 400 g	5 med (45,4 g) para 190 mL	2.025 mL	104,0	3,1	299,0
	Fortini	Support	Lata com 400 g	7 med (42,7 g) para 180 mL	1.967,2 mL	100,0	2,3	206,0
Polimérica, pronta para uso, normocalórica e normoproteica, nutricionalmente completa, para crianças a partir de 1 ano. Isenta de lactose e glúten. Contém sacarose	Nutren Junior (líquido)	Nestlé	Lata com 250 mL	Pronto para uso	250 mL	101,0	3,0	350,0

FÓRMULAS HIDROLISADAS PARA MAIORES DE 1 ANO

Características da fórmula	Nome comercial	Laboratório	Apresentação	Reconstituição	Rendimento	Caloria (kcal/100 mL)	Proteína (g/100 mL)	Osmolalidade (mOsm/kg)
Fórmula enteral, em pó, semielementar, normocalórica e normoproteica, à base de proteína hidrolisada do soro do leite com baixa osmolaridade	Peptamen Júnior (pó)	Nestlé	Lata com 400 g	7 med (55 g) para 250 mL	1.800 mL	102,0	3,0	310,0

Características da fórmula	Nome comercial	Laboratório	Apresentação	Reconstituição	Rendimento	Caloria (kcal/100 mL)	Proteína (g/100 mL)	Osmolalidade (mOsm/kg)
Fórmula enteral, pronta para uso, semielementar, normocalórica e normoproteica, à base de proteína hidrolisada do soro do leite com baixa osmolaridade	Nutrinipepti	Support	Pack de 500 mL	Pronto para uso	500 mL	100,0	2,8	295,0
	Peptamen Júnior (líquido)	Nestlé	Lata 250 mL	Pronto para uso	250 mL	100,0	3,0	360,0
Fórmula enteral, pronta para uso, semielementar, hipercalórica e hiperproteica, à base de proteína hidrolisada do soro do leite	Peptamen Júnior Advanced	Nestlé	SF 500 mL	Pronto para uso	500 mL	149,0	4,5	500,0
Fórmula elementar, à base de aminoácidos livres para crianças acima de 1 ano	Neocate Advanced	Support	Lata 400 g	1 med (25 g) para 85 L	2.400 mL	100,0	2,5	288,0

FÓRMULAS À BASE DE PROTEÍNA DE SOJA PARA MAIORES DE 1 ANO

Características da fórmula	Nome comercial	Laboratório	Apresentação	Reconstituição	Rendimento	Caloria (kcal/100 mL)	Proteína (g/100 mL)	Osmolalidade (mOsm/kg)
Alimento em pó para preparo de bebida à base de proteína de soja e do soro do leite. Sem glúten	Suprasoy integral com lactose	Josapar	Lata com 350 g	26 g (2 colheres de sopa) para 200 mL	2.700 mL	122,0	9,5	nd
	Lev Soy sem lactose original	Prolev	Lata com 300 g	30 g (2 colheres de sopa) para 180 mL	3.000mL	114,0	5,7	nd
Alimento em pó para preparo de bebida à base de soja. Isenta de lactose e glúten	Suprasoy sem lactose original	Josapar	Lata com 300 g	26 g (2 colheres de sopa) para 200 mL	2.300 mL	124,0	7,1	nd
	Suprasoy sem lactose + fibras	Josapar	Lata com 300 g	26 g (2 colheres de sopa) para 200 mL	2.300 mL	46,0	3,2	nd
	Soyosmilk sem lactose	Gold Nutrition	Lata com 300 g	25 g (2 colheres de sopa) para 200 mL	2.400 mL	42,0	2,4	nd
Alimento em pó para preparo de bebida à base de soja. Isenta de lactose, sacarose e glúten	LevSoy light com lactose	Prolev	Lata com 300 g	30 g (2 colheres de sopa) para 200 mL	2.000 mL	57,0	2,85	nd
Alimento em pó para preparo de bebida à base de soja e proteína do leite, com lactose e baixa quantidade de sacarose. Isenta de glúten	Suprasoy light c/lactose	Josapar	Lata 300g	30 g (2 colheres de sopa) para 180 mL	2.000 mL	112,0	7,3	nd

(continua)

Quadro 30.4 Dietas, suplementos e módulos utilizados para TNE em pediatria e suas características. *(continuação)*

COMPLEMENTO ALIMENTAR PARA PRÉ-MATUROS

Características da fórmula	Nome comercial	Laboratório	Apresentação	Reconstituição	Rendimento	Caloria (kcal/100 mL de leite materno)	Proteína (g/100 mL de leite materno)	Osmolalidade (mOsm/kg)
Fórmula de nutrientes para recém-nascidos de alto risco, para ser acrescida ao leite materno	FM85	Nestlé	Caixa com 70 g	1 g para 20 mL de leite materno	nd	85,0	2,2	nd

SUPLEMENTARES ALIMENTARES PARA MAIORES DE 1 ANO

Características da fórmula	Nome comercial	Laboratório	Apresentação	Reconstituição	Rendimento	Caloria (kcal/100 mL)	Proteína (g/100 mL)	Osmolalidade (mOsm/kg)
Suplemento alimentar em pó hipercalórico. Isento de lactose e glúten. Sabor neutro. Para crianças acima de 1 ano	Fortini	Support	Lata com 400 g	7 med (42,7 g) para 110 mL	1.400 mL 1.260 mL	150,0	3,4	505,0
Suplemento alimentar em pó, normocalórico, isento de glúten. Contém lactose. Para crianças acima de 1 ano	Sustagen kids	Mead Johnson	Lata com 380 g	3 colheres de sopa (30 g) para 200 mL de leite	2.400 mL	57,0	0,7	nd
	Sustain Júnior	Danone	Lata com 350 g	3 colheres de sopa (40 g) para 200 mL de leite	1.750 mL	76,0	0,9	nd
	Sust'up Kids							
	Nutri Infant	Nutrimed	TP com 200 mL	Pronto para uso	1.000 mL	100,0	3,2	372,0
Suplemento alimentar em pó, hipercalórico. Acrescido de leite integral. Contém sacarose, lactose e glúten. Para crianças acima de 1 ano	Nutren Kids	Nestlé	Lata com 350 g	3 colheres de sopa (35 g) para 180 mL de água	2.000 mL	75,0	2,15	nd
Suplemento alimentar pronto para uso, hipercalórico, isento de glúten. Contém lactose e sacarose. Para crianças acima de 1 ano	Fortini multi fiber	Support	EP com 200 mL	Pronto para uso	2.000 mL	150,0	3,5	440,0
	Frebini Energy Drink	Fresenius	Fr com 200 mL	Pronto para uso	2.000 mL	150,0	3,8	400,0
Suplemento alimentar, pronto para uso, hipercalórico e com fibra. Isento de glúten. Contém lactose e sacarose. Para crianças acima de 1 ano	Frebini Energy Fiber Drink	Fresenius	Fr com 200 mL	Pronto para uso	2.000 mL	150,0	3,8	420,0

Fr: frasco; SF: sistema fechado; TP: Park.

Quadro 30.5 Módulos utilizados para TNE em pediatria e suas características.

Características da fórmula	Nome comercial	Laboratório	Apresentação	Composição	Cal (kcal/100 g)	CHO (g/100 g)	PTN (g/100 g)	LIP (g/100 g)
CARBOIDRATO								
	Oligossac	Support	Lata com 400 g	Maltodextrina	388,0	97,0	0,0	0,0
	Nutri Dextrin	Nutrimed	Lata com 400 g e 1.000 g	Maltodextrina	400,0	100,0	0,0	0,0
Módulo de carboidrato à base de maltodextrina	Sust up Oligo	Polev	Lata com 400 g	Maltodextrina	383,0	97,0	0,0	0,0
	Carbo CH	Prodiet	Lata com 400 g	Maltodextrina	429,0	nd	0,0	0,0
	Maltodextrina	Neonutri	Pacote com 1.000 g	Maltodextrina	400,0	100,0	0,0	0,0
	Maxijoule	Nuteral	Lata com 400 g	Maltodextrino	400,0	100,0	0,0	0,0
	Nidex	Nestlé	Lata com 550 g	Maltodextrina	380,0	96,0	0,0	0,0

Características da fórmula	Nome comercial	Laboratório	Apresentação	Composição	Cal (kcal/100 g)	CHO g/100 g)	PTN (g/100 g)	LIP (g/100 g)
PROTEÍNA								
	Caseical	Support	Lata com 250 g	Caseinato de cálcio	360,0	0,0	90,0	2,0
	Resouce Protein	Nestlé	Lata com 240 g	Caseinato de cálcio	370,0	0,0	90,0	0,0
Módulo de proteína de alto valor biológico à base de caseinato de cálcio	Nutri Protein	Nutrimed	Lata com 250 g	Caseinato de cálcio	383,0	0,0	96,0	0,0
	Maxipro	Nuteral	Lata com 230 g	Caseinato de cálcio	370,0	0,0	90,0	0,0
	Nutri Protein HWP	Nutrimed	Lata com 250 g	Proteína do soro do leite hidrolisada	386,0	0,0	82,0	0,0
Módulo de proteína de alto valor biológico à base de albumina	Albumina	Naturiffe	Pacote com 500 g	Albumina	333,3	0,0	100,0	0,0
	Albumina	Neonutri	Pacote com 500 g	Albumina	333,3	0,0	100,0	0,0

Características da fórmula	Nome comercial	Laboratório	Apresentação	Composição	Cal (kcal/100 g)	CHO (g/100 g)	PTN (g/100 g)	LIP (g/100 g)
GLUTAMINA								
	L-Glutamin	Support	Caixa com 40 envelopes de 10 g	L-glutamina	370,0	0,0	100,0	0,0
	Resource Glutamina	Nestlé	Caixa com 20 envelopes de 5 g	L-glutamina	400,00	0,0	100,0	0,0
Módulo de glutamina	L-glutamina	Nuteral	Lata com 350 g/sachê de 10 g	L-glutamina	400,0	0,0	0,0	0,0
	Nutri Glutamine	Nutrimed	Lata com 350 g Envelope com 10 g	L-glutamina	400,0	0,0	0,0	0,0
	Glutaflora	SKL Pharma	Lata com 250 g Envelope de 5 e 10 g	L-glutamina	400,0	0,0	100,0	0,0

(continua)

Quadro 30.5 Módulos utilizados para TNE em pediatria e suas características. *(continuação)*

PREBIÓTICOS

Características da fórmula	Nome comercial	Laboratório	Apresentação	Composição	Cal (kcal/100 g)	CHO (g/100 g)	PTN (g/100 g)	LIP (g/100 g)
Módulo de fibras solúvel e insolúvel	MF6	Support	Lata com 400 g	FOS, inulina, goma-arábica, polissacarídeo de soja, amido resistente e celulose	64,0	12,0	3,5	0,0
	Neofiber	Nuteral	Lata com 260 g e 400 g	60% solúvel e 40% insolúvel	40,0	5,0	5,0	0,2
	Nutri Fibra Fiber Mix	Nutrimed	Lata com 400 g	FOS, inulina, hemicelulose celulose e lignina	74,0	0,0	0,0	0,0
Módulo de fibras solúvel	Nutri Fibra Sol	Nutrimed	Lata com 250 g	Fibra solúvel	120,0	100,0	0,0	0,0
	Fiber Mais	Nestlé	Lata com 260 g Caixa com 10 envelopes de 5 g	Goma guar e inulina	0,0	0,0	0,0	0,0
Módulo de fruto-oligossacarídeo (FOS)	Fiber FOS	SKL Pharma	Caixa com 10 envelopes de 6 g Lt com 250g	Fruto-oligossacarídeo	158,3	5,0	0,0	0,0

PROBIÓTICOS

Características da fórmula	Nome comercial	Laboratório	Apresentação	Composição	Cal (kcal/envelope)	CHO (g/envelope)	PTN (g/envelope)	LIP(g/envelope)
Cepas probióticas	Lacto B	SKL Pharma	Caixa com 10 e 30 envelopes de 1 g	*Lactobacillus paracasei; Bifidobacterium lactis*	0,0	0,9	0,0	0,0
	Lacto Pró	SKL Pharma	Caixa com 40 envelopes de 1 g	*Lactobacillus paracasei, Lactobacillus rhamnosus, Lactobacillus acidophilus, Bifidobacteriumlactis*	0,0	0,9	0,0	0,0

SIMBIÓTICOS

Características da fórmula	Nome comercial	Laboratório	Apresentação	Composição	Cal (kcal/envelope)	CHO (g/envelope)	PTN (g/envelope)	LIP (g/envelope)
Módulo de simbiótico	Fiber mais Flora	Nestlé	Caixa com 10 envelopes de 5 g	*Lactobacillus reuteri*, goma guar parcialmente hidrolisada e inulina	1,08	0,27	0,02	0,0
	Lactofos	SKL Pharma	Caixa com 10 e 30 envelopes de 6 g	Fruto-oligossacarídeos, *Lactobacillus casei*, *Lactobacillus rhamnosus*, *Lactobacillus acidophilus*, *Bifidobacterium bifidum*	9,6	0,3g	0,0	0,0
	Lactivos	Moriba	Caixa com 10 e 30 envelopes de 7,5 g	*Lactobacillus acidophilus*, goma acácia	6,12	0,0	0,73 g (em 7,5 g)	0,06 g (em 7,5 g)

VITAMINAS E MINERAIS

Características da fórmula	Nome comercial	Laboratório	Apresentação	Composição	Cal (kcal/envelope)	CHO (g/envelope)	PTN (g/envelope)	LIP (g/envelope)
Módulo de minerais	Plurimineral	Support	Caixa com 40 envelopes de 10 g	Cálcio, fósforo, magnésio, cloro, sódio, potássio, ferro, zinco, cobre, iodo, cromo, selênio, manganês e molibdênio	28,6	6,7 (g/10 g)	0,0	0,0
Módulo de vitaminas	Plurivitamin	Support	Caixa com 40 envelopes de 10 g	B_1, B_2, B_6, B_{12}, C, A, D, E e K	38,7	9,7 (g/10 g)	0,0	0,0

TRIGLICERÍDEOS DE CADEIA MÉDIA

Características da fórmula	Nome comercial	Laboratório	Apresentação	Composição	Cal (kcal/100 g)	CHO (g/100 g)	PTN (g/100 g)	LIP (g/100 g)
Módulo de triglicerídeo de cadeia média com ácidos graxos essenciais	TCM com AGE	Support	Frasco com 250 mL	Triglicerídeo de cadeia média	795,0	0,0	0,0	93,0
	Nutri TCM com AGE	Nutrimed	Frasco com 250 mL	Triglicerídeo de cadeia média e óleo de milho	852,0	0,0	0,0	100,0
	TCM AGE nuteral	Nuteral	Frasco com 250 mL		850,0	0,0	0,0	95,0
Módulo de triglicerídeo de cadeia média sem ácidos graxos essenciais	Nutri TCM	Nutrimed	Frasco com 250 mL	Triglicerídeo de cadeia média	832,0	0,0	0,0	100,0
	TrigliceriICM	Support	Frasco com 250 mL	Triglicerídeo de cadeia média e óleo de milho	784,0	94,0	0,0	94,6
	TCM nuteral	Nuteral	Frasco com 250 mL		837,0	0,0	0,0	90,0

FOS: fruto-oligossarídeo.

(continua)

Quadro 30.6 Farináceos que podem ser utilizados para TNE em pediatria para maiores de 6 meses, e suas características.

Características	Nome comercial	Laboratório	Apresentação	Reconstituição	Caloria média (kcal/porção)	CHO (g/porção)	PTN (g/porção)	LIP (g/porção)
Farináceo composto por farinhas (arroz/ milho/aveia/ trigo), açúcar, amido e probiótico (*Bifidobacterium lactis*). Contém traços de leite e glúten	Mucilon arroz/milho/ aveia/ Multicereais/ frutas	Nestlé	Lata com 400 g Sachê com 230 g	3 colheres de sopa cheias (21 g) para 170 mL de leite frio ou morno	78,0	18,0	1,1	0,0
Farináceo composto por farinhas (milho/ arroz/aveia, trigo), açúcar, amido modificado, amido e aromatizante. Contém glúten. Isento de lactose	Vitalon arroz milho/ arroz com camomila/ arroz e aveia/cereais/ frutas	Gold Nutrition	Pote com 700 g Pote com 350 g Sachê com 200 g	3 colheres de sopa cheias (21 g) para 170 mL de leite frio ou morno	72,0	16,0	1,5	0,0
Farináceo composto por farinhas (milho, aveia, trigo, arroz), frutas desidratadas, açúcar, amido de milho. Contém glúten. Contém traços de leite	Nutrilon arroz/ milho/ banana e maçã/ Multicereais/aveia	Nutrimental	Sachê com 230 g Sachê com 400 g Caixeta com 350 g	4 colheres de sopa cheias (20 g) para 170 mL de leite frio ou morno	70,0	16,0	0,9	0,0
Farináceo composto por farinha de trigo integral, farinha de trigo enriquecida com ferro e ácido fólico, açúcar , cevada, aveia, aromatizantes, estabilizantes carbonato de cálcio. Contém Glúten. Contém lecitina de soja. Contém traços de leite	Neston cereais e vitaminas	Nestlé	Pote com 400 g Sachê com 240 g	3 colheres (sopa) bem cheias (24g) em 200 m de leite frio	83,0	17,0	3,1	0,0
Farinha de trigo enriquecida com ferro e ácido fólico, açúcar, leite em pó integral, vitaminas e minerais, sal e aromatizantes. Contém glúten	Farinha láctea Aveia/original/integral	Nestlé	Pote com 400 g Sache com 230 g	Dependerá do tipo de preparação realizada. Porção média 4 colheres de sopa rasa(30 g)	119,0	22,0	3,8	1,9

*As características descritas são referentes a composição de forma geral dos produtos e irão variar conforme apresentação e composição.
* Esses são exemplos de algumas marcas e características dos produtos existentes no mercado, no entanto pode-se utilizar outras mucilagem/farináceos independente de fabricantes, adaptando a situação do paciente. O profissional deve esta em constante atualização sobre as formulações, pois os produtos sofrem modificações de composição e sabor frequentemente.

Osmolalidade[51]

- Hipotônica (280 a 300 mOsmol/kg)
- Isotônica (300 a 350 mOsmol/kg)
- Levemente hipertônica (350 a 500 mOsmol/kg)
- Hipertônica (550 a 750 mOsmol/kg)
- Acentuadamente hipertônica (> 750 mOsmol/kg)

Densidade calórica[51]

- Acentuadamente hipocalórica (< 0,6 kcal/mL)
- Hipocalórica (0,6 a 0,8 kcal/mL)
- Normocalóricas (0,9 a 1,2 kcal/mL)
- Hipercalórica (1,3 a 1,5 kcal/mL)
- Acentuadamente hipercalórica (> 1,5 kcal/mL)

Objetivo da dietoterapia[13]

- Formulação padrão: supre as demandas nutricionais dos pacientes, mantendo ou melhorando seu estado nutricional
- Formulação especializada: concebida para disfunções orgânicas específicas, como estresse metabólico.

Existem no mercado diversas formulações especializadas, disponíveis para utilização nas mais diversas disfunções orgânicas, como intolerância à lactose, constipação intestinal, além de fórmulas especialmente concebidas para situações específicas, como erros inatos do metabolismo. Encontram-se também disponíveis fórmulas acrescidas de nutrientes especiais como probióticos, prebióticos e imunomoduladores.

Forma de preparo[1,13,52,53]

- Dietas industrializadas: dietas prontas, balanceadas, contendo nutrientes específicos de acordo com a patologia apresentada, podendo ser:
  - Em pó: precisam ser reconstituídas em água ou em outro líquido; geralmente são acondicionadas em porções individuais ou em latas.
- Líquida em sistema aberto: dieta pronta que requer manipulação antes da administração para acondicionamento em outro recipiente, para uso imediato ou atendendo à orientação do fabricante.
- Líquida em sistema fechado: dieta pronta, estéril, acondicionada em recipiente hermeticamente fechado e apropriado para conexão ao equipo de administração.
- Dieta artesanal: preparada à base de alimentos *in natura* (carboidratos provenientes de batata, mandioca, inhame, arroz, creme de arroz e amido de milho; proteínas derivadas do leite, do ovo e de carnes; e gorduras à base de óleos vegetais), produtos alimentícios que passaram por algum processo de industrialização e/ou módulos de nutrientes (fornecem um tipo específico de nutriente), liquidificadas em cozinha doméstica ou hospitalar.

As dietas para nutrição enteral devem ser solúveis, para evitar formação de grumos que possam obstruir a sonda, com baixa capacidade de sedimentação, para não se separar em fases, e de baixa viscosidade, para permitir adequada fluidez mesmo em sondas de fino calibre.[54]

A osmolalidade é de fundamental importância na aceitação orgânica da dieta, mas em geral não ocorre quantificação da osmolalidade de dietas enterais artesanais, devido à necessidade de equipamentos especiais.[55] As dietas isotônicas (cerca de 350 mOsmol/kg) em geral apresentam melhor tolerância digestiva.[51]

A diluição das fórmulas, em geral, objetiva obter uma densidade calórica de 1 kcal/L. Entretanto, condições clínicas especiais podem requerer que as fórmulas se apresentem mais diluídas ou mais concentradas, tais como pacientes desnutridos[56] ou com intolerância a sobrecarga hídrica[57] (cardiopatas, hepatopatas e nefropatas).

As dietas industrializadas oferecem algumas vantagens, como: composição química definida;[58] individualização da fórmula; menor risco de contaminação; maior estabilidade bromatológica e microbiológica; e fácil armazenamento, devido ao pequeno volume.[59]

As dietas artesanais apresentam a vantagem do baixo custo, mas oferecem desvantagens, como: menor estabilidade físico-química, resultando em maior dificuldade no manejo da viscosidade, fluidez e osmolalidade; maior risco de contaminação por bactérias; imprecisão das propriedades nutricionais; e, sobretudo, risco de fornecimento inadequado de micronutrientes.[59-61]

DIETAS ARTESANAIS

Apesar das desvantagens descritas, as dietas enterais artesanais são muito utilizadas por motivos culturais e, principalmente, econômicos. O custo quase sempre elevado das dietas enterais industrializadas[60] e o reduzido orçamento de algumas famílias exigem dos nutricionistas a opção pela alternativa artesanal e um exercício das técnicas dietéticas para adequar as formulações e melhor atender às demandas nutricionais dos pacientes.

Nesse contexto tem-se verificado um crescente aumento do uso de nutrição enteral em terapia domiciliar,[62] com considerável prevalência do uso de formulados artesanais,[60] sobretudo nos países em desenvolvimento.[63] Entretanto, há escassez de estudos referentes à análise da composição centesimal de dietas enterais artesanais, e tais informações são importantes principalmente para o estabelecimento de parâmetros de avaliação da qualidade nutricional de dietas.[64] Descrevemos a seguir alguns estudos realizados no Brasil que obtiveram bons resultados e que utilizaram ingredientes comuns aos nossos hábitos alimentares e de fácil aquisição, o que possibilita sua reprodução e utilização para TNE em domicílio (Quadro 30.7).

Estudo de Araújo e Menezes (2006)[62]

Araújo e Menezes (2006)[62] desenvolveram três dietas isotônicas, de textura bem homogênea, que não sofreram separação em fases 24 horas após o preparo. A concentração de sólidos possibilitou uma estabilidade dos sistemas dispersos, permitindo um escoamento das soluções através do equipo, sem agitação, durante os testes de gotejamento.

Estudo de Atzingen et al. (2007)[65]

Atzingen et al. (2007)[65] avaliaram três fórmulas com hidrolisado de carne (bovina, de frango ou de peru) que apresentaram homogeneidade, predomínio de ácidos graxos monoinsaturados, com prevalência do ácido oleico e um custo 19 vezes mais baixo que o custo das dietas industrializadas. Nesse trabalho não foram avaliadas viscosidade e osmolalidade.

Estudo de Menegassi et al. (2007)[66]

Foram elaboradas três dietas que apresentaram, quando preparadas com amido de milho, maior estabilidade, enquanto a outra preparada apenas com maltodextrina apresentou separação em fases, o que justifica a sua contraindicação para terapia de nutrição enteral, já que dietas que apresentam essa característica podem obstruir a sonda, por causa do aumento de sua viscosidade, e causar problemas por concentrarem solutos e aumentarem sua osmolalidade. De acordo com a classificação de Baxter (2004)[51] para osmolalidade, as três dietas apresentaram-se levemente hipertônicas.

Estudo de Ferreira (2009)[67]

Ferreira (2009)[67] elaborou 52 formulações enterais artesanais que podem ser reproduzidas e utilizadas em âmbito domiciliar, sendo quatro consideradas mingaus, oito coquetéis de frutas, 12 coquetéis de fruta com leite e 28 preparações à base de vegetais.

Os alimentos foram escolhidos de acordo com a fonte nutricional, de forma que: a fonte proteica foi leite de vaca UHT, extrato solúvel de soja, clara de ovo, peito de frango e suplemento alimentar (albumina em pó, *whey protein* e GoodNut®); a fonte glicídica consistiu em amido de milho, mucilagem, farinha láctea, batata e feijão; a fonte lipídica foi óleo vegetal; e as fontes de minerais e vitaminas foram frutas e hortaliças em geral. As frutas foram: abacate, banana-nanica, banana-prata, laranja-pera, maçã Gala, manga Haden, melancia, morango, pera; e as hortaliças: abóbora-japonesa, batata-inglesa, batata-baroa, batata-doce, beterraba, cenoura, chuchu e tomate. Em algumas preparações utilizou-se para diluição, em substituição à água, a água de coco, por ser rica em sais minerais.

Na escolha dos ingredientes foram excluídas a soja texturizada e a carne vermelha, pelo fato de terem apresentado quantidade elevada de resíduo na peneira, o que interferiu no resultado nutricional final da formulação; além disso, a carne de frango apresenta melhor digestibilidade, sendo mais bem tolerada.[68]

Evitou-se a utilização de água como veículo, preferindo-se utilizar líquidos nutritivos como leite, água de coco, caldos de cocção, sucos de laranja e de melancia. Durante o preparo, a fim de evitar perdas nutricionais, foram respeitados o tempo ideal de cozimento de cada ingrediente. Teve-se cuidado especial na manipulação do ovo, o qual foi inicialmente batido com farináceo e só então acrescentado às preparações durante aquecimento, a fim de evitar formação de grumos. O mingau foi obtido por gelatinização do amido.

Para elaboração das *fórmulas à base de vegetais* utilizou-se combinação de três hortaliças, uma fonte proteica, óleo vegetal e um farináceo diluídos em caldo de cocção. Em algumas formulações utilizaram-se feijão e duas hortaliças. Quando necessário, utilizou-se água para diluição. Para obtenção dos *coquetéis* com leite foram utilizadas duas frutas diluídas em farináceo e leite. Para obtenção dos *coquetéis de fruta* foi utilizada polpa de duas frutas diluídas em suco de fruta (laranja ou melancia); por fim, os *mingaus* constituíam-se de leite e farináceo sem adição de açúcar.

Os mingaus e os coquetéis de frutas com leite apresentaram elevada quantidade de proteína e de cálcio, constituindo uma boa opção para adequado aporte nutricional. As preparações de vegetais acrescidas de extrato solúvel de soja constituíram bons substitutos para os coquetéis preparados com leite, podendo ser utilizada por indivíduos com intolerância a lactose. As formulações em geral apresentaram quantidades significativas de fibras, com destaque para os coquetéis de frutas.

Na composição das fórmulas observou-se que diversas combinações podem ser feitas entre os alimentos, com resultados satisfatórios em termos de fluidez, estabilidade ao repouso, osmolalidade e composição nutricional; além disso, as formulações apresentaram custo 3,7 vezes menor que dietas industrializadas em pó nutricionalmente equivalentes.

Fluidez

Com relação à fluidez, entre os vegetais apresentaram melhor fluidez o chuchu, a cenoura, a abóbora, beterraba, laranja e melancia. Todas as leguminosas tiveram boa fluidez, mas a soja texturizada apresentou grande retenção de resíduo na peneira, não sendo por isso, recomendada para uso em dietas enterais artesanais. Segundo Ferreira (2009),[67] a fluidez pode ser influenciada por componentes como teor de fibras e o tipo de amido (alfa-amilose ou amilopectina; quanto maior a proporção de amilopectina, maior será a viscosidade),[69] além de outros fatores interferentes.

Algumas frutas foram batidas com leite e obtiveram-se bons resultados com melancia, maçã e pera. Tiveram pouca fluidez o mamão, o abacate, a banana e a manga. O mamão contém a enzima papaína que é proteolítica, podendo hidrolisar a proteína contida no leite, favorecendo a coagulação, e dessa forma não constitui boa opção.

A utilização de alguns farináceos também apresentou bons resultados com relação à fluidez quando utilizados em concentração de 5% e 3%, sendo recomendada a utilização de mucilagem à base de arroz (5%), mucilagem à base de milho (5%), farinha láctea (5%) e amido de milho (3%). O extrato solúvel de soja dextrinizado na concentração de 10%, também apresentou boa fluidez, sendo um bom complemento para o leite.

Osmolalidade

A American Academy of Pediatrics recomenda que a osmolalidade para fórmulas infantis seja inferior a 460 mOsmol/kg para administração oral ou gástrica.[9] Os mingaus, coquetéis de frutas e coquetéis de frutas com leite e farináceos apresentaram boa osmolalidade, podendo ser utilizados em formulações para uso em pediatria. Adicionalmente, as formulações à base de vegetais e ovo ou acrescidas de feijão também apresentaram padrão normal de osmolalidade.[67]

Os Quadros 30.7 e 30.8 apresentam os ingredientes, métodos e principais resultados encontrados nos trabalhos aqui descritos.

Em média, as dietas contidas em trabalhos aqui citados foram formuladas para fornecimento de volume/horário em torno de 300 a 350 mL/vez, o que foge à realidade da pediatria, e a grande maioria fornecia cerca de 70 a 240 kcal/vez, podendo ainda chegar a 340 kcal/horário quando a preparação era composta por mingau acrescido de extrato solúvel de soja e quanto ao fornecimento proteico, apresentaram variação de 1,3 a 17 g/horário. Dessa forma, existe na literatura deficiência de estudos voltados para a população pediátrica que possam melhor subsidiar orientações e sugestões de planos alimentares para nutrição enteral em domicílio com formulações artesanais. Contudo, tentamos fazer algumas adaptações e aqui expomos algumas sugestões de preparações baseadas nos trabalhos citados anteriormente com alterações na diluição para que possam melhor atender a demanda nutricional da pediatria (ver, adiante, o tópico *Sugestões de preparações que podem ser utilizadas em TNE...*). As dietas foram testadas quanto a fluidez e sua composição centesimal foi calculada com auxílio do programa de prescrição dietética DietPro 5.1.

Quadro 30.7 Ingredientes, métodos e principais resultados de alguns estudos para elaboração de dietas enterais artesanais.

Estudo	Ingredientes	Métodos	Resultados
Araújo e Menezes (2006)	**Dieta 1:** Fubá (40 g), Nidex® (92,5 g), carne (100 g), ovo (25 g), extrato de soja (35 g), cenoura (25 g), chicória (50 g), óleo de soja (20 g), sal (1,5 g) **Dieta 2:** Fubá (40 g), Nidex® (92,5 g), carne (100 g), extrato de soja (37,5 g), cenoura (25 g), chicória (50 g), óleo de soja (22,5 g), sal (2 g) **Dieta 3:** Arroz (55 g), açúcar (52,5 g), carne (174 g), cenoura (70 g), óleo de soja (21 g)	**1:** A carne e a cenoura foram cortadas em pedaços pequenos, colocadas em água fria e levadas à cocção por 1 h e 40 min. **2:** Depois, foram acrescentados o fubá, a chicória e o sal às formulações 1 e 2, e o arroz pré-cozido a fórmula 3. Após 15 min de fervura, foi adicionado o ovo (dieta 1) sob agitação, sendo a mistura mantida em ebulição durante mais 15 min. **3:** Em seguida, a panela foi retirada do fogo e resfriada em água fria até a temperatura ambiente. **4:** As preparações foram trituradas e homogeneizadas em liquidificador junto com o Nidex® e o extrato de soja, sendo posteriormente peneiradas.	• Foi possível obter formulações (1 e 2) normoproteicas, normolipídicas e normoglicídicas, com maiores teores de fibra alimentar, densidade-padrão de 1 kcal/mL e menor viscosidade, utilizando-se alimentos convencionais de baixo custo, fácil aquisição e factíveis de preparo em domicílio. • A adição de fubá de milho, extrato de soja e Nidex® na composição das fórmulas (1 e 2) melhorou o valor nutritivo e a fluidez das soluções.
Atzingen et al. (2007)	**Dieta 1:** Carne (bife de patinho), arroz cozido (200 g), cenoura (180 g), beterraba (180 g), amido de milho (50 g), glicose de milho (100 g), óleo de soja (40 g) **Dieta 2:** Substituiu a carne da dieta 1 por peito de frango (200 g) **Dieta 3:** Substituiu a carne da dieta 1 por peito de peru (200 g)	**1:** Proporções iguais de carne e suco de abacaxi foram homogeneizadas no liquidificador. **2:** O homogeneizado foi mantido em banho-maria por 30 min (60°C) e, em seguida, submetido à fervura de 5 min. **3:** Os legumes cozidos em panela de pressão foram homogeneizados com os demais ingredientes. **4:** Para homogeneização acrescentou-se água do cozimento até completar volume de 1 L.	• Foram obtidos hidrolisados proteicos (bovino, frango e peru) com concentração proteica adequada e boa distribuição de ácidos graxos com prevalência do oleico. • A dieta apresentou custo reduzido em 19 vezes o da dieta industrializada.

(continua)

Quadro 30.7 Ingredientes, métodos e principais resultados de alguns estudos para elaboração de dietas enterais artesanais. (*continuação*)

Estudo	Ingredientes	Métodos	Resultados
Menegassi et al. (2007)	**Dieta 1:** Cenoura (20 g), beterraba (20 g), óleo de soja (10 g), farinha de soja (50 g), maltodextrina (150 g) **Dieta 2:** Óleo de soja (20 g), farinha de soja (30 g), maltodextrina (120 g), ameixa preta (20 g), fígado bovino (50 g), amido de milho (10 g) **Dieta 3:** Óleo de soja (15 g), farinha de soja (30 g), maltodextrina (45 g), ameixa preta (20 g), amido de milho (15 g), glicose de milho (50 g), farinha láctea (25 g), ovo (50 g)	**1:** Os alimentos que necessitavam de cozimento foram cortados em pedaços pequenos e levados à cocção em panela com água suficiente para cobri-los. **2:** O ovo foi cozido durante 10 min. **3:** Os ingredientes da dieta 1 foram liquidificados com água filtrada e fervida em quantidade suficiente para completar 1 L e peneirados. **4:** As outras dietas foram preparadas seguindo os mesmos procedimentos da dieta 1, sendo o amido de milho adicionado ao final do processo e, posteriormente, levadas ao fogo brando até completa homogeneização.	• O amido de milho nas dietas 2 e 3 conferiu melhor estabilidade. • A dieta 2 apresentou melhores características físico-químicas e melhor perfil de minerais, e a dieta 3 melhor distribuição do valor calórico total.

Foram adicionados às dietas vitaminas (A, B_1, B_2, B_6, B_{12}, C, D, E, K, niacina, ácido pantotênico, ácido fólico e biotina), minerais (cálcio, ferro, fósforo, magnésio, zinco, cobre, iodo, sódio e manganês), aroma natural de baunilha e goma guar como espessante, mas as quantidades não foram especificadas na metodologia.
O estudo de Ferreira (2009)[68] não foi incluído no quadro por se tratar de estudo bastante longo.
Fonte: Araújo e Menezes;[62] Atzingen et al.;[65] Menegassi et al.[66]

Quadro 30.8 Composição em macronutrientes para cada 100 mL de dieta enteral artesanal.

Estudo	Dieta	Energia (kcal)	Carboidrato (g)	Proteína (g)	Lipídio (g)
Araújo e Menezes (2006)	1	103,25	13,68	3,61	3,78
	2	102,60	13,59	3,59	3,76
	3	87,15	10,45	4,13	3,19
Atzingen et al. (2007)	1	57,76	9,38	2,09	1,32
	2	58,19	9,32	2,37	1,27
	3	58,12	9,67	2,52	1,04
Menegassi et al. (2007)	1	80,00	11,97	2,02	1,37
	2	100,00	4,62	3,13	2,24
	3	70,00	7,68	1,84	2,00

Fonte: Araújo e Menezes;[62] Atzingen et al.;[65] Menegassi et al.[66]

MONITORAMENTO

O paciente deve ser monitorado quanto à tolerância à dieta. A presença de sinais de desconforto, como náuseas, vômitos, distensão e/ou dor abdominal, bem como resíduo gástrico elevado pode ser sinal de baixa tolerância. Estes sinais devem ser monitorados de acordo com o estado clínico do paciente, sobretudo na admissão à terapia e na ocorrência de mudanças nas características e no volume da dieta oferecida.

Adicionalmente, é importante um acompanhamento periódico do estado bioquímico de acordo com a patologia de base (ver Capítulo 4 – Interpretação de exames laboratoriais). O Quadro 30.9 mostra a periodicidade com que deve ser feito o controle clínico e laboratorial.

Quadro 30.9 Periodicidade em que deve ocorrer mensuração de antropometria e dosagens bioquímicas de crianças e adolescentes em TNE ambulatorial.

Parâmetro	Fase inicial < 2 anos	Fase inicial > 2 anos	Fase estável < 2 anos	Fase estável > 2 anos
Clínica				
Peso, estatura, circunferência braquial, prega cutânea tricipital	Mensal	Mensal	Trimestral	Trimestral
Laboratorial				
Eletrólitos, triglicerídios, enzimas hepáticas, função renal, glicose, albumina, hemograma, colesterol total e frações	Trimestral		Semanal ou anual	

Os valores sugeridos são para tempo máximo, as avaliações deverão ser realizadas dependendo da clínica.
Fonte: Instituto Girassol.[70]

RECOMENDAÇÕES GERAIS PARA PREPARO, ADMINISTRAÇÃO E MONITORAMENTO DA NE[1,3,27,29,52,71,72]

- O local de compra deve ser selecionado, sendo importante observar o acondicionamento dos produtos e a situação higiênico-sanitária do local.

- Os insumos e recipientes adquiridos industrialmente para o preparo da NE devem ser registrados nos órgãos competentes, quando isto for obrigatório, e acompanhados do Certificado de Análise emitido pelo fabricante, garantindo a sua pureza físico-química e microbiológica, bem como o atendimento das especificações estabelecidas.

- Além da observação do ponto de vista sanitário, os alimentos devem ser escolhidos de acordo com sua composição química e sua capacidade de solubilização para serem administrados por sonda enteral.

- Deve-se observar atentamente o prazo de validade dos produtos. As embalagens devem estar lacradas e sem alterações como amasso, furo ou ferrugem.

- Os alimentos *in natura* devem apresentar bom estado de conservação, não devendo apresentar rachaduras, excesso de sujidades, e alterações de cor, odor, textura e sabor.

- Todos os produtos devem ser devidamente higienizados e acondicionados em local apropriado e a temperatura adequada.

- Alimentos processados e embalados devem ser higienizados com detergente neutro e com auxílio de bucha; posteriormente, deve ser realizada desinfecção das embalagens com álcool etílico hidratado a 70%.

- Frutas e hortaliças devem ser lavadas com auxílio de escova e devem passar por processo de sanitização, ficando submersas por 15 minutos em solução de hipoclorito a 100 ppm.

- As dietas industrializadas e alimentos não perecíveis devem ser armazenados em local fresco e ao abrigo da luz.

- Alimentos refrigerados, como os hortifrutis granjeiros devem ser armazenados a temperatura de até 5° C; já os gêneros congelados devem permanecer a – 18° C.

- Para o preparo da dieta é importante que o local, as superfícies e os utensílios de preparo da dieta passem por limpeza rigorosa, com o emprego de germicida indicado para uso na área de alimentos (hipoclorito de sódio a 250 ppm ou álcool a 70%).

- As tábuas de corte devem ser de uso exclusivo para cada tipo de alimento, sendo necessária uma tábua para corte de carne, outra para corte de frutas e hortaliças cruas e outra para frutas e hortaliças cozidas.

- Deve-se também atentar para higienização adequada do manipulador, não se descuidando das seguintes recomendações: proteção para os cabelos; não utilizar adornos; unhas cortadas e sem esmalte; não falar, tossir ou espirrar sobre os alimentos; e lavar com freqüência as mãos.

- O manipulador deverá lavar bem as mãos até a altura dos antebraços com água corrente e sabão, depois secá-las com papel-toalha descartável.
- O ideal é que a dieta seja preparada pouco antes do horário de administração.
- Independentemente do tipo de dieta utilizada, a administração deve ser feita à temperatura ambiente. Se a dieta estiver guardada na geladeira, é preciso retirar o frasco e deixá-lo à temperatura ambiente por 30 minutos antes da administração. Agitar antes de usar.
- No ato da administração o paciente deve ser mantido em decúbito, com elevação de 30° a 45°. Caso o paciente não esteja acamado, mantenha-o sentado durante toda a administração da dieta. Mantenha o paciente nessa posição durante 20 a 30 minutos após a infusão da dieta.
- Após administração da dieta deve ser realizada lavagem da sonda com água, filtrada e fervida.
- Os medicamentos administrados por sonda devem ser preferencialmente em apresentação líquida e, caso seja impossível, devem ser tomados alguns cuidados. Para administração de fármacos, devem-se respeitar intervalos mínimos sem infusão de dieta antes (15 minutos) e após (30 minutos), sendo recomendado como ideal 1 hora antes e 1 hora depois, a fim de evitar interação do fármaco com o nutriente. O medicamento deve ser triturado, e, quando em forma de cápsula, esta deve ser aberta, de modo que o material seja disperso em água e administrado.
- Após a infusão de fármacos, a sonda deve ser lavada com água filtrada e fervida.
- Meça com frequência o comprimento da parte externa da sonda com uma fita métrica. Assim, você poderá verificar se a sonda está na mesma posição. Se houver aumento de mais de 5 cm de comprimento da parte externa, pode ser que a sonda tenha saído do estômago ou do intestino.
- Em caso de obstrução (entupimento), rachadura, furo, perda ou saída parcial da sonda, deve-se procurar o serviço de saúde para que sejam realizados os devidos ajustes.
- Para paciente com gastrostomia ou jenunostomia é ainda importante higiene diária do local da ostomia com água e sabão neutro. O local deve permanecer limpo e seco. Quando a sonda possuir disco, este deve ser higienizado com auxílio de cotonete. A parte externa da sonda também deve ser higienizada. O prazo de troca das sondas obedece a critérios médico e da enfermagem.

SUGESTÕES DE PREPARAÇÕES QUE PODEM SER UTILIZADAS PARA TNE EM PEDIATRIA PARA CRIANÇAS COM MAIS DE 1 ANO[67,73]

Coquetéis de frutas

Coquetel de laranja, manga e pera

- Suco de laranja – 200,0 mL
- Manga (1/4 de manga pequena) – 20 g
- Pera (1/4 de pera pequena) – 25 g

Técnica de preparo:

1. Misturar todos os ingredientes e liquidificá-los.
2. Coar a preparação em peneira de malha fina.

Composição de macronutrientes/200 mL			
Energia (kcal)	Carboidrato (g)	Proteína (g)	Lipídio (g)
92,70	22,51	2,16	0,17

Coquetel de manga, pera e melancia

- Suco de melancia – 200,0 mL
- Manga (1/4 de manga pequena) – 20 g
- Pera (1/4 de pera pequena) – 25g

Técnica de preparo:

1. Misturar todos os ingredientes e liquidificá-los.
2. Coar a preparação em peneira de malha fina.

Composição de macronutrientes/200 mL			
Energia (kcal)	Carboidrato (g)	Proteína (g)	Lipídio (g)
72,74	19,11	1,24	0,37

Coquetéis de frutas com leite

Coquetel de banana, manga e leite

- Leite em pó integral (2 colheres de sopa) – 26 g
- Cereal de milho pré-cozido vitaminado (1 colher de sopa) – 7 g
- Banana-prata (1/4 de banana pequena) – 16 g
- Manga (1/4 de manga pequena) – 20 g

Técnica de preparo:

1. Reconstituir o leite em pó, diluindo 26 g em 180 ml de água fervida.
2. Misturar todos os ingredientes e liquidificá-los.
3. Coar a preparação em peneira de malha fina.

Composição de macronutrientes/200 mL			
Energia (kcal)	Carboidrato (g)	Proteína (g)	Lipídio (g)
164,45	17,32	7,15	6,91

Coquetel de banana, manga extrato de soja

- Leite em pó integral (2 colheres de sopa) – 26 g
- Extrato solúvel de soja (1 colher de sopa) – 20 g
- Banana-prata (1/4 de banana pequena) – 16 g
- Manga (1/4 de manga pequena) – 20 g

Técnica de preparo:

1. Reconstituir o leite em pó, diluindo 26 g em 180 mL de água fervida.
2. Misturar todos os ingredientes e liquidificá-los.
3. Coar a preparação em peneira de malha fina.

Composição de macronutrientes/200 mL			
Energia (kcal)	Carboidrato (g)	Proteína (g)	Lipídio (g)
257,66	12,11	20,22	15,88

Coquetel de abacate, maçã e cereal vitaminado

- Leite em pó integral (2 colheres de sopa) – 26 g
- Cereal de milho pré-cozido vitaminado (1 colher de sopa) – 7 g
- Abacate picado (1 colher de sopa) – 35 g
- Maçã (1/4 de maçã pequena) – 32 g

Técnica de preparo:

1. Reconstituir o leite em pó, diluindo 26 g em 180 mL de água fervida.
2. Misturar todos os ingredientes e liquidificá-los.
3. Coar a preparação em peneira de malha fina.

Composição de macronutrientes/200 mL			
Energia (kcal)	Carboidrato (g)	Proteína (g)	Lipídio (g)
186,59	18,34	7,41	9,81

Mingaus

Mingau com cereal de milho

- Leite em pó integral (2 colheres de sopa) – 26 g
- Cereal de milho pré-cozido vitaminado (1 colher de sopa) – 7 g
- Extrato solúvel de soja (1 colher de sopa) – 20 g

Técnica de preparo:

1. Peneirar todos os ingredientes, exceto o cereal pré-cozido vitaminado formulado com farinha de milho.
2. Reconstituir o leite em pó, diluindo 26 g em 180 mL de água fervida.
3. Misturar todos os ingredientes e colocar a mistura em panela sobre fogo baixo, mexendo constantemente.
4. Liquidificar e coar a preparação em peneira de malha fina.

Composição de macronutrientes/200 mL			
Energia (kcal)	Carboidrato (g)	Proteína (g)	Lipídio (g)
232,69	15,50	15,73	11,96

Mingau com cereal de arroz

- Leite em pó integral (2 colheres de sopa) – 26 g
- Cereal de arroz pré-cozido vitaminado (1 colher de sopa) – 7 g
- Extrato solúvel de soja (1 colher de sopa) – 20 g

Técnica de preparo:

1. Peneirar todos os ingredientes, exceto o cereal pré-cozido vitaminado formulado com farinha de milho.
2. Reconstituir o leite em pó, diluindo 26 g em 180 mL de água fervida.
3. Misturar todos os ingredientes e colocar a mistura em panela sobre fogo baixo, mexendo constantemente.
4. Apagar o fogo e continuar mexendo a solução com espátula até que esfrie.
5. Liquidificar e coar a preparação em peneira de malha fina.

Composição de macronutrientes/200 mL			
Energia (kcal)	Carboidrato (g)	Proteína (g)	Lipídio (g)
232,90	11,96	15,50	15,74

Mingau com sabor de laranja

- Leite em pó integral (2 colheres de sopa) – 26 g
- Cereal de arroz pré-cozido vitaminado (1 colher de sopa) – 7 g
- Extrato solúvel de soja (1 colher de sopa) – 20 g
- Suco de laranja-pera – 40 mL

Técnica de preparo:

1. Peneirar todos os ingredientes.
2. Reconstituir o leite em pó, diluindo 26 g em 180 mL de água fervida.
3. Misturar todos os ingredientes e colocar a mistura em panela sobre fogo baixo, mexendo constantemente.
4. Apagar o fogo e continuar mexendo a solução com espátula até que esfrie.
5. Liquidificar a mistura.
6. Coar a preparação em peneira de malha fina.

Composição de macronutrientes/200 mL			
Energia (kcal)	Carboidrato (g)	Proteína (g)	Lipídio (g)
246,10	18,54	16,02	12,00

Sopas

Sopa de peito de frango, batata-inglesa, abóbora e tomate

- Filé de peito de frango cozido – 50 g
- Caldo resultante de cocção do frango – 130 mL
- Óleo – 4 mL
- Cereal de arroz pré-cozido vitaminado (1 colher de sopa) – 7 g
- Batata-inglesa cozida (1/2 colher de sopa) – 15 g
- Abóbora cozida (1/2 colher de sopa) – 15 g
- Tomate cru (1/4 de tomate pequeno) – 20 g

Técnica de preparo:

1. Higienizar todas as hortaliças e submetê-las à sanitização em solução de cloro ativo à concentração de 200 partes por milhão (ppm) durante 15 minutos.
2. Submeter as hortaliças ao calor úmido até cozimento completo (exceto o tomate, que deve entrar apenas no fim da preparação).
3. Cozinhar o peito de frango separadamente por cerca de 30 minutos, em panela de pressão. Após a cocção, peneirar e utilizar o caldo como diluente da fórmula.
4. Liquidificar as hortaliças (inclusive o tomate cru), o óleo, o peito de frango, a mucilagem e a água de cocção que foi reservada (item 3).
5. Peneirar e aguardar que o caldo esfrie.
6. Coar a preparação em peneira de malha fina.

Composição de macronutrientes/200 mL			
Energia (kcal)	Carboidrato (g)	Proteína (g)	Lipídio (g)
149,35	6,94	16,62	5,71

Composição de macronutrientes/200 mL			
Energia (kcal)	Carboidrato (g)	Proteína (g)	Lipídio (g)
177,38	12,70	8,86	10,15

Sopa de feijão-preto, abóbora e chuchu

- Ovo
- Água de coco – 120 mL
- Óleo – 4 mL
- Cereal de milho pré-cozido vitaminado (1 colher de sopa) – 7 g
- Abóbora cozida picada (1/2 colher de sopa) – 15 g
- Chuchu cozido picado (1/2 colher de sopa) – 15 g
- Feijão-preto cozido (1 colher de sopa) – 25 g

Técnica de preparo:

1. Higienizar todas as hortaliças e submetê-las à sanitização em solução de cloro ativo à concentração de 200 ppm durante 15 minutos.
2. Submeter as hortaliças ao calor úmido até cozimento completo. Passar as hortaliças pelo escorredor e reservar a água de cocção.
3. Cozinhar o feijão separadamente por cerca de 55 minutos em panela de pressão.
4. Misturar a clara com a gema de ovo até que o preparo se torne homogêneo; em seguida, passar essa mistura pela peneira e reservar.
5. Liquidificar todas as hortaliças. Depois de liquidificadas, acrescentar a água de cocção que foi reservada (item 2). Peneirar e aguardar que o caldo esfrie.
6. Em um recipiente à parte, misturar à temperatura ambiente, o ovo homogeneizado a mucilagem. Realizar a mistura aos poucos, para não formar grumos.
7. Acrescentar à mistura obtida (item 6) o caldo de hortaliças, a água de coco e o feijão. Misturar vigorosamente e levar ao banho-maria, mexendo constantemente.
8. Coar a preparação em peneira de malha fina.

REFERÊNCIAS

1. Brasil. Ministério da Saúde – Agência Nacional de Vigilância Sanitária. Resolução nº 63/2000. Regulamento técnico para a terapia de nutrição enteral. Brasília: Diário Oficial da União, 2000.
2. Bloch A, Muller C. Suporte nutricional enteral e parenteral. In: Mahan LK, Escott-Stump S. Alimentos, nutrição & dietoterapia. 12. ed. São Paulo: Roca. 2010:448-56.
3. ASPEN. Enteral Nutrition Practice Recommendations. Bankhead R, Boullata J, Brantley S. et al. JPEN 2009; 33:122. Nozaki VT; Peralta RM; Fernandes CAM. Terapia nutricional enteral: análise dos requerimentos energéticos e perfil nutricional. Rev Bras Nutr Clínica. 2009; 3(24):143-8.
4. Oliveira FLC, Iglesias SBO. Nutrição enteral. In: Palma D, Oliveira FLC, Escrivão MAMS (Eds.). Guia de nutrição na infância e na adolescência. São Paulo: Manole, 2009:383-416.
5. Morton KH, Goodacre L. An exploration of the impact of home enteral tube feeding on the eating habits of the partners of adults receiving home enteral tube feeding. J Hum Nutr Diet. 2008;21:397-406.
6. Goulert O, Kolestko B. Terapia nutricional em crianças e adolescentes. In: Sobotka L. Bases da nutrição clínica. 3. ed. Rio de Janeiro: Rubio, 2008:394-5.
7. Szlagatys-Sidorkiewicz A, Popińska K, Toporowska-Kowalska E, Borkowska A, Sibilska M, Gębora-Kowalska B et al. Home enteral nutrition in children – 2010 nationwide survey of the polish society for clinical nutrition of children. Eur J Pediatr. 2012; 171:719-23.
8. Pedrón Giner C, Martínez-Costa C, Navas-López VM, Gómez-Lopez L, Redecillas-Ferrero S, Moreno-Villares JM et al. Consensus on pediatric enteral nutrition access: a document approved by SENPE/SEGHNP/ANECIPN/SECP. Nutr Hosp. 2011; 26(1):1-15.
9. American Academy of Pediatrics. Pediatric Nutrition Handbook. 5. ed. 2004:391-403.
10. ESPEN. Nutritional support in pediatric patients. Kolacet S, Bender D (Orgs.). 2007:1-12.
11. Shuramizo SCPL, Vittorino MA, Oliveira RMC. Terapia nutricional enteral: indicação e vias de acesso ao tubo digestivo. In: Knobel E. Terapia intensiva: nutrição. São Paulo: Atheneu, 2005:57-70.
12. Bankhead R, Boullata J, Brantley S, Corkins M, Guenter P, Krenitsky J et al. ASPEN. Board of Directors. Enteral nutrition practice recommendations. JPEN 2009; 33:122-67.

13. Vasconcelos MIL. Nutrição enteral. In: Cuppari L. Nutrição clínica no adulto. 2. ed. São Paulo: Manole, 2006:435-56.
14. Alves CC, Waitzberg DL. Indicações e técnicas de ministração em nutrição enteral. In: Waitzberg DL. Nutrição oral, enteral e parenteral na prática clínica. 4. ed. São Paulo: Atheneu, 2009:790.
15. Delgado SE, Halpern R. Amamentação de prematuros com menos de 1.500 gramas: funcionamento motor-oral e apego. Pró-Fono Rev Atual Cient 2005; 17(2). In: Bomfim DAS, Nascimento MJP. Cuidados de enfermagem, amamentação e prematuridade. Rev Enferm Unisa 2007; (8):17-22.
16. Carvalho MR, Tamez RN. Amamentação: bases científicas para a prática profissional. In: Bomfim DAS, Nascimento MJP. Cuidados de enfermagem, amamentação e prematuridade. Rio de Janeiro: Guanabara Koogan; 2002. Rev Enferm Unisa 2007; (8): 17-22.
17. Zamberlan P, Orlando RP, Dolce P, Delgado AF, Vaz FAC. Nutrição enteral em Pediatria – Pediatria Moderna. [Acesso em 6 de janeiro de 2013]. Disponível em http://www.moreirajr.com.br/revistas.asp?fase = r003&id_materia = 1881. 2013; (38) 4:105-24.
18. Martins C, Pustilnick K. Terapia nutricional enteral em Pediatria. Instituto Cristina Martin; Curitiba, 2009:18.
19. Castrão DLL, Freitas MM, Zaban AL RS. Terapia nutricional enteral e parenteral: complicações em pacientes críticos - uma revisão de literatura. Com Ciênc Saúde. 2009: (20)1:65-74.
20. Borges VC, Waitzberg DL, Silva MLT, Bottoni A, Ciosak SI, Aguiar JE et al. Nutrição domiciliar: uma experiência no Brasil. In: Waitzberg DL. Nutrição oral, enteral e parenteral na prática clínica. 4. ed. São Paulo: Atheneu, 2009; (2):977-87.
21. Hernández JÁ, Torres NP, Juménez AM. Utilización clínica de la nutrición enteral. Nutrición Hospitalaria; 2006; (21) 2:87-99.
22. David CM, Korteba E, Fontes JCM, Ribeiro P, Rocha RGA. In: David CM, Korteba E, Fontes JCM, Ribeiro P, Rocha RGA. Terapia nutricional no paciente grave. Rio de Janeiro: Revinter, 2001:75-101.
23. Teixeira Neto F. Nutrição enteral. In: Teixeira Neto F. Nutrição clínica: Rio de Janeiro: Guanabara Koogan, 2003:234-42.
24. Brasil. Ministério da Saúde. Portaria nº 20.518 de 2004. Brasília, DF: Ministério da Saúde, 2004.
25. Azevedo L. Desenvolvimento e avaliação de uma dieta enteral contendo proteínas hidrolisadas e fibras. [Dissertação]. Universidade Federal de Viçosa. Viçosa, 1996:81.
26. Sobotka L. Síndrome de realimentação. In: Sobotka L. Bases da nutrição clínica. 3. ed. Rio de Janeiro: Rúbio, 2008:261-3.
27. Gorzoni ML, Della Torre A, Pires SL. Medicamentos e sondas de nutrição. Rev Assoc Med Bras. [online]. ISSN 0104- 230. http://dx.doi.org/10.1590/S0104-42302010000100009. 2010; 56(1):17-21.
28. Cerulli J, Malone M. Assessment of drug-related problems in clinical nutrition patients. J Parenter Enteral Nut. 1999; 23:218-21.
29. Faraji B, Yu PP. Serum phenytoin levels of patients on gastrostomy tube feeding. J Neurosc Nursing [online]. [Acesso em 6 de janeiro de 2013]. Disponível em: http://findarticles.com/p/articles/mihb6374/is/ain28705407?tag=artBody;col1. 1998; 30(1):55-9.
30. Mehta NM, Compher C. ASPEN Clinical Guidelines: nutrition support of the critically ill child. JPEN J Parenter Enteral Nutr. 2009; 33(3):260-76.
31. ESPGHAN. Energy. J Pediatr Gastroenterol Nutr. 2005;(41):S5-S11.
32. Baker JP, Detsky AS, Wesson DE, Wolman SL, Stewart S, Whitewell J et al. Nutritional assessment: a comparison of clinical judgement and objective measurements. N Engl J Med 1982; 306:969-72.
33. Institute of Medicine (IOM). Dietary reference intakes for energy, carbohydrate, fiber, fat, fatty acids, cholesterol, protein, and amino acids (macronutrients). Washington, DC: National Academy Press, 2002/2005.
34. Institute of Medicine. (IOM) Dietary reference intakes for vitamin A, vitamin K, arsenic, boron, chromium, copper, iodine, iron, manganese, molybdenum, nickel, silicon, vanadium, and zinc. Washington, DC: National Academy Press; 2001.
35. Institute of Medicine (IOM). Dietary reference intakes for vitamin C, vitamin E, selenium, and carotenoids. Washington, DC: National Academy Press; 2000.
36. Institute of Medicine (IOM). Food and Nutrition Board. Dietary reference intakes for thiamin, riboflavin, niacin, vitamin B_6, folate, vitamin B_{12}, pantothenic acid, biotin and choline. Washington, DC: National Academy Press; 1998.
37. Institute of Medicine (IOM). Food and Nutrition Board. Dietary reference intakes for calcium, phosphorus, magnesium, vitamin D, and fluoride. Washington, DC: National Academy Press, 1997.
38. Long CL, Schaffel N, Geiger JW et al. Metabolic response to injury and illness: estimation of energy and protein needs from indirect calorimetry and nitrogen balance. J Parenter Enter Nutr. 1979; 3:452-6.
39. JPEN J. Section VII. Normal Requirements-Pediatrics. Guidelines for the Use of Adults and Pediatric Patients. Parenter Enteral Nutr 2002; 26:S25-31.
40. WHO. Energy and protein requirements. Report of a joint FAO/WHO/UNU expert consultation. World Health Organization, 1985.
41. Schofield WN. Predicting basal metabolic rate, new standards and review of previous work. Hum Nutr Clin Nutr. 1985; 39(Suppl. 1):5-41.

42. Seashore JH. Nutritional support of children in the intensive care unit. Yale J Biol Med. 1984; 57(2):111-34.
43. Holliday MA, Segar WE. The maintenance need for water in parenteral fluid therapy. Pediatrics. 1957; 19(5):823-32.
44. Harris JA, Benedict FG. A biometric study of human basal metabolism. Communicated October 8th of the Carnegie Institute of Washington; 1918:371-3.
45. Coppini LZ, Sampaio H, Marco D; Sociedade Brasileira de Nutrição Enteral e Parenteral; Associação Brasileira de Cirurgia Pediátrica; Sociedade Brasileira de Clínica Médica; Associação Brasileira de Nutrologia. Recomendações nutricionais para crianças em terapia enteral e parenteral. Projeto Diretrizes; 2011:7.
46. Spolidoro JVN, Epifánio M, Brandão IO, Barreto AL. Dietas para nutrição enteral pediátrica. In: Waitzberg DL. Nutrição oral, enteral e parenteral na prática clínica. 4. ed. São Paulo: Atheneu; 2009 (2):1.433-53.
47. Baxter YC, Waitzberg DL, Rodriguez JJG, Pinotti HW. Critérios de decisão na seleção de dietas enterais. In: Waitzberg DL. Nutrição oral, enteral e parenteral na prática clínica. 3. ed. São Paulo: Atheneu, 2004; (1):659-76. a.
48. Preetika A, Padmini G, Shobha U. Nutrient dense mixes for enteral feeding in India. Nutr Food Sci, 2004; 34:277-81.
49. Grant WB. Lactose maldigestion and calcium from dairy products [letter]. Amer J Clin Nutrition. 1999; (70)2:301-3.
50. Kalnins D. Use of modular nutrients in pediatrics. J Parenter Enter Nutrition. 1997; (21)2:118.
51. Baxter YC, Waitzberg DL, Rodriguez JJG, Pinotti HW. Fórmulas enterais poliméricas e especializadas. In: Waitzberg DL. Nutrição oral, enteral e parenteral na prática clínica. 3. ed. São Paulo: Atheneu; 2004; (1):677-95 b.
52. Dreyer E, Brito S, Santos MR, Giordano LCRS. Manual do usuário: como preparar e administrar a dieta por sonda. Campinas, SP: Hospital das Clínicas da Unicamp, 2011:33.
53. Mitne C, Simões AMG, Wakamoto D, Liori GP, Sullivan M, Comer GM. Análise das dietas enterais artesanais. Rev Bras Nutr Clin. 2001; (16):100-9a.
54. Azevedo L. Desenvolvimento e avaliação de uma dieta enteral contendo proteínas hidrolisadas e fibras. [Dissertação]. Universidade Federal de Viçosa. MG. 1996:81.
55. Silva RAL, Frangela VS, Sanches O, Mattos AL, Orchis F, Santiago S. Impacto da orientação nutricional e acompanhamento dietoterápico individualizados em pacientes com câncer. Nutrição em Pauta. 2000.
56. Ministério da Saúde. Secretaria de Atenção à Saúde. Coordenação geral da política de alimentação e nutrição. Manual de atendimento da criança com desnutrição grave em nível hospitalar. Série A. Normas e manuais técnicos. Brasília, DF. 2005.
57. Carvalho EB. Manual de suporte nutricional. Rio de Janeiro: Medsi, 1992:308.
58. Henrique GS, Rosado GP. Formulação de dietas enterais artesanais e determinação da osmolaridade pelo método crioscópico. Rio de Janeiro. Dez. 1999; 12.
59. Mitne C. Preparações orais para nutrição enteral. In: Waitzberg DL. Nutrição oral, enteral e parenteral na prática clínica. 3. ed. São Paulo: Atheneu; 2004; (1):629-40b.
60. Morais TB, Vieira MMC. Qualidade nutricional de dietas enterais preparadas em residências de pacientes em terapia nutricional domiciliar, na região metropolitana de São Paulo, SP. Rev Bras Nutr Clin. 2005; (2) 20:16.
61. Souza CL, Campos GD. Condições higiênico-sanitárias de uma dieta hospitalar. Rev Nutr. Campinas, jan./mar., 2003; 16(1):127-34.
62. Araújo EM, Menezes HC. Formulações com alimentos convencionais para nutrição enteral ou oral. Ciênc Tecnol Aliment. 2006; 26(3):533-8.
63. Hebuterne X, Bozzetti F, Moreno Villares JM, Pertkiewicz M, Shaffer J, Staun M et al. Home enteral nutrition in adults: a European multicentre survey. Clin Nutrition. 2003.261-6.
64. Montejo O, Alba G, Cardona D, Estelrich J, Mangues MA. Relación entre la viscosidad de las dietas enterales y las complicaciones mecánicas en su administración según el diâmetro de la sonda nasogástrica. Nutr. Hosp. 2001; (2)16:41-5.
65. Atzingen MCV, Pinto e Silva MEM. Desenvolvimento e análise de custo de dietas enterais artesanais à base de hidrolisado proteico de carne. Rev Bras Nutr Clin. 2007; (22)3:210-3.
66. Menegassi B, Santana LS, Coelho JC, Martins AO, Pinto JPAN, Braga Costa TM, Navarro AM. Características físico-químicas e qualidade nutricional de dietas enterais não industrializadas. Alim Nutr. 2007; (18)2:127-32.
67. Ferreira RS. Elaboração de fórmulas enterais artesanais de baixo custo adequadas em fluidez e osmolalidade. [Dissertação]. Universidade Federal de Viçosa, MG, 2009.
68. Ornellas LH, atualizado por Kajishima S, Verruma-Bernardi MR. Técnica dietética: seleção e preparo de alimentos. 8.°ed. ver. Ampl. São Paulo, 2007:276.
69. Penfield MP, Campbell AM. Experimental food science. 3. ed. 1990. p. 541. In: Ferreira RS. Elaboração de fórmulas enterais artesanais de baixo custo adequadas em fluidez e osmolalidade. [Dissertação]. Universidade Federal de Viçosa, MG. 2009.
70. Instituto Girassol. Algoritmo – terapia nutricional domiciliar pediátrica por sondas e estomias. Disponível em: www. Girassolinstituto.org.br [acesso em 14 de janeiro de 2013].

71. Kumbier M, Barreto AL, Costa C, Spolidoro JV, Buzzini R. Sociedade Brasileira de Nutrição Parenteral e Enteral. Federação Brasileira de Gastroenterologia. Associação Brasileira de Nutrologia. Projeto Diretrizes. Associação Médica Brasileira. Conselho de Medicina. Recomendações para preparo de nutrição enteral. 2000.
72. Brasil. Ministério da Saúde. Agência Nacional de Vigilância Sanitária. Resolução – RDC nº 216, 15 de setembro de 2004. Dispõe sobre regulamento técnico de boas práticas para serviços de alimentação. Diário Oficial da República Federativa do Brasil. Brasília, 16 set. 2004:1-10.
73. Boekel SV, Posse R. Dietas líquidas completas e semilíquidas para via oral e dietas não industrializadas ou artesanais para nutrição enteral. In: Boekel SV, Posse R. Manual de fichas técnicas de preparações para nutrição clínica. Modificações de consistência e preparações enterais não industrializadas. 3.ed. Rio de Janeiro: Rubio, 2013:46-117.

PARTE V

Qualidade dos Alimentos

CAPÍTULO 31

Rotulagem Nutricional

Nathália Paula de Souza
Adriana Carla Santos de Menezes Ramos

Rotulagem nutricional pode ser considerada toda descrição presente no rótulo dos alimentos industrializados com o propósito de informar ao consumidor as propriedades nutricionais do alimento. Sendo assim, o rótulo representa importante instrumento de comunicação entre a indústria de alimentos e o consumidor,[1] além de ser forte aliado no processo de promoção de uma alimentação adequada e saudável.[2]

A educação nutricional e o acesso à informação correta são ferramentas para controlar o poder da mídia e a indústria de alimentos sobre a opinião dos pais e das crianças. A estratégia tem sido destacada como importante para redução dos principais agravos à saúde causados pela atual mudança no padrão alimentar da população, tendo em vista seu caráter de promoção e prevenção da saúde.[3]

No Brasil, o órgão responsável pela regulamentação da rotulagem de alimentos é a Agência Nacional de Vigilância Sanitária (Anvisa). A RDC nº 360 de 2003[4] estabelece normas e obrigatoriedade de rotulagem nutricional para alimentos e bebidas. No rótulo, a informação nutricional compreende a declaração do valor energético e de nutrientes e a declaração de propriedades nutricionais (informação nutricional complementar).[4]

O Quadro 31.1 mostra as principais portarias e resoluções que regem a rotulagem nutricional de alimentos. Neste capítulo, porém, serão abordadas em maior profundidade aquelas direcionadas ao público infantil.

COMPONENTES DO RÓTULO

Quando se diz que o rótulo é o meio de informação que facilita a escolha adequada e a atuação correta em termos de conservação e consumo do produto, entende-se que o rótulo deve obrigatoriamente conter informações fidedignas e completas. A Resolução RDC nº 259, de 20 de setembro de 2002,[5] da Anvisa, contempla as informações que devem ser obrigatoriamente apresentadas no rótulo dos alimentos embalados.

Denominação de venda do alimento

É o nome específico que indica a denominação ou a marca do produto alimentício com base na

Quadro 31.1 Legislações vigentes para rotulagem de alimentos.

Legislação	Propósito
Resolução RDC nº 259/2002	Rotulagem geral de alimentos embalados
Resolução RDC nº 360/2003	Rotulagem nutricional obrigatória
Portaria SVS/MS 27/1998	Informação nutricional complementar
Portaria SVS/MS 29/1998	Alimentos para fins especiais – alifins • Alimentos para dietas com restrição de nutrientes
Portaria SVS/MS 30/1998	Alimentos para controle de peso
Portaria SVS/MS 34/1998	Alimentos de transição para lactentes e crianças na primeira infância
Portaria SVS/MS 36/1998	Alimentos à base de cereais para alimentação infantil
Portaria SVS/MS 977/1998	Fórmulas infantis e de seguimento
Portaria SVS/MS 54/1995	Sal hipossódico

sua origem e nas suas características, fixada no Regulamento Técnico específico que estabelece o padrão de identidade e qualidade do alimento.[5]

Lista de ingredientes

A lista de ingredientes deve ser precedida do termo "ingredientes" (ou a forma abreviada "ingr"), que consiste na descrição de todos os ingredientes contidos no produto embalado, em ordem decrescente da proporção contida.

Em caso de misturas de frutas, hortaliças, especiarias ou plantas aromáticas, em que não haja predominância significativa de nenhuma delas (em peso), estas substâncias podem ser enumeradas segundo uma ordem diferente, sempre que a lista desses ingredientes vier acompanhada da expressão "em proporção variável".[5]

É necessário salientar que a água deve ser declarada na lista de ingredientes, exceto quando fizer parte de salmoura, xarope, calda, molho ou outros similares.

Os aditivos alimentares também devem fazer parte da lista, e devem ser relatados por último. Os produtos alimentícios para os quais é dispensada a lista de ingredientes no rótulo são aqueles que contêm um único ingrediente (p. ex., açúcar, farinha de trigo, vinho).[5]

Conteúdo líquido e drenado

O conteúdo líquido deve atender o estabelecido em regulamentos técnicos específicos. A forma de apresentação do produto, sólido ou líquido, deverá seguir a quantidade em unidades de massa (p. ex., grama [g], quilograma [kg]), ou volume (p. ex., mililitro [mL], litro [L]), e também pode ser denominada por unidade, quando esta se apresentar em unidade individual.[6]

Vale ressaltar neste tópico a necessidade das indicações quantitativas referentes ao conteúdo líquido e ao conteúdo drenado em produtos pré-medidos que apresentem duas fases, uma sólida e outra líquida (p. ex., as conservas vegetais); tais indicações deverão ser dadas sob os títulos "PESO LÍQUIDO" e "PESO DRENADO", em caracteres iguais em dimensão e destaque.[18]

Identificação da origem

Neste item é necessário que estejam expressos o nome (razão social) do fabricante ou produtor ou fracionador ou titular (proprietário) da marca, bem como endereço completo, país de origem e município, número de registro ou código de identificação do estabelecimento fabricante junto ao órgão competente. São usadas expressões como "fabricado em...", "produto...".[5]

Identificação do lote

É uma indicação em código impresso, gravado ou marcado, feito em linguagem clara que permita a identificação do lote a que pertence o alimento. O lote pode ser indicado na embalagem por um código-chave, precedido da letra "L" ou da data de fabricação, da data de embalagem ou do prazo de validade, indicando-se visivelmente pelo menos o dia e o mês, ou o mês e o ano.[5]

Prazo de validade

Corresponde à durabilidade do produto alimentício, sendo importante indicativo para o consumo próprio e seguro do alimento até a data prevista. Devem ser descritos de forma visível e clara o dia e o mês, para produtos que tenham duração máxima de três meses; o mês e o ano, para produtos que tenham duração mínima de três meses. As expressões "consumir antes de...", "válido até...", "vencimento...", "vence..", "vto...", "venc...", "consumir preferencialmente antes de...", "val...", devem ser seguidas das datas.[5]

De acordo com a RDC nº 259,[5] não é exigida a indicação do prazo de validade para frutas e hortaliças frescas, inclusive batatas não descascadas, cortadas ou tratadas de outra forma análoga; vinhos, vinhos licorosos, vinhos espumantes, vinhos aromatizados, vinhos de frutas e vinhos espumantes de frutas, bebidas alcoólicas que contenham 10% (v/v) ou mais de álcool, produtos de panificação e confeitaria, vinagre, açúcar sólido, goma de mascar, sal de qualidade alimentar (não se aplica a sal enriquecido), produtos de confeitaria à base de açúcar, aromatizados e/ou coloridos (p. ex., balas, caramelos, confeitos e similares), além de alimentos isentos de tal indicação por Regulamentos Técnicos específicos.

Atenção especial deve ser dada a alimentos congelados, cuja validade varia de acordo com a temperatura de conservação, a qual deve ser indicada na embalagem.[5]

A data de fabricação é facultativa apenas para produtos dispensados de registro ou com registro obrigatório no Ministério da Saúde. Em produtos de origem animal esta informação é obrigatória.[7]

Preparo e instruções de uso do produto

Incluem-se neste item dados sobre reconstituição, descongelamento, aplicação de tratamento ao qual o produto deve ser submetido até o consumo. Esta menção não é exigida em produtos prontos para consumo.[5]

COMPONENTES DA INFORMAÇÃO NUTRICIONAL

Informação Nutricional Obrigatória

Trata-se de uma relação ou listagem ordenada dos nutrientes que devem ser discriminados no rótulo dos alimentos. É importante não confundi-la com a lista de ingredientes (Figura 31.1).

Porção

Quantidade do alimento que deve ser consumida por dia. É fundamental destacar que os valores das porções são direcionados para pessoas sadias, sendo sugestões de quantidades indicadas com a intenção de promover uma alimentação saudável. Sendo assim, em virtude das diferentes necessidades dos indivíduos, é preciso enfatizar, no momento da consulta, a importância de se atentar para princípios da Nutrição, como a variedade e a moderação.[4]

Medida caseira

Refere-se a medidas normalmente utilizadas pelas pessoas para medir os alimentos (p. ex., fatias, xícaras, colheres de sopa). Essas informações expressam de maneira mais simplificada a quantidade de alimento indicada na porção.[4]

Nutrientes e valor calórico

Deverão ser declarados obrigatoriamente: valor energético e os teores de carboidratos, proteínas, gorduras totais, gorduras saturadas, gorduras *trans*, fibra alimentar e sódio. Os teores dos micronutrientes serão declarados conforme a ingestão diária recomendada descrita na RDC nº 269/2005.[8]

Pode-se declarar, também, informações do alimento preparado, desde que se indiquem as instruções específicas de preparar e desde que tais informações se refiram ao alimento pronto para consumo.[4]

A informação nutricional será expressa como "zero" ou "0" ou "não contém" para valor ener-

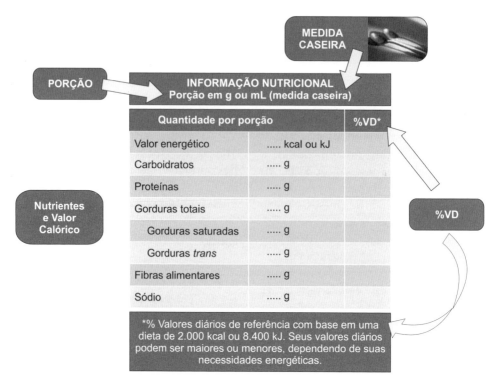

Figura 31.1 Componentes que devem obrigatoriamente constar sob o título Informação Nutricional no rótulo dos alimentos.

gético e/ou nutrientes quando o alimento contiver quantidades iguais ou inferiores às estabelecidas como "não significativas" (Quadro 31.2). Além disso, pode ser utilizada uma declaração nutricional simplificada com a seguinte frase: "Não contém quantidade significativa de...", colocada no espaço destinado ao rótulo nutricional.[4]

Quadro 31.2 Quantidades dos nutrientes de declaração obrigatória considerada não significativa.

Nutrientes	Quantidades não significativas por porção (expressa em g ou mL)	
Valor energético	≤ 4 kcal	< 17 kJ
Carboidratos	≤ 0,5 g	
Proteínas	≤ 0,5 g	
Gorduras totais	≤ 0,5 g	
Gorduras saturadas	≤ 0,2 g	
Gorduras *trans*	≤ 0,2 g	
Fibra alimentar	≤ 0,5 g	
Sódio	≤ 5 mg	

Fonte: RDC nº 360/2003. Anvisa.

Valor diário e percentual de valor diário (%VD)

O valor diário de referência (VD) representa quanto de caloria e nutrientes um indivíduo sadio deve consumir por dia para ter uma alimentação saudável, conforme Quadro 31.3. Por outro lado, o percentual de valor diário (%VD) representa quanto a porção do alimento contribui para se atingir o VD.[1]

A informação nutricional deve ser expressa por porção, incluindo a medida caseira correspondente e em percentual de valor diário. Fica excluída a declaração de gordura *trans* em %VD, uma vez que ainda não há um valor diário de ingestão recomendado pelas organizações.[9]

O %VD é definido com base nas necessidades de uma população adulta e sadia, considerando-se uma dieta de 2.000 kcal e a quantidade de nutrientes, como se vê no Quadro 31.3. A declaração de proteínas, vitaminas e minerais por grupo etário segue a recomendação da RDC nº 269/2005.[8]

Quadro 31.3 Valores diários de referência de nutrientes de declaração obrigatória.

Nutrientes	Valor diário de referência para indivíduos sadios
Valor energético	2.000 kcal/8.400 kJ
Carboidratos	300 g
Proteínas	75 g
Gorduras totais (*)	55 g
Gorduras saturadas	22 g
Gorduras trans	–
Fibra alimentar	25 g
Sódio	2.400 mg

Fonte: RDC nº 360/2003. Anvisa.

INFORMAÇÃO NUTRICIONAL COMPLEMENTAR

É qualquer representação que afirme, sugira ou denote que o alimento possui uma ou mais propriedades nutricionais, relativas ao seu valor energético e/ou ao seu teor de proteínas, gorduras, carboidratos, fibras alimentares, vitaminas e/ou minerais.[6] Essas informações são obrigatórias para alimentos com fins especiais; para alimentos que apresentem declarações nutricionais; e para alimentos acrescidos de nutrientes essenciais.[11]

As declarações complementares do alimento podem ser classificadas como de dois tipos: sobre *conteúdo de nutrientes* e *comparativa*. A primeira descreve o nível e/ou a quantidade de nutrientes e o valor energético contido no alimento; a segunda compara os níveis de nutrientes e/ou o valor energético de dois ou mais alimentos (p. ex., em relação ao convencional).[11]

Para informação complementar comparativa deve haver uma diferença mínima relativa de 25%, para mais ou para menos, no valor energético ou no teor de nutrientes dos alimentos que são comparados.[11]

O Quadro 31.4 apresenta formas pelas quais podem ser declarados no rótulo do alimento os atributos a que nos referimos de acordo com a informação complementar referente ao conteúdo ou comparação de nutrientes. Entretanto, os limites para definição dos atributos serão descritos no decorrer do capítulo.

Quadro 31.4 Possíveis formas de declarar atributos dos alimentos com o objetivo de complementar informação no rótulo.

Atributo	Possíveis declarações no alimento
Informação complementar sobre conteúdo de nutrientes	
BAIXO	"LIGHT" ou "LITE" ou "LOW" ou POBRE ou LEVE ou BAIXO
MUITO BAIXO	"VERY LOW" ou MUITO BAIXO
ALTO TEOR	"HIGH", RICO, ALTO TEOR ou ALTO CONTEÚDO
FONTE	"SOURCE" ou FONTE
NÃO CONTÉM	"FREE", LIVRE, SEM, ZERO, NÃO CONTÉM ou ISENTO DE
SEM ADIÇÃO	SEM ADIÇÃO
Informação complementar comparativa de nutrientes	
REDUZIDO	"LIGHT","LITE", REDUZIDO ou LEVE
AUMENTADO	"INCREASED" ou AUMENTADO

Fonte: adaptado da Portaria nº 27, 1998. Anvisa.

ALIMENTOS PARA FINS ESPECIAIS

São alimentos especialmente formulados ou processados, nos quais se introduzem modificações quanto ao teor de nutrientes, para que se tornem adequados à utilização em dietas diferenciadas e/ou opcionais, atendendo às necessidades de pessoas em condições metabólicas e fisiológicas específicas.[12]

A denominação Alimentos para Fins Especiais é a designação dos alimentos convencionais de acordo com a legislação específica, seguida da finalidade a que se destinam, exceto os adoçantes para dietas com restrição de sacarose, glicose (dextrose) e/ou frutose, para os quais a designação é "Adoçante Dietético", e os alimentos para praticantes de atividade física.[9]

Podem ser classificados como: (1) alimentos para dietas com restrição de nutrientes; (2) alimentos para ingestão controlada de nutrientes; (3) alimentos para grupos populacionais específicos,[9] como mostra o Quadro 31.5.

Quadro 31.5 Classificação de alimentos para fins especiais.

Dietas com restrição de nutrientes (*diet*)	Ingestão controlada de nutrientes	Grupos populacionais específicos
Carboidratos* (< 0,5 g/100 g ou 100 mL)	Controle de peso	Transição de lactentes para crianças da primeira infância
Gorduras (< 0,5 g/100 g ou 100 mL)	Praticantes de atividade física	Gestantes e nutrizes
Proteínas (isentos do componente associado ao distúrbio)	Nutrição enteral	À base de cereais para alimentação infantil
Sódio (hipossódicos)	Ingestão controlada de sódio	Fórmulas infantis
Destinados a fins específicos	Destinados a fins específicos	Para idosos ou destinados aos demais grupos específicos

*Alimentos para dietas com restrição de carboidratos:
- Alimentos para dietas com restrição de sacarose, frutose e/ou glucose
- Alimentos para dietas com restrição de outros mono- e dissacarídeos
- Adoçantes com restrição de sacarose, frutose e/ou glucose – adoçante dietético

Fonte: adaptado da Portaria nº 27, 1998. Anvisa.

Os Alimentos para Fins Especiais devem atender às normas de rotulagem geral, nutricional e específica do alimento convencional, quando existir informação nutricional complementar, esta deve estar de acordo com o regulamento específico.[10]

É importante destacar que as embalagens ou rótulos dos alimentos para *dietas com restrição de nutrientes* e *para ingestão controlada de nutrientes* devem diferenciar-se daqueles dos alimentos convencionais ou similares correspondentes da mesma empresa.[9]

Algumas informações devem constar no rótulo desses alimentos em destaque e em negrito,[9] tais como:

- "Diabéticos: contém (especificar o mono- e/ou dissacarídeo)".
- "Contém fenilalanina", quando houver adição de aspartame.
- "Este produto pode ter efeito laxativo", para os alimentos cuja previsão razoável de consumo resulte em ingestão diária superior a 20 g de manitol, 50 g de sorbitol, 90 g de polidextrose ou de outros polióis que possam ter efeito laxativo.
- "Consumir preferencialmente sob orientação de nutricionista ou médico".

INFORMAÇÃO NUTRICIONAL DIRECIONADA PARA SITUAÇÕES CLÍNICAS ESPECÍFICAS

Hipertensão

O sódio está presente no sal de cozinha e em alimentos industrializados (salgadinhos de pacote, molhos prontos, embutidos, produtos enlatados com salmoura), devendo ser consumido com moderação, uma vez que o consumo excessivo pode levar a elevação da pressão arterial.[1]

Na legislação sobre alimentos para fins especiais do tipo *alimentos para dietas com restrição de sódio*, estão incluídos os alimentos hipossódicos, ou seja, elaborados especialmente para pessoas que necessitem de dietas com restrição de sódio, cujo valor dietético especial é resultado da redução ou restrição do teor de sódio[13] (Quadro 31.6).

De acordo com a Portaria SVS/MS nº 54/1995,[17] o *sal hipossódico* é o produto elaborado a partir da mistura de cloreto de sódio com outros sais, mantendo-se o poder salgante semelhante ao do sal de mesa. Esse pode conter *reduzido teor de sódio*, no máximo 50% de sódio em comparação ao sal comum, ou *restrição de sódio*, no máximo 20% de sódio em comparação

Quadro 31.6 Critérios para designação de atributos quanto ao teor de sódio mostrado no rótulo nos alimentos.

Atributo: declaração	Condições no produto pronto para consumo
Alimentos para fins especiais	
NÃO CONTÉM: ("FREE", LIVRE DE, SEM, ZERO, NÃO CONTÉM OU ISENTO DE, "DIET")	Máximo de 5 mg de sódio/100 g (sólidos) Máximo de 5 mg de sódio/100 mL (líquidos)
Alimentos com redução do teor de SÓDIO	
BAIXO: ("LIGHT" ou "LITE" ou LEVE "LOW", ou BAIXO ou POBRE)	Máximo de 120 mg de sódio/100 g (sólidos) Máximo de 120 mg de sódio/100 mL (líquidos)
MUITO BAIXO: ("VERY LOW" ou MUITO BAIXO)	Máximo de 40 mg de sódio/100 g (sólidos) Máximo de 40 mg de sódio/100 mL (líquidos)
REDUZIDO: ("LIGHT", "LITE", REDUZIDO ou LEVE, atributo REDUZIDO)	Redução mínima de 25% em sódio e diferença maior que 120 mg de sódio/100 g (sólidos) 120 mg de sódio/100 mL (líquidos)

Fonte: adaptado da Portaria nº 27, 1998. Anvisa.

ao sal comum. Devem ser evitados produtos que contenham ciclamato e sacarina sódica, que, embora adoçantes, são substâncias que contêm sódio.[1]

É obrigatória a declaração do percentual de redução do teor de sódio em relação ao sal convencional (cloreto de sódio), e de forma visível. O sal com reduzido teor de sódio deve apresentar em seu rótulo a denominação "*Usar preferencialmente sob a orientação do médico e/ou do nutricionista*", enquanto naquele para dieta com restrição de sódio a advertência deve ser "*Usar somente sob a orientação do médico e/ou do nutricionista*".[12]

Diabetes

Atenção especial deve ser direcionada para alimentos com restrição ou redução do teor de carboidratos. Os primeiros, também denominados *diet*, permitem no máximo 0,5 g de sacarose, frutose e/ou glicose por 100 g ou 100 mL do alimento, enquanto os segundos, mais conhecidos como *light*, permitem até 5 g/100 g do produto (Quadro 31.7). Estes devem apresentar a informação: **"Diabéticos: contém mono- ou dissacarídeos"**. Os adoçantes dietéticos são formulados para dietas com restrição de sacarose, frutose e/ou glicose, para atender às necessidades de pessoas sujeitas a restrição da ingestão desses carboidratos. As matérias-primas sacarose, frutose e glicose não podem ser utilizadas na formulação desses produtos alimentícios.[12]

Na orientação nutricional é importante lembrar que a porção consumida poderá interferir na resposta glicêmica do paciente, uma vez que mesmo alimentos que tragam no rótulo a declaração "diet" em termos de carboidratos podem conter até 0,5 g em 100 g do produto, o que significa que o consumo de 200 g levaria à ingestão de 1 g de carboidrato. Por isso, é importante orientar o paciente quanto à importância da leitura atenta do rótulo, em especial da porção recomendada do referido produto.

A restrição de açúcares por vezes pode ser compensada pelo aumento de outros nutrientes como sódio e gordura, por isso o consumo desses alimentos deve ser acompanhado por profissional habilitado, além de apresentar a frase **"Consumir preferencialmente sob orientação de médico ou nutricionista"**.[9]

Sendo assim, os pacientes com patologias associadas, por exemplo, devem ficar atentos não apenas à restrição de carboidratos. Aqueles com diabetes e hipertensão devem observar o teor de sódio, e outros que apresentem alterações no perfil lipídico devem ser orientados a verificar gordura total, gordura saturada, colesterol e outras que forem declaradas. Em seu planejamento dietético, o nutricionista deve considerar essas informações, além do índice e da carga glicêmica do alimento. Alguns exemplos são ilustrados nas Figuras 31.2 e 31.3.

Exemplo 1:

CHOCOLATE (30 g)		
NORMAL	INFORMAÇÃO NUTRICIONAL	DIET
196 kcal	Valor energético	147 kcal
12 g	Carboidratos	↓ 8 g
15 g	Gorduras totais	↑ 18 g

Figura 31.2 Alimento *diet* em carboidrato mas com maior teor de gordura.

Exemplo 2:

BISCOITO (30 g)		
NORMAL	INFORMAÇÃO NUTRICIONAL	LIGHT
180 kcal	Valor energético	189 kcal
11 g	Carboidratos	↓ 8 g
15 g	Gorduras totais	↑ 18 g
2,3	Gordura *trans*	↑ 3,7
29	Sódio	↑ 48

Figura 31.3 Alimento *light* em carboidrato mas com aumento de calorias, gordura e sódio.

Quadro 31.7 Critérios para declaração de atributos no rótulo quanto ao teor de carboidratos nos alimentos.

Atributo: declaração	Condições no produto pronto para consumo
Alimentos para fins especiais	
NÃO CONTÉM: ("FREE", LIVRE DE, SEM, ZERO, NÃO CONTÉM OU ISENTO DE, "DIET")	Máximo de 0,5 g de açúcares/100 g do produto (sólidos) Máximo de 0,5 g de açúcares/100 mL (líquidos) e mesmas condições exigidas para os atributos REDUZIDO ou BAIXO VALOR ENERGÉTICO, ou a frase "Este não é um alimento com valor energético reduzido" ou frase equivalente
SEM ADIÇÃO DE AÇÚCARES: (SEM ADIÇÃO, "NO ADDED")	O produto não recebeu adição de açúcares durante a produção ou embalagem, e não contém ingredientes nos quais tenham sido adicionados açúcares, e as mesmas condições exigidas para os atributos REDUZIDO ou BAIXO VALOR ENERGÉTICO, ou frase "Este não é um alimento com valor energético reduzido" ou frase equivalente
Alimentos com redução do teor de CARBOIDRATOS	
BAIXO: ("LIGHT" ou "LITE" ou LEVE, "LOW", ou BAIXO ou POBRE)	Máximo de 5 g de açúcares/100 g (sólidos) Máximo de 5 g de açúcares/100 mL (líquidos) e as mesmas condições exigidas para os atributos REDUZIDO ou BAIXO VALOR ENERGÉTICO, ou a frase "Este não é um alimento com valor energético reduzido" ou frase equivalente quando a redução de mais de 25% de açúcar implicar aumento ou manutenção do valor energético do produto
REDUZIDO: ("LIGHT", "LITE", REDUZIDO ou LEVE atributo REDUZIDO)	Redução mínima de 25% de açúcares e diferença maior que 5 g de açúcares/100 g (sólidos) 5 g de açúcares/100 mL (líquidos) e as mesmas condições exigidas para os atributos REDUZIDO ou BAIXO VALOR ENERGÉTICO, ou a frase "Este não é um alimento com valor energético reduzido" ou frase equivalente, quando a redução de mais de 25% de açúcar implicar aumento ou manutenção do valor energético do produto

Fonte: adaptado da Portaria nº 27, 1998. Anvisa.

Em dietas que imponham ingestão controlada de açúcares os alimentos não sofrem adição destes, entretanto é permitida a presença dos açúcares naturalmente existentes nas matérias-primas, podendo ser utilizada a expressão "sem adição" ou *"no added"*.[11] O Quadro 31.7 apresenta os critérios para designação de atributos no rótulo quanto ao conteúdo de carboidratos nos alimentos.

Doenças cardiovasculares e dislipidemias

O consumo de gordura saturada deve ser reduzido, considerando-se que o nosso organismo não necessita desse tipo de gordura e ainda que, quando consumido em grandes quantidades, pode aumentar o risco de desenvolvimento de doenças do coração.[1]

A não declaração de gordura *trans* nos rótulos de alimentos foi considerada infração sanitária a partir de 1º de janeiro de 2007, embora a Anvisa preconizasse tal ação desde 2003 por meio da Resolução RDC nº 360,[4] de 23 de dezembro.

A mesma legislação permite a declaração de um alimento como "zero *trans*" quando tiver quantidade inferior a 0,2 g na porção de 100 g do produto. Sendo assim, se o indivíduo consumir o equivalente a 10 vezes essa porção (0,2 g) do produto durante o dia, isso implica dizer que pode ter havido ingestão de aproximadamente 2 g de gordura *trans*, valor máximo recomendado pelo Ministério da Saúde para ingestão diária.[4]

Em relação a gordura saturada e colesterol, importantes nas dislipidemias e, por conseguinte, em pacientes com predisposição para doenças cardiovasculares, o Quadro 31.8 traz os critérios para designação do produto quanto a restrição (não contém...) ou redução (teor baixo ou reduzido).

Quadro 31.8 Critérios para designação de atributos quanto a gordura saturada e colesterol no rótulo dos alimentos.

Atributo	Condições no produto pronto para consumo
Gordura saturada	
BAIXO	Máximo de 1,5 g de gordura saturada /100 g do produto (sólidos) Máximo de 0,75 g de gordura saturada/100 mL (líquidos) e Energia fornecida por gorduras saturadas deve corresponder, no máximo, a 10% do valor energético total
REDUZIDO	Redução mínima de 25% em gorduras saturadas e diferença maior que 1,5 g de gordura saturada/100 g (sólidos) 0,75 g de gordura saturada/100 mL (líquidos) e Energia fornecida por gorduras saturadas deve corresponder, no máximo, a 10% do valor energético total
NÃO CONTÉM	Máximo de 0,1 g de gordura saturada/100 g (sólidos) Máximo de 0,1 g de gordura saturada/100 mL (líquidos)
Colesterol	
BAIXO	Máximo de 20 mg de colesterol/100 g (sólidos) Máximo de 10 mg de colesterol/100 mL (líquidos) e Máximo de 1,5 g de gordura saturada/100 g (sólidos) Máximo de 0,75 g de gordura saturada/100 mL (líquidos) e Energia fornecida por gorduras saturadas deve corresponder, no máximo, a 10% do valor energético total

(continua)

Quadro 31.8 Critérios para designação de atributos quanto a gordura saturada e colesterol no rótulo dos alimentos. (*continuação*)

Atributo	Condições no produto pronto para consumo
REDUZIDO	Redução mínima de 25% em colesterol e diferença maior que 20 mg de colesterol/100 g (sólidos) 10 mg de colesterol/100 mL (líquidos) e Máximo de 1,5 g de gordura saturada/100 g (sólidos) e energia fornecida por gorduras saturadas deve corresponder, no máximo, a 10% do valor energético total. Para as informações nutricionais complementares relativas a gordura saturada e colesterol, os ácidos graxos *trans* devem ser computados no cálculo de gorduras saturadas (quando for aplicável).
NÃO CONTÉM	Máximo de 5 mg de colesterol/100 g (sólidos) Máximo de 5 mg de colesterol/100 mL (líquidos) e Máximo de 1,5 g de gordura saturada/100 g (sólidos) Máximo de 0,75 g de gordura saturada/100 mL (líquidos) e Energia fornecida por gorduras saturadas deve corresponder, no máximo, a 10% do valor energético total

Fonte: adaptado da Portaria nº 27/1998. Anvisa.

Controle do peso

De acordo com a Portaria SVS/MS nº 30 de 1998,[14] os alimentos formulados e elaborados para controle de peso devem apresentar composição definida, adequada para suprir as necessidades nutricionais do indivíduo e que seja destinada a propiciar redução, manutenção ou ganho de peso corporal.

A mesma legislação sugere dois grupos de alimentos para esse mesmo fim, sendo que o primeiro propõe a redução, manutenção ou ganho de peso por substituição ou acréscimo parcial das refeições, e o segundo se destina a perda de peso por substituição total das refeições.[14]

Os alimentos destinados a redução de peso por substituição total das refeições devem trazer no painel principal a seguinte advertência: "*Consumir somente sob supervisão de médico e/ou nutricionista*". Por outro lado, os alimentos para redução ou manutenção de peso por substituição parcial das refeições ou para ganho de peso por acréscimo às refeições devem apresentar em painel secundário esta advertência: "*Este produto não deve ser usado na gestação, na amamentação, nem por lactentes, crianças, adolescentes e idosos, exceto sob indicação de médico ou nutricionista*".[14]

Outras informações podem constar no rótulo desses produtos, como instruções de uso com indicação de que o alimento deve ser preparado com outro(s) ingrediente(s), declarando-se o valor nutricional da combinação final, além da seguinte orientação: "*Ao consumir este alimento aumentar a ingestão diária de água*".[14]

Por outro lado, o rótulo não deve fazer menção a eventual ritmo ou quantidade de redução ou ganho de peso resultante do consumo de Alimentos para Controle de Peso, nem a qualquer diminuição da sensação de fome ou aumento da sensação de saciedade.[14]

A utilização de produtos *diet* e *light* também deve ser orientada para não haver consumo indiscriminado e inadequado, uma vez que a redução calórica, principal objetivo na perda de peso, nem sempre é contemplada nesses alimentos.[14] Quando a terapia nutricional busca perda, ganho ou manutenção do peso, é importante propor bons hábitos alimentares, orientando o paciente a identificar no rótulo os componentes de peso como %VD para valor energético total, gorduras totais, saturadas e *trans*, sódio e fibras alimentares, entre outros, conforme patologias associadas.

Para proporcionar perda de peso, deve-se preferir os alimentos com reduzido %VD para valor energético, açúcares e gordura total, além de alto %VD de fibras. Estas facilitam a função intestinal e influem na saciedade. As gorduras totais, por sua vez, referem-se ao somatório de todas as gorduras do alimento e interferem diretamente no valor energético, assim como na qualidade do alimento de acordo com o tipo de gordura prevalente. Deve-se preferir gorduras poli- e monoinsaturadas, quando declaradas (Quadro 31.9).

Doença celíaca

O glúten é uma proteína encontrada no trigo, no malte, no triticale, na aveia, no centeio e na cevada, como também nos produtos fabricados com estes cereais.[15] Na conduta dietoterápica, é importante a advertência acerca da presença de glúten, visando informar aos portadores de doença celíaca a presença desta proteína no produto e/ou em seus derivados.

A Resolução RDC nº 40, de 8 de fevereiro de 2002,[16] com o objetivo de padronizar a informação sobre a presença de glúten no rótulo de alimento embalados faz menção à obrigatoriedade de todo alimento e bebida embalados conter a advertência **"contém glúten"** impressa no rótulo e com destaque. São excluídas desse regulamento as bebidas alcoólicas.

A Lei nº 10.674, de 16 de maio de 2003,[17] dispõe que todos os alimentos industrializados deverão, obrigatoriamente, conter em seu rótulo as advertências **"contém glúten"** ou **"não contém glúten"**, como medida preventiva e de controle da doença celíaca. Esta informação deve ser exposta textualmente próximo à lista de ingredientes e também veiculada por meio de figura convencionada para esse fim (Figura 31.4).

Quadro 31.9 Critérios para designação de atributos no rótulo de acordo com a redução ou restrição de valor energético e gordura total e fibras nos alimentos.

Atributo	Condições no produto pronto para consumo
Valor energético total	
BAIXO	Máximo de 40 kcal (170 kJ)/100 g (sólidos)
	Máximo de 20 kcal (80 kJ)/100 mL (líquidos)
REDUZIDO	Redução mínima de 25% Valor energético total e diferença maior que:
	40 kcal (170 kJ)/100 g (sólidos)
	20 kcal (80 kJ)/100 mL (líquidos)
NÃO CONTÉM	Máximo de 4 kcal/100 g (sólidos)
	Máximo de 4 kcal/100 mL (líquidos)
Gordura total	
BAIXO	Máximo de 3 g de gorduras/100 g (sólidos)
	Máximo de 1,5 g de gorduras/100 mL (líquidos)
REDUZIDO	Redução mínima de 25% em gorduras totais e diferença maior que
	3 g de gorduras/100 g (sólidos)
	1,5 g de gorduras/100 mL (líquidos)
NÃO CONTÉM	Máximo de 0,5 g de gorduras/100 g (sólidos)
	Máximo de 0,5 g de gorduras/100 mL (líquidos)
Fibras	
FONTE	Mínimo de 3 g fibras/100 g (sólidos)
	Mínimo 1,5 g fibras/100 mL (líquidos)
ALTO TEOR	Mínimo de 6 g fibras/100 g (sólidos)
	Mínimo 3 g fibras/100 mL (líquidos)
AUMENTADO	Aumento mínimo de 25% do teor de fibras alimentares e diferença maior que
	3 g/100 g (sólidos)
	1,5 g/100 mL (líquidos)

Fonte: adaptado da Portaria nº 27/1998. Anvisa.

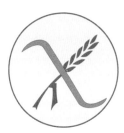

Figura 31.4 Não contém glúten.

Fenilcetonúricos

A fenilalanina é um aminoácido essencial encontrado em muitos alimentos, merecendo destaque o leite e seus derivados. Os indivíduos portadores de fenilcetonúria, uma deficiência rara, não conseguem metabolizar esse aminoácido, e por isso devem restringir a ingestão de alimentos e produtos que contenham fenilalanina, bem como evitar o consumo de produtos que contenham aspartame.[18]

Os produtores de alimentos que contenham aspartame em sua composição devem inserir no rótulo a advertência de que o produto **"Contém fenilalanina"**, em cumprimento à Portaria SVS/MS nº 29/1998.[18]

A resolução RDC nº 19, de 5 de maio de 2010,[18] dispõe sobre a obrigatoriedade das empresas de informarem à Anvisa as quantidades de fenilalanina, proteína e umidade presentes em alimentos de fabricação nacional ou importados, com o objetivo de compor a dieta dos fenilcetonúricos. A categoria dos alimentos considerados prioridade pela RDC nº 19 são:

- Alimentos para dietas com restrição de nutrientes;
- Alimentos para dieta com ingestão controlada de açúcares;
- Alimentos com teor proteico inferior a 0,10% (apenas análise de proteína);
- Alimentos prontos para consumo.

Destaque-se que na prática serão analisados todos os alimentos industrializados com teores de proteína entre 0,10 e 5,00% (m/m ou m/v), tal como expostos à venda para o consumidor, como: molhos de tomate, creme de leite, arroz, balas, bombons, entre outros.[18]

Alergias alimentares

Alergia alimentar é uma reação adversa a um determinado alimento. Os alérgenos mais conhecidos em alimentos são as proteínas do leite de vaca, ovo, amendoim, trigo, soja, peixe, frutos do mar e nozes e produtos derivados, em qualquer quantidade.[19]

Com base na RDC nº 340, de 13 de dezembro de 2002,[20] as empresas fabricantes de alimentos que contenham em sua composição o corante tartrazina (INS 102) devem obrigatoriamente declarar no rótulo, na lista de ingredientes, o nome desse corante por extenso. O corante tartrazina tem seu uso autorizado para alimentos como balas, caramelos e similares, de grande consumo pela população infantil.[20]

O uso de tartrazina está permitido pela legislação brasileira como aditivo alimentar na função de corante. A mesma legislação julga que o consumo do corante tartrazina pode provocar reações adversas em pessoas sensíveis, não havendo até o presente comprovação científica.[20]

A dificuldade apresentada pelos pacientes é reconhecer corretamente no rótulo a indicação do ingrediente e substâncias alergênicos nos produtos industrializados, podendo ser esta uma forma de transgressão não intencional das dietas de exclusão. O paciente deve ser orientado a, caso o produto apresente no rótulo a informação sobre existência de "traços" de um alérgeno potencial, não consumir o produto.[21] É importante que as famílias tragam para a consulta os rótulos dos alimentos industrializados mais consumidos pelo paciente, para avaliação pelo médico e/ou pelo nutricionista.[21]

Na orientação nutricional ao paciente é importante ressaltar que a leitura do rótulo deve ser feita periodicamente antes da aquisição do produto, pois, com o passar do tempo, podem ocorrer modificações na composição.

Fórmulas infantis para lactentes e fórmulas infantis de seguimento

As *fórmulas infantis* são destinadas à alimentação de lactentes, sob prescrição de médico ou nutricionista, em substituição total ou parcial do leite humano, para satisfação das necessidades nutricionais desse grupo etário[22] (Quadro 31.10).

Quadro 31.10 Critérios para designação de atributos no rótulo de acordo com a composição.

Designação do produto	Conteúdo da fórmula infantil
Fórmula Infantil à Base de Leite	Um mínimo de 90% da fonte proteica é derivado de leite integral ou leite desnatado
Leite Infantil	100% da fonte proteica são derivados de leite integral ou leite desnatado
"Não contém leite ou produtos lácteos"	O produto não contém leite ou qualquer derivado lácteo
"Fórmula Infantil com Ferro", "Leite Infantil com Ferro" ou "Fórmula Infantil com Ferro à Base de Leite"	O produto contém 1 mg ou mais de ferro por 100 kcal disponíveis

Fonte: Portaria SVS/MS nº 977/1998. Anvisa.

Atenção maior deve ser dada aos produtos destinados a lactentes que apresentem necessidades nutricionais especiais, devendo as fórmulas conter claramente no rótulo a propriedade ou propriedades dietéticas nas quais estão baseadas, não podendo mencionar condições de saúde para as quais a fórmula possa ser indicada.[22]

Alimentos de transição para lactentes e crianças na primeira infância

O alimento de transição é considerado um alimento industrializado para uso direto ou empregado em preparado caseiro, utilizado como complemento do leite materno ou de fórmulas infantis introduzidas na alimentação de lactentes e crianças na primeira infância.[23]

A orientação aos pais ou responsáveis deve ser direcionada com base na designação descrita no rótulo:[23]

- Sopinha... (refeição salgada)
- Papinha... (sobremesa)
- Purê... (complemento para refeição salgada)
- Suquinho... (à base de suco de frutas e/ou hortaliças e/ou cereais).

A orientação no rótulo deve destacar que as sopinhas, papinhas e purês apresentam duas formas de apresentação: *Pronto para consumo* ou *Desidratado*. O primeiro está pronto para consumo e o segundo requer reconstituição prévia, para posterior consumo.[13]

A Portaria MS nº 34/1998[23] descreve que os alimentos que contiverem espinafre e/ou beterraba em sua composição destinados a lactentes devem trazer no rótulo a advertência *"não podem ser consumidos por bebês com menos de 3 meses de vida"*, contudo desconhecemos informações que justifiquem a recomendação específica e lembramos que crianças devem receber aleitamento materno exclusivo até os 6 meses de vida.

A Resolução (RDC) nº 222 de 2002,[24] normatiza a promoção, a comercialização e a rotulagem dos alimentos para lactentes e crianças de primeira infância, adverte sobre os riscos do preparo inadequado e dá instruções sobre a correta preparação do produto, inclusive sobre medidas de higiene a serem observadas e a dosagem para diluição. Desta forma, a leitura do rótulo ou folheto que acompanha o produto é crucial, pois nele estão contidas informações sobre preparo, uso, armazenamento e conservação, antes e depois de aberta a embalagem.

Esta resolução recomenda que as frases de advertência estejam dispostas no painel principal ou nos demais painéis do rótulo, e molduradas, em letras de tipo legível, de fácil visualização, em cores contrastantes, em caracteres idênticos e no mesmo tamanho de letra da designação de venda do produto.[25]

Alimentos à base de cereais para alimentação infantil

A Portaria nº 36/1998 da SVS/MS[26] dispõe sobre alimentos preparados à base de cereais, que se destinam a complementar a alimentação de lactentes e crianças de primeira infância. No painel principal da embalagem deve ser declarada a designação, de acordo com o tipo de produto:

- Cereal(is) ou nome(s) do(s) cereal(is) para alimentação infantil
- Massa alimentícia ou macarrão para alimentação infantil
- Biscoito para alimentação infantil.

Nos demais painéis do rótulo, devem ser observadas as seguintes instruções:[26]

- Os itens da lista de ingredientes devem ser apresentados em ordem decrescente da proporção a ser consumida mediante adição de líquido.
- Os modos de preparo e de uso, assim como de armazenamento e conservação antes e depois de aberta a embalagem, devem ser seguidos conforme indicação contida no rótulo ou folheto que acompanhe o produto.
- A expressão *"utilizar leite e não água para diluir ou misturar o produto"*, nos casos em que o cereal desidratado contiver menos que 15% de proteínas e a qualidade desta for 70% inferior à da caseína.
- As instruções para diluição com água ou mistura quando o cereal desidratado contiver mais que 15% de proteína.
- A presença de cacau na formulação do produto exige a advertência em destaque e em negrito *"este produto não deve ser utilizado na alimentação de lactentes nos primeiros 9 meses de vida"*.

A recomendação de leitura atenta do rótulo, quando bem descrita aos pais ou responsáveis, previne a incidência de erros na alimentação infantil. Por outro lado, a utilização de frases como "Sua fórmula exclusiva possui os ingredientes ideais para o seu filho crescer forte e saudável", "O mingau que ajuda seu filho a crescer", ou similares que possam pôr em dúvida a capacidade das mães de amamentarem seus filhos, está proibida. A Portaria nº 36/1998 SVS/MS[26] permite o uso de outros motivos decorativos, desde que não induzam à substituição do leite materno.

REFERÊNCIAS

1. Ministério da Saúde. Rotulagem Nutricional Obrigatória: Manual de orientação aos consumidores: Educação para o consumo saudável. Brasília: Agência Nacional de Vigilância Sanitária/Gerência Geral de Alimentos/Universidade; 2008. 22 p.
2. Lobanco CM. Rotulagem Nutricional de Alimentos Salgados e Doces consumidos por crianças e adolescentes. [Dissertação]. Faculdade de Saúde Pública da Universidade de São Paulo; 2007. 92 p. Mestrado em Saúde Pública. [Citado em: 20 jul. 2012]. Disponível em: http://www.teses.usp.br/teses/disponiveis/6/6133/tde-12052008-140337/pt-br.php.
3. Ministério da Saúde. Guia alimentar para a população brasileira: promovendo a alimentação saudável. Brasília: Ministério da Saúde, 2005. 100 p.
4. Brasil. Regulamento Técnico sobre Rotulagem Nutricional de Alimentos Embalados. Resolução nº. 360/2003. Brasília, 2003. 9 p.
5. Brasil. Regulamento Técnico sobre Rotulagem de Alimentos Embalados. Resolução da Diretoria Colegiada nº 259/2002. Brasília, 2003. 8 p.
6. Brasil. Regulamento Técnico Metrológico que estabelece a forma de expressar o conteúdo líquido a ser utilizado nos produtos pré-medidos. Portaria In Metro nº 157/2002. Brasília. P. 4.
7. Brasil. Regulamento Técnico para Rotulagem de Produto de Origem Animal Embalado. Ministério da Agricultura, Pecuária e Abastecimento. Instrução Normativa nº 22/2005. Brasília. 2005. p. 15.
8. Brasil. Regulamento Técnico sobre a Ingestão Diária Recomendada (IDR) de proteína, vitaminas e minerais. Resolução RDC nº 269/2005. Brasília. 2005. p. 6.
9. Dias RJ, Gonçalves ECBA. Avaliação do consumo e análise da rotulagem nutricional de alimentos com alto teor de ácidos graxos trans. Ciênc Tecnol Alimentos. Mar. 2009; 29(1):177-82.
10. Brasil. Regulamento Técnico Referente a Alimentos Adicionados de Nutrientes Essenciais. Portaria MS nº 27/1998. Brasília, 1998. p. 10.
11. Ministério da Saúde. Manual de rotulagem para alimentos embalados. Curitiba, 2008. 61 p.
12. Brasil. Regulamento Técnico Referente a Alimentos para Fins Especiais. Portaria nº 29/1998. Brasília, 1998. p. 5.
13. Brasil. Padrão de identidade e qualidade para sal hipossódico. Portaria MS nº 54/1995. Brasília, 1995. p. 3.
14. Brasil. Regulamento Técnico Referente a Alimentos para Controle de Peso. Portaria MS nº 30/1998. Brasília, 1998. p. 7.
15. Ormenese RCSC, Chang YK. Massas alimentícias de arroz: Uma revisão. Boletim CEPPA. Dez. 2002; 20(2):175-90.
16. Brasil. Regulamento Técnico para Rotulagem de Alimentos e Bebidas que Contenham Glúten. Resolução RDC nº 40 2002. Brasília. 2002; Seção 1.
17. Brasil. Obriga a que os produtos alimentícios comercializados informem sobre a presença de glúten, como medida preventiva e de controle da doença celíaca. Presidência da República. Lei nº 10.674/2003. Brasília. 2003. p. 1.

18. Brasil. Dispõe sobre a obrigatoriedade das empresas informarem à Anvisa a quantidade de fenilalanina, proteína e umidade de alimentos, para elaboração de tabela do conteúdo de fenilalanina em alimentos. Resolução RDC nº 19, de 5 de maio de 2010. Brasília. 2010. p. 9.
19. Pereira ACS, Moura SM, Constant PBL. Alergia alimentar: sistema imunológico e principais alimentos envolvidos. Semina: Ciências Biológicas e da Saúde. Dez. 2008; 29(2):189-200.
20. Brasil. Agência Nacional de Vigilância Sanitária. Resolução RDC nº 340/2002. Brasília. 2002. p. 2.
21. Consenso Brasileiro sobre Alergia Alimentar. Documento conjunto elaborado pela Sociedade Brasileira de Pediatria e Associação Brasileira de Alergia e Imunopatologia. Rev Bras Alerg imunopatol. 2008; 31(2):64-89.
22. Brasil. Regulamento Técnico Referente às Fórmulas Infantis para Lactentes e às Fórmulas Infantis de Seguimento. Portaria MS nº 977/1998. Brasília, 1999. p. 10.
23. Brasil. Regulamento Técnico Referente a Alimentos de Transição para Lactentes e Crianças de Primeira Infância. Portaria MS nº 34/1998. Brasília, 1998. p. 10.
24. Brasil. Regulamento técnico para promoção comercial dos alimentos para lactentes e crianças de primeira infância. Resolução MS nº 222/2002. Brasília, 2002. p. 14.
25. Silva AS, Dias MRM, Ferreira TAPC. Rotulagem de alimentos para lactentes e crianças de primeira infância. Rev Nutr. Abr. 2008; 21(2):185-94.
26. Brasil. Regulamento Técnico Referente a Alimentos à Base de Cereais para Alimentação Infantil. Portaria MS nº 36/1998. Brasília, 1999. p. 11.

CAPÍTULO 32

Nutrientes: Alimentos Fontes e Funções

Lidiane Conceição Lopes
Lívia Cabanez Ferreira
Edijane Maria de Castro Silva

Uma alimentação saudável, nutricionalmente balanceada e adequada durante a gestação e nos primeiros anos de vida pode prevenir problemas como doenças crônicas não transmissíveis na idade adulta, além de atender as necessidades energéticas do indivíduo, fornecendo-lhe todos os nutrientes essenciais em quantidades apropriadas e em proporções equilibradas.[1,2] Os nutrientes são substâncias que integram os alimentos, responsáveis pela manutenção de todas as reações bioquímicas necessárias para o funcionamento do organismo.[3,4]

Os alimentos são produtos de origem animal e vegetal que fornecem ao organismo macro- e micronutrientes importantes como substratos reguladores de diversas funções orgânicas, além de apresentarem componentes que lhes conferem sabor, odor, cor e textura. Juntos, os macro- e os micronutrientes participam da modulação do controle da ingestão alimentar.[4] As quantidades de energia e nutrientes que atendem as necessidades da maioria dos indivíduos de uma população são definidas como recomendações nutricionais. Estas são baseadas em várias evidências científicas, sendo ferramentas importantes para o planejamento, a prescrição e a avaliação de dietas.[5]

No Brasil não existem dados que permitam estabelecer recomendações nutricionais para nossa população, mas pode-se dizer que o Guia Alimentar para a População Brasileira,[6] bem como o Guia alimentar para crianças menores de 2 anos,[7] contém as primeiras diretrizes alimentares oficiais. Contudo, adotam-se as recomendações da Food and Agriculture Organization (FAO), que realizou encontros periódicos para revisar e elaborar as recomendações nutricionais de indivíduos norte-americanos e canadenses saudáveis e grupos nos diferentes ciclos da vida, incluindo gestação, lactação e infância, denominadas ingestão dietética de referência (*dietary reference intakes* – DRI).[1,8]

As DRI são valores numéricos estimados para o consumo de nutrientes, podendo ser utilizadas como parâmetros para definição de rotulagem de alimentos e planejamento dietético e de programas de orientação nutricional para indivíduos e populações saudáveis.[5,8] Para determinar os limites das DRI foram considerados os dados relacionados à informação disponível sobre o balanço do nutriente no organismo, o metabolismo nas diferentes faixas etárias, a biodisponibilidade, os erros associados aos métodos de avaliação da ingestão dietética, a redução de risco para doenças, considerando-se as necessidades de cada nutriente pelo indivíduo.[9,10]

A DRI considera quatro valores de referência de ingestão de nutrientes, com definições e aplicações diferenciadas:

- **Limite superior tolerável de ingestão** (*tolerable upper intake level* – **UL**): é o valor máximo de ingestão diária de um nutriente, que aparentemente não oferece risco de efeito adverso à saúde para a maioria dos indivíduos de um determinado grupo da mesma faixa etária, na mesma condição fisiológica e do mesmo sexo. Não é um nível de ingestão recomendado. O estabelecimento da UL surgiu devido ao uso indiscriminado de alimentos fortificados e suplementos alimentares, ressaltando-se que ainda não foi instituído o UL para todos os nutrientes.[1,8,11]
- **Ingestão adequada** (*adequate intake* – **AI**): é um valor de ingestão dietética de nutriente utilizado quando não há dados suficientes para se estabelecer a ingestão dietética recomendada (RDA) e a necessidade média estimada (EAR). Baseia-se no consumo médio de nutrientes estimado experimentalmente de um grupo de indivíduos aparentemente saudáveis.[1,8,11]
- **Ingestão dietética recomendada** (*recommended dietary allowance* – **RDA**): é um valor de ingestão dietética diária suficiente para atender as necessidades de um nutriente de praticamente todos os indivíduos saudáveis (97 a 98%) de um determinado grupo da mesma faixa etária, na mesma condição fisiológica e do mesmo sexo. Pode ser utilizado como meta de ingestão na prescrição dietética para indivíduos saudáveis, não devendo ser utilizada para avaliação e/ou planejamento de ingestão dietética de grupos populacionais.[1,9,10]
- **Necessidade média estimada** (*estimated average requirement* – **EAR**): é um valor de ingestão diária de um nutriente que se estima atender a necessidade de metade (50%) dos indivíduos saudáveis de um determinado grupo da mesma faixa etária, na mesma condição fisiológica e do mesmo sexo. Pode ser utilizada para avaliação e/ou planejamento de ingestão dietética de grupos populacionais.[1,8,11]

Além de fornecer os nutrientes necessários ao organismo, o consumo de alimentos em quantidades adequadas, quando aliado a bons hábitos, como a prática regular de atividade física, contribui para melhora da saúde e da qualidade de vida.[2,5,12]

A composição de energia e nutrientes dos alimentos, em maior ou menor proporção, define seu valor nutritivo, e para a sua determinação deve ser levado em consideração o modo de preparo culinário do alimento. Existem critérios que classificam os alimentos segundo a presença do nutriente na porção usualmente consumida em relação às DRI.[5]

CLASSIFICAÇÃO DOS ALIMENTOS FONTES[5]

- **Alimentos fontes:** são aqueles que contêm mais de 5% do valor da DRI em uma porção usual.
- **Alimentos boas fontes:** são aqueles que contêm 10 a 20% do valor da DRI em uma porção usual.
- **Alimentos excelentes fontes:** são aqueles que contêm mais de 20% do valor da DRI em uma porção usual.

Esta apresentação dos nutrientes permite um melhor conhecimento do papel e da importância que cada alimento tem para a composição de uma refeição. A definição de alimentos fontes possibilita uma abordagem prática dietética, mediante orientações sobre alimentação saudável, com base nos princípios básicos da nutrição.[5]

GRUPOS DOS ALIMENTOS

Os alimentos são divididos em três grupos, de acordo com os nutrientes dos quais são principais fontes: alimentos construtores (proteínas), alimentos energéticos (carboidratos e lipídios) e alimentos reguladores (minerais, vitaminas, fibras e água); todos estes são componentes de uma alimentação balanceada.[13]

A pirâmide alimentar é uma representação gráfica destinada a pessoas saudáveis que facilita a visualização desses grupos de alimentos, sendo então considerada um instrumento de orientação nutricional.[5]

Encontram-se disponíveis na literatura algumas versões de pirâmides adaptadas para a população brasileira em diferentes fases da vida. Demétrio (2010)[14] elaborou a distribuição por grupos através de uma pirâmide alimentar para gestantes (ver Capítulo 8 – Alimentação saudável e orientações em sinais e sintomas comuns na gestação),[11] enquanto Philippi et al.[15] (1999) e Philippi, Cruz e Colucci[16] (2003) adaptaram a pirâmide para a população brasileira e para crianças com idade entre 2 e 3 anos, respectivamente (ver Capítulo 13 – Alimentação saudável).

A pirâmide adaptada de Philippi et al.[15] (Figura 32.1) é dividida em quatro níveis, separadas pelos grupos de alimentos citados anteriormente, com funções específicas e a respectiva porção recomendada. A base da pirâmide (primeiro nível) é composta pelo grupo dos alimentos energéticos (grupo dos cereais, tubérculos, raízes); o segundo nível é formado pelo grupo dos alimentos reguladores (grupo das hortaliças e grupo das frutas); no nível seguinte (terceiro nível) consta o grupo dos alimentos construtores (grupo do leite e produtos lácteos e grupo das carnes e ovos e grupo das leguminosas); por último, no ápice da pirâmide (quarto nível), o grupo dos óleos e gorduras e o grupo dos açúcares e doces.[13,15]

A seguir serão abordados os nutrientes considerados fontes nesses três grupos de alimentos, permitindo o conhecimento da composição e do valor nutritivo.

Alimentos construtores

Estes alimentos são responsáveis pelo fornecimento dos elementos indispensáveis à formação de novos tecidos, ao reparo e à renovação dos tecidos desgastados.[17] São fontes de proteínas, sendo representados principalmente pelo gru-

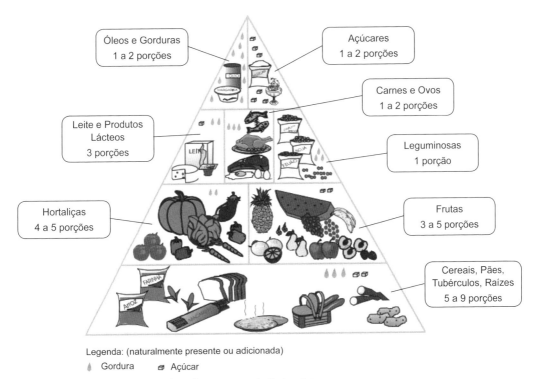

Figura 32.1 Pirâmide dos Alimentos adaptada para a população brasileira.

po do leite e produtos lácteos, pelo grupo das carnes e ovos e pelo grupo das leguminosas.

Proteínas

As proteínas são macromoléculas formadas a partir de ligações peptídeas, que exercem funções no organismo desde a composição de estrutura ou tecidos até as atividades funcionais, sendo componentes dos alimentos de origem vegetal e animal. Podem ser classificadas como completas, parcialmente incompletas e totalmente incompletas, de acordo com sua composição de aminoácidos essenciais.*[8,14]

As proteínas completas são aquelas provenientes de alimentos como carne, leite, queijo, iogurte, ovos, peixes e aves, que apresentam aminoácidos essenciais ao organismo em quantidades adequadas ao seu crescimento e sua manutenção. As proteínas parcialmente incompletas fornecem aminoácidos em quantidades suficientes apenas à manutenção orgânica, e são encontradas nas leguminosas, nas oleaginosas e nos cereais. Já as proteínas totalmente incompletas (p. ex., a gelatina) não fornecem aminoácidos essenciais em quantidades suficientes para a manutenção do organismo.[4,8]

A respeito das limitações nutricionais das proteínas de origem vegetal, ressalta-se que alguns alimentos são ingeridos simultaneamente e podem causar um efeito complementar em termos de aminoácidos essenciais. Assim, um adequado consumo de cereais (arroz, trigo, milho) com leguminosas (feijão, soja, ervilha) em proporções equilibradas pode proporcionar um valor nutricional equivalente ao das proteínas de origem animal. A combinação de arroz com feijão seria o exemplo típico dessa melhor qualidade proteica de cereais e leguminosas.[8]

A qualidade nutricional da proteína é determinada pela concentração disponível de aminoácidos, isto é, sua capacidade de fornecer nitrogênio e aminoácidos essenciais nas quantidades adequadas às necessidades específicas de cada ser humano, promovendo um crescimento normal em crianças, manutenção no indivíduo adulto, reparação e construção dos tecidos.[1,5,8]

*Aminoácidos que não são sintetizados pelo organismo humano a partir de outros compostos orgânicos.

É importante destacar que os aminoácidos essenciais devem ser supridos por meio de alimentação equilibrada e em proporção adequada às necessidades individuais, para que sua utilização seja feita com o máximo de eficiência. Ressalte-se também que as proteínas animais estão quase sempre acompanhadas de gordura saturada e colesterol, tendo estes sido cientificamente comprovados como causadores de aterosclerose e hipercolesterolemia.[8,13]

As necessidades de proteína podem variar de acordo com a faixa etária (infância, adolescência, vida adulta, velhice), a fase da vida (lactação, gestação) e com algumas situações clínicas.[19]

Em gestantes, o consumo de proteína deve ser aumentado, pois a deficiência de proteína pode acarretar alterações nos tecidos e na estrutura dos órgãos, como redução do peso do concepto e modificações enzimáticas e bioquímicas, acarretando risco de morte fetal ou neonatal.[1] A nutriz necessita de um adicional na ingestão proteica, com base no conteúdo de proteínas e de substâncias nitrogenadas presentes no leite materno.[1] Já as crianças e os adolescentes precisam de um aporte mínimo de proteína para manutenção da saúde e do crescimento normal, e esses valores são estimados segundo o peso corporal e a faixa etária.[19]

Em relação às patologias, as que cursam com alteração da função renal levam a modificações nas necessidades proteicas devido ao papel que o rim exerce sobre a depuração das escórias nitrogenadas oriundas do metabolismo proteico.[19]

Alimentos energéticos

A função energética ocorre nesses alimentos, pois são fontes de energia química liberada quando são absorvidos e metabolizados pelo organismo.[17] Estes alimentos são fontes de carboidratos e lipídios e são representados pelo grupo dos cereais, tubérculos e raízes; pelo grupo dos óleos e gorduras; e pelo grupo dos açúcares e doces.

Carboidratos

Os carboidratos, também conhecidos como hidratos de carbono, açúcares ou glicídios, são compostos orgânicos formados por átomos de carbono, hidrogênio e oxigênio. São classificados de acordo com o número de cadeias de carbono, sendo eles os monossacarídeos (glicose, frutose e galactose), dissacarídeos (sacarose, maltose e lactose), oligossacarídeos (rafinose e estaquiose) e polissacarídeos (amido e glicogênio).[13,19]

Como componentes dos alimentos, sua principal função é fornecer energia para as células do corpo, principalmente as do cérebro. São divididos em carboidratos complexos e carboidratos simples. Encontram-se em maior quantidade nos cereais, tubérculos, raízes, massas, açúcar, mel, pães, farinhas e doces em geral.[6]

Comumente, os carboidratos são consumidos em forma de polissacarídeos, que por sua vez são degradados em dissacarídeos e monossacarídeos, sendo a glicose o monossacarídeo mais comum.[19] Os níveis de glicose sanguínea devem ser mantidos para fornecer combustível ao cérebro, ao sistema nervoso central e a outros órgãos consumidores obrigatórios de glicose.[20]

Em situações fisiológicas especiais, como gravidez e lactação ou em fases iniciais do desenvolvimento da criança, ocorre o aumento gradativo da necessidade de carboidratos pelo organismo, o que ressalta a necessidade da manutenção de uma ingestão adequada e bem distribuída desse macronutriente na alimentação.[8]

Alguns alimentos fontes de carboidratos são classificados com base em seu potencial de aumentar a glicose sanguínea, levando a diferentes respostas glicêmicas; assim, o índice glicêmico (IG) é definido a partir dessa resposta. IG indica a qualidade de uma quantidade fixa de carboidrato presente em um determinado alimento, em relação a um alimento padrão (pão branco ou glicose).[1,19,20]

Esses alimentos fontes de carboidratos são divididos em: alto índice glicêmico (valor maior que 70), médio (valor entre 55 e 70) e baixo (valor menor que 55). Alimentos com baixo índice glicêmico minimizam picos de glicemia e insulina em diabéticos, pois são absorvidos lentamente, aumentando gradativamente o nível de glicose no sangue, exigindo menores quantidades de insulina e menor alteração da glicemia (Quadro 32.1). Alguns fatores influenciam na resposta glicêmica dos alimentos, como, por exemplo, o tipo de amido, a presença de fibras, a cocção ou processamento, a presença de fatores antinutricionais e a proporção de macronutrientes (proteína e gordura), entre outros.[19] Para mais informações, ver Capítulo 10 – Diabetes melito na gestação – e Capítulo 27 – Diabetes melito.

Quadro 32.1 Índice glicêmico (IG) de alguns alimentos.

Alimento	IG em relação ao pão branco = 100	IG em relação à glicose = 100	Tamanho da porção
Arroz branco cozido	149	104	150 g
Banana madura	73	51	120 g
Batata-doce	63	44	150 g
Beterraba	91	64	80 g
Bolo de chocolate	54	38	111 g
Cenoura	23	16	80 g
Coca-cola	76	53	250 mL
Espaguete cozido	45	32	180 g
Feijão-preto	43	30	150 g
Iogurte de frutas com açúcar	47	33	200 g
Leite de vaca	64	45	250 mL
Maçã	57	40	120 g
Melancia	103	72	120 g
Pão branco de trigo	101	71	30 g
Pão de centeio	58	41	30 g
Suco de laranja sem açúcar	76	56	250 mL

Fonte: Philippi et al.[19]

Existem diversas doenças e síndromes que têm como causa distúrbios no metabolismo dos carboidratos, tais como: deficiência enzimática hereditária de glicólise, acidose láctica, deficiência de glicose 6-P desidrogenase, degradação anormal de dissacarídeos, intolerância à lactose, distúrbio do metabolismo da frutose, doença de depósito de glicogênio, entre outros. As recomendações dietéticas, portanto, são diferentes para as diversas patologias.[19]

Lipídios

Os lipídios (gorduras) são insolúveis em água, mas solúveis em compostos orgânicos. Em sua estrutura química estão presentes átomos de carbono, hidrogênio e oxigênio. Constituem um grupo heterogêneo de compostos que incluem óleos, gorduras, ceras, esteroides e outros.[13,19] Os lipídios são as principais fontes de energia do organismo, importantes para o sistema nervoso, a formação de hormônios, estruturas celulares, transporte e absorção das vitaminas A, D, E e K, e fornecem ácidos graxos essenciais.[2,6,19]

Os lipídios são divididos em ácidos graxos saturados e insaturados.

Ácidos graxos saturados

São ácidos monocarboxílicos constituídos de cadeia hidrocarbonada saturada.[8] Podem ser de cadeias curta, média e longa. O ácido graxo de cadeia longa é representado pelo colesterol, sendo este essencial para o nosso organismo, pois participa da síntese de hormônios e de lipoproteínas (HDL e LDL).[15] O consumo desse tipo de gordura deve ser moderado; quando consumida em excesso, eleva o colesterol total e o LDL e diminui o HDL sérico, aumentando o risco de desenvolvimento de doenças cardiovasculares.[2,6]

São fontes de ácidos graxos saturados o óleo de coco, a manteiga, óleo de palma, leite integral, *bacon*, toucinho, carne bovina gorda, queijos amarelos.[4,21]

Ácidos graxos insaturados

São ácidos monocarboxílicos constituídos de uma ou mais duplas ligações, ou seja, insaturações. Não são produzidos pelo organismo humano, devendo ser ingeridos na dieta. As gorduras insaturadas (ou ácidos graxos insaturados) dividem-se em monoinsaturados, poli-insaturados e *trans*.[8,13]

- *Ácidos graxos monoinsaturados* – são ácidos graxos com uma única dupla ligação, e podem ser formados a partir dos saturados. Favorecem a redução do colesterol e do LDL plasmático.[8,13] São exemplos de alimentos fontes de ácidos graxos monoinsaturados o azeite de oliva, óleo de canola, amendoim, o óleo de gergelim, nozes, abacate, castanha-do-pará, amêndoas, castanha de caju.[21]

- *Ácidos graxos poli-insaturados* – são ácidos graxos essenciais com duas ou mais duplas ligações, sendo divididos em duas grandes famílias: ômega 3 e ômega 6.[8,13] Exercem função como precursores de eicosanoides (prostaglandinas e leucotrienos), cofatores enzimáticos, e participam da modulação do sistema imunológico.[19] O ômega 3 tem papel maior no mecanismo de defesa do sistema imunológico, enquanto o ômega 6 participa mais do processo inflamatório.[13] Podemos citar como alimentos fontes de ômega 3 a semente de linhaça, óleo de bacalhau e peixes de águas frias (arenque, atum, salmão, sardinha, cavalinha, truta); e, como fontes de ômega 6, óleos de soja, milho, girassol e algodão.[21]

- *Ácidos graxos* trans – são estereoisômeros dos ácidos graxos *cis* nos quais o hidrogênio é adicionado posteriormente ao longo da dupla ligação, em que os óleos vegetais podem sofrer modificações por meio de um processo tecnológico denominado hidrogenação.*[20] O consumo desse tipo de gordura deve ser reduzido, por acarretar efeitos negativos no organismo, aumentando o LDL e diminuindo o HDL séricos, com maior risco de desenvolvimento de doenças cardiovasculares.[2,6] São encontrados ácidos graxos *trans* em

---

*A hidrogenação resulta na saturação parcial ou total dos ácidos graxos *cis*, e durante esse processo as duplas ligações podem ser transformadas na configuração *trans*. Essa transformação torna os óleos líquidos em semissólidos e mais estáveis, utilizados na fabricação de margarinas.[8,13]

alguns alimentos como biscoitos recheados, bolos industrializados, sorvetes, empanados e congelados industrializados, hambúrguer, produtos de panificação, frituras, margarinas sólidas, chocolate, pães, maionese, cremes e sobremesas aeradas.[21]

Destaca-se o papel importante da gordura no fornecimento de energia necessária para o crescimento normal de crianças e adolescentes, porém devem-se tomar cuidados em sua recomendação para prevenir a obesidade ou doenças crônicas.[1] Gestantes que fazem uso de dieta rica em gordura podem desenvolver anormalidades na glicemia, aumento dos níveis de colesterol e de triglicerídeos e comprometimento do desenvolvimento fetal. O consumo de gordura mono- e poli-insaturada desempenha papel protetor contra os déficits cognitivos em gestantes diabéticas.[1]

Alimentos reguladores

Os alimentos reguladores são indispensáveis à manutenção das atividades para o adequado funcionamento do organismo, por meio da ingestão de uma dieta equilibrada em minerais, vitaminas, fibras e água.[3,11]

Minerais

São elementos inorgânicos que regulam várias etapas do metabolismo orgânico. Não podem ser sintetizados pelo organismo; portanto, devem ser obtidos por fontes exógenas. Exercem funções sinérgicas entre si, porém tanto sua deficiência como seu excesso interferem no metabolismo do outro. Os minerais desempenham papel importante no organismo, que vai desde a constituição de ossos, dentes, músculos, sangue, células nervosas até a formação de hormônios e a manutenção do equilíbrio acidobásico.[2,4,6,19]

Sódio (Na)

É o principal cátion do líquido extracelular determinante da pressão osmótica sanguínea, plasma e líquido intercelular e responsável pela distribuição de água no corpo humano. Aproximadamente 40% do total de sódio corporal estão presentes no esqueleto.[19,20] Exerce papel fundamental no organismo, pois controla e regula o equilíbrio eletrolítico, evitando a perda excessiva de líquido pelo corpo, ou seja, a desidratação. Mantém a pressão osmótica do líquido extracelular, bem como equilíbrio acidobásico, participa da contração muscular e favorece a condução de impulsos nervosos.[4,20]

As principais fontes de sódio na alimentação são os alimentos de origem animal (carnes, leite e ovos) e aqueles industrializados: temperos industrializados (caldos concentrados em pó ou tablete), molhos prontos (*ketchup*, mostarda, maionese, molhos para salada, molho inglês, molho *shoyu*, molho de tomate), sopas prontas, salgadinhos de pacote, carnes, aves e peixes processados, salgados e/ou defumados (carne-seca, toucinho, *bacon*, *nuggets*, bacalhau, salmão defumado, sardinha enlatada, peixes em salmoura, atum enlatado), patês, embutidos (presunto, linguiça, salsicha, mortadela, *bacon*, paio, salame, chouriço) e enlatados (ervilha, milho, pepino, picles, azeitona, palmito), além de produtos dietéticos com adição de sacarina sódica e ciclamato de sódio.[5,22]

Potássio (K)

É o principal cátion do líquido intracelular, estando presente em pequenas quantidades no líquido extracelular, sendo essencial no metabolismo celular por participar da síntese proteica

Quadro 32.2 Teor de sódio em alguns alimentos.

Alimento (100 g)	Quantidade (mg)
Atum (conserva em óleo)	362,0
Bacalhau (salgado)	13.585,0
Bacon	680,0
Bolacha *cream-cracker*	854,0
Caldo de carne (tablete)	22.180,0
Caldo de galinha (tablete)	22.300,0
Carne bovina (charque) cozida	1.443,0
Carne bovina (charque) crua	5.875,0
Hambúrguer bovino frito	1.252,0
Leite de vaca integral (pó)	323,0
Macarrão instantâneo	1.516,0
Margarina com sal	894,0

Fonte: adaptado de Mezomo;[21] TACO.[23]

e do glicogênio.[19,20] Participa ainda da contração dos músculos liso e esquelético, do equilíbrio eletrolítico, do equilíbrio acidobásico e da pressão osmótica.[4]

Na natureza, o potássio é amplamente encontrado nas frutas, verduras e legumes e também nas carnes, no leite e derivados.[5] Segundo Nascimento e Riella[24] (2001), em relação ao teor de potássio os alimentos podem ser classificados como baixo (0 a 100 mg), médio (101 a 200 mg) e alto (201 a 350 mg) teor de potássio por 100 g de alimento.

As principais fontes são carnes e vísceras, cereais (milho, farinha de milho, cereais integrais, farelo de trigo, gérmen de trigo, pão de forma e pão francês), legumes e verduras (batata-inglesa, batata-doce, tomate, pimentão, couve-flor, couve, rabanete, cogumelo, palmito, aipo, aspargo, beterraba, cenoura, espinafre, caldo de verduras), leguminosas (feijão, soja), frutas (abacate, açaí, ameixa, cacau, laranja-pera, banana-prata, cajá, carambola, pinha, manga-rosa, umbu, mamão papaia, água de coco, maçã, melão, morango, maracujá, pêssego, kiwi, damasco, uva, sapoti, pitomba, jenipapo, tâmara, tamarindo, cupuaçu, frutas secas e cristalizadas, cacau), sementes oleaginosas (nozes), leite e derivados, erva-mate, margarina vegetal, melado, rapadura e levedura de cerveja.[13,22]

Existem algumas condições clínicas em que é obrigatório o controle adequado da ingestão de potássio para a manutenção de teores plasmáticos compatíveis com uma sobrevida o mais normal possível (ver Capítulo 24 – Nefropatias).[24,25] Para que alguns alimentos com importante teor de potássio não sejam excluídos da dieta, pode-se utilizar a cocção do alimento em grande quantidade de água que será desprezada como método para diminuir a concentração de potássio nos alimentos.[25] Segundo Cuppari et al. (2004),[25] a cocção dos vegetais uma única vez é suficiente para se alcançar uma redução de cerca de 60% no teor deste eletrólito, mantendo-se a aceitabilidade, pois esses alimentos conservam a consistência e a aparência habituais.

Cálcio (Ca)

É o mineral encontrado em maior abundância no organismo, responsável por cerca de 2% do peso corporal, sendo 99%, desse total encontrados nos ossos e nos dentes; o restante encontra-se no sangue, no líquido extracelular, no músculo e em outros tecidos. Desempenha funções como formação e manutenção dos ossos e dentes; participa no processo de coagulação do sangue, na regulação da contração muscular, na secreção de hormônios e neurotransmissores; e influi no transporte das membranas celulares, na transmissão dos íons através das membranas, na liberação de neurotransmissores, nas ligações sinápticas, na ativação de enzimas intra- e extracelulares, na transmissão nervosa, e na regulação da função muscular cardíaca.[8,20]

Na elaboração de um plano alimentar, deve-se levar em consideração tanto o teor como a biodisponibilidade do cálcio, uma vez que a eficiência da absorção de Ca é afetada pela presença intraluminal de componentes dietéticos e cerca de 30% do Ca dietético estão biodisponíveis nos alimentos. O ácido oxálico é considerado um potente inibidor da absorção de Ca e está presente na maioria dos vegetais. Em relação ao fitato, inibidor moderado, algumas fontes concentradas, como farelo de trigo, cereais estruturados ou grão secos, reduzem substancialmente a absorção de Ca.[26]

As principais fontes de cálcio são os alimentos do grupo do leite e derivados.[5] Peixes

Quadro 32.3 Teor de potássio em alguns alimentos.

Alimento (100 g)	Quantidade (mg)
Aveia em flocos	336,0
Banana-prata	358,0
Batata-inglesa (cozida)	161,0
Farinha de mandioca	340,0
Farinha láctea	366,0
Feijão carioca (cozido)	256,0
Filé de merluza	364,0
Gema de ovo	500,0
Inhame	568,0
Leite de vaca integral	1.132,0
Maracujá	338,0
Melão	216,0
Sardinha assada	574,0
Tomate	161,0

Fonte: Adaptado de Mezomo;[21] TACO.[23]

Quadro 32.4 Teor de cálcio em alguns alimentos.

Alimento (100 g)	Quantidade (mg)
Aveia	392,0
Castanha-do-pará	172,0
Cereal matinal, milho	143,0
Chocolate ao leite	191,0
Farinha láctea	196,0
Iogurte natural	143,0
Leite de vaca desnatado	123,0
Leite de vaca integral	123,0
Linhaça	211,0
Pão de forma integral	132,0
Queijo de minas	685,0
Queijo parmesão	1.357,0
Queijo prato	1.023,0
Sardinha	438,0

Fonte: adaptado de Mezomo;[21] TACO.[23]

pequenos, quando ingeridos com os ossos,[26] e alguns alimentos como amêndoa, avelã e hortaliças de cor verde-escura (couve, brócolis, folhas de mostarda)[20,22] também são considerados boas fontes.

Algumas condições clínicas requerem cuidados adicionais quanto à ingestão dietética de Ca, tais como fibrose cística ou doença celíaca, que usualmente cursam com esteatorreia, levando a uma diminuição na absorção de Ca devido à formação de sabões insolúveis de gordura e Ca; e alergia à proteína do leite de vaca ou intolerância à lactose, cujos pacientes precisam restringir ou modificar o consumo de leite e derivados, principais fontes de Ca.

Ferro (Fe)

É reconhecido como um nutriente essencial, cuja principal função está ligada ao transporte de oxigênio realizado pela hemoglobina nas hemácias e pela mioglobina no músculo. Participa das reações de oxidação e redução. Está envolvido na função imunológica e no desempenho cognitivo. As proteínas que se ligam ao ferro, transferrina (sangue) e lactoferrina (leite materno), parecem proteger o organismo contra infecção por negar o ferro aos microrganismos que dele necessitam para sua proliferação. O ferro está envolvido no funcionamento normal das células cerebrais em todas as idades, como também na síntese de neurotransmissores.[8,20]

A biodisponibilidade do ferro presente na refeição depende da forma química, da presença de inibidores e potencializadores da absorção e das necessidades do indivíduo.[5] Neste sentido, existem duas formas de ferro, que são absorvidas por mecanismos distintos e em diferentes proporções: a forma heme e a forma não heme.[27]

O *ferro heme* (*forma ferrosa* – F^{2+}) é encontrado nas carnes em geral, inclusive aves e pescados, como conponente da hemoglobina e mioglobina na proporção de aproximadamente 40% do ferro presente nesses alimentos, enquanto o *ferro não heme* (*forma férrica* – F^{3+}) é encontrado nos ovos, nos cereais, nas leguminosas e nas hortaliças. O ferro heme representa 5 a 10% do ferro alimentar ingerido em uma dieta mista (alimentos de origem vegetal e animal) por indivíduos com estado nutricional adequado, porém a absorção pode chegar a 25%, comparada a 5% para o ferro não heme.[2,4,8,15,20]

O ferro proveniente de alimentos fontes de ferro heme, como as carnes em geral, apresenta melhor biodisponibilidade do que quando fornecido na forma férrica pelos alimentos de origem vegetal. O ferro heme é absorvido e hidrolisado no estado ferroso, enquanto o ferro não heme proveniente dos alimentos na forma férrica primeiramente precisa ser solubilizado pelo ácido clorídrico estomacal e reduzido à forma ferrosa.[2,4,8,19,20]

A absorção do ferro na forma não heme é influenciada pelo estado nutricional e por alguns fatores dietéticos. Entre os fatores que facilitam (potencializadores) a absorção estão o ácido ascórbico, a vitamina A e o tecido muscular (carnes, aves e peixes) presentes na dieta, e entre os que afetam negativamente (inibidores) estão os alimentos fontes de cálcio (leite e derivados), fosfatos, fitatos e compostos fenólicos (películas de leguminosas, cereais integrais, algumas pimentas, chocolate e bebidas como chá, café e vinho).[5,8,27,28]

Nos vegetais folhosos de cor verde-escura o ferro é absorvido em proporções reduzidas, apesar de conterem quantidades consideráveis

Quadro 32.5 Teor de ferro em alguns alimentos.

Alimento (100 g)	Quantidade (mg)
Acelga (folhas e talos)	3,6
Atum (conserva em óleo)	1,2
Aveia em flocos	4,4
Camarão (cozido)	1,3
Carne de boi (cozida)	3,8
Carne de frango (assada)	2,0
Castanha de caju	5,2
Cereal matinal, milho	3,9
Chocolate meio amargo	3,6
Farinha de arroz (enriquecida)	31,4
Farinha de mandioca	1,2
Farinha láctea	8,7
Feijão-preto (cozido)	1,5
Fígado (grelhado)	5,8
Gema de ovo de galinha (cozido)	4,8
Ovo de galinha inteiro (cozido)	2,7
Pão de forma integral	3,0
Sardinha	3,8

Fonte: adaptado de Mezomo;[21] TACO.[23]

do mineral, porém o cozimento e a ingestão concomitante de fontes de vitamina C são estratégias que podem melhorar a biodisponibilidade do ferro nessas hortaliças.[27]

O açúcar mascavo e a rapadura contêm quantidades consideráveis de ferro.[27] Por outro lado, as melhores fontes deste mineral, por possuírem maior proporção de ferro heme, são as carnes vermelhas e as vísceras (fígado, língua, rim e coração), além de carnes de aves, de porco, de peixes e mariscos.[5,27]

Fósforo (P)

O fósforo é um elemento essencial, encontrado na natureza principalmente em forma de fosfato, e 85% encontram-se nos ossos e dentes. Os 15% restantes estão distribuídos nos músculos, na pele, no sistema nervoso, em outros órgãos e no líquido extracelular.[8,20,25]

Participa de diversas funções essenciais no organismo, como na formação do ácido desoxirribonucleico (DNA), do ácido ribonucleico (RNA) e dos fosfolipídios. Participa da regulação do pH sanguíneo, do processo de mineralização, da oxigenação dos tecidos, nas funções neurológicas e musculares, na síntese de colágeno e na homeostase do cálcio. Atua na excreção renal do íon hidrogênio e na utilização das vitaminas do complexo B, além de favorecer a memória e contribuir para a formação dos ossos e dentes. A função do fósforo dietético é participar do crescimento de tecidos e repor as perdas por excreção e pela derme.[8,20,25]

O fósforo é encontrado naturalmente nos alimentos ou como aditivo alimentar em forma de vários sais de fosfatos (ácido fosfórico, polifosfatos e pirofosfatos), principalmente em alimentos processados, como alimentos semiprontos, *fast foods*, carnes, embutidos, queijos processados, produtos instantâneos, biscoitos, cereais matinais e refrigerantes de sabor cola ou bebidas carbonatadas.[5,8,29] Os alimentos proteicos (carnes, leite, leguminosas e oleaginosas) são as principais fontes de fósforo, mas cereais, legumes, verduras e frutas também são boas fontes deste mineral.[5] A maioria dos alimentos possui boa biodisponibilidade de fósforo, com exceção do feijão, da ervilha, dos cereais e das castanhas, que possuem maior teor de ácido fítico.[8]

Em algumas situações, tais como entre os pacientes com alteração da função renal, pode ser necessário, além do controle no aporte de pro-

Quadro 32.6 Teor de fósforo em alguns alimentos.

Alimento (100 g)	Quantidade (mg)
Amendoim	407,0
Bacalhau	891,0
Castanha de caju	575,0
Castanha-do-pará	746,0
Farinha de soja	725,0
Fígado grelhado	420,0
Gema de ovo de galinha	500,0
Leite de soja em pó	674,0
Leite de vaca desnatado em pó	1.673,0
Leite de vaca integral em pó	1.242,0
Linhaça	615,0
Óleo de girassol	671,0
Queijo parmesão	745,0
Sardinha assada	578,0

Fonte: adaptado de Mezomo;[21] TACO.[23]

teína, um menor teor de fósforo (ver Capítulo 24 – Nefropatias).

Magnésio (Mg)

É o principal cátion intracelular com concentração livre no citosol, e está presente nos ossos, nos músculos, nos tecidos moles e nos líquidos corporais. Afeta muitas funções celulares, inclusive o transporte de íons potássio e cálcio, além de modular sinais de transdução, metabolismo de energia e proliferação celular.[8,20] Sua principal função é estabilizar a estrutura do ATP nas reações enzimáticas dependentes de ATP; atua também como cofator da fosforilação oxidativa. É extremamente importante no metabolismo do carboidrato, gordura, proteína, cálcio, potássio, fósforo, zinco, cobre, sódio, ferro, chumbo, ácido clorídrico, acetilcolina, óxido nítrico e DNA, e desempenha atividade na transmissão neuromuscular, no equilíbrio intracelular e na ativação da tiamina.[8,19,20]

Quadro 32.7 Teor de magnésio em alguns alimentos.

Alimento (100 g)	Quantidade (mg)
Abacate	70,0
Amendoim	171,0
Arroz integral cozido	59,0
Aveia em flocos	119,0
Bacalhau	36,0
Brócolis	30,0
Castanha de caju	237,0
Cavalinha	83,0
Cebola crua	404,0
Chocolate ao leite	57,0
Chocolate meio amargo	107,0
Farinha de soja	242,0
Farinha láctea	58,0
Grão-de-bico	78,0
Leite de vaca desnatado em pó	109,0
Leite de vaca integral em pó	77,0
Linhaça	347,0
Pão de forma integral	60,0
Quiabo	46,0
Sardinha assada	51,0

Fonte: adaptado de Mezomo;[21] TACO.[23]

O magnésio está amplamente distribuído nos alimentos, mas as principais fontes alimentares são os vegetais, uma vez que faz parte da clorofila.[5,8] Os vegetais folhosos são as melhores fontes (espinafre, couve, acelga), seguidos pelos legumes (alcachofra, beterraba, quiabo), algumas sementes (girassol, abóbora, gergelim), sementes oleaginosas (nozes, amendoim, amêndoas, avelã, castanha-do-pará), cereais (arroz integral, aveia, cevada, gérmen de trigo, trigo integral, farelo de aveia e de milho, granola) e leguminosas (soja, ervilha, feijão, amendoim, grão-de-bico, lentilha). Está presente ainda em alguns alimentos de origem animal, como frutos do mar (camarão, ostras) e derivados do leite.[2,5,8,22] Segundo Cozzolino[8] (2005), fitato, fibras, álcool ou excesso de fosfato e cálcio diminuem a absorção do magnésio, ao passo que a lactose e outros carboidratos podem aumentá-la.

Zinco

É um íon intracelular que funciona em associação com várias enzimas. Está distribuído em todo o corpo humano, sendo as maiores concentrações no fígado, no pâncreas, nos rins, nos ossos e nos músculos.[19,20] Entre suas funções, destaca-se a de antioxidante; participa da síntese e da degradação de ácidos nucleicos, carboidratos, lipídios, proteínas, além de ser essencial para mais de 300 enzimas; desempenha papel importante como componente de várias proteínas; na estabilização de estruturas de proteínas e ácidos nucleicos; na integridade de organelas subcelulares; na função imunológica; na expressão da informação genética; no crescimento e na replicação celulares; na maturação sexual; na fertilidade e na reprodução; além de regular o apetite e o paladar.[19,20]

As principais fontes alimentares de zinco de origem animal são crustáceos, ostra, carnes (de boi, aves e peixes), ovos e fígado, enquanto as de origem vegetal são gérmen de trigo, cereais integrais, semente de abóbora, castanhas, nozes, legumes e tubérculos.[5,8,22] Foram identificados vários componentes da dieta promotores ou antagonistas potenciais da absorção de zinco, dos quais os mais importantes são o fitato, o teor de proteína e o total de zinco na dieta.[8]

Quadro 32.8 Teor de zinco em alguns alimentos.

Alimento (100 g)	Quantidade (mg)
Carne bovina cozida (acém)	8,1
Cereal matinal de milho	7,6
Farelo de aveia	5,0
Farinha de arroz	8,5
Gema de ovo de galinha	5,4
Lentilha	5,0

Fonte: adaptado de Mezomo;[21] TACO.[23]

Quadro 32.9 Teor de vitamina A em alguns alimentos.

Alimento (100 g)	Quantidade (mcg)
Carne bovina (fígado grelhado)	14.574
Cenoura cozida	900
Couve	650
Farinha láctea	492
Frango (fígado)	3.863
Leite de vaca integral (pó)	361
Margarina (80% de lipídios)	534
Ovo de galinha	500
Salsa	7.000

Fonte: adaptado de Mezomo;[21] TACO.[23]

Vitaminas

São compostos orgânicos, quimicamente não relacionados entre si, distribuídos nos alimentos de origem vegetal e animal, que desempenham funções fisiológicas específicas e vitais nas células e nos tecidos do corpo, para manutenção do metabolismo normal. Embora necessárias em pequenas quantidades na alimentação, as vitaminas são consideradas essenciais, ou seja, já que o organismo não as sintetiza, necessariamente devem ser obtidas através da alimentação.[2,4,12,19] São classificadas de acordo com sua solubilidade física em água (hidrossolúveis) e em gorduras (lipossolúveis). A deficiência de vitaminas pode causar o aparecimento de doenças, e seu excesso traz efeitos tóxicos.[19]

Vitamina A

A função fisiológica mais conhecida é a inerente ao processo visual, cuja falta pode causar cegueira noturna, mas participa ainda da manutenção da pele e das mucosas, do crescimento e da reprodução. A vitamina A também inicia o impulso nervoso, atua como antioxidante, modula a resposta imunológica, participa do desenvolvimento embrionário, da espermatogênese, do paladar, da audição, do apetite, bem como do crescimento e da diferenciação celular.[8,19]

Os alimentos que fornecem vitamina A pré-formada na forma ativa (retinol) são os de origem animal: fígado, óleo de fígado de peixes, gema de ovo, leite integral, manteiga e queijos. Os de origem vegetal possuem os precursores (carotenoides), particularmente o betacaroteno, que é um dos carotenoides com atividade pró-vitamina A mais importantes, por ser mais bioativo e abundante nos alimentos.[4,8,18] As melhores fontes de betacaroteno são frutas ou legumes vermelhos ou amarelo-alaranjados e os vegetais verde-escuros: legumes (abóboras, beterraba, cenoura), verduras (almeirão, brócolis, acelga, couve-manteiga, espinafre, repolho), frutas (melão, mamão papaia, manga, melancia), raízes (batata-doce) e outros (azeite de dendê).[4,8]

Cerca de 90% da vitamina A e 3% dos carotenoides são absorvidos; para a absorção de ambos é necessária uma ingestão adequada de gordura e da ação dos sais biliares e das enzimas pancreáticas.[19] Vários fatores podem afetar a biodisponibilidade dos carotenoides dos alimentos; entre os que a melhoram estão à cocção, a presença de lipídio e proteína na dieta, e entre os que a diminuem citam-se o excesso de temperatura e alguns tipos de fibras.[5]

Vitamina B$_1$ (tiamina)

A vitamina B$_1$, ou tiamina, participa da estrutura das membranas nervosas, atuando na transmissão de impulsos nervosos. Exerce função ainda como coenzima de sistemas enzimáticos e participa no metabolismo dos carboidratos e do tecido respiratório. A deficiência de vitamina B$_1$ causa beribéri (doença do sistema nervoso periférico) e seus níveis podem estar reduzidos na gravidez e na lactação, por aumento da necessidade ou hiperêmese gravídica.[15,16] Pacientes com síndrome de má absorção ou sob tratamento renal (hemodiálise ou diálise peritonial) necessitam de quantidades maiores deste nutriente.[8]

Quadro 32.10 Teor de vitamina B_1 em alguns alimentos.

Alimento (100 g)	Quantidade (mg)
Aveia em flocos	0,55
Chá de erva-doce	1,23
Farinha de arroz	3,23
Farinha de trigo integral	0,66
Farinha láctea	1,43
Limão Taiti	0,30
Sardinha (conserva em óleo)	0,42
Torrada (pão francês)	0,38

Fonte: adaptado de Mezomo.[21]

Quadro 32.11 Teor de vitamina B_2 em alguns alimentos.

Alimento (100 g)	Quantidade (mg)
Alface	0,12
Batata-inglesa cozida	0,20
Carne bovina (fígado)	2,69
Farinha láctea	1,43
Leite de vaca (pó)	1,03
Ovo de galinha	0,58
Pão francês	0,67
Salsa	0,15

Fonte: adaptado de Mezomo.[21]

As principais fontes de vitamina B_1 são carnes magras, pescados, vísceras, leite, gema de ovo, queijos, gérmen de trigo, levedura de cerveja, amendoim, ervilha verde, grãos integrais, castanha-do-pará, pistache, nozes e avelãs.[2,22]

Nos processos de industrialização, de conservação e de preparo dos alimentos, pode ocorrer redução do teor de tiamina. No cozimento, por exemplo, as perdas dependem do tempo de cocção, do pH, da temperatura, da quantidade e da qualidade da água utilizada. O cozimento em forno de micro-ondas tem efeito similar ao cozimento em forno convencional e o congelamento quase não altera o seu teor.[5]

Alguns alimentos contêm fatores antitiamínicos que interferem na biodisponibilidade da tiamina, como, por exemplo, peixes de água doce, crustáceos crus, chá-preto e café.[5]

De modo geral, recomenda-se que a água de cocção seja reutilizada no preparo dos alimentos para aproveitamento de todas as vitaminas hidrossolúveis.[5]

Vitamina B_2 (riboflavina)

A vitamina B_2, ou riboflavina, desempenha inúmeras funções importantes no metabolismo energético, por participar do sistema de oxidorredução. Atua na regulação das enzimas tireoidianas, na formação das células vermelhas do sangue e na ativação da vitamina B_6, folato, e no catabolismo da colina.[15,16]

A vitamina B_2 é facilmente encontrada nos alimentos, porém em quantidades pequenas. Entre os alimentos fontes destacam-se leite e derivados, fígado e rins. Outros alimentos que possuem boas quantidades são óleo de peixe, cereais, frutas e verduras,[8] leguminosas, amêndoa, soja, carnes, mariscos, gema de ovo e hortaliças de folhas verdes.[2,22]

A cocção e o processamento de alimentos promovem pequena perda de vitamina B_2, assim como uma breve exposição à luz solar.[5,8]

Vitamina B_3 (niacina)

A vitamina B_3 é componente das enzimas dinucleotídio de adenina e nicotinamida e fosfato de dinucleotídio de adenina e nicotamida e desempenha papel importante no metabolismo do carboidrato, lipídio e gordura. Pode ser sintetizada a partir do triptofano proveniente da ingestão alimentar. Sua deficiência pode caracterizar-se por dermatite, demência e diarreia (os 3 D), conhecida como pelagra.[15,16]

As melhores fontes de niacina são as vísceras, as carnes vermelha e de peixes, que também são ótimas fontes de triptofano.[5,8] Encontra-se ainda em legumes, leite, ovos, grãos integrais, cereais, feijão, soja, ervilha verde, leveduras e milho.[2,8,22]

Gestantes e lactantes apresentam necessidades de niacina aumentadas em torno de 30%.[8] Em regiões carentes do Nordeste brasileiro observaram-se alguns surtos de deficiência de niacina, devidos a uma alimentação monótona à base cereais pobres em triptofano e niacina.[8]

Estudos relatam que a niacina tem papel importante na redução do LDL-c e dos triglicerídeos e aumento do HDL-c, porém os mecanismos de ação ainda não estão bem esclarecidos.[8]

Quadro 32.12 Teor de vitamina B_3 em alguns alimentos.

Alimento (100 g)	Quantidade (mg)
Amendoim	10,18
Aveia em flocos	4,47
Bacalhau cozido	5,17
Batata-doce cozida	2,57
Batata-inglesa cozida	1,38
Carne bovina (fraldinha)	3,56
Cenoura cozida	2,68
Chocolate meio amargo	1,06
Farinha de arroz	24,42
Farinha de trigo	0,89
Farinha láctea	9,50
Filé de merluza	7,97
Frango (peito)	24,83
Fubá	0,75
Leite de vaca integral	1,52
Macarrão	3,57
Mamão papaia	1,03
Milho verde enlatado	3,74
Ovo de galinha	0,75
Pão francês	2,34
Polpa congelada de caju	2,25
Sardinha assada	5,83

Fonte: adaptado de Mezomo.[21]

Vitamina B_5 (ácido pantotênico)

A vitamina B_5 desempenha importante papel na biossíntese de ácidos graxos, bem como no metabolismo dos carboidratos e proteínas. É componente da coenzima A, sendo essencial na produção de energia.[15,16]

O ácido pantotênico é amplamente encontrado em todos os alimentos. Pode ser obtido na alimentação ou através da síntese bacteriana intestinal.[8] Algumas de suas principais fontes são carne bovina, vísceras, ovos, leite, frango, batata, aveia e outros cereais integrais, tomate, soja, brócolis, leveduras, salmão, carne de porco, amendoim.[2,22]

Vitamina B_6 (piridoxina)

A vitamina B_6, ou piridoxina, tem sua principal ação no metabolismo de aminoácidos. Contudo, atua como coenzima em mais de 100 reações enzimáticas inerentes ao metabolismo de neurotransmissores, carboidratos, lipídios, do desenvolvimento do sistema nervoso central, hemoglobina e da manutenção da função imunológica.[15,16]

A maioria dos alimentos possui vitamina B_6 e sua deficiência praticamente não é observada, devido à alta absorção. Em situações especiais dependentes de vitamina B_6, como no erro inato do metabolismo, a deficiência é manifestada devido a um defeito no local de ligação da coenzima.[8]

Alguns alimentos de origem vegetal contêm quantidade significativa desta vitamina em sua forma menos biodisponível (glicosilada). Na cocção e no processamento de carnes e vegetais ocorrem elevadas perdas de vitamina B_6, na moagem do trigo para o processo de fabricação da farinha perdem-se cerca de 70 a 90% e, no congelamento de vegetais, 35 a 55%.[8]

Os alimentos que são considerados boas fontes de vitamina B_6 são leveduras, batata-inglesa, gérmen de trigo, cereais integrais, banana,

Quadro 32.13 Teor de vitamina B_5 em alguns alimentos.

Alimento (100 g)	Quantidade (mcg)
Batata-doce	0,87
Farinha de aveia	1,00
Fígado de boi	5,92
Fígado de galinha	5,41
Frango	0,97
Leite integral	0,76
Mamão papaia	0,81
Ovo	1,70

Fonte: adaptado de Mezomo.[21]

Quadro 32.14 Teor de vitamina B_6 em alguns alimentos.

Alimento (100 g)	Quantidade (mg)
Batata-inglesa cozida	0,7
Farinha de arroz	3,47
Farinha de mandioca	0,81
Farinha láctea	1,14
Fígado de galinha cozido	0,65
Pão francês	0,6

Fonte: adaptado de Mezomo.[21]

lentilha, aveia, ameixa, amendoim, abacate, soja, passas, nozes, levedura de cerveja, frango, carnes vermelhas, fígado, peixe (principalmente salmão), ovos e leite de vaca.[2,4,22]

Vitamina B_{12} (cianocobalamina)

A vitamina B_{12}, também chamada de cobalamina ou cianocobalamina, é necessária ao metabolismo de lipídios, carboidrato e proteína. Controla a síntese de ácido nucleico (DNA) e de mielina.[19,20] A deficiência de vitamina B_{12} causa anemia megaloblástica e neuropatia.[8] Indivíduos submetidos a grandes ressecções intestinais e gastrectomizados são susceptíveis a apresentar deficiência de vitamina B_{12},[19,20] e outro fato decorrente de sua deficiência é o aumento dos níveis de homocisteína, que pode contribuir para o desenvolvimento de doenças ateromatosas.[8]

A biodisponibilidade depende da presença de fator intrínseco no trato gastrintestinal e os locais de absorção são saturáveis, não sendo absorvidos na mesma proporção da sua ingestão,[8] e apenas 50% da ingestão oral são absorvidos no íleo e no intestino delgado.[19]

As únicas fontes naturais de vitamina B_{12} são encontradas nos alimentos de origem animal, como produtos lácteos, carne, fígado, ovos, peixes e frutos do mar,[2,4,8,22] que adquirem esta vitamina indiretamente das bactérias.[8] A biodisponibilidade de vitamina B_{12} de carnes de peixe, carneiro e frango é maior quando comparada à do ovo.[8]

Vitamina B_9 (ácido fólico, folato)

A vitamina B_9 atua como coenzima em diversas reações, participando da síntese de bases nucleicas, purinas e pirimidinas, na formação de ácidos nucleicos (DNA e RNA) e no metabolismo dos aminoácidos. Está relacionada metabolicamente com a vitamina B_{12}.[19,20] Há situações que podem apresentar deficiência desta vitamina: baixa ingestão, má absorção, doenças malignas e hemólises.[8] Mulheres durante a gestação e a lactação podem desenvolver deficiência de vitamina B_9, que, por sua vez, pode estar associada a complicações como aborto espontâneo, sangramentos e pré-eclâmpsia.[8,19,20] A deficiência de zinco pode prejudicar a absorção do folato.[8]

Os valores de biodisponibilidade do folato nos alimentos ainda são pouco conhecidos na literatura. A biodisponibilidade é predominantemente controlada pela absorção intestinal, sendo esta influenciada pelo pH gástrico e pela presença de ácido ascórbico. Outros fatores que interferem são medicamentos e suplementos com diferentes formas de folato.[8]

Os alimentos fontes de vitamina B_9 são vegetais de folhas verde-escuras (espinafre, aspargo, couve-de-bruxelas, nabo, brócolis) e também vísceras, leguminosas (lentilha, ervilha, feijão), grãos, laranja, nozes, levedura de cerveja, carnes e gema de ovo.[2,5,8,20] Bactérias intestinais também podem sintetizar o ácido fólico.[2,20]

Vitamina C (ácido ascórbico)

A vitamina C tem ação antioxidante por reagir diretamente com os radicais livres, além de participar da síntese do colágeno, do metabolismo do ferro, de hormônios adrenais, carnitina e neurotransmissores. Atua ainda como cofator ou cossubstrato de várias enzimas, participa da hidroxilação do colesterol em ácidos biliares e

Quadro 32.15 Teor de vitamina B_{12} em alguns alimentos.

Alimento (100 g)	Quantidade (mcg)
Carne bovina grelhada	2,93
Fígado de boi	111,80
Frango	0,34
Leite de vaca integral	0,87
Lombo grelhado	2,86
Ovo	1,40

Fonte: adaptado de Mezomo.[21]

Quadro 32.16 Teor de vitamina B_9 em alguns alimentos.

Alimento (100 g)	Quantidade (mcg)
Banana	22,0
Ervilhas verdes cozidas	51,0
Feijão-preto cozido	256,0
Fígado de galinha	770,0
Laranja	47,0
Pão integral	56,0

Fonte: adaptado de Mezomo.[21]

melhora a resposta imunológica. Outra função interessante é a proteção à vitamina E, pois na oxidação de lipídios e na presença de ambas a vitamina C é oxidada sem alterar a função da vitamina.[8,19,20]

O ascorbato, forma biologicamente ativa da vitamina C, é encontrado predominantemente em alimentos de origem vegetal, pois produtos animais contêm pouca vitamina C e os grãos não a possuem. A concentração estimada desta vitamina nos alimentos é comprometida por vários fatores, tais como: estação do ano, transporte, estágio de maturação, tempo de armazenamento e modo de cocção.[8]

Esta vitamina é rapidamente perdida na cocção, devido à sua solubilidade em água, e durante a estocagem de alimentos frescos. Os alimentos fontes ingeridos crus têm melhor disponibilidade de vitamina C. Desta forma, recomenda-se cocção rápida e limitação do tempo de exposição ao ar durante a preparação dos alimentos, com intuito de preservar o conteúdo de vitamina C.[8] Segundo Cozzolino (2012), não há dados sobre a biodisponibilidade de vitamina C nos alimentos.[8]

Os principais alimentos que contêm vitamina C são tomate, brócolis, couve-flor, batata, repolho, nabo, pimentão-vermelho, tomate, acerola, caju, goiaba, laranja, limão, manga, ervilha, abacaxi, tangerina, melão e frutas silvestres como groselha e framboesa.[2,4,22]

Vitamina D

A vitamina D apresenta-se em duas formas: vitamina D_2 (ergocalciferol), presente nos vegetais; e vitamina D_3 (colecalciferol), sintetizada pelo organismo a partir da exposição da pele à ação dos raios ultravioleta.[19]

Encontra-se envolvida no crescimento e na diferenciação celulares (sistema imunológico e hematopoético), bem como na manutenção das concentrações de cálcio e fósforo dentro dos níveis de normalidade, pois favorece a absorção intestinal e a mobilização óssea de cálcio e fósforo. A deficiência de vitamina D na infância leva ao raquitismo, com um quadro clínico característico, em que ossos e dentes são sujeitos a fraturas, o crescimento é deficiente e há o aparecimento de deformações ósseas.[19,20]

Considera-se que indivíduos saudáveis com adequada ingestão de lipídios não apresentam problemas de biodisponibilidade da vitamina D. Já os indivíduos acometidos por doenças que alteram o metabolismo lipídico têm a absorção desta vitamina prejudicada, por influenciar na sua biodisponibililade.[8]

Os alimentos fontes de vitamina D são principalmente os alimentos do grupo do leite e derivados,[5,8] mas também são boas fontes óleo de fígado de bacalhau, gema de ovo, margarina e peixes.[2,8,22]

Vitamina E

Constitui um dos principais antioxidantes do organismo através da inibição da peroxidação

Quadro 32.17 Teor de vitamina C em alguns alimentos.

Alimento (100 g)	Quantidade (mg)
Caju	219,7
Carambola	60,9
Couve	100,0
Farinha de arroz	173,6
Goiaba	80,1
Kiwi	70,8
Laranja-pera	73,3
Limão (suco)	79,0
Mamão papaia	82,2
Manga	146,0
Morango	63,6
Pimentão-verde	100,2
Polpa de acerola congelada	623,2
Polpa de caju congelada	119,7

Fonte: adaptado de Mezomo;[21] TACO.[23]

Quadro 32.18 Teor de vitamina D em alguns alimentos.

Alimento (100 g)	Quantidade (UI)
Bacalhau	85
Camarão	150
Creme de leite	50
Fígado de galinha	65
Óleo de fígado de bacalhau	10.000
Sardinha enlatada	1.500

Fonte: adaptado de Mezomo.[21]

Quadro 32.19 Teor de vitamina E em alguns alimentos.

Alimento (100 g)	Quantidade (mg)
Batata-doce	4,6
Maionese	78,6
Margarina sem sal	12,5
Óleo de amêndoa	37,9
Óleo de semente de girassol	43,6

Fonte: adaptado de Mezomo.[21]

Quadro 32.20 Teor de vitamina K em alguns alimentos.

Alimento (100 g)	Quantidade (mcg)
Alface	112,0
Fígado de boi	104,0
Fígado de galinha	80,0
Óleo de milho	60,0
Óleo de soja	540,0
Repolho	149,0

Fonte: adaptado de Mezomo.[21]

lipídica. Uma das principais funções atribuídas à vitamina E é a proteção que confere às membranas celulares contra a destruição oxidativa, atuando em conjunto com pequenas moléculas e enzimas para defender as células contra o dano causado pelos radicais de oxigênio. Atua como inibidora da proliferação celular, na agregação plaquetária, e na adesão de monócitos. Exerce função anti-inflamatória, antineoplásica e redutora do colesterol.[19,20]

Nos alimentos fontes de lipídios a biodisponibilidade da vitamina E é maior. A absorção é aumentada por triglicerídeos de cadeia média e inibida por ácidos graxos poli-insaturados.[8]

Os compostos com atividade de vitamina E são sintetizados por vegetais,[5] e entre esses os que contêm maiores concentrações de vitamina E são óleos e gorduras vegetais (de soja, canola, oliva, palma, milho, algodão, girassol, gérmen de trigo), cereais integrais e sementes oleaginosas (amendoim, castanha, amêndoa, avelã, castanha-do-pará).[2,4,8,22] Alimentos de origem animal como ovos, leite e fígado também contêm vitamina E, mas em menores quantidades.[5]

Vitamina K

A vitamina K é encontrada em forma de vitamina K_1 (filoquinona), K_2 (menaquinona) e vitamina K_3 (menadiona). A vitamina K_1 é sintetizada pelos vegetais verdes; a vitamina K_2, por bactérias da microbiota intestinal, e está presente em óleo de peixe e carnes; já a vitamina K_3, em composto sintético hidrossolúvel. Atua no processo de coagulação sanguínea e no metabolismo ósseo, promovendo o desenvolvimento esquelético. Necessita da presença de suco pancreático e dos sais biliares para ser absorvida.[19,20]

Segundo Cozzolino (2012), pouco se sabe sobre a biodisponibilidade da vitamina K, mas evidências mostram que a presença de lipídios (óleos e gorduras) pode melhorar a sua biodisponibilidade.[8]

Os alimentos fontes que contêm a maior concentração de vitamina K são os vegetais folhosos verde-escuros (couve, acelga, espinafre, brócolis, almeirão, cebolinha, couve-de-bruxelas, couve-flor, folha de mostarda, hortelã, alguns tipos de alface). Outro grupo fonte são os óleos e gorduras (manteiga, óleo de canola, soja, algodão, oliva). Os leites e derivados não são considerados boas fontes, e entre os tubérculos e bulbos apenas a cenoura contém teor significativo, os demais possuem traços. Os peixes, cereais e grãos contêm pequenas quantidades; porém, quando preparados com adição de óleos, podem ter seu teor elevado.[4,8]

Fibra alimentar

São substâncias que constituem o material da parede celular vegetal (polissacarídeos), com estrutura que dá forma e textura (cascas, películas, sementes), não possuindo valor nutritivo ou energético. Apesar de não serem digeridas ou absorvidas pelo intestino delgado de humanos, participam ativamente da mecânica da digestão, tornando-a mais fácil e completa, além de exercerem função importante auxiliando no funcionamento do intestino e na diminuição do colesterol e da glicose sanguíneos.[8,12]

De acordo com sua solubilidade na água, a fibra pode ser classificada em dois tipos: fibra solúvel e fibra insolúvel.

As fibras solúveis apresentam efeito metabólico no trato gastrintestinal retardando o esva-

Quadro 32.21 Teor de fibra alimentar em alguns alimentos.

Alimento (100 g)	Quantidade (g)
Arroz integral cozido	2,7
Arroz tipo 1 cozido	1,6
Aveia em flocos	9,1
Banana-prata	2,0
Batata-doce cozida	2,2
Batata-inglesa cozida	1,3
Beterraba cozida	1,9
Cará cozido	2,6
Cenoura cozida	2,6
Chuchu cozido	1,0
Curau	2,5
Farinha de mandioca crua	10,4
Feijão carioca cozido	8,5
Feijão preto cozido	5,4
Macarrão	2,9
Macaxeira cozida	1,6
Mamão-de-formosa	1,8
Milho verde cozido	5,2
Paçoca	7,3
Pão integral (forma)	6,9
Pêra	3,0
Soja (farinha)	20,2

Fonte: adaptado de Mezomo.[21]

ziamento gástrico e o tempo de trânsito intestinal, causando sensação de saciedade; diminuem a absorção de glicose e colesterol e provocam mudanças na composição da microbiota intestinal e no metabolismo por meio da produção de ácidos graxos de cadeia curta.[8,19] Podemos citar como fibras solúveis as pectinas, os betaglicanos, gomas, frutanos (inulina e fruto-oligossacarídeos) e algumas hemiceluloses.[8,19]

Encontramos fibra solúvel em frutas (abacate, abacaxi, acerola, ameixa, banana-da-terra, banana-maçã, banana-prata, caqui, figo, fruta-do-conde, jaca, jambo, laranja, maçã, mamão, manga, maracujá, melancia, melão, jabuticaba, nêspera, pera, pêssego, kiwi, tangerina, uva), verduras (agrião, aipo, alface, almeirão, chicória, couve, repolho), cereais (aveia), legumes (batatas, berinjela, beterraba, cebola, cenoura, maxixe, mostarda, nabo, pepino, rabanete), tubérculos e raízes (alho, cará, mandioca, inhame), oleaginosas (avelã, castanhas, nozes), leguminosas (ervilha, feijão, lentilha, soja), entre outros.[21,22,30]

As fibras insolúveis proporcionam efeito mecânico no trato gastrintestinal, aumentam o volume e o peso das fezes, aceleram o tempo de trânsito intestinal pela absorção de água, bem como a excreção de ácidos biliares. Contribuem para a velocidade dos movimentos involuntários e intestinais, auxiliando na constipação intestinal, e podem também ser utilizadas para reduzir o colesterol sanguíneo.[8,19,22] Como exemplo de fibra insolúvel temos a lignina, a celulose e a hemicelulose.[8]

Encontramos fibra insolúvel em frutas (banana-d'água, caju, carambola, casca de frutas, goiaba, morango), legumes (abóbora, abobrinha, aspargos, pepino, pimentão, quiabo, brócolis, cenoura, couve-flor, jiló, palmito, tomate), verduras (acelga, agrião, alho-poró, bertalha, espinafre, chicória, taioba), oleaginosas (amêndoas, castanha), cereais (arroz integral, farelo de trigo, granola, grãos integrais em geral), leguminosas (vagem) e outros (azeitona, cogumelo).[2,21,22,30]

REFERÊNCIAS

1. Vasconcelos MJB, Barbosa JM, Pinto ICS, Lima TM, Araújo AFC. Nutrição clínica: obstetrícia e pediatria. Rio de Janeiro: MedBook, 2011. 740p.
2. Brasil. Ministério da Defesa. Manual de Alimentação das Forças Armadas. Portaria normativa nº 219/MD, de 12 de fevereiro de 2010. Brasília: Ministério da Defesa, 2010. 102p.
3. Ornellas LH. Técnica dietética: seleção e preparo de alimentos. 8. ed. São Paulo: Atheneu, 2008. 276p.
4. Tirapegui J. Nutrição: fundamentos e aspectos atuais. 2. ed. São Paulo: Atheneu, 2006. 342p.
5. Philippi ST. Pirâmide dos alimentos, fundamentos básicos da nutrição. Barueri, SP: Manole, 2008. 408p.
6. Brasil. Ministério da Saúde. Guia alimentar para a população brasileira: promovendo a alimentação saudável. Brasília: Ministério da Saúde, 2005. 217p.
7. Brasil. Ministério da Saúde. Guia alimentar para crianças menores de 2 anos. Brasília: Ministério da Saúde, 2002. 154p.
8. Cozzolino SMF. Biodisponibilidade de nutrientes. 4. ed. Barueri, SP: Manole, 2012. 1334p.
9. Moreira DCF, Sá JSM, Cerqueira IB, Oliveira APF, Morgano MA. Amaya-Farfan J et al. Mineral inadequacy of oral diets offered to patients in a Brazilian hospital. Nutr Hosp 2012; 27(1):288-97.

10. Herrán OF, Prada GE, Ardila LMF. Ingesta usual de macronutrientes y energía en Bucaramanga, Colômbia: análisis de registros de consumo 1998-2003. Rev Chil Nutr. 2007; 34(4):307-19.
11. Cuppari L. Guia de nutrição: Nutrição clínica no adulto. 2. ed. Barueri, SP: Manole, 2005. 474p.
12. Brasil. Serviço Social da Indústria. Departamento Regional de São Paulo. Cozinha Brasil: alimentação inteligente. São Paulo, SP: Sesi, 2004. 152p.
13. Pacheco M. Tabela de equivalentes, medidas caseiras e composição química dos alimentos. Rio de Janeiro: Rubio, 2006. 654p.
14. Shils ME, Shike M, Ross AC, Caballero B, Cousins RJ. Nutrição moderna na saúde e na doença. 10. ed. Barueri, SP: Manole, 2009.
15. Waitzberg DL. Nutrição oral, enteral e parenteral na pratica clínica. 4. ed. São Paulo: Atheneu, 2009. 1289p.
16. Escott-Stump S, Mahan KL. Krause: Alimentos, nutrição e dietoterapia. 12. ed. São Paulo: Roca, 2010. 1358p.
17. Leão LSCS, Gomes MCR. Manual de nutrição clínica: para atendimento ambulatorial do adulto. 12. ed. Petrópolis, RJ: Vozes, 2012. 168p.
18. Demétrio F. A food guide pyramid for well-nourished pregnant women aged 19 to 30 years. Rev Nutr. Campinas, 2010; 23(5):763-78.
19. Philippi ST, Latterza AR, Cruz ATR, Ribeiro LC. Pirâmide alimentar adaptada: guia para escolha dos alimentos. Rev Nutr. Campinas, 1999; 12(1):65-80.
20. Philippi ST, Cruz ATR, Colucci ACA. Pirâmide alimentar para crianças de 2 a 3 anos. Rev Nutr. 2003; 16(1):5-19.
21. Mezomo IFB. Os serviços de alimentação: planejamento e administração. Barueri-SP: Manole. 2002. 413p.
22. Reis NT. Nutrição clínica: interações fármaco × fármaco, fármaco × nutriente, nutriente × nutriente, fitoterápico × fármaco. Rio de Janeiro: Rubio, 2004. 580p.
23. Tabela brasileira de composição de alimentos / NEPA – Unicamp. 4. ed. Campinas, SP: NEPA-Unicamp, 2011. 161p.
24. Riella MC, Nascimento MM. Metabolismo da água, sódio, potássio e magnésio na insuficiência renal crônica. In: Riella MC, Martins C. Nutrição e o rim. Rio de Janeiro: Guanabara Koogan. 2001:27-32.
25. Cuppari L, Amancio OMS, Nóbrega M, Sabbaga E. Preparo de vegetais para utilização em dieta restrita em potássio. Nutrire. 2004; 28:1-7.
26. Buzinaro EF, Almeida RNA, Mazeto GMFS. Biodisponibilidade do cálcio dietético. Arq Bras Endocrinol Metab. 2006; 50(5):852-61.
27. Almeida LCM, Naves MMV. Biodisponibilidade de ferro em alimentos e refeições: aspectos atuais e recomendações alimentares. Disponível em: http://www.moreirajr.com.br/ revistas. asp?fase=r003&id_materia=1937. Acesso em 4 de janeiro de 2013.
28. Bortolini GA, Vitolo MR. Importância das práticas alimentares no primeiro ano de vida na prevenção da deficiência de ferro. Rev Nutr. 2010; 23(6).
29. Carvalho AB, Cuppari L. Controle da hiperfosfatemia na DRC. J Bras Nefrol. 2011; 33 (Supl. 1):S1-S6.
30. Reis NT. Nutrição clínica: sistema digestório. Rio de Janeiro: Rubio, 2003. 294p.

CAPÍTULO 33

Receitas para Alimentação Saudável e Dietas Especiais

Lidiane Conceição Lopes
Adriana Carla Santos de Menezes Ramos

A alimentação adequada visa à recuperação e/ou manutenção do estado nutricional do indivíduo, levando em consideração a susceptibilidade aos diferentes agravos à saúde. As preparações alimentares devem seguir o hábito alimentar com propósito de contemplar todos os nutrientes, proporcionando uma alimentação mais saudável.[1]

Ao contrário do que se imagina, é possível preparar alimentos saudáveis e apetitosos e não necessariamente caros. A escolha certa dos ingredientes e a leitura do rótulo dos produtos industrializados são de suma importância para o bom resultado da preparação.[2]

A proposta de receitas que melhorem o aspecto e as características sensoriais das dietas restritivas é considerada uma ferramenta útil para favorecer maior adesão, além de promover a reorientação alimentar, unindo a arte culinária e a nutrição.[3] Segundo Ornellas,[4] pode-se fazer uso da arte culinária sem prejuízos dos nutrientes, tornando-os mais apetitosos, de fácil digestão, atendendo as exigências nutricionais individuais, utilizando técnicas de cozimento adequadas ou até substituindo ingredientes, o que em casos de dietas restritivas é bem aplicável.

EQUIVALÊNCIA DE MEDIDAS E PESOS

Para facilitar o desempenho da receita pode-se padronizar o peso/volume a ser utilizado, fazendo uso de medidas caseiras (Quadro 33.1).

Orientações importantes para o preparo das receitas:

- Leia toda a receita.
- Antes de iniciar a preparação, certifique-se de que tem todos os ingredientes necessários.
- Observe atentamente as instruções sobre o tempo de preparo.
- Escolha o recipiente certo, de acordo com o volume da preparação.
- Verifique a data de fabricação e o prazo de validade dos produtos.
- Utilize medidores padronizados para sua receita e siga as medidas corretamente, para obter bons resultados na execução.

Quadro 33.1 Conversão de medidas caseiras em peso.

Medida caseira	Equivalente em peso/volume
1 xícara	Qualquer legume 100 g Qualquer líquido 200 mL Açúcar 130 g Arroz 160 g Fubá 150 g Macarrão 100 g Margarina 150 g Talos picados 50 g Entrecasca de melancia 150 g Farinha de mandioca 180 g Farinha de rosca 120 g Farinha de trigo 120 g
1 colher de sopa	Açúcar 20 g Arroz 10 g Cebola 30 g Amido de milho 20 g Óleo 8 g Sal 20 g Salsa 5 g Vinagre 5 mL Manjericão 5 g Margarina 30 g Queijo parmesão ralado 10 g Fermento químico em pó 20 g Fermento biológico 20 g Farinha de mandioca 10 g Farinha de rosca 10 g Farinha de trigo 20 g
1 colher de sobremesa	Orégano 2 g Fermento químico em pó 7 g
1 colher de chá	Açafrão 5 g Sal 10 g Fermento químico em pó 5 g
5 xícaras (chá)	1 litro
1 xícara (chá) de líquido	16 colheres (sopa)
1/4 xícara (chá) líquido	4 colheres (sopa)
1/3 xícara (chá) líquido	6 colheres (sopa)
1/2 xícara (chá) de líquido	10 colheres (sopa)
2/3 xícara (chá) de líquido	12 colheres (sopa)
3/4 xícara (chá) de líquido	14 colheres (sopa)

Fonte: Brasil.[8]

- Para líquidos são indicados recipientes graduados, medidos em superfície plana.
- Para ingredientes secos é recomendável não comprimir o recipiente de medida.
- Para gorduras líquidas, adote a mesma técnica indicada para medir os líquidos. Para gorduras sólidas, é necessário comprimir bem e nivelar a gordura com uma espátula no recipiente de medição.
- Se for necessário o preaquecimento do forno, deve-se acendê-lo 15 minutos antes ou conforme indicação da receita. Caso não seja necessário, acenda apenas no momento de colocar a preparação no forno, pois, nesse caso, é preciso que o aquecimento do prato se dê lentamente.

Neste capítulo serão destacadas receitas adaptadas, com base em algumas referências,[5-8] com enfoque para alimentação saudável e em dietas especiais. A análise de composição nutricional foi realizada com auxílio do programa DietPro®, versão 5.5i profissional. Todas as receitas foram previamente testadas.

RECEITAS

Receitas para crianças no primeiro ano de vida

Recomenda-se que, a partir dos 6 meses de vida, sejam introduzidos na alimentação da criança alimentos complementares ao aleitamento materno, de modo a substituí-lo gradualmente por alimentos da dieta familiar;[9,10] para mais detalhes, ver Capítulo 12 – Alimentação complementar.

Mamão amassadinho

Rendimento: 1 porção
Informações nutricionais:
Calorias: 59 kcal
Proteínas: 0,92 g
Carboidratos: 14,71 g
Lipídios: 0,21 g

Ingrediente:

1/2 unidade (130 g) de mamão papaia

Modo de preparo: lave bem a casca do mamão. Corte o mamão ao meio. Retire as sementes e a casca, usando somente a polpa. Amasse bem com o auxílio de um garfo e sirva com uma colher pequena.

Banana machucada

Rendimento: 1 porção
Informações nutricionais:
Calorias: 135 kcal
Proteínas: 2,13 g
Carboidratos: 34,03 g
Lipídios: 0,52 g

Ingredientes:

1 unidade (70 g) média de banana-nanica
1 unidade (150 g) média de laranja-lima

Modo de preparo: descasque a banana e amasse com um garfo. Esprema a laranja e acrescente a banana machucada, misturando bem. Sirva com uma colher pequena.

Maçã raspadinha

Rendimento: 1 porção
Informações nutricionais:
Calorias: 89 kcal
Proteínas: 0,29 g
Carboidratos: 22,88 g
Lipídios: 0,54 g

Ingrediente:

1 unidade média (150 g) de maçã

Modo de preparo: lave bem a casca da maçã e corte a fruta ao meio, não é preciso descascar. Retire as sementes e, com uma colher pequena, vá raspando a polpa da maçã. Sirva com uma colher pequena. Outra opção é oferecer pera raspada.

Dica: a papa de fruta deve ser preparada com uma fruta de cada vez. Se for usar mais de uma fruta na mesma refeição, coloque-as no prato em porções separadas, oferecendo à criança separadamente para que ela identifique o sabor de cada fruta. Evite amassar com leite, pois pode prejudicar a adaptação da criança às modificações de sabor e textura. A partir da aceitação de cada fruta individualmente, você pode começar a misturar duas delas para fazer uma misturinha mais rica, como, por exemplo, maçã com pera, mamão com laranja.

Sopinha de legumes e carne

Rendimento: 1 porção
Informações nutricionais:
Calorias: 143 kcal
Proteínas: 7,25 g
Carboidratos: 4,07 g
Lipídios: 10,93 g

Ingredientes:

1 fatia (20 g) pequena de abóbora
1 fatia (12 g) pequena de cenoura
1 fatia (15 g) pequena de chuchu
2 colheres de sopa (30 g) de carne bovina magra moída (opção: músculo)
1 colher de sobremesa (5 mL) de óleo vegetal
1 rodela pequena (4 g) de cebola
1 xícara (200 mL) de água filtrada

Modo de preparo: refogue em uma panela pequena a cebola, a carne moída e o óleo. Quando a carne começar a ficar corada, acrescente a abóbora, a cenoura e o chuchu, descascados e picados. Cubra tudo com água filtrada, tampe a panela e cozinhe em fogo brando até que os ingredientes estejam macios e quase sem água. Se necessário, acrescente mais água para que os alimentos fiquem bem macios.

Sopinha de legumes e frango

Rendimento: 1 porção
Informações nutricionais:
Calorias: 154 kcal
Proteínas: 13,72 g
Carboidratos: 8,49 g
Lipídios: 7,13 g

Ingredientes:

2 colheres de sopa (40 g) de frango
1 colher de sopa (30 g) de batata-inglesa picada
1 colher de sopa (20 g) de beterraba picada
1 colher de sobremesa (5 mL) de óleo vegetal
1 rodela pequena (4 g) de cebola
1 xícara (200 mL) de água filtrada

Modo de preparo: em uma panela pequena, aqueça o óleo e refogue a cebola e o frango.

Quando a carne de frango começar a ficar esbranquiçada, acrescente os demais ingredientes e a água filtrada. Coloque a tampa e deixe cozinhar em fogo brando até que os ingredientes estejam macios e quase sem água. Se necessário, acrescente mais água para que os alimentos fiquem bem macios.

Papinha de batata, couve e peixe

Rendimento: 1 porção
Informações nutricionais:
Calorias: 181,4 kcal
Proteínas: 14,4 g
Carboidratos: 22,3 g
Lipídios: 5,7 g

Ingredientes:

1/2 filé de peixe médio (50 g)
1 colher de sobremesa (5 mL) de óleo vegetal
1 rodela pequena (4 g) de cebola
3 folhas (50 g) de couve
1 colher de sopa (15 g) de tomate picado
2 copos médios de água

Modo de preparo: em uma panela coloque todos os ingredientes e a água. Deixe cozinhar até que os ingredientes estejam macios e quase sem água. Amasse com o garfo e ofereça à criança.
Observação: o peixe não deve ter espinhas.

Receitas saudáveis

São recomendadas para qualquer indivíduo com objetivo de reduzir deficiências nutricionais e prevenir doenças crônicas não transmissíveis, tais como infarto do miocárdio, diabetes, cânceres, hipertensão, obesidade, dislipidemia, com enfoque em uma melhor qualidade de vida.[11]

Patê de cenoura

Rendimento: 10 porções
Informações nutricionais:
Calorias: 38,4 kcal
Proteínas: 0,65 g
Carboidratos: 5,5 g
Lipídios: 1,7 g

Ingredientes:

4 cenouras (184 g)
2 colheres de sopa (16 mL) de azeite
1 colher de chá (1,5 g) de orégano
1 tomate grande (100 g) sem pele e cortado
1 cebola média (100 g)
1 xícara de chá (200 mL) de água

Modo de preparo: bata todos os ingredientes no liquidificador, leve ao fogo, mexendo sempre até ferver e se desprender da panela. Após cozimento, deixe esfriar e conserve em geladeira. Sirva frio com bolachas ou pão sem recheio.

Coquetel refrescante

Rendimento: 3 porções
Informações nutricionais:
Calorias: 82 kcal
Proteínas: 2,2 g
Carboidratos: 15,88 g
Lipídios: 1,6 g

Ingredientes:

400 g de morango
1/2 unidade (111 g) de mamão papaia
1 colher de sopa cheia (15 g) de linhaça
1 copo (200 mL) de água de coco

Modo de preparo: bata todos os ingredientes no liquidificador e sirva sem coar.

Pizza de berinjela

Rendimento: 4 porções
Informações nutricionais:
Calorias: 83,25 kcal
Proteínas: 5,28 g
Carboidratos: 7,64 g
Lipídios: 7,64 g

Ingredientes:

1 berinjela (350 g) cozida cortada em rodelas
1 ovo cozido (50 g) cortado em rodelas
1 fatia (30 g) de queijo muçarela picado
1 colher de sopa (10 g) de queijo ralado
1 unidade média (90 g) de tomate cortado em rodelas
1/2 cebola (30 g) cortada em rodelas
1 colher de chá (1,5 g) de orégano

Modo de preparo: arrume em um refratário as rodelas de berinjela. Sobre a berinjela distribua o ovo, o queijo, o tomate, a cebola e o orégano. Leve ao forno por alguns minutos até derreter o queijo.

Almôndegas recheadas

Rendimento: 2 porções
Informações nutricionais:
Calorias: 242,12 kcal
Proteínas: 15,83 g
Carboidratos: 16,2 g
Lipídios: 12,7 g

Ingredientes:

1 fatia (30 g) de queijo fresco (ricota ou coalho) cortado em cubos
100 g de carne magra moída
1/2 unidade (70 g) de cebola picada
1 dente (4 g) de alho amassado
1 colher de sobremesa (2 g) de salsinha picada
1 colher de sopa (20 g) de farinha de trigo
1/2 lata (170 mL) de molho de tomate
1 colher de chá (1,5 g) de orégano
Sal a gosto

Modo de preparo: tempere o queijo com o orégano e reserve. Em uma tigela, misture a carne moída, a cebola, o alho, a salsinha e o sal. Vá juntando a farinha aos poucos até dar liga. Pegue pequenas porções da massa, abra e recheie com o queijo. Enrole formando as almôndegas. Unte com óleo uma forma antiaderente, coloque as almôndegas e leve a assar em forno preaquecido a 180°C por 20 minutos, ou até que estejam assadas. Aqueça o molho de tomate e sirva sobre as almôndegas.

Espaguete especial

Rendimento: 8 porções
Informações nutricionais:
Calorias: 112,8 kcal
Proteínas: 4,14 g
Carboidratos: 20,47 g
Lipídios: 1,9 g

Ingredientes:

3 litros de água
500 g de espaguete
1 colher de sopa (8 mL) de óleo de soja
1 cebola grande (150 g) ralada
1 dente de alho (4 g) amassado
5 tomates (400 g) sem pele e sem semente picados
2 xícaras de chá (200 g) de abobrinha ralada
Sal e pimenta-do-reino a gosto
1 colher de sobremesa (2 g) de manjericão picado

Modo de preparo: leve a água ao fogo com sal; quando ferver, adicione o macarrão, cozinhe-o *al dente* e reserve. Leve ao fogo uma panela com óleo, espere aquecer, junte a cebola e o alho e frite ligeiramente. Acrescente o tomate e refogue por alguns minutos, até o tomate se desfazer. Junte a abobrinha, tempere com sal e pimenta; misture bem e cozinhe até que a abobrinha esteja macia; se necessário, vá juntando água aos poucos. Retire do fogo, junte o manjericão, despeje sobre o macarrão e sirva imediatamente.

Suflê econômico

Rendimento: 5 porções
Informações nutricionais:
Calorias: 169,8 kcal
Proteínas: 8,31 g
Carboidratos: 6,44 g
Lipídios: 12,6 g

Ingredientes:

4 ovos (200 mL)
3 xícaras de chá (300 g) de chuchu picado
1 xícara de chá (200 mL) de água
1 cebola grande (150 g) ralada
1 tomate grande (100 g)
4 colheres de sopa (8 mL) de azeite
3 colheres de sopa (30 g) de queijo ralado
Sal a gosto

Modo de preparo: bata as claras em neve e reserve. Cozinhe o chuchu ao vapor. Reserve. Frite a cebola e o tomate no azeite. Bata as gemas, acrescente o queijo ralado e misture ao refogado. Acrescente o chuchu cozido. Verifique o sal. Transfira a mistura para uma assadeira antiaderente e, por último, adicione as claras em neve e mexa delicadamente. Leve ao forno médio (160°C) por aproximadamente 20 minutos.

Receitas laxantes

Receitas indicadas para melhor funcionamento do intestino, prevenindo constipação intestinal.[12]

Quando possível, adicionar às preparações e/ou substituir as farinhas de trigo, de mandioca e mucilagens de arroz por:

- Farelo ou flocos de aveia.
- Farinha de trigo integral.
- Farelo de trigo.
- Farinha de centeio.
- Farinha de semente de linhaça.
- Farinha de semente de abóbora.

Estes ingredientes podem ser adicionados a sucos, leites, vitaminas, papas, sopas, bolos, frutas, cuscuz e feijão, entre outros.

Coquetel tradicional

Rendimento: 1 porção
Informações nutricionais:
Calorias: 283 kcal
Proteínas: 5,99 g
Carboidratos: 80,7 g
Lipídios: 5,02 g
Fibra alimentar: 2,5 g

Ingredientes:

1 fatia pequena (100 g) de mamão
2 unidades médias (360 g) de laranja-pera
3 unidades (15 g) de ameixas secas sem caroço
1 colher de sopa de creme de leite
1 xícara de chá (100 mL) de água filtrada

Modo de preparo: no dia anterior à noite, coloque as ameixas de molho em 1 copo de água e reserve na geladeira. Faça o suco das laranjas, acrescente aos demais ingredientes e bata no liquidificador. Beba sem coar.

Coquetel *light*

Rendimento: 1 porção
Informações nutricionais:
Calorias: 266 kcal
Proteínas: 14,51 g
Carboidratos: 50,88 g
Lipídios: 1,64 g
Fibra alimentar: 7,5 g

Ingredientes:

3 unidades (15 g) de ameixa seca sem caroço
1 fatia pequena (100 g) de mamão
1 copo (200 g) de iogurte desnatado
1 colher de sopa (15 g) de aveia ou quinoa ou granola ou linhaça
1/2 xícara (100 mL) de água filtrada

Modo de preparo: no dia anterior à noite, coloque as ameixas de molho em 1 copo de água na geladeira. Bata no liquidificador todos os ingredientes. Beba sem coar.

Shake funcional

Rendimento: 1 porção
Informações nutricionais:
Calorias: 311 kcal
Proteínas: 13,36 g
Carboidratos: 46,71 g
Lipídios: 9,02 g
Fibra alimentar: 4,3 g

Ingredientes:

1/2 xícara de chá (80 g) de morangos
1/2 xícara de chá (60 g) de melão-amarelo em cubos
1 xícara (200 g) de iogurte natural
2 colheres de sopa (30 g) de aveia
3 folhas (6 g) de hortelã
3 cubos de gelo
Açúcar ou mel ou adoçante

Modo de preparo: bata todos os ingredientes no liquidificador e adoce com pouco açúcar ou mel ou adoçante antes de servir.

Bolo de casca de banana

Rendimento: 20 porções
Informações nutricionais:
Calorias: 200,5 kcal
Proteínas: 4,1 g
Carboidratos: 40,4 g
Lipídios: 2,5 g
Fibra alimentar: 2,3 g

Ingredientes:

Massa:

4 unidades (160 g) de casca de banana-pacova
2 unidades (100 g) de ovos de galinha
2 xícaras de chá (400 mL) de leite
2 colheres de sopa (60 g) de margarina
2 xícaras de chá (260 g) de açúcar
3 xícaras de chá (360 g) de farinha de trigo integral
1 colher de sopa (20 g) de fermento químico em pó

Modo de preparo: lave as bananas, retire as cascas para fazer a massa. Bata as claras em neve e reserve na geladeira. Bata no liquidificador as gemas, o leite, a margarina, o açúcar e as cascas de banana. Despeje essa mistura em uma vasilha e acrescente a farinha de trigo integral. Misture bem. Acrescente delicadamente as claras em neve e o fermento. Despeje em uma assadeira untada com margarina e polvilhada com farinha. Leve ao forno preaquecido por aproximadamente 40 minutos.

Cobertura:

4 unidades (200 g) de banana-pacova
1/2 xícara de chá (165 g) de açúcar
1 1/2 xícara (300 mL) de água
1/2 unidade (30 g) de limão

Modo de preparo: em uma panela, derreta o açúcar e junte a água, fazendo um caramelo. Acrescente as bananas cortadas em rodelas e o suco do limão. Cozinhe e cubra o bolo ainda quente com a cobertura.

Salpicão crocante

Rendimento: 9 porções
Informações nutricionais:
Calorias: 108,7 kcal
Proteínas: 5,2 g
Carboidratos: 5,1 g
Lipídios: 7,5 g
Fibra alimentar: 0,8 g

Ingredientes:

2 fatias médias (200 g) de abacaxi picado
3 folhas médias (75 g) de repolho-verde em fatias finas
3 folhas médias (75 g) de repolho-roxo em fatias finas
1 unidade pequena (60 g) de cenoura ralada
2 fatias grandes (20 g) de cebola, ralada
1 peito (180 g) de frango médio cozido e desfiado
1 colher de sopa (8 mL) de azeite de oliva
4 colheres de sopa de maionese (70 g)
Salsa a gosto

Modo de preparo: cozinhe o repolho-verde e o repolho-roxo ao vapor, e reserve. Em um refratário, misture todos os ingredientes, tempere com azeite e a maionese, leve a geladeira e sirva frio.

Receitas hipercalóricas

São indicadas para dieta com quantidades aumentadas de calorias, sendo recomendadas em casos de carências alimentares, como a desnutrição, ou quando as necessidades energéticas estão aumentadas.[13]

Milkshake nutritivo

Rendimento: 1 porção
Informações nutricionais:
Calorias: 691 kcal
Proteínas: 13,38 g
Carboidratos: 111,45 g
Lipídios: 24,74 g

Ingredientes:

2 bolas (160 g) de sorvete de fruta
1 maçã média (150 g)
1 banana-nanica (90 g)
3/4 de xícara de chá (150 mL) de leite gelado
1 colher de sobremesa (5 mL) de óleo de canola cru
1 colher de sopa (15 g) de mucilagem
1 colher de sopa (15 g) de suplemento alimentar.

Modo de preparo: bata todos os ingredientes no liquidificador. Em seguida, sirva gelado.

Dica: outras opções de frutas são abacate, acerola, goiaba. O sorvete pode ser substituído por 1 xícara de leite com suplemento (baunilha, chocolate, morango) congelado.

Chocolate quente cremoso

Rendimento: 1 porção
Informações nutricionais:
Calorias: 441 kcal
Proteínas: 6,75 g
Carboidratos: 58,39 g
Lipídios: 20,37 g

Ingredientes:

1 xícara de chá (200 mL) de leite líquido
2 colheres de sopa (40 g) de achocolatado em pó
2 colheres de sopa (40 g) de açúcar
1/4 de xícara de creme de leite (50 mL)

Modo de preparo: em um liquidificador, bata o leite líquido, o leite em pó, o achocolate em pó e o açúcar. Despeje em uma panela e leve ao fogo baixo, mexendo sempre até ferver. Desligue, adicione o creme de leite e mexa bem até ficar homogêneo.

Papa fortificada

> *Rendimento:* 1 porção
> *Informações nutricionais:*
> *Calorias:* 453 kcal
> *Proteínas:* 9,65 g
> *Carboidratos:* 56,41 g
> *Lipídios:* 20,91 g

Ingredientes:

1 xícara (200 mL) de leite
2 colheres (20 g) de leite em pó
1 colher de sopa (20 g) de açúcar
1 colher de sobremesa (23 g) de margarina
1 colher de sopa (10 g) de achocolatado em pó
2 colheres de sopa (40 g) de amido de milho

Modo de preparo: misture todos os ingredientes em uma panela; quando a mistura estiver homogênea leve ao fogo médio, mexendo sempre até que a textura fique espessa.

Dica: após retirar do fogo, podem-se adicionar 2 colheres de sopa de suplemento alimentar.

Vitamina nutritiva

> *Rendimento:* 1 porção
> *Informações nutricionais:*
> *Calorias:* 417 kcal
> *Proteínas:* 12,4 g
> *Carboidratos:* 57,33 g
> *Lipídios:* 15,78 g

Ingredientes:

1 polpa ou 1 porção de fruta de sua preferência
1 xícara de chá (200 mL) de leite líquido
2 colheres de sopa (20 g) de leite em pó
2 colheres de sopa (30 g) de açúcar
2 colheres de sopa (35 g) de mucilagem
1 colher de sopa (10 g) de suplemento alimentar
1 colher de sobremesa (5 mL) de óleo de canola cru

Modo de preparo: bata todos os ingredientes no liquidificador. Em seguida, sirva gelado.

Dica: outras opções de polpa são uva ou acerola ou goiaba ou maracujá; opções de fruta: abacate, maçã, banana, pera. Pode-se ainda substituir o leite por iogurte de fruta ou iogurte natural.

Purê fortificado

> *Rendimento:* 4 porções
> *Informações nutricionais:*
> *Calorias:* 313,75 kcal
> *Proteínas:* 8,73 g
> *Carboidratos:* 54,06 g
> *Lipídios:* 7,45 g

Ingredientes:

5 unidades médias (500 g) de batata-inglesa cozida e amassada
1 colher de sopa de margarina
1 xícara de chá (200 mL) de leite líquido
2 colheres de sopa (20 g) de leite em pó
1 gema de ovo (15 g)
1 colher de sopa (6 g) de queijo ralado ou requeijão

Modo de preparo: misture todos os ingredientes em uma panela e leve ao fogo, mexendo sempre até ferver.

Receitas para diabéticos

Indicadas para manter os níveis normais de glicemia, prevenindo as complicações do diabetes, bem como melhora na qualidade de vida.[14]

Carolina de abóbora e doce de leite

> *Rendimento:* 36 porções
> *Informações nutricionais:*
> *Calorias:* 78,3 kcal
> *Proteínas:* 3,9 g
> *Carboidratos:* 9,6 g
> *Lipídios:* 2,7 g

Ingredientes:

Massa:

1 xícara de chá (350 g) de abóbora cozida e amassada
1/4 de xícara de chá (50 mL) de água
2 colheres de sopa (8 g) de adoçante dietético em pó, próprio para forno e fogão
1 colher de sopa (30 g) de margarina
1 xícara de chá (120 g) de farinha de trigo integral

2 unidades (100 mL) de ovo
2 unidades (70 mL) de clara de ovo
1 colher de chá (20 g) de fermento químico em pó

Recheio:

1 xícara de chá (200 g) de doce de leite *diet* em açúcar

Para polvilhar:

2 colheres de sopa (40 g) de leite em pó
1/2 colher de chá (5 g) de adoçante em pó
1/2 colher de café (2 g) de canela em pó

Modo de preparo:

Massa: coloque a abóbora, a água, o adoçante e a margarina para ferver e despeje a farinha de uma só vez. Mexa até formar uma bola e desgrudar da panela. Retire e deixe esfriar. Quando a massa estiver morna, coloque em uma batedeira e vá adicionando os ovos e as claras até que fique uma massa cremosa e lustrosa. Junte o fermento. Coloque às colheradas em uma assadeira antiaderente e leve ao forno médio (180º C) por cerca de 30 minutos ou até começar a dourar. Baixe o forno e deixe por mais 10 minutos ou até ficar firme. Deixe esfriar.

Montagem: corte as carolinas ao meio, sem separar as partes, e recheie com 1 colher (chá) de doce de leite. Misture o leite em pó, o adoçante e a canela e polvilhe as carolinas na hora de servir.

Quadradinho crocante

Rendimento: 20 porções
Informações nutricionais:
Calorias: 133,8 kcal
Proteínas: 3,6 g
Carboidratos: 17,7 g
Lipídios: 5,4 g

Ingredientes:

1 pacote (200 g) de biscoito do tipo água-e-sal

Recheio:

2 xícaras de chá (300 g) de aveia em flocos
1/2 xícara de chá (65 g) de adoçante dietético em pó, próprio para forno e fogão
2 colheres de sopa (30 g) de cacau em pó
1 xícara de (200 mL) chá de leite líquido
2 colheres de sopa (60 g) de margarina
1 colher chá (1 mL) de essência de baunilha

Modo de preparo:

Recheio: em uma panela coloque a aveia, o adoçante e o cacau. Junte aos poucos o leite e a margarina e leve ao fogo baixo, mexendo por cerca de 10 minutos.

Montagem: em um refratário médio, untado com margarina, coloque uma camada de biscoito. Alterne camadas de creme e biscoito, terminando com os biscoitos. Cubra com papel-alumínio e leve à geladeira por cerca de 2 horas. Sirva cortado em quadradinhos.

Pavê de maracujá e morango

Rendimento: 20 porções
Informações nutricionais:
Calorias: 194,6 kcal
Proteínas: 6,2 g
Carboidratos: 25,8 g
Lipídios: 7,4 g

Ingredientes:

Massa:

2 claras (70 mL) de ovo
2 unidades (100 mL) de ovo
3 colheres de chá (12 g) de adoçante dietético em pó, próprio para forno e fogão
4 colheres de sopa (80 g) de farinha de trigo integral
1 colher de chá (5 g) de fermento químico em pó

Creme de maracujá

1 xícara de chá (200 mL) de leite
2 colheres de sopa (40 g) de amido de milho
1/2 xícara de chá (65 g) de adoçante dietético em pó, próprio para forno e fogão
1/2 xícara de chá (100 g) de creme de leite *light*
1/2 xícara de chá (100 mL) de suco de maracujá concentrado

Calda:

3 xícaras de chá (180 g) de morangos inteiros
Suco de 1 limão
1/2 xícara de chá (65 g) de adoçante dietético em pó, próprio para forno e fogão
1 colher de chá (20 g) de amido de milho

Para molhar:

1/2 xícara de chá (100 mL) de suco de maracujá concentrado
1/2 xícara de chá (100 mL) de água
2 colheres de sopa (8 g) de adoçante em pó

Modo de preparo:

Massa: bata as claras ao ponto de neve e junte as gemas e o adoçante. Bata mais um pouco. Retire e adicione a farinha de trigo e o fermento químico em pó, peneirados. Coloque em uma assadeira retangular grande (26 × 37 cm) untada com margarina e polvilhada com farinha de trigo. Asse em forno médio (180° C) por cerca de 15 minutos ou até ficar firme. Deixe esfriar.

Creme de maracujá: misture o leite, o amido de milho e o adoçante e leve ao fogo até engrossar. Retire e adicione o creme de leite e o suco de maracujá. Reserve.

Calda de morango: misture os ingredientes e leve ao fogo, deixando ferver por cerca de 10 minutos.

Montagem: misture o suco de maracujá com a água e o adoçante. Reserve. Corte a massa em 3 partes iguais, de maneira que fique do tamanho do refratário no qual o pavê será montado. Coloque uma das partes do bolo no refratário e regue com o suco de maracujá. Coloque uma camada de creme de maracujá, outra de bolo, outra de creme e mais uma de bolo. Cubra com a calda de morango e leve à geladeira para gelar.

Bolo de maçã

Rendimento: 10 porções
Informações nutricionais:
Calorias: 230,3 kcal
Proteínas: 4 g
Carboidratos: 24,1 g
Lipídios: 13,1 g

Ingredientes:

3 unidades (150 mL) de ovo
1/2 xícara de chá (100 mL) de óleo
1 xícara de chá (200 mL) de leite
1 1/2 xícara de chá (300 g) de farinha de arroz
1 xícara de chá (130 g) de adoçante em pó para forno e fogão
1 colher de sopa (15 g) fermento químico em pó
1 colher de chá (2 g) de canela em pó
2 unidades (300 g) de maçã picadas com casca

Modo de preparo: bata tudo no liquidificador, menos o adoçante. Depois que a massa estiver batida, misture o adoçante. Por cima coloque fatias de maçã e decore com canela. Forno preaquecido. Asse a temperatura média por 30 minutos e o restante em fogo alto para dourar.

Pão de beterraba

Rendimento: 70 porções
Informações nutricionais:
Calorias: 71,74 kcal
Proteínas: 2,1 g
Carboidratos: 10,8 g
Lipídios: 2,2 g

Ingredientes:

1 kg de farinha de trigo integral
11 colheres de sopa (160 g) de margarina
2 gemas (30 mL) de ovo
1 colher de sopa (20 g) de leite em pó
1 colher de sopa (4g) de adoçante de uso culinário
3 colheres de sopa (70 g) de fermento biológico
1/2 litro de água
19 colheres de sopa (300 g) de beterraba crua ralada
Sal a gosto

Modo de preparo: misture todos os ingredientes (exceto o fermento) com um pouco da água e amasse bem. Em seguida, adicione o fermento e amasse até dar o ponto com o restante da água, obtendo uma massa lisa e enxuta. Deixe descansar por 20 minutos. Faça duas grandes bolas com a massa. Deixe descansar novamente por mais 15 minutos. Modele os pães no formato que desejar. Leve ao forno por mais ou menos 60 minutos.

Receitas sem glúten

Indicadas para pessoas portadoras de doença celíaca, que se caracteriza por intolerância permanente ao glúten, proteína encontrada no trigo, na aveia, no centeio, na cevada e no malte.[15]

É possível substituir nas preparações os ingredientes que contêm glúten por:

- Fécula de batata.
- Farinha de milho.
- Amido de milho.
- Polvilho doce ou azedo.
- Farinha ou creme de arroz.
- Farinha de araruta ou fubá.

Cuidados no preparo

- Não utilize os mesmos utensílios que foram usados para preparar alimentos com glúten.
- Higienize bem talheres, panelas, liquidificador, batedeira etc., antes de preparar os alimentos para o portador de doença celíaca.
- Leia todos os rótulos dos ingredientes verificando a indicação: **NÃO CONTÉM GLÚTEN**.

Biscoito de polvilho

Rendimento: 35 porções
Informações nutricionais:
Calorias: 114,8 kcal
Proteínas: 0,6 g
Carboidratos: 20 g
Lipídios: 3,6 g

Ingredientes:

2 xícaras de chá (500 g) de polvilho doce
1 1/2 xícara (195 g) de açúcar
3 unidades (150 mL) de ovos
8 colheres de sopa (130 g) de gordura vegetal
1 colher de sopa (20 g) fermento químico em pó
1/2 colher de chá (5 g) de sal
Raspas de limão

Modo de preparo: misture todos os ingredientes. Amasse bem. Abra a massa com o rolo e corte as bolachas no formato que preferir. Leve ao forno para assar em forno médio. Podem-se variar os sabores acrescentando coco ralado, amendoim torrado e moído, chocolate em pó ou gotas de chocolate.

Nhoque legal

Rendimento: 4 porções
Informações nutricionais:
Calorias: 371 kcal
Proteínas: 4 g
Carboidratos: 73 g
Lipídios: 7 g

Ingredientes:

4 unidades médias (500 g) de batatas cozidas e amassadas
1 unidade (50 mL) de ovo
2 colheres de sopa (60 g) de margarina
2 xícaras de chá (240 g) de amido de milho
1/2 colher de chá (5 g) de sal

Modo de preparo: misture a batata cozida e amassada com o ovo e a margarina sem leite. Acrescente aos poucos o amido de milho, misturando bem até formar uma massa com consistência suficiente para que se possa enrolá-la. Se for necessário, utilize mais amido de milho do que a quantidade indicada na receita. Enrole a massa em tiras e corte em cubos de 2 cm. Cozinhe em água fervente com sal. Sirva com o molho de sua preferência (pode-se colocar orégano e manjericão picadinho por cima).

Massa para *pizza*

Rendimento: 18 porções
Informações nutricionais:
Calorias: 291,8 kcal
Proteínas: 5,4 g
Carboidratos: 55,4 g
Lipídios: 5,4 g

Ingredientes:

4 xícaras de chá (400 g) de fécula de batata
1 envelope (20 g) de fermento biológico
1 colher de sopa (20 g) de açúcar
1 colher de sopa de margarina (30 g)
1 xícara de chá (200 mL) de água
1/2 colher de chá (5 g) de sal

Modo de preparo: misture bem a fécula de batata com o fermento. Logo depois, adicione o sal e o açúcar. Mexa bem. Acrescente então a margarina e a água, amassando com as mãos até obter uma massa lisa e homogênea. Divida a massa em pequenos pedaços. Deixe-os descansar por 10 minutos. Preaqueça o forno em fogo médio (180°C). Abra a massa com um rolo até que fique bem fina (cerca de 5 mm). Corte a massa em pequenos discos. Fure sua superfície com um garfo e deixe descansar por cerca de 1 hora. Leve ao forno e asse os discos por 7 minutos. Cubra a massa com o recheio de seu gosto e leve ao forno novamente por 10 minutos. Sirva.

Bolo de mandioca

Rendimento: 10 porções
Informações nutricionais:
Calorias: 284,4 kcal
Proteínas: 2,4 g
Carboidratos: 34,4 g
Lipídios: 14,8 g

Ingredientes:

3 xícaras de chá (600 g) de mandioca crua ralada
1 pacote (100 g) de coco ralado
3 claras (105 mL) batidas em neve
2 xícaras de chá (260 g) de açúcar
11 colheres de sopa (160 g) de margarina
1 colher de sopa (20 g) de fermento químico em pó

Modo de preparo: em uma tigela misture a mandioca com o coco e reserve. Em outra tigela misture a clara batida em neve, a margarina e o açúcar. Bata bem até formar um creme. Misture aos poucos a mistura da mandioca com o coco. Adicione o fermento. Unte uma forma com óleo e despeje a massa sem apertar. Leve ao forno por 1 hora em fogo alto.

Pão de batata

Rendimento: 20 porções
Informações nutricionais:
Calorias: 114 kcal
Proteínas: 2,8 g
Carboidratos: 20,3 g
Lipídios: 2,4 g

Ingredientes:

2 unidades (250 g) de batata-inglesa grandes cozidas
2 tabletes (40 g) de fermento para pão
1 colher de sopa (20 g) de açúcar
1 xícara (200 mL) de leite líquido morno
2 xícaras de chá (200 g) de creme de arroz
2 xícaras de chá (200 g) de fécula de batata
2 colheres de sopa (60 g) de margarina
3 unidades (150 mL) de ovos
1 1/2 colher de chá (5 g) de sal

Modo de preparo: misture o fermento com o açúcar e 1 xícara de creme de arroz. Deixe descansar por 10 minutos. Numa tigela, amasse as batatas, junte a margarina, o leite, o resto do creme de arroz, a fécula, os ovos inteiros e o sal. Misture bem com uma colher plástica ou na batedeira. Junte essa mistura com a que estava descansando. Unte uma forma de bolo inglês e polvilhe com creme de arroz. Deixe descansar por 10 minutos e asse em forno preaquecido por 50 minutos.

Receitas sem lactose e proteína do leite de vaca

Indicadas para pessoas que apresentam intolerância à lactose ou alergia a proteína do leite de vaca. A intolerância à lactose é uma incapacidade de digerir completamente a lactose, o açúcar predominante do leite,[16] enquanto a alergia à proteína do leite de vaca é uma reação adversa dirigida ao componente proteico do leite e que envolve mecanismo imunológico.[17]

Brigadeiro

Rendimento: 3 porções
Informações nutricionais:
Calorias: 188 kcal
Proteínas: 0,5 g
Carboidratos: 35,61 g
Lipídios: 5,47 g

Ingredientes:

1 unidade média (114 g) de mandioca
1/2 xícara de chá (65 g) de açúcar cristal

4 colheres de sopa (80 g) de chocolate em pó sem leite (cacau)
2 colheres de sopa (16 mL) de óleo de canola
3 xícaras de chá (600 mL) de água
1/2 xícara de chá (60 g) de chocolate granulado sem leite

Modo de preparo: cozinhe a mandioca na panela de pressão por 30 minutos. Amasse bem até formar uma massa lisa sem grumos. Em seguida, leve ao congelador para esfriar por 20 minutos. Em uma panela, misture bem a mandioca, o açúcar, o chocolate (cacau) em pó e o óleo de canola, acrescentando água aos poucos e mexendo sempre. Quando a mistura soltar do fundo da panela, desligue o fogo e deixe esfriar. Em seguida, modele as bolinhas e enfeite-as com chocolate granulado. Coloque-as nas forminhas de papel e sirva.

Pudim de maracujá

Rendimento: 5 porções
Informações nutricionais:
Calorias: 330,8 kcal
Proteínas: 0,36 g
Carboidratos: 83,58 g
Lipídios: 0,16 g

Ingredientes:

1/2 xícara de chá (50 g) de amido de milho
2 xícaras de chá (260 g) de açúcar cristal
2 xícaras de chá (200 mL) de água
1 pacote (15 g) de gelatina sem sabor
1 copo (200 mL) de suco de maracujá (da fruta) puro, coado
10 a 15 pedras de gelo

Modo de preparo: coloque em uma panela o amido de milho, o açúcar, a água, a gelatina e o suco de maracujá. Leve ao fogo e deixe reduzir, mexendo de vez em quando, até adquirir ponto cremoso. Coloque a mistura ainda quente no liquidificador e vá acrescentando o gelo, batendo em velocidade alta. Coloque em uma forma com furo central e leve ao *freezer*. Sirva bem gelado.

Observação: Pode-se colocar calda caramelada sobre o pudim.

Frango ao creme de milho

Rendimento: 6 porções
Informações nutricionais:
Calorias: 234,1 kcal
Proteínas: 20,3 g
Carboidratos: 18,54
Lipídios: 9,31 g

Ingredientes:

2 peitos de frango (380 g) cozidos e desfiados
2 latas de milho verde (400 g)
1 caixinha (200 mL) de creme de soja
Sal e pimenta a gosto

Modo de preparo: escorra o milho e bata no liquidificador junto com 1 1/2 xícara do caldo do cozimento do frango; coloque esta mistura de volta na panela, acrescente o frango desfiado e leve ao fogo baixo para cozinhar. O molho irá engrossar. Logo depois, adicione o creme de soja, misture bem, acerte o sal e a pimenta.

Leite condensado de soja caseiro

Rendimento: 8 porções
Informações nutricionais:
Calorias: 212,8 kcal
Proteínas: 3,44 g
Carboidratos: 45,75 g
Lipídios: 2,43 g

Ingredientes:

1 litro de leite de soja
2 xícaras (260 g) de açúcar
1 colher de sopa (20 g) de amido de milho
1 colher de sobremesa (4 g) de essência de baunilha

Modo de preparo: em uma panela, misture o leite de soja e o açúcar e deixe ferver. Adicione o amido de milho dissolvido em parte do leite e mexa até engrossar. Desligue o fogo, acrescente a essência de baunilha e mexa sempre para não formar película. Quando esfriar, coloque em uma vasilha com tampa e conserve na geladeira.

Pão-de-queijo

Rendimento: 4 porções
Informações nutricionais:
Calorias: 310,3 kcal
Proteínas: 4,83 g
Carboidratos: 50,37 g
Lipídios: 9,81 g

Ingredientes:

3 ovos (150 mL)
3 colheres de sopa (24 mL) de óleo de soja
1/2 xícara (100 mL) de água
1 colher de sopa (20 g) de açúcar
1 colher de chá (10 g) de sal
2 xícaras (400 g) de polvilho doce
1 colher de sopa (20 g) de fermento químico em pó

Modo de preparo: bata todos os ingredientes no liquidificador. Unte forminhas e preaqueça o forno a 180° C; posteriormente, despeje nas forminhas a massa e leve ao forno por aproximadamente 30 minutos.

REFERÊNCIAS

1. Ministério da Saúde. Guia alimentar para a população brasileira: promovendo a alimentação saudável. Brasília: Ministério da Saúde, 2005. 217p.
2. Souza MD, Nakasato MA. A gastronomia hospitalar auxiliando na redução dos índices de desnutrição entre pacientes hospitalizados. O Mundo da Saúde. Mar. 2011; 35(2):208-14.
3. Monego ET, Maggi C. Gastronomia na promoção da saúde dos pacientes hipertensos. Reva Bras Hipertensão. Jun. 2004; 11(2):105-8.
4. Ornellas LH. Técnica dietética – Seleção e preparo de alimentos. 8. ed. São Paulo: Atheneu, 2008. p. 276.
5. Sem lactose: convivendo em harmonia com a intolerância à lactose, outras intolerâncias e alergias alimentares [homepage]. [Acesso em 4 de agosto de 2012.] Disponível em: http://www.semlactose.com/.
6. Instituto Girassol: Receitas culinárias para crianças com alergia alimentar [homepage]. [Acesso em 14 de agosto de 2012]. Disponível em: http://www.girassolinstituto.org.br/restrito/Livro_festas.pdf.
7. Sociedade Brasileira de Pediatria. Manual de orientação para a alimentação do lactente, do pré-escolar, do escolar, do adolescente e na escola/Sociedade Brasileira de Pediatria. 3. ed. Departamento de Nutrologia. Rio de Janeiro, RJ: SBP, 2012. 148 p.
8. Serviço Social da Indústria. Departamento Regional de São Paulo. Cozinha Brasil: alimentação inteligente. São Paulo: SESI, 2004: p. 152.
9. Vitolo MR. Nutrição da gestação à adolescência. Rio de Janeiro: Reichmann & Autores editores, 2003. p. 322.
10. Lacerda EMA, Accioly E. Alimentação complementar do lactente. In: Accioly E, Saunders C, Lacerda EMA. Nutrição em obstetrícia e pediatria. Rio de Janeiro: Guanabara Koogan, 2009. p. 301-14.
11. Sichieri R, Coitinho DC, Monteiro JB, Coutinho WF. Recomendações de alimentação e nutrição saudável para a população brasileira. Arq Bras Endocrinol e Metabologia. Jun. 2000; 4(3):227-32.
12. Jesus N. Manual de Dietas do Hospital Universitário Professor Edgard Santos. Salvador: Edufba, 2002. p. 319.
13. Bassoul E, Bruno P, Kriitz S. Nutrição & Dietética. 2. ed. 21. reimpr. rev. atual. Rio de Janeiro: Senac Nacional, 2010:112.
14. Sociedade Brasileira de Endocrinologia e Metabologia (SBEM). Tratamento e acompanhamento do Diabetes Mellitus – Diretrizes da Sociedade Brasileira de Diabetes. 2007.
15. Sdepanian VL, Morais MB, Fagundes-Neto U. Doença celíaca: características clínicas e métodos utilizados no diagnóstico de pacientes cadastrados na Associação dos Celíacos do Brasil. J Pediatr. 2001; 77(2):131-8.
16. Téo CRPA. Intolerância à lactose: uma breve revisão para o cuidado nutricional. arq ciênc saúde unipar. Dez. 2002; 6(3):135-40.
17. Pereira PB, Silva CP. Alergia à proteína do leite de vaca em crianças: Alergia à proteína do leite de vaca em crianças: repercussão da dieta de exclusão e dieta substitutiva sobre o estado nutricional. Pediatria (São Paulo). 2008; 30(2):100-6.

Anexos

ANEXO I

Formulário estruturado para anamnese nutricional de crianças com menos de 2 anos

IDENTIFICAÇÃO

PACIENTE:_____SEXO: (M) (F)
DATA DE NASCIMENTO: _____/_____/_____ IDADE:_____NOME MÃE/RESPONSÁVEL: _____

DADOS SOCIOECONÔMICOS

ESCOLARIDADE DO RESPONSÁVEL _____TRABALHA FORA DO LAR: (S) (N)
RENDA FAM. (R$): _____ Nº DE PESSOAS NA MORADIA:_____
ÁGUA ENCANADA: (S) (N)   LUZ ELÉTRICA: (S) (N)   COLETA DE LIXO: (S) (N)

HISTÓRIA CLÍNICA

MOTIVO CONSULTA: _____ACOMPANHAMENTO PRÉVIO COM NUTRICIONISTA: (S) (N)
QUEIXA PRINCIPAL:_____
DIAGNÓSTICO MÉDICO: _____
PERDA OU GANHO DE PESO RECENTE: (S) (N)_____ PESO USUAL: _____ PP%: _____
APETITE: ( )Bom ( )Regular ( )Ruim   AUMENTOU OU DIMINUIU O APETITE?: (S) (N) HÁ QUANTO TEMPO? _____
HÁBITO INTESTINAL – FREQUÊNCIA: _____ CONSISTÊNCIA: _____ ESFORÇO: (S) (N)
PADRÃO URINÁRIO: CLARA ( )   AMARELA ( )   ESCURA ( )   INGESTÃO HÍDRICA: _____ COPOS OU mL/DIA
ALTERAÇÕES DO TGI: (S) (N) HÁ QUANTO TEMPO?:_____ QUAIS? _____
ALTERAÇÕES DE PELE, CABELO, UNHA: (S) (N)   HÁ QUANTO TEMPO?: _____QUAIS?_____
OUTRAS ALTERAÇÕES: (S) (N) QUAIS? _____
ANTECEDENTES PATOLÓGICOS: _____
ANTECEDENTES FAMILIARES:_____
MEDICAMENTOS EM USO: _____ TEMPO DE USO:_____
PESO AO NASCER (kg): _____ COMP (cm):_____ IG (s): _____ ( ) A termo ( ) Pré-termo
ALTURA MÃE (cm): _____ ALTURA PAI (cm): _____ ALVO PARENTAL: _____

HISTÓRIA ALIMENTAR

INTOLERÂNCIA/AVERSÃO: _____
ALERGIAS:_____
PREFERÊNCIAS:_____
SABOR PREFERIDO: _____
RESPONSÁVEL PELO PREPARO DOS ALIMENTOS: _____
ALEITAMENTO MATERNO – MAMOU: (S) (N)   INTRODUZIU: ( ) chá ( ) água ( ) leite ( ) suco ( ) outro
AME (m): _____ AM(m): _____ MOTIVO DO DESMAME: _____
INÍCIO DE FÓRMULA LÁCTEA: TIPO: ( ) modificada ( ) integral ( ) outra_____
TIPO DE ESPESSANTE: _____ ADIÇÃO DE AÇÚCAR: (S) (N)
DILUIÇÃO: _____
ADMINISTRAÇÃO: ( ) mamadeira ( ) copo ( ) colher ( ) outro: _____CHUPETA: (S) (N)

(continua)

ALIMENTAÇÃO COMPLEMENTAR

IDADE DE INTRODUÇÃO (m): _____ PREPARO: ( ) amassada ( ) liquidificada ( ) peneirada ( ) outra _____

ONDE REALIZA REFEIÇÃO: _____

QUANTAS PREPARAÇÕES COM LEITE/DIA: _____ FRUTAS: (S) (N), porções/dia: _____

VERDURAS/LEGUMES: (S) (N), porções/dia: _____ CARNE: (S) (N), porções/dia: _____

LEGUMINOSAS: (S) (N), porções/dia: _____

CONSUMO DE ALIM INDUSTRIALIZADO: (S) (N) Qual(is): _____

SUPLEMENTOS: (S) (N) Qual(is): _____ TEMPO DE USO: _____

*APLICAR AINDA INQUÉRITO ALIMENTAR RECORDATÓRIO DE 24 H.

AVALIAÇÃO ANTROPOMÉTRICA

DATA	IDADE (meses)	PESO (kg)	EST (cm)	PC (cm)	PT (cm)	Razão PT/PC	E/I	P/I	P/E	DIAGNÓSTICO NUTRICIONAL

NECESSIDADES NUTRICIONAIS

DATA	MÉTODO	PESO UTILIZADO	FI	VET	CHO (%)	PTN (%)	PTN (g/kg)	LIP (%)	CARACTERÍSTICA DA DIETA

AVALIAÇÃO LABORATORIAL

DATA	HG	HT	GJ	CT	LDL	HDL	VLDL	TG	OUTROS

ID: IDADE, EST: ESTATURA, PC: PERÍMETRO CEFÁLICO, PT: PERÍMETRO TORÁCICO, P/I: PESO PARA A IDADE, E/I: ESTATURA PARA IDADE, P/C: PESO PARA O COMPRIMENTO, FI: FATOR INJÚRIA, VET: VALOR ENERGÉTICO TOTAL, PTN: PROTEÍNA, CHO: CARBOIDRATO, LIP: LIPÍDIOS, CT: COLESTEROL TOTAL, LDL: LIPOPROTEÍNA DE BAIXA DENSIDADE, HDL: LIPOPROTEÍNA DE ALTA DENSIDADE, TG: TRIGLICERÍDEOS, GJ: GLICEMIA DE JEJUM, AME: ALEITAMENTO MATERNO EXCLUSIVO, AM: ALEITAMENTO MATERNO, COMP: COMPRIMENTO AO NASCER.

ANEXO II
Formulário estruturado para anamnese nutricional de crianças com mais de 2 anos

IDENTIFICAÇÃO

PACIENTE:_____ SEXO: (M) (F)
DATA DE NASCIMENTO: _____/_____/_____   IDADE:_____ NOME MÃE/RESPONSÁVEL: _____

DADOS SOCIOECONÔMICOS

ESCOLARIDADE DO RESPONSÁVEL _____ TRABALHA FORA DO LAR: (S) (N)
RENDA FAM. (R$): _____ Nº DE PESSOAS NA MORADIA:_____
ÁGUA ENCANADA: (S) (N)   LUZ ELÉTRICA: (S) (N)   COLETA DE LIXO: (S) (N)

HISTÓRIA CLÍNICA

MOTIVO CONSULTA: _____ ACOMPANHAMENTO PRÉVIO COM NUTRICIONISTA: (S) (N)
QUEIXA PRINCIPAL: _____
DIAGNÓSTICO MÉDICO: _____
PERDA OU GANHO DE PESO RECENTE: (S) (N)_____ PESO USUAL: _____ PP%: _____
APETITE: ( )Bom ( )Regular ( )Ruim   AUMENTOU OU DIMINUIU O APETITE?: (S) (N) HÁ QUANTO TEMPO? _____
HÁBITO INTESTINAL – FREQUÊNCIA: _____ CONSISTÊNCIA: _____ ESFORÇO: (S) (N)
PADRÃO URINÁRIO: CLARA ( )   AMARELA ( )   ESCURA ( ) INGESTÃO DE LÍQUIDOS: _____ COPOS OU mL/DIA
ALTERAÇÕES DO TGI: (S) (N) HÁ QUANTO TEMPO?:_____ QUAIS? _____
ALTERAÇÕES DE PELE, CABELO, UNHA: (S) (N)   HÁ QUANTO TEMPO?: _____ QUAIS?_____
OUTRAS ALTERAÇÕES: (S) (N) QUAIS? _____
ANTECEDENTES PATOLÓGICOS: _____
ANTECEDENTES FAMILIARES: _____
MEDICAMENTOS EM USO: _____ TEMPO DE USO:_____
PESO AO NASCER (kg): _____ ALTURA MÃE (cm): _____ ALTURA PAI (cm): _____ ALVO PARENTAL: _____

HISTÓRIA ALIMENTAR

INTOLERÂNCIA/AVERSÃO: _____
ALERGIAS:_____
PREFERÊNCIAS:_____
SABOR PREFERIDO: _____
RESPONSÁVEL PELO PREPARO DOS ALIMENTOS: _____
ONDE REALIZA REFEIÇÃO:_____
QUANTAS PREPARAÇÕES COM LEITE/DIA: _____ FRUTAS: (S) (N), porções/dia: _____
VERDURAS/LEGUMES: (S) (N), porções/dia:_____ CARNE: (S) (N), porções/dia: _____
LEGUMINOSAS: (S) (N), porções/dia:_____
CONSUMO DE ALIM. INDUSTRIALIZADO: (S) (N) Qual(is): _____
SUPLEMENTOS: (S) (N) Qual(is):_____ TEMPO DE USO: _____

*APLICAR AINDA INQUÉRITO ALIMENTAR RECORDATÓRIO DE 24 H.

(continua)

AVALIAÇÃO ANTROPOMÉTRICA

DATA	IDADE (anos)	PESO (kg)	EST (cm)	CC (cm)	IMC (kg/m²)	E/I	P/I	P/E ou IMC/I	DIAGNÓSTICO NUTRICIONAL

NECESSIDADES NUTRICIONAIS

DATA	MÉTODO	PESO UTILIZADO	FI	VET	CHO (%)	PTN (%)	PTN (g/kg)	LIP (%)	CARACTERÍSTICA DA DIETA

AVALIAÇÃO LABORATORIAL

DATA	HG	HT	GJ	CT	LDL	HDL	VLDL	TG	OUTROS

ID: IDADE, EST: ESTATURA, CC: CIRCUNFERÊNCIA DA CINTURA, IMC: ÍNDICE DE MASSA CORPORAL, P/I: PESO PARA A IDADE, E/I: ESTATURA PARA A IDADE, P/E: PESO PARA A ESTATURA, IMC/I: ÍNDICE DE MASSA CORPORAL PARA A IDADE, FI: FATOR INJÚRIA, VET: VALOR ENERGÉTICO TOTAL, PTN: PROTEÍNA, CHO: CARBOIDRATO, LIP: LIPÍDIOS, CT: COLESTEROL TOTAL, LDL: LIPOPROTEÍNA DE BAIXA DENSIDADE, HDL: LIPOPROTEÍNA DE ALTA DENSIDADE, TG: TRIGLICERÍDEOS, GJ: GLICEMIA DE JEJUM, COMP: COMPRIMENTO AO NASCER.

ANEXO III
Formulário estruturado para anamnese nutricional de gestantes

IDENTIFICAÇÃO

PACIENTE:_____SEXO: (M) (F)
DATA DE NASCIMENTO: _____/_____/_____   ID: _____

DADOS SOCIOECONÔMICOS

ESCOLARIDADE: _____ TRABALHA FORA DO LAR: (S) (N) ATIVIDADE: _____
CARGA HORÁRIA DIA: _____ RENDA FAM. (R$): _____ Nº DE PESSOAS NA MORADIA: _____
ÁGUA ENCANADA: (S) (N)   LUZ ELÉTRICA: (S) (N)   COLETA DE LIXO: (S) (N)

HISTÓRIA CLÍNICA

Nº DE GESTAÇÕES: _____ Nº DE PARTOS: _____ Nº DE ABORTOS: _____
MOTIVO CONSULTA: _____ACOMPANHAMENTO PRÉVIO COM NUTRICIONISTA: (S) (N)
QUEIXA PRINCIPAL: _____
DIAGNÓSTICO MÉDICO: _____
APETITE: ( )Bom ( )Regular ( )Ruim   AUMENTOU OU DIMINUIU O APETITE?: (S) (N) HÁ QUANTO TEMPO? _____
HÁBITO INTESTINAL – FREQUÊNCIA: _____ CONSISTÊNCIA: _____ ESFORÇO: (S) (N)
PADRÃO URINÁRIO: CLARA ( )   AMARELA ( )   ESCURA ( )   INGESTÃO DE LÍQUIDOS: _____ COPOS OU mL/DIA
ALTERAÇÕES DO TGI: (S) (N) HÁ QUANTO TEMPO?: _____ QUAIS? _____
ALTERAÇÕES DE PELE, CABELO, UNHA: (S) (N) HÁ QUANTO TEMPO?: _____QUAIS?_____
OUTRAS ALTERAÇÕES: (S) (N) QUAIS? _____
ANTECEDENTES PATOLÓGICOS: _____
ANTECEDENTES FAMILIARES: _____
MEDICAMENTOS EM USO: _____ TEMPO DE USO:_____

HISTÓRIA ALIMENTAR

INTOLERÂNCIA/AVERSÃO: _____
ALERGIAS:_____
PREFERÊNCIAS:_____
SABOR PREFERIDO: _____
RESPONSÁVEL PELO PREPARO DOS ALIMENTOS: _____
ONDE REALIZA REFEIÇÃO:_____
FRUTAS: (S) (N), porções/dia:_____ VERDURAS/LEGUMES: (S) (N), porções/dia:_____
CARNE: (S) (N), porções/dia:_____ FEIJÃO: (S) (N), porções/dia: _____ LEITE: (S) (N), porções/dia: _____
CONSUMO DE ALIM. INDUSTRIALIZADO: (S) (N) Qual(is): _____
SUPLEMENTOS: (S) (N) Qual(is):_____ TEMPO DE USO: _____

*APLICAR AINDA INQUÉRITO ALIMENTAR RECORDATÓRIO DE 24 H.

(continua)

AVALIAÇÃO ANTROPOMÉTRICA
ESTADO NUTRICIONAL PRÉ-GESTACIONAL

PESO PRÉ-GESTACIONAL: _____ ALTURA: _____ IMC: _____ DIAGNÓSTICO: _____

ESTADO NUTRICIONAL ATUAL

DATA	IDADE GESTACIONAL (semanas)	PESO (kg)	EDEMA	IMC (kg/m^2)	GP SEMANAL	GP TOTAL	DIAGNÓSTICO NUTRICIONAL

NECESSIDADES NUTRICIONAIS

DATA	MÉTODO	PESO UTILIZADO	FI	VET	CHO (%)	PTN (%)	PTN (g/kg)	LIP (%)	CARACTERÍSTICA DA DIETA

AVALIAÇÃO LABORATORIAL

DATA	HG	HT	GJ	CT	LDL	HDL	VLDL	TG	OUTROS

ID: IDADE, GP: GANHO PONDERAL IMC: ÍNDICE DE MASSA CORPORAL, FI: FATOR INJÚRIA, VET: VALOR ENERGÉTICO TOTAL, PTN: PROTEÍNA, CHO: CARBOIDRATO, LIP: LIPÍDIOS, CT: COLESTEROL TOTAL, LDL: LIPOPROTEÍNA DE BAIXA DENSIDADE, HDL: LIPOPROTEÍNA DE ALTA DENSIDADE, TG: TRIGLICERÍDEOS, GJ: GLICEMIA DE JEJUM.

ANEXO IV
Formulário de recordatório de 24 horas/registro alimentar

Identificação:

Nome: _____ Sexo: _____

Data de nascimento: ___/___/___   Data da entrevista: ___/___/___

Dia da semana: _____

Recordatório Alimentar/Registro Alimentar

Anote a refeição, o local em que foi realizada e os alimentos e/ou preparações (ingredientes) consumidos no dia em questão. Anote as marcas comerciais, medidas caseiras, os utensílios (tipo de colher, copo, prato etc.).

HORÁRIO/LOCAL	ALIMENTO/INGREDIENTE	MEDIDA CASEIRA

Fonte: adaptado de Fisberg RM, Slater B, Marchioni DMI, Martini LA. Inquéritos alimentares: métodos e bases científicos. Barueri, SP: Manole, 2005.

ANEXO V
Formulário de questionário de frequência alimentar para gestante

Nome: _____ Data: _____

Semanas gestacionais: _____ Trimestre gestacional: _____ Peso: _____

GRUPOS DE ALIMENTOS	QUANTAS VEZES VOCÊ COME	FREQUÊNCIA	PORÇÃO MÉDIA	SUA PORÇÃO	CODIFICAÇÃO
Pão francês, pão de forma	N 1 2 3 4 5 6 7 8 9 10	D S M G	1 unidade (50 g)	P M G EG	
Rosca doce ou sonho	N 1 2 3 4 5 6 7 8 9 10	D S M G	2 unidades P (60 g)	P M G EG	
Bolo	N 1 2 3 4 5 6 7 8 9 10	D S M G	1 fatia G (100 g)	P M G EG	
Pão integral	N 1 2 3 4 5 6 7 8 9 10	D S M G	2 fatias (50 g)	P M G EG	
Torrada, bolacha salgada ou biscoito de polvilho	N 1 2 3 4 5 6 7 8 9 10	D S M G	5 unidades (33 g)	P M G EG	
Bolacha doce sem recheio, (de maisena, *cookies* simples, amanteigada de mel e aveia)	N 1 2 3 4 5 6 7 8 9 10	D S M G	10 unidades (50 g)	P M G EG	
Bolacha doce com recheio (de goiabada) ou *wafer*	N 1 2 3 4 5 6 7 8 9 10	D S M G	7 unidades (87 g)	P M G EG	
Geleia, mel ou melado	N 1 2 3 4 5 6 7 8 9 10	D S M G	1 col. sob. (10 g)	P M G EG	
Manteiga	N 1 2 3 4 5 6 7 8 9 10	D S M G	1 pt faca (5 g)	P M G EG	
Margarina: ( ) comum ( ) *light*	N 1 2 3 4 5 6 7 8 9 10	D S M G	1 pt faca (5 g)	P M G EG	
Requeijão	N 1 2 3 4 5 6 7 8 9 10	D S M G	2 pt faca CH (10 g)	P M G EG	
Queijo branco (fresco, ricota, *cottage*)	N 1 2 3 4 5 6 7 8 9 10	D S M G	2 pdes M (50 g)	P M G EG	
Queijos amarelos (parmesão, muçarela, provolone, prato)	N 1 2 3 4 5 6 7 8 9 10	D S M G	2 fatias M (30 g)	P M G EG	
Mortadela, salame, presunto, peito de peru ou salsicha	N 1 2 3 4 5 6 7 8 9 10	D S M G	2 fatias M (40 g)	P M G EG	
Leite: ( ) integral ( ) desnatado	N 1 2 3 4 5 6 7 8 9 10	D S M G	1 copo (requeijão) CH (250 g)	P M G EG	
Achocolatado ou *cappuccino* (pó)	N 1 2 3 4 5 6 7 8 9 10	D S M G	2 colheres (sobremesa) (22 g)	P M G EG	
Vitamina de fruta com leite	N 1 2 3 4 5 6 7 8 9 10	D S M G	1 copo G CH (300 g)	P M G EG	
Mingau	N 1 2 3 4 5 6 7 8 9 10	D S M G	1 prato fundo raso (200 g)	P M G EG	
Iogurte integral (coalhada, iogurte natural ou iogurte com frutas)	N 1 2 3 4 5 6 7 8 9 10	D S M G	1 copo (requeijão) (200 g)	P M G EG	
Iogurte desnatado	N 1 2 3 4 5 6 7 8 9 10	D S M G	1 copo P (150 g)	P M G EG	

(*continua*)

GRUPOS DE ALIMENTOS	QUANTAS VEZES VOCÊ COME	FREQUÊNCIA	PORÇÃO MÉDIA	SUA PORÇÃO	CODIFICAÇÃO
Suco de laranja natural	N 1 2 3 4 5 6 7 8 9 10	D S M G	1 copo (requeijão) CH (250 g)	P M G EG	
Suco de outras frutas (natural)	N 1 2 3 4 5 6 7 8 9 10	D S M G	1 copo (requeijão) CH (250 g)	P M G EG	
Suco artificial ou refrigerante	N 1 2 3 4 5 6 7 8 9 10	D S M G	1 copo (requeijão) CH (250 g)	P M G EG	
Café	N 1 2 3 4 5 6 7 8 9 10	D S M G	1 xícara (café) (50 g)	P M G EG	
Abacaxi	N 1 2 3 4 5 6 7 8 9 10	D S M G	2 fatias médias (200 g)	P M G EG	
Banana	N 1 2 3 4 5 6 7 8 9 10	D S M G	1 unidade média (80 g)	P M G EG	
Mexerica, laranja	N 1 2 3 4 5 6 7 8 9 10	D S M G	1 unidade média (160 g)	P M G EG	
Goiaba	N 1 2 3 4 5 6 7 8 9 10	D S M G	1 unidade média (340 g)	P M G EG	
Manga, caqui	N 1 2 3 4 5 6 7 8 9 10	D S M G	1 unidade média (180 g)	P M G EG	
Maçã, pera	N 1 2 3 4 5 6 7 8 9 10	D S M G	1 unidade média (93 g)	P M G EG	
Melancia, melão	N 1 2 3 4 5 6 7 8 9 10	D S M G	1 fatia média (200 g)	P M G EG	
Mamão papaia, mamão formosa	N 1 2 3 4 5 6 7 8 9 10	D S M G	1 fatia média (170 g)	P M G EG	
Morango	N 1 2 3 4 5 6 7 8 9 10	D S M G	9 unidades grandes (108 g)	P M G EG	
Pêssego	N 1 2 3 4 5 6 7 8 9 10	D S M G	3 unidades médias (300 g)	P M G EG	
Abacate ou abacatada	N 1 2 3 4 5 6 7 8 9 10	D S M G	1 fatia média (147,5 g)	P M G EG	
Uva	N 1 2 3 4 5 6 7 8 9 10	D S M G	1 cacho pequeno (170 g)	P M G EG	
Acelga, alface, repolho (cru ou cozido)	N 1 2 3 4 5 6 7 8 9 10	D S M G	1 prato (sobremesa) (36 g)	P M G EG	
Agrião, almeirão, rúcula, couve	N 1 2 3 4 5 6 7 8 9 10	D S M G	1 pt CH (50 g)	P M G EG	
Beterraba (crua ou cozida)	N 1 2 3 4 5 6 7 8 9 10	D S M G	2 ft C (52 g)	P M G EG	
Cenoura (crua ou cozida)	N 1 2 3 4 5 6 7 8 9 10	D S M G	2 col S CH (30 g)	P M G EG	
Pepino	N 1 2 3 4 5 6 7 8 9 10	D S M G	2 pires CH (120 g)	P M G EG	
Tomate	N 1 2 3 4 5 6 7 8 9 10	D S M G	1 un M (90 g)	P M G EG	
Abóbora	N 1 2 3 4 5 6 7 8 9 10	D S M G	1 pires (135 g)	P M G EG	
Abobrinha	N 1 2 3 4 5 6 7 8 9 10	D S M G	1 un P (72 g)	P M G EG	

(continua)

GRUPOS DE ALIMENTOS	QUANTAS VEZES VOCÊ COME	FREQUÊNCIA	PORÇÃO MÉDIA	SUA PORÇÃO	CODIFICAÇÃO
Mandioca, batata ou purê de batata ou mandioquinha: ( ) frita ( ) cozida	N 1 2 3 4 5 6 7 8 9 10	D S M G	1 esc M r (95 g) 1 esc M r (95 g)	P M G EG	
Brócolis	N 1 2 3 4 5 6 7 8 9 10	D S M G	1 ramo M (30 g)	P M G EG	
Outros legumes (como vagem, chuchu e couve-flor)	N 1 2 3 4 5 6 7 8 9 10	D S M G	1 esc M CH (90 g)	P M G EG	
Milho verde	N 1 2 3 4 5 6 7 8 9 10	D S M G	4 col Sp CH ou 1 espiga (100 g)	P M G EG	
Arroz branco	N 1 2 3 4 5 6 7 8 9 10	D S M G	2 esc M CH (170 g)	P M G EG	
Risoto, arroz de carreteiro ou arroz à grega, canja	N 1 2 3 4 5 6 7 8 9 10	D S M G	1 col A CH (134 g)	P M G EG	
Arroz integral	N 1 2 3 4 5 6 7 8 9 10	D S M G	1 col A CH (134 g)	P M G EG	
Feijão cozido	N 1 2 3 4 5 6 7 8 9 10	D S M G	2 co M (156 g)	P M G EG	
Feijão temperado (feijoada, com linguiça ou *bacon*)	N 1 2 3 4 5 6 7 8 9 10	D S M G	3 e ½ M co M (273 g)	P M G EG	
Miojo®	N 1 2 3 4 5 6 7 8 9 10	D S M G	1 pacote (80 g)	P M G EG	
Lasanha ou massas recheadas com carne	N 1 2 3 4 5 6 7 8 9 10	D S M G	1 esc G r ou 1 pedaço P (122,5 g)	P M G EG	
Macarrao, outras massas	N 1 2 3 4 5 6 7 8 9 10	D S M G	2 esc M CH (220 g)	P M G EG	
Quando consome massa, qual o tipo de molho adicionado? ( ) Branco ( ) À bolonhesa ou de frango ( ) *Al sugo* ( ) Ao alho e óleo ( ) Quatro queijos					
Carne bovina frita, carne de panela	N 1 2 3 4 5 6 7 8 9 10	D S M G	1 filé M ou 3 pedaços M (100 g)	P M G EG	
( ) Bife grelhado ( ) Carne moída	N 1 2 3 4 5 6 7 8 9 10	D S M G	1 filé M (100 g) 4 cols Sp CH (120 g)	P M G EG	
Estrogonofe de carne, bife *roulé*, carne com legumes	N 1 2 3 4 5 6 7 8 9 10	D S M G	2 colh A CH (80 g)	P M G EG	
Frango frito	N 1 2 3 4 5 6 7 8 9 10	D S M G	1 filé M (180 g)	P M G EG	
Frango assado	N 1 2 3 4 5 6 7 8 9 10	D S M G	1 filé M (180 g)	P M G EG	
Frango xadrez, estrogonofe de frango ou *fricassê*	N 1 2 3 4 5 6 7 8 9 10	D S M G	2 colh Sp CH (120 g)	P M G EG	
Carne de porco ( ) Pernil ou lombo ( ) Linguiça	N 1 2 3 4 5 6 7 8 9 10	D S M G	1,5 filé P (150 g) 1 gomo (60 g)	P M G EG	
Bacon ou torresmo	N 1 2 3 4 5 6 7 8 9 10	D S M G	6 ft (600 g)	P M G EG	
Peixe cozido	N 1 2 3 4 5 6 7 8 9 10	D S M G	1 filé M (100 g)	P M G EG	
Peixe frito	N 1 2 3 4 5 6 7 8 9 10	D S M G	1 filé M (100 g)	P M G EG	
Atum	N 1 2 3 4 5 6 7 8 9 10	D S M G	2 col SP CH (32 g)	P M G EG	

(*continua*)

GRUPOS DE ALIMENTOS	QUANTAS VEZES VOCÊ COME	FREQUÊNCIA	PORÇÃO MÉDIA	SUA PORÇÃO	CODIFICAÇÃO
Sardinha	N 1 2 3 4 5 6 7 8 9 10	D S M G	2 unidades (82 g)	P M G EG	
Ovo: ( ) cozido ( ) frito ( ) omelete	N 1 2 3 4 5 6 7 8 9 10	D S M G	1 unidade (50 g)	P M G EG	
Fígado ou moela	N 1 2 3 4 5 6 7 8 9 10	D S M G	1 unidade M (30 g)	P M G EG	
Dobradinha	N 1 2 3 4 5 6 7 8 9 10	D S M G	2 colh Sp CH (97,5 g)	P M G EG	
Frutos do mar	N 1 2 3 4 5 6 7 8 9 10	D S M G	5 colh Sp CH (100 g)	P M G EG	
Castanhas, nozes, amendoim	N 1 2 3 4 5 6 7 8 9 10	D S M G	8 unidades (20 g)	P M G EG	
Sopa de legumes	N 1 2 3 4 5 6 7 8 9 10	D S M G	1 prato fundo CH (310 g)	P M G EG	
Doces com frutas ou picolé de frutas	N 1 2 3 4 5 6 7 8 9 10	D S M G	2 colh Sp CH (80 g) 1 picolé ou 1 fatia M (60 g)	P M G EG	
Doces com leite	N 1 2 3 4 5 6 7 8 9 10	D S M G	1 fatia M (69 g)	P M G EG	
Sorvete (massa)	N 1 2 3 4 5 6 7 8 9 10	D S M G	1 bola G (100 g)	P M G EG	
Chocolate	N 1 2 3 4 5 6 7 8 9 10	D S M G	1 bombom ou 1 filete (30 g)	P M G EG	
Paçoca, pé-de-moleque	N 1 2 3 4 5 6 7 8 9 10	D S M G	2 unidades (60 g)	P M G EG	
Salgado frito	N 1 2 3 4 5 6 7 8 9 10	D S M G	1 unidade G (100 g)	P M G EG	
Salgado assado	N 1 2 3 4 5 6 7 8 9 10	D S M G	1 unidade M (80 g)	P M G EG	
Salgadinho tipo *chips* ou pipoca	N 1 2 3 4 5 6 7 8 9 10	D S M G	1 pct (96 g) ou 1 saco M de pipoca (20 g)	P M G EG	
Lanches, cachorro quente, hamburger	N 1 2 3 4 5 6 7 8 9 10	D S M G	1 unidade (125 g)	P M G EG	
Pizza	N 1 2 3 4 5 6 7 8 9 10	D S M G	2 fatias M (210 g)	P M G EG	
Açúcar (adicionado a bebidas)	N 1 2 3 4 5 6 7 8 9 10	D S M G	1 col sob (16 g)	P M G EG	

Com qual frequência a senhora consome vegetais, e quantas porções?

FREQUÊNCIA	QUANTAS VEZES VOCÊ COME?
D S M G	N 1 2 3 4 5 6 7 8 9 10

Com qual frequência a senhora consome frutas, e quantas porções?

FREQUÊNCIA	QUANTAS VEZES VOCÊ COME?
D S M G	N 1 2 3 4 5 6 7 8 9 10

(*continua*)

Quando consome frango você retira a pele? 1 ( ) Não   2 ( ) Às vezes   3 ( ) Sim

Quando consome carne bovina você retira a gordura aparente? 1 ( ) Não   2 ( ) Às vezes   3 ( ) Sim

A senhora consome atum conservado em água ou em óleo? ( ) Óleo   ( ) Água

Como a senhora tempera a salada?

( ) Azeite extravirgem   ( ) Óleo vegetal   ( ) Molho industrializado   ( ) Sal

Que tipo de gordura a senhora usa para preparar as refeições?

Óleo vegetal: ( ) Soja   ( ) Milho   ( ) Girassol   ( ) Canola   ( ) Composto
( ) Margarina   ( ) Manteiga   ( ) Banha   ( ) Azeite

Há algum alimento que você consome pelo menos 1 vez por semana e que não foi citado?

ALIMENTO	FREQUÊNCIA POR SEMANA	QUANTIDADE CONSUMIDA	COD

OBRIGADA POR SUA ATENÇÃO E COLABORAÇÃO

Fonte: Barbieri P. Validação relativa de um questionário quantitativo de frequência alimentar para gestante [dissertação]. Ribeirão Preto: Universidade de São Paulo; 2011.

ANEXO VI
Formulário de questionário alimentar semiquantitativo para adolescentes

I. Doces, salgadinhos e guloseimas

Alimento	Quantidade	Nunca	Menos de 1 vez por mês	1 a 3 vezes por mês	1 vez por semana	2 a 4 vezes por semana	1 vez ao dia	2 vezes ou mais ao dia
1. Batatinha tipo chips ou salgadinho	½ pacote grande							
2. Chocolate/brigadeiro	1 tablete/1 barrinha/ 3 unidades pequenas							
3. Bolo comum/bolo Pullmann®	1 fatia média							
4. Sorvete em massa ou palito	2 bolas/1 unidade							
5. Achocolatado em pó	2 colheres (sopa) rasas							
6. Pipoca	1 saco médio de pipoqueiro							
7. Açúcar adicionado a café, chá, leite etc.	2 colheres (sobremesa)							
8. Balas	2 unidades							
9. Doces de frutas (goiabada, marmelada, doce de abóbora)	1 fatia fina/1 unidade média							
10. Sobremesas tipo musse	1 taça/1 pote							
11. *Croissant* de chocolate	1 unidade média							

II. Salgados e preparações

Alimento	Quantidade	Nunca	Menos de 1 vez por mês	1 a 3 vezes por mês	1 vez por semana	2 a 4 vezes por semana	1 vez ao dia	2 vezes ou mais ao dia
12. Cheeseburger de carne ou frango	1 sanduíche							
13. Sanduíche (misto, de queijo, frio ou quente)	1 sanduíche							
14. Sanduíche natural	1 sanduíche							
15. Coxinha/rissole/pastel/ enroladinho frito de presunto e queijo	1 unidade média							
16. Pão de queijo	1 unidade média							
17. Esfirra/empada/pão de batata/enroladinho, assado de presunto e queijo	1 unidade média							
18. Salada de batata com maionese	1 colher de servir							
19. Sopa (canja, de feijão, de legumes)	1 prato fundo							

(continua)

II. Salgados e preparações (*continuação*)

Alimento	Quantidade	Nunca	Menos de 1 vez por mês	1 a 3 vezes por mês	1 vez por semana	2 a 4 vezes por semana	1 vez ao dia	2 vezes ou mais ao dia
20. Farofa (de farinha, de mandioca)	1 colher de servir							
21. *Pizza*	1 fatia média							
22. Cachorro-quente	1 sanduíche							
23. *Croissant* de presunto e queijo	1 unidade média							

III. Leites e produtos lácteos

Alimento	Quantidade	Nunca	Menos de 1 vez por mês	1 a 3 vezes por mês	1 vez por semana	2 a 4 vezes por semana	1 vez ao dia	2 vezes ou mais ao dia
24. Leite integral	1 copo (de requeijão) cheio							
25. Leite desnatado	1 copo (de requeijão) cheio							
26. Leite fermentado	1 garrafinha							
27. Iogurte natural ou de frutas	1 pote							
28. Iogurte *diet*	1 pote							
29. Queijo de minas frescal/ ricota, *cottage*	1 fatia média							
30. Requeijão	1 colher (sopa)							

IV. Óleos e gorduras

Alimento	Quantidade	Nunca	Menos de 1 vez por mês	1 a 3 vezes por mês	1 vez por semana	2 a 4 vezes por semana	1 vez ao dia	2 vezes ou mais ao dia
31. Maionese tradicional	1 colher (sopa)							
32. Manteiga (origem animal)	1 ponta de faca							
33. Margarina (origem vegetal)	1 ponta de faca							
34. Azeite de oliva	1 colher (café)							

V. Cereais, pães e tubérculos

Alimento	Quantidade	Nunca	Menos de 1 vez por mês	1 a 3 vezes por mês	1 vez por semana	2 a 4 vezes por semana	1 vez ao dia	2 vezes ou mais ao dia
35. Arroz cozido	4 colheres (sopa)/ 1 ½ colher de servir/ 1 escumadeira grande							
36. Macarrão instantâneo *al sugo*/na manteiga	3 colheres de servir/ 1 pegador							
37. Massas (lasanha, ravióli, capelete)	1 pedaço médio/ 1 prato raso							

(*continua*)

V. Cereais, pães e tubérculos (*continuação*)

Alimento	Quantidade	Nunca	Menos de 1 vez por mês	1 a 3 vezes por mês	1 vez por semana	2 a 4 vezes por semana	1 vez ao dia	2 vezes ou mais ao dia
38. Biscoitos sem recheio/ *cream-cracker*	15 unidades							
39. Biscoitos com recheio	7 unidades							
40. Pão francês/de forma/ integral/caseiro/pão de cachorro-quente	1 ½ unidade/3 fatias							
41. Cereal matinal/ barra de cereal	1 xícara (chá)/1 unidade							
42. Batatas fritas em palito	1 saquinho pequeno							
43. Batatas (purê, *sauté*)	1 colher de servir							
44. Polenta frita	5 barrinhas médias							
45. Mandioca cozida	2 pedaços médios							
46. Pamonha doce/ salgada	1 unidade pequena							

VI. Verduras, legumes e leguminosas

Alimento	Quantidade	Nunca	Menos de 1 vez por mês	1 a 3 vezes por mês	1 vez por semana	2 a 4 vezes por semana	1 vez ao dia	2 vezes ou mais ao dia
47. Alface	1 porção/6 folhas médias							
48. Acelga/repolho	2 colheres de servir							
49. Agrião/rúcula	3 ramos/5 folhas médias							
50. Couve-flor	2 ramos médios							
51. Beterraba	1 colher de servir							
52. Cenoura	1 colher de servir							
53. Espinafre/couve	1 colher de servir							
54. Ervilha	2 colheres (sopa)							
55. Milho verde	1 colher (sopa)							
56. Pepino	6 rodelas médias							
57. Tomate	3 rodelas médias							

VII. Frutas

Alimento	Quantidade	Nunca	Menos de 1 vez por mês	1 a 3 vezes por mês	1 vez por semana	2 a 4 vezes por semana	1 vez ao dia	2 vezes ou mais ao dia
58. Abacate	½ unidade							
59. Abacaxi/suco com açúcar	1 fatia média/1 copo de requeijão							
60. Abacaxi/suco sem açúcar	1 fatia média/1 copo de requeijão							
61. Banana	1 unidade média							
62. Laranja/tangerina/suco com açúcar	1 fatia média/1 copo de requeijão							

(*continua*)

VII. Frutas (*continuação*)

Alimento	Quantidade	Nunca	Menos de 1 vez por mês	1 a 3 vezes por mês	1 vez por semana	2 a 4 vezes por semana	1 vez ao dia	2 vezes ou mais ao dia
63. Laranja/tangerina/suco sem açúcar	1 fatia média/1 copo de requeijão							
64. Maçã/pera	1 unidade média							
65. Mamão/suco com açúcar	1 fatia média/1 copo de requeijão							
66. Mamão/suco sem açúcar	1 fatia média/1 copo de requeijão							
67. Melão/melancia suco com açúcar	1 fatia média/1 copo de requeijão							
68. Melão/melancia suco sem açúcar	1 fatia média/1 copo de requeijão							
69. Manga	½ unidade média							
70. Morangos	½ xícara de chá							
71. Uva	1 cacho médio							

VIII. Feijão

Alimento	Quantidade	Nunca	Menos de 1 vez por mês	1 a 3 vezes por mês	1 vez por semana	2 a 4 vezes por semana	1 vez ao dia	2 vezes ou mais ao dia
72. Feijão	1 ½ concha média							

IX. Carnes

Alimento	Quantidade	Nunca	Menos de 1 vez por mês	1 a 3 vezes por mês	1 vez por semana	2 a 4 vezes por semana	1 vez ao dia	2 vezes ou mais ao dia
73. Carne cozida (bife enrolado/moída/de panela/picadinho)	1 fatia média/1 colher de servir/1 unidade média							
74. Bife frito/bife à milanesa	1 unidade média							
75. Frango cozido/assado/grelhado/frito	1 pedaço médio/ 1 unidade média							
76. Peixe frito/cozido	1 filé médio/ posta							
77. Carne suína (bisteca/lombo)	1 unidade média/ 1 fatia média							
78. Ovo frito/mexido/omelete	1 unidade média/ 1 pedaço médio							
79. Embutidos (presunto/peito de peru/mortadela/salame)	2 fatias médias							
80. Salsicha	1 ½ unidade							
81. Linguiça	1 gomo médio							

X. Bebidas

Alimento	Quantidade	Nunca	Menos de 1 vez por mês	1 a 3 vezes por mês	1 vez por semana	2 a 4 vezes por semana	1 vez ao dia	2 vezes ou mais ao dia
82. Refrigerante normal	1 ½ copo de requeijão/ 1 lata							
83. Refrigerante *diet*	1 ½ copo de requeijão/ 1 lata							
84. Chá-mate com sabor	1 lata							
85. Sucos naturais com leite/ vitaminas de frutas	1 copo de requeijão							
86. Sucos artificiais	1 copo de requeijão							
87. Café	1 xícara de café pequena							
88. Bebida com álcool (cerveja, vinho, batidas)	1 copo médio							
89. Água	1 copo de requeijão							
90. Chimarrão	1 cuia							

XI. Outros

Alimento	Quantidade	Nunca	Menos de 1 vez por mês	1 a 3 vezes por mês	1 vez por semana	2 a 4 vezes por semana	1 vez ao dia	2 vezes ou mais ao dia
91. Adoçante em gotas/pó								
92. Vitaminas/suplementos/ comprimidos/xarope								

XII. Não mencionados

Alimento	Quantidade	Nunca	Menos de 1 vez por mês	1 a 3 vezes por mês	1 vez por semana	2 a 4 vezes por semana	1 vez ao dia	2 vezes ou mais ao dia
93.								
94.								
95.								
96.								
97.								
98.								
99.								
100.								

Fonte: Slater B, Philippi ST, Fisberg RM, Latorre MR. Validation of a semi-quantitative adolescent food frequency questionnaire applied at a public school in Sao Paulo, Brazil. Eur J Clin Nutr. 2003; 57(5):629-35.

ANEXO VII
Curvas de crescimento para crianças e adolescentes
Curva de percentis de peso por idade (0 a 5 anos)

Peso por idade: MENINOS
Do nascimento aos 5 anos (percentis)

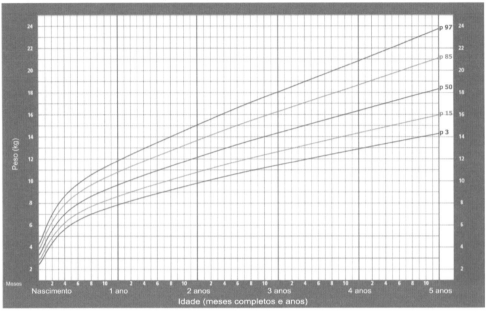

Fonte: WHO Child Growth Standards, 2006 (http://www.who.int/childgrowth/en/)

Peso por idade: MENINAS
Do nascimento aos 5 anos (percentis)

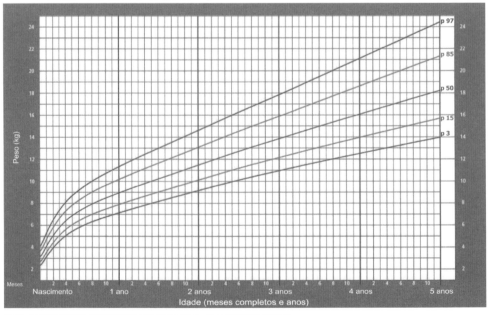

Fonte: WHO Child Growth Standards, 2006 (http://www.who.int/childgrowth/en/)

ANEXO VIII
Curva de percentis de comprimento/estatura por idade (0 a 5 anos)

Comprimento/estatura por idade: MENINOS
Do nascimento aos 5 anos (percentis)

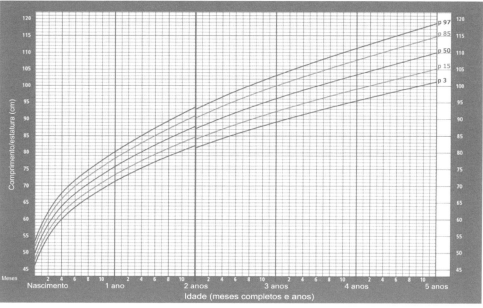

Fonte: WHO Child Growth Standards, 2006 (http://www.who.int/childgrowth/en/)

Comprimento/estatura por idade: MENINAS
Do nascimento aos 5 anos (percentis)

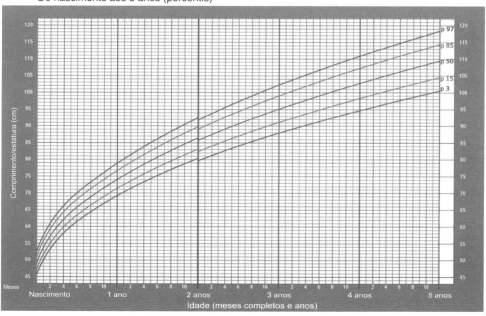

Fonte: WHO Child Growth Standards, 2006 (http://www.who.int/childgrowth/en/)

ANEXO IX
Curva de percentis de peso por comprimento (0 a 2 anos)

Peso por comprimento: MENINOS
Do nascimento aos 2 anos (percentis)

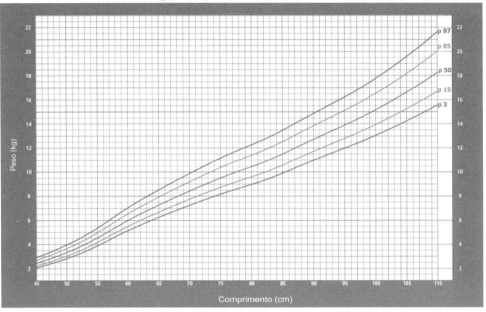

Fonte: WHO Child Growth Standards, 2006 (http://www.who.int/childgrowth/en/)

Peso por comprimento: MENINAS
Do nascimento aos 2 anos (percentis)

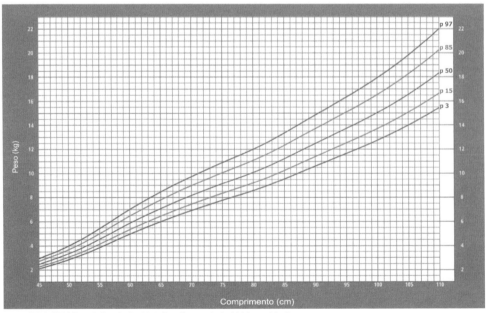

Fonte: WHO Child Growth Standards, 2006 (http://www.who.int/childgrowth/en/)

ANEXO X
Curva de percentis de peso por estatura (2 a 5 anos)

Peso por estatura: MENINOS
Do 2 aos 5 anos (percentis)

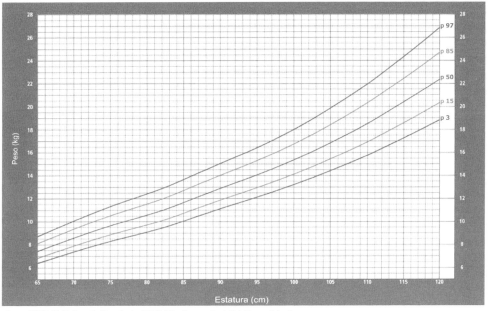

Fonte: WHO Child Growth Standards, 2006 (http://www.who.int/childgrowth/en/)

Peso por estatura: MENINAS
Do 2 aos 5 anos (percentis)

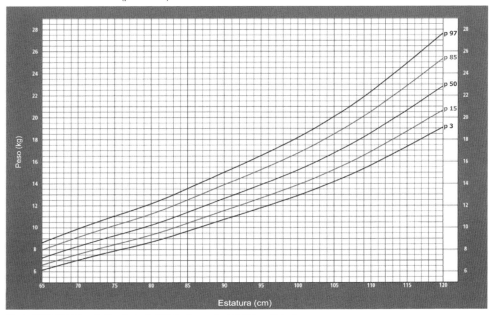

Fonte: WHO Child Growth Standards, 2006 (http://www.who.int/childgrowth/en/)

ANEXO XI
Curva de percentis de IMC por idade (0 a 5 anos)

IMC por idade: MENINOS
Do nascimento aos 5 anos (percentis)

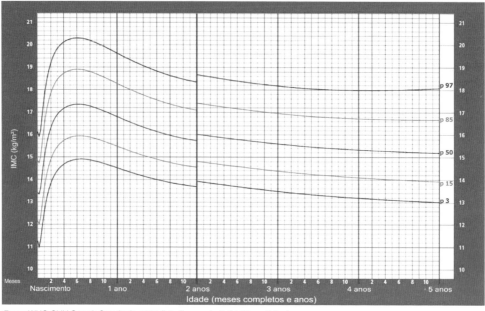

Fonte: WHO Child Growth Standards, 2006 (http://www.who.int/childgrowth/en/)

IMC por idade: MENINAS
Do nascimento aos 5 anos (percentis)

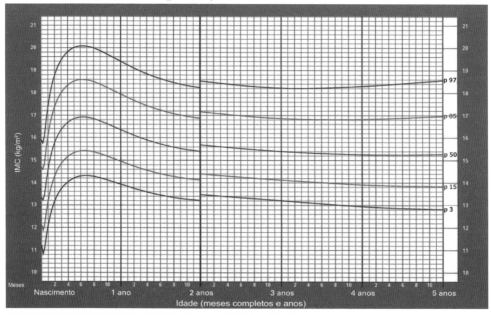

Fonte: WHO Child Growth Standards, 2006 (http://www.who.int/childgrowth/en/)

ANEXO XII
Curva de percentis de peso por idade (5 a 10 anos)

Peso por idade: MENINOS
Dos 5 aos 10 anos (percentis)

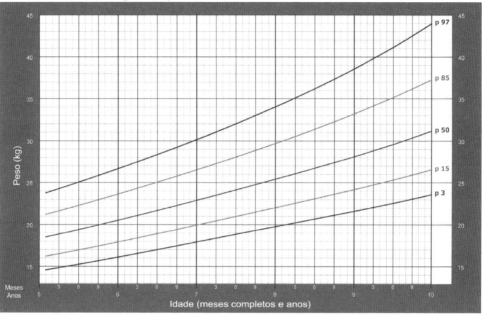

Fonte: WHO Growth reference data for 5-19 years, 2007 (http://www.who.int/childgrowth/en/)

Peso por idade: MENINAS
Dos 5 aos 10 anos (percentis)

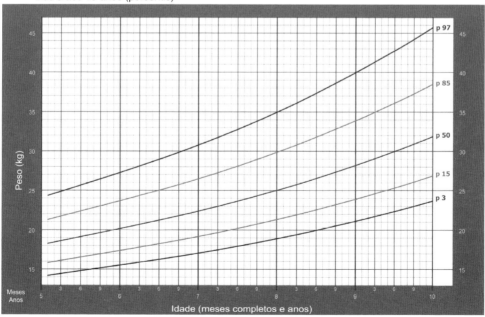

Fonte: WHO Growth reference data for 5-19 years, 2007 (http://www.who.int/childgrowth/en/)

ANEXO XIII
Curva de percentis de estatura por idade (5 a 19 anos)

Estatura por idade: MENINOS
Dos 5 aos 19 anos (percentis)

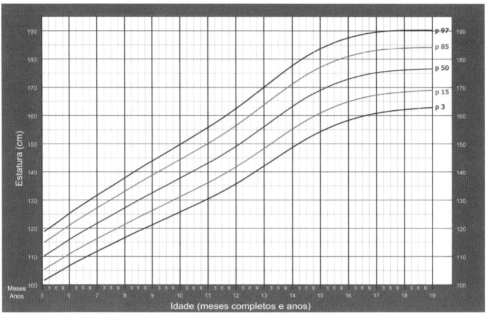

Fonte: WHO Growth reference data for 5-19 years, 2007 (http://www.who.int/childgrowth/en/)

Estatura por idade: MENINAS
Dos 5 aos 19 anos (percentis)

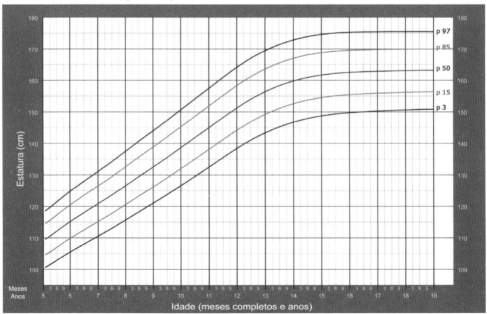

Fonte: WHO Growth reference data for 5-19 years, 2007 (http://www.who.int/childgrowth/en/)

ANEXO XIV
Curva de percentis de IMC por idade (5 a 19 anos)

IMC por idade: MENINOS
Dos 5 aos 19 anos (percentis)

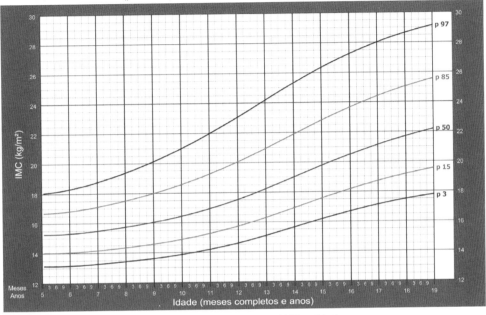

Fonte: WHO Growth reference data for 5-19 years, 2007 (http://www.who.int/childgrowth/en/)

IMC por idade: MENINAS
Dos 5 aos 19 anos (percentis)

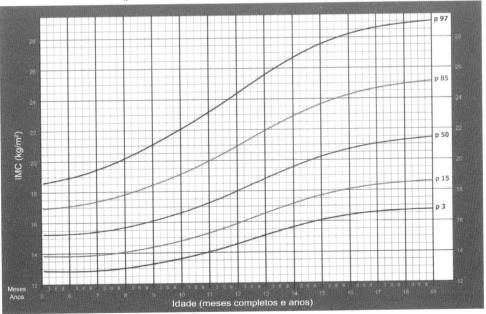

Fonte: WHO Growth reference data for 5-19 years, 2007 (http://www.who.int/childgrowth/en/)

ANEXO XV
Curva de percentis de perímetro cefálico para meninos (0 a 5 anos)

Do nascimento aos 5 anos

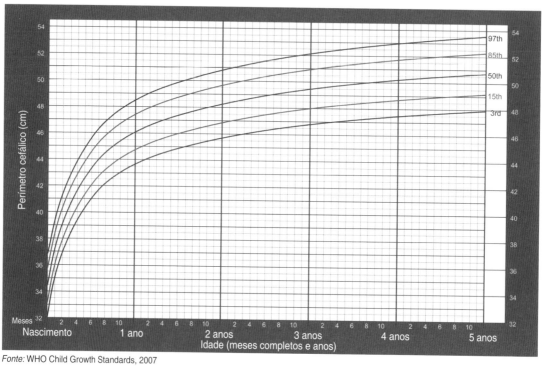

Fonte: WHO Child Growth Standards, 2007
(http://www.who.int/childgrowth/standards/hc_for_age/en/).

ANEXO XVI
Curva de percentis de perímetro cefálico para meninas (0 a 5 anos)

Do nascimento aos 5 anos

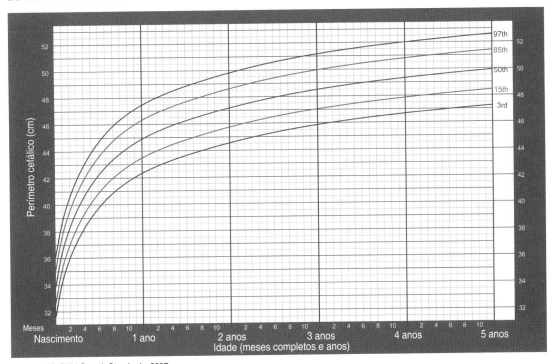

Fonte: WHO Child Growth Standards, 2007
(http://www.who.int/childgrowth/standards/hc_for_age/en/).

ANEXO XVII
Percentis de circunferência do braço (cm) por idade, para o sexo masculino

Idade (anos)	\multicolumn{9}{c}{Percentis}
	5	10	15	25	50	75	85	90	95
1,0 a 1,9	14,2	14,7	14,9	15,2	16,0	16,9	17,4	17,7	18,2
2,0 a 2,9	14,3	14,8	15,1	15,5	16,3	17,1	17,6	17,9	18,6
3,0 a 3,9	15,0	15,3	15,5	16,0	16,8	17,6	18,1	18,4	19,0
4,0 a 4,9	15,1	15,5	15,8	16,2	17,1	18,0	18,5	18,7	19,3
5,0 a 5,9	15,5	16,0	16,1	16,6	17,5	18,5	19,1	19,5	20,5
6,0 a 6,9	15,8	16,1	16,5	17,0	18,0	19,1	19,8	20,7	22,8
7,0 a 7,9	16,1	16,8	17,0	17,6	18,7	20,0	21,0	21,8	22,9
8,0 a 8,9	16,5	17,2	17,5	18,1	19,2	20,5	21,6	22,6	24,0
9,0 a 9,9	17,5	18,0	18,4	19,0	20,1	21,8	23,2	24,5	26,0
10,0 a 10,9	18,1	18,6	19,1	19,7	21,1	23,1	24,8	26,0	27,9
11,0 a 11,9	18,5	19,3	19,8	20,6	22,1	24,5	26,1	27,6	29,4
12,0 a 12,9	19,3	20,1	20,7	21,5	23,1	25,4	27,1	28,5	30,3
13,0 a 13,9	20,0	20,8	21,6	22,5	24,5	26,6	28,2	29,0	30,8
14,0 a 14,9	21,6	22,5	23,2	23,8	25,7	28,1	29,1	30,0	32,3
15,0 a 15,9	22,5	23,4	24,0	25,1	27,2	29,0	30,3	31,2	32,7
16,0 a 16,9	24,1	25,0	25,7	26,7	28,3	30,6	32,1	32,7	34,7
17,0 a 17,9	24,3	25,1	25,9	26,9	28,6	30,8	32,2	33,3	34,7
18,0 a 24,9	26,0	27,1	27,7	28,7	30,7	33,0	34,4	35,4	37,2
25,0 a 29,9	27,0	28,0	28,7	29,8	31,8	34,2	35,5	36,6	38,3
30,0 a 34,9	27,7	28,7	29,3	30,5	32,5	34,9	35,9	36,7	38,2
35,0 a 39,9	27,4	28,6	29,5	30,7	32,9	35,1	36,2	36,9	38,2
40,0 a 44,9	27,8	28,9	29,7	31,0	32,8	34,9	36,1	36,9	38,1

Fonte: Frisancho AR. Anthropometric standards for the assessment of growth and nutritional status. University of Michigan, 1990, 189 p.

ANEXO XVIII
Percentis de circunferência do braço (cm) por idade, para o sexo feminino

Idade (anos)	\multicolumn{9}{c	}{Percentis}
	5	10	15	25	50	75	85	90	95
1,0 a 1,9	13,6	14,1	14,4	14,8	15,7	16,4	17,0	17,2	17,8
2,0 a 2,9	14,2	14,6	15,0	15,4	16,1	17,0	17,4	18,0	18,5
3,0 a 3,9	14,4	15,0	15,2	15,7	16,6	17,4	18,0	18,4	19,0
4,0 a 4,9	14,8	15,3	15,7	16,1	17,0	18,0	18,5	19,0	19,5
5,0 a 5,9	15,2	15,7	16,1	16,5	17,5	18,5	19,4	20,0	21,0
6,0 a 6,9	15,7	16,2	16,5	17,0	17,8	19,0	19,9	20,5	22,0
7,0 a 7,9	16,4	16,7	17,0	17,5	18,6	20,1	20,9	21,6	23,3
8,0 a 8,9	16,7	17,2	17,6	18,2	19,5	21,2	22,2	23,2	25,1
9,0 a 9,9	17,6	18,1	18,6	19,1	20,6	22,2	23,8	25,0	26,7
10,0 a 10,9	17,8	18,4	18,9	19,5	21,1	23,4	25,0	26,1	27,3
11,0 a 11,9	18,8	19,6	20,0	20,6	22,2	25,1	26,5	27,9	30,0
12,0 a 12,9	19,2	20,0	20,5	21,5	23,7	25,8	27,6	28,3	30,2
13,0 a 13,9	20,1	21,0	21,5	22,5	24,3	26,7	28,3	30,1	32,7
14,0 a 14,9	21,2	21,8	22,5	23,5	25,1	27,4	29,5	30,9	32,9
15,0 a 15,9	21,6	22,2	22,9	23,5	25,2	27,7	28,8	30,0	32,2
16,0 a 16,9	22,3	23,2	23,5	24,4	26,1	28,5	29,9	31,6	33,5
17,0 a 17,9	22,0	23,1	23,6	24,5	26,6	29,0	30,7	32,8	35,4
18,0 a 24,9	22,4	23,3	24,0	24,8	26,8	29,2	31,2	32,4	35,2
25,0 a 29,9	23,1	24,0	24,5	25,5	27,6	30,6	32,5	34,3	37,1
30,0 a 34,9	23,8	24,7	25,4	26,4	28,6	32,0	34,1	36,0	38,5
35,0 a 39,9	24,1	25,2	25,8	26,8	29,4	32,6	35,0	36,8	39,0
40,0 a 44,9	24,3	25,4	26,2	27,2	29,7	33,2	35,5	37,2	38,8

Fonte: Frisancho AR. Anthropometric standards for the assessment of growth and nutritional status. University of Michigan, 1990, 189 p.

ANEXO XIX
Percentis de circunferência muscular do braço (cm) por idade, para o sexo masculino

Idade (anos)	\multicolumn{7}{c}{Percentis}
	5	10	25	50	75	90	95
1 a 1,9	11,0	11,3	11,9	12,7	13,5	14,4	14,7
2 a 2,9	11,1	11,4	12,2	13,0	14,0	14,6	15,0
3 a 3,9	11,7	12,3	13,1	13,7	14,3	14,8	15,3
4 a 4,9	12,3	12,6	13,3	14,1	14,8	15,6	15,9
5 a 5,9	12,8	13,3	14,0	14,7	15,4	16,2	16,9
6 a 6,9	13,1	13,5	14,2	15,1	16,1	17,0	17,7
7 a 7,9	13,7	13,9	15,1	16,0	16,8	17,7	18,0
8 a 8,9	14,0	14,5	15,4	16,2	17,0	18,2	18,7
9 a 9,9	15,1	15,4	16,1	17,0	18,3	19,6	20,2
10 a 10,9	15,6	16,0	16,6	18,0	19,1	20,9	22,1
11 a 11,9	15,9	16,5	17,3	18,3	19,5	20,5	23,0
12 a 12,9	16,7	17,1	18,2	19,5	21,0	22,3	24,1
13 a 13,9	17,2	17,9	19,6	21,1	22,3	23,8	24,5
14 a 14,9	18,9	19,9	21,2	22,3	24,0	26,0	26,4
15 a 15,9	19,9	20,4	21,8	23,7	25,4	26,6	27,2
16 a 16,9	21,3	22,5	23,4	24,9	26,9	28,7	29,6
17 a 17,9	22,4	23,1	24,5	25,8	27,3	29,4	31,2
18 a 18,9	22,6	23,7	25,2	26,4	28,3	29,8	32,4
19 a 24,9	23,8	24,5	25,7	27,3	28,9	30,9	32,1
25 a 34,9	24,3	25,0	26,4	27,9	29,8	31,4	32,6
35 a 44,9	24,7	25,5	26,9	28,6	30,2	31,8	32,7

Fonte: Frisancho AR, Anthropomectric standards for the assessment of growth and nutritional status. Ann Arbor: University of Michigan Press. University of Michigan, 1990.

ANEXO XX
Percentis de circunferência muscular do braço (cm) por idade, para o sexo feminino

Idade (anos)	Percentis						
	5	10	25	50	75	90	95
1 a 1,9	10,5	11,1	11,7	12,4	13,2	13,9	14,3
2 a 2,9	11,1	11,4	11,9	12,6	13,3	14,2	14,7
3 a 3,9	11,3	11,9	12,4	13,2	14,0	14,6	15,2
4 a 4,9	11,5	12,1	12,8	13,6	14,4	15,2	15,7
5 a 5,9	12,5	12,8	13,4	14,2	15,1	15,9	16,5
6 a 6,9	13,0	13,3	13,8	14,5	15,4	16,6	17,1
7 a 7,9	12,9	13,5	14,2	15,1	16,0	17,1	17,6
8 a 8,9	13,8	14,0	15,1	16,0	17,1	18,3	19,4
9 a 9,9	14,7	15,0	15,8	16,7	18,0	19,4	19,8
10 a 10,9	14,8	15,0	15,9	17,0	18,0	19,0	19,7
11 a 11,9	15,0	15,8	17,1	18,1	19,6	21,7	22,3
12 a 12,9	16,2	16,6	18,0	19,1	20,1	21,4	22,0
13 a 13,9	16,9	17,5	18,3	19,8	21,1	22,6	24,0
14 a 14,9	17,4	17,9	19,0	20,1	21,6	23,2	24,7
15 a 15,9	17,5	17,8	18,9	20,0	21,5	22,8	24,4
16 a 16,9	17,0	18,0	19,0	20,0	21,6	23,4	24,9
17 a 17,9	17,5	18,3	19,4	20,5	22,1	23,9	25,7
18 a 18,9	17,4	17,9	19,5	20,2	21,5	23,7	24,5
19 a 24,9	17,9	18,5	19,5	20,7	22,1	23,6	24,9
25 a 34,9	18,3	18,8	19,9	21,2	22,8	24,6	26,4
35 a 44,9	18,6	19,2	20,5	21,8	23,6	25,7	27,2

Fonte: Frisancho AR. Anthropomectric standards for the assessment of growth and nutritional status. Ann Arbor: University of Michigan Press. University of Michigan, 1990.

ANEXO XXI
Percentis de circunferência da cintura para crianças e adolescentes

Idade (anos)	Meninos brancos n	Percentis 50 (cm)	90	Meninas brancas n	Percentis 50 (cm)	90	Meninos negros n	Percentis 50 (cm)	90	Meninas negras n	Percentis 50 (cm)	90
5	28	52	59	34	51	57	36	52	56	34	52	56
6	44	54	61	60	53	60	42	54	60	52	53	59
7	54	55	61	55	54	64	53	56	61	52	56	67
8	95	59	75	75	58	73	54	58	67	54	58	65
9	53	62	77	84	60	73	53	60	74	56	61	78
10	72	64	88	67	63	75	53	64	79	49	62	79
11	97	68	90	95	66	83	58	64	79	67	67	87
12	102	70	89	89	67	83	60	68	87	73	67	84
13	82	77	95	78	69	94	49	68	87	64	67	81
14	88	73	99	54	69	96	62	72	85	51	68	92
15	58	73	99	58	69	88	44	72	81	54	72	85
16	41	77	97	58	68	93	41	75	91	34	75	90
17	22	79	90	42	66	86	31	78	101	35	71	105

Fonte: Freedman DS et al. Relation of circumferences and skinfold to lipid and insulin concentrations in children and adolescents: the Bogalusa Heart Study. Am J Clin Nutr 1999; 69:308-17.

ANEXO XXII
Percentis de prega cutânea tricipital (mm) por idade, para o sexo masculino

Idade (anos)	Percentis								
	5	10	15	25	50	75	85	90	95
1 a 1,9	6,5	7,0	7,5	8,0	10,0	12,0	13,0	14,0	15,5
2 a 2,9	6,0	6,5	7,0	8,0	10,0	12,0	13,0	14,0	15,0
3 a 3,9	6,0	7,0	7,0	8,0	9,5	11,5	12,5	13,5	15,0
4 a 4,9	5,5	6,5	7,0	7,5	9,0	11,0	12,0	12,5	14,0
5 a 5,9	5,0	6,0	6,0	7,0	8,0	10,0	11,5	13,0	14,5
6 a 6,9	5,0	5,5	6,0	6,5	8,0	10,0	12,0	13,0	16,0
7 a 7,9	4,5	5,0	6,0	6,0	8,0	10,5	12,5	14,0	16,0
8 a 8,9	5,0	5,5	6,0	7,0	8,5	11,0	13,0	16,0	19,0
9 a 9,9	5,0	5,5	6,0	6,5	9,0	12,5	15,5	17,0	20,0
10 a 10,9	5,0	6,0	6,0	7,5	10,0	14,0	17,0	20,0	24,0
11 a 11,9	5,0	6,0	6,5	7,5	10,0	16,0	19,5	23,0	27,0
12 a 12,9	4,5	6,0	6,0	7,5	10,5	14,5	18,0	22,5	27,5
13 a 13,9	4,5	5,0	5,5	7,0	9,0	13,0	17,0	20,5	25,0
14 a 14,9	4,0	5,0	5,0	6,0	8,5	12,5	15,0	18,0	23,5
15 a 15,9	5,0	5,0	5,0	6,0	7,5	11,0	15,0	18,0	23,5
16 a 16,9	4,0	5,0	5,1	6,0	8,0	12,0	14,0	17,0	23,0
17 a 17,9	4,0	5,0	5,0	6,0	7,0	11,0	13,5	16,0	19,5
18 a 24,9	4,0	5,0	5,5	6,5	10,0	14,5	17,5	20,0	13,5
25 a 29,9	4,0	5,0	6,0	7,0	11,0	15,5	19,0	21,5	15,0
30 a 34,9	4,5	6,0	6,5	8,0	12,0	16,5	20,0	22,0	15,0
35 a 39,9	4,5	6,0	7,0	8,5	12,0	16,0	18,5	20,5	14,5
40 a 45,9	5,0	6,0	6,9	8,0	12,0	16,0	19,0	21,5	26,0

Fonte: Frisancho AR. Anthropomectric standards for the assessment of growth and nutritional status. Ann Arbor: University of Michigan Press. University of Michigan, 1990.

ANEXO XXIII
Percentis de prega cutânea tricipital (mm) por idade, para o sexo feminino

Idade (anos)	Percentis								
	5	10	15	25	50	75	85	90	95
1 a 1,9	6,0	7,0	7,0	8,0	10,0	12,0	13,0	14,0	16,0
2 a 2,9	6,0	7,0	7,5	8,5	10,0	12,0	13,5	14,5	16,0
3 a 3,9	6,0	7,0	7,5	8,5	10,0	12,0	13,0	14,0	16,0
4 a 4,9	6,0	7,0	7,5	8,0	10,0	12,0	13,0	14,0	15,5
5 a 5,9	5,5	7,0	7,0	8,0	10,0	12,0	13,5	15,0	17,0
6 a 6,9	6,0	6,5	7,0	8,0	10,0	12,0	13,0	15,0	17,0
7 a 7,9	6,0	7,0	7,0	8,0	10,5	12,5	15,0	16,0	19,0
8 a 8,9	6,0	7,0	7,5	8,5	11,0	14,5	17,0	18,0	22,5
9 a 9,9	6,5	7,0	8,0	9,0	12,0	16,0	19,0	21,0	25,0
10 a 10,9	7,0	8,0	8,0	9,0	12,5	17,5	20,0	22,5	27,0
11 a 11,9	7,0	8,0	8,5	10,0	13,0	18,0	21,5	24,0	29,0
12 a 12,9	7,0	8,0	9,0	11,0	14,0	18,5	21,5	24,0	27,5
13 a 13,9	7,0	8,0	9,0	11,0	15,0	20,0	24,0	25,0	30,0
14 a 14,9	8,0	9,0	10,0	11,5	16,0	21,0	23,5	26,5	32,0
15 a 15,9	8,0	9,5	10,5	12,0	16,5	20,5	23,0	26,0	32,5
16 a 16,9	1,5	11,5	12,0	14,0	18,0	23,0	26,0	29,0	32,5
17 a 17,9	9,0	10,0	12,0	13,0	18,0	24,0	26,5	29,0	34,5
18 a 24,9	9,0	11,0	12,0	14,0	18,5	24,5	28,5	31,0	36,0
25 a 29,9	10,0	12,0	13,0	15,0	20,0	26,5	31,0	34,0	38,0
30 a 34,9	10,5	13,0	15,0	17,0	22,5	29,5	33,0	35,5	41,5
35 a 39,9	11,0	13,0	15,5	18,0	23,5	30,0	35,0	37,0	41,0
40 a 45,9	12,0	14,0	16,0	19,0	24,5	30,5	35,0	37,0	41,0

Fonte: Frisancho AR. Anthropomectric standards for the assessment of growth and nutritional status. Ann Arbor: University of Michigan Press. University of Michigan, 1990.

ANEXO XXIV
Percentis de prega cutânea subescapular (mm) por idade, para o sexo masculino

Idade (anos)	Percentis								
	5	10	15	25	50	75	85	90	95
1 a 1,9	4,0	4,0	4,5	5,0	6,0	7,0	8,0	8,5	10,0
2 a 2,9	3,5	4,0	4,0	4,5	5,5	6,5	7,5	8,5	9,5
3 a 3,9	3,5	4,0	4,0	4,5	5,0	6,0	7,0	7,0	9,0
4 a 4,9	3,0	3,5	4,0	4,0	5,0	6,0	6,5	7,0	8,5
5 a 5,9	3,0	3,5	4,0	4,0	5,0	5,5	6,5	7,0	8,0
6 a 6,9	3,0	3,5	3,5	4,0	4,5	6,0	7,0	8,0	13,0
7 a 7,9	3,0	3,5	4,0	4,0	5,0	6,0	7,0	9,0	12,0
8 a 8,9	3,0	3,5	4,0	4,0	5,0	6,0	7,5	9,0	12,0
9 a 9,9	3,5	4,0	4,0	4,0	5,5	7,5	10,5	12,5	15,0
10 a 10,9	3,5	4,0	4,0	4,5	6,0	8,0	11,0	14,0	19,5
11 a 11,9	4,0	4,0	4,0	5,0	6,0	10,0	15,0	20,0	27,0
12 a 12,9	4,0	4,0	4,5	5,0	6,5	10,0	14,0	19,0	24,0
13 a 13,9	4,0	4,0	5,0	5,0	7,0	10,0	14,0	17,0	26,0
14 a 14,9	4,0	5,0	5,0	5,5	7,0	10,0	13,0	16,0	23,0
15 a 15,9	5,0	5,0	5,5	6,0	7,0	10,0	12,0	15,5	22,0
16 a 16,9	5,0	6,0	6,0	6,5	8,0	11,0	14,0	17,0	23,5
17 a 17,9	5,0	6,0	6,5	7,0	8,0	11,5	14,0	17,0	20,5
18 a 24,9	6,0	7,0	7,0	8,0	11,0	16,0	20,0	24,0	30,0
25 a 29,9	7,0	7,5	8,0	10,0	13,5	20,0	24,5	26,5	30,5
30 a 34,9	7,0	8,0	9,0	11,0	16,0	22,0	25,5	28,0	32,5
35 a 39,9	7,0	8,0	10,0	11,0	16,0	22,0	25,0	27,5	32,0
40 a 44,9	7,0	8,0	9,5	11,5	16,0	21,5	25,5	28,0	33,0

Fonte: Frisancho AR. Anthropomectric standards for the assessment of growth and nutritional status. Ann Arbor: University of Michigan Press. University of Michigan, 1990.

ANEXO XXV
Percentis de prega cutânea subescapular (mm) por idade para o sexo feminino

Idade (anos)	Percentis								
	5	10	15	25	50	75	85	90	95
1 a 1,9	4,0	4,0	4,5	5,0	6,0	7,5	8,5	9,0	10,0
2 a 2,9	4,0	4,0	4,5	5,0	6,0	7,0	8,0	9,0	10,5
3 a 3,9	3,5	4,0	4,5	5,0	6,0	7,0	8,0	9,0	10,0
4 a 4,9	3,5	4,0	4,0	4,5	5,5	7,0	8,0	8,5	10,0
5 a 5,9	3,5	4,0	4,0	4,5	5,5	7,0	8,0	9,0	12,0
6 a 6,9	3,5	4,0	4,0	4,5	5,5	7,0	9,0	10,0	11,5
7 a 7,9	4,0	4,0	4,0	4,5	6,0	7,0	9,5	11,0	13,0
8 a 8,9	3,5	4,0	4,0	5,0	6,0	8,0	11,5	14,5	21,0
9 a 9,9	4,0	4,5	5,0	5,0	7,0	10,0	14,0	18,5	24,5
10 a 10,9	4,0	4,5	5,0	5,5	7,0	11,5	16,0	19,5	24,0
11 a 11,9	4,5	5,0	5,0	6,0	8,0	12,0	16,0	21,0	28,5
12 a 12,9	5,0	5,5	6,0	6,0	9,0	12,5	15,5	19,5	29,0
13 a 13,9	5,0	5,5	6,0	7,0	9,5	15,0	19,0	22,0	26,5
14 a 14,9	6,0	6,5	7,0	7,5	10,5	16,0	21,0	24,5	30,0
15 a 15,9	6,0	7,0	7,5	8,0	10,0	15,0	20,0	22,0	27,0
16 a 16,9	6,5	7,5	8,0	9,0	11,5	16,0	22,5	25,5	32,0
17 a 17,9	6,0	7,0	7,5	9,0	12,5	19,0	24,5	28,0	34,0
18 a 24,9	6,0	7,0	8,0	9,0	13,0	19,5	25,0	28,0	35,0
25 a 29,9	6,0	7,0	8,0	9,0	14,0	21,5	27,0	32,0	38,0
30 a 34,9	6,5	7,0	8,0	10,0	15,5	25,0	30,5	35,5	41,0
35 a 39,9	7,0	8,0	9,0	10,8	16,0	26,0	32,0	35,5	43,0
40 a 44,9	6,5	7,5	9,0	11,0	17,0	26,0	32,0	35,0	39,5

Fonte: Frisancho AR. Anthropomectric Standards for the Assessment of Growth and Nutritional Status. Ann Arbor: University of Michigan Press. University of Michigan, 1990.

ANEXO XXVI
Percentis da soma das pregas cutâneas tricipital e subescapular (mm) por idade, para o sexo masculino

Idade (anos)	Percentis								
	5	10	15	25	50	75	85	90	95
1 a 1,9	11,0	12,0	12,5	14,0	16,5	19,0	21,0	22,5	24,0
2 a 2,9	10,0	11,5	12,0	13,0	15,5	18,0	20,0	21,5	24,0
3 a 3,9	11,0	11,5	12,0	13,0	15,0	17,5	19,5	20,5	23,0
4 a 4,9	10,0	10,5	11,0	12,0	14,0	17,0	18,0	19,0	22,5
5 a 5,9	9,5	10,0	11,0	11,5	13,5	16,5	18,0	19,2	22,0
6 a 6,9	8,6	9,5	10,0	11,0	13,0	16,0	19,0	21,0	28,0
7 a 7,9	8,5	9,5	10,0	11,0	14,0	17,5	20,5	23,0	28,5
8 a 8,9	9,0	9,5	10,0	11,0	14,0	17,0	21,0	25,0	29,5
9 a 9,9	9,0	10,0	10,5	12,0	15,0	21,0	27,0	31,0	35,5
10 a 10,9	9,5	10,0	11,0	13,0	16,5	23,5	28,0	33,5	42,5
11 a 11,9	9,5	10,5	11,0	13,0	17,5	26,0	36,4	41,5	55,0
12 a 12,9	9,5	10,5	11,5	13,0	17,5	24,0	34,0	41,0	53,0
13 a 13,9	10,0	11,0	11,5	13,0	16,0	23,5	31,5	41,0	49,0
14 a 14,9	9,5	11,0	11,5	13,0	16,0	23,0	28,5	35,0	47,0
15 a 15,9	10,0	11,0	11,0	12,0	15,0	21,5	29,5	32,5	42,0
16 a 16,9	10,0	11,5	12,0	13,0	16,5	23,5	29,0	35,5	46,5
17 a 17,9	10,5	11,5	12,0	13,0	16,0	23,5	28,0	32,0	39,0
18 a 24,9	11,0	12,5	13,5	16,0	21,5	30,5	37,0	42,0	50,5
25 a 29,9	12,0	13,5	15,0	17,5	25,5	35,5	41,0	46,0	53,0
30 a 34,9	12,5	15,0	17,0	20,5	28,5	38,5	44,0	48,5	56,5
35 a 39,9	12,5	15,0	17,5	21,0	29,0	37,0	42,0	47,0	52,0
40 a 44,9	13,0	15,5	17,5	21,5	28,5	37,0	42,5	47,5	55,0

Fonte: Frisancho AR. Anthropomectric standards for the assessment of growth and nutritional status. Ann Arbor: University of Michigan Press. University of Michigan, 1990.

ANEXO XXVII
Percentis da soma das pregas cutâneas tricipital e subescapular (mm) por idade, para o sexo feminino

Idade (anos)	Percentis								
	5	10	15	25	50	75	85	90	95
1 a 1,9	10,5	12,0	12,0	14,0	16,5	19,5	21,5	23,0	25,0
2 a 2,9	11,0	12,0	13,0	14,0	16,5	19,0	22,0	23,5	25,5
3 a 3,9	10,5	12,0	12,5	14,0	16,5	19,0	20,5	22,0	25,0
4 a 4,9	10,5	11,5	12,0	13,5	16,0	18,5	20,5	22,0	24,0
5 a 5,9	10,5	11,5	12,0	13,5	16,0	18,5	21,0	23,5	28,5
6 a 6,9	10,0	11,0	12,0	13,5	16,5	19,5	22,0	24,0	28,0
7 a 7,9	10,0	11,5	12,0	14,0	16,5	20,5	24,0	26,0	32,5
8 a 8,9	10,5	11,5	13,0	14,0	17,5	23,0	28,5	32,0	41,5
9 a 9,9	11,5	12,5	13,5	16,0	20,0	26,5	30,5	40,0	49,0
10 a 10,9	12,0	13,0	13,5	15,5	20,5	28,5	34,5	41,0	50,5
11 a 11,9	13,0	14,0	15,0	17,0	22,0	31,0	37,0	42,5	55,0
12 a 12,9	13,0	14,5	16,0	18,0	23,0	31,0	36,3	41,0	52,0
13 a 13,9	12,5	14,0	16,0	18,5	24,5	36,0	42,5	46,0	56,5
14 a 14,9	15,0	16,5	18,0	20,5	27,0	38,0	44,5	48,5	61,5
15 a 15,9	15,5	18,0	19,0	21,5	27,0	34,5	42,5	48,0	60,5
16 a 16,9	17,5	20,0	21,5	24,0	29,5	39,5	46,0	53,5	64,5
17 a 17,9	17,0	19,0	20,5	23,0	31,5	42,0	50,0	56,5	69,0
18 a 24,9	17,0	19,4	21,5	24,5	32,0	43,5	51,0	57,0	69,0
25 a 29,9	17,5	20,0	22,0	25,0	34,0	47,0	57,0	63,5	73,0
30 a 34,9	18,5	22,0	24,5	28,0	38,0	52,0	62,0	68,5	80,5
35 a 39,9	19,0	22,5	25,0	29,5	39,5	54,0	63,5	69,0	81,0
40 a 44,9	20,0	23,5	26,0	30,5	41,0	54,5	63,0	70,0	77,5

Fonte: Frisancho AR. Anthropomectric standards for the assessment of growth and nutritional status. Ann Arbor: University of Michigan Press. University of Michigan, 1990.

ANEXO XXVIII
Estadiamento puberal (sexo masculino), volume testicular (G) e pelos pubianos (P)

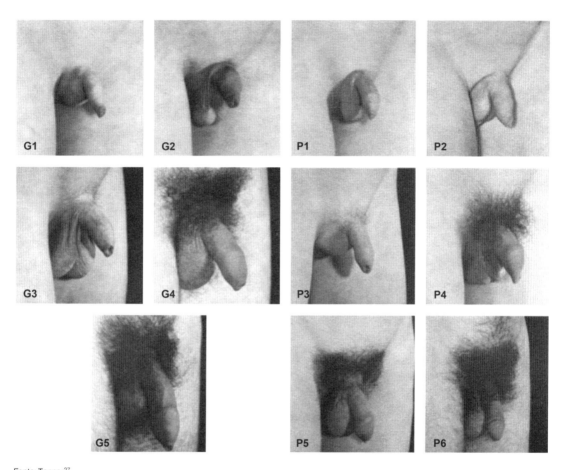

Fonte: Tanner[27]

ANEXO XXIX
Estadiamento puberal (sexo feminino), mamas (M) e pelos pubianos (P)

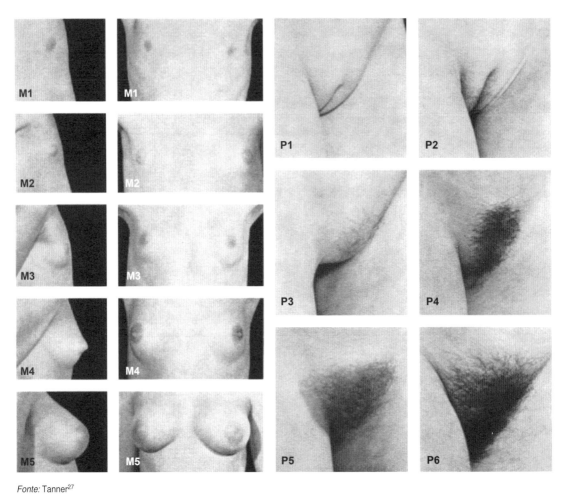

Fonte: Tanner[27]

ANEXO XXX
Gráfico em percentis do peso e da estatura para a idade (1 a 36 meses) em crianças com síndrome de Down do sexo masculino

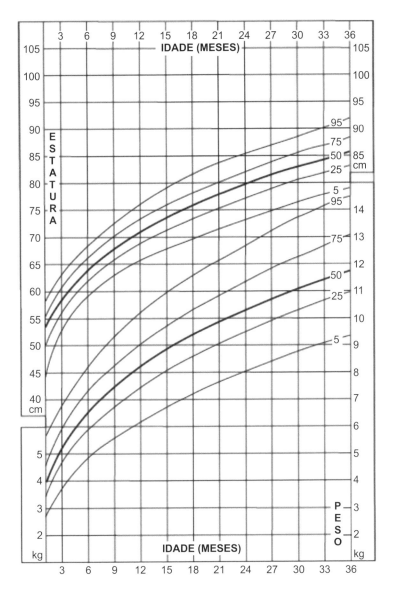

Fonte: Cronk C, Crocker AC, Pueschel SM, Shea AM, Zackai E, Pickens G, Reed RB. Growth charts for children with Down syndrome: 1 month to 18 years of age. Pediatrics 1988;81:102-10.

ANEXO XXXI
Gráfico em percentis do peso e da estatura para a idade (1 a 36 meses) em crianças com síndrome de Down do sexo feminino

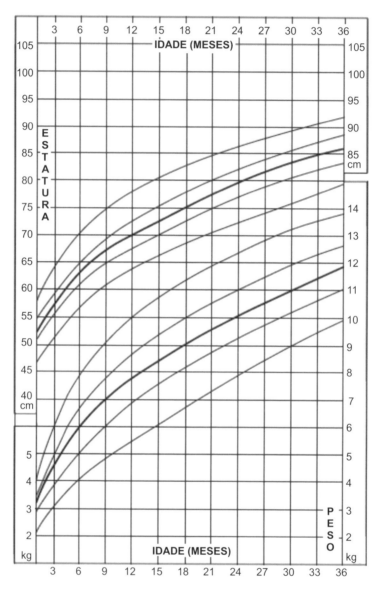

Fonte: Cronk C, Crocker AC, Pueschel SM, Shea AM, Zackai E, Pickens G, Reed RB. Growth charts for children with Down syndrome: 1 Month to 18 years of age. Pediatrics 1988;81:102-10.

ANEXO XXXII
Gráfico em percentis do peso e da estatura para a idade (2 a 18 anos) em indivíduos com síndrome de Down do sexo masculino

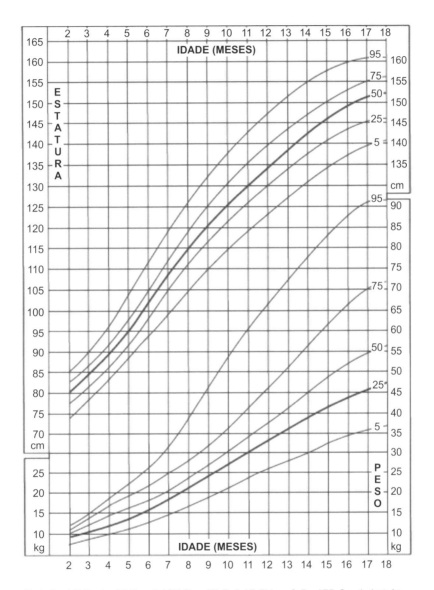

Fonte: Cronk C, Crocker AC, Pueschel SM, Shea AM, Zackai E, Pickens G, Reed RB. Growth charts for children with Down syndrome: 1 month to 18 years of age. Pediatrics 1988;81:102-10.

ANEXO XXXIII

Gráfico em percentis do peso e da estatura para a idade (2 a 18 anos) em indivíduos com síndrome de Down do sexo feminino

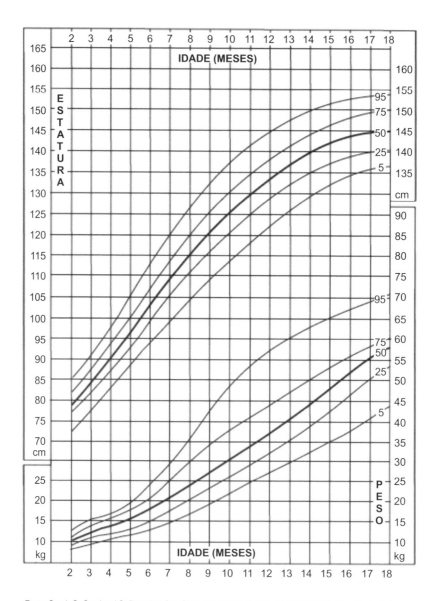

Fonte: Cronk C, Crocker AC, Pueschel SM, Shea AM, Zackai E, Pickens G, Reed RB. Growth charts for children with Down syndrome: 1 month to 18 years of age. Pediatrics 1988;81:102-10.

ANEXO XXXIV
Valores de RDA, AI, AMDR para macronutrientes

Grupo etário	Carboidrato RDA (g/dia)	Carboidrato AI (g/dia)	Carboidrato AMDR	Fibras totais AI (g/dia)	Lipídio total AI (g/dia)	Lipídio total AMDR	Ácido graxo poli-insaturado n-6 (ácido linoleico) AI (g/dia)	Ácido graxo poli-insaturado n-6 AMDR	Ácido graxo poli-insaturado n-3 (ácido alfa-linolênico) AI (g/dia)	Ácido graxo poli-insaturado n-3 AMDR	Proteínas e aminoácidos RDA (g/dia)	Proteínas e aminoácidos AI (g/dia)[b]	Proteínas e aminoácidos AMDR
Lactentes													
0 a 6 meses		60	NDa	ND	31	NDa	4,4	NDa	0,5	NDa		9,1	NDc
7 a 12 meses		95	ND	ND	30	ND	4,6	ND	0,5	ND	11,0		ND
Crianças													
1 a 3 anos	130		45 a 65	19	ND	30 a 40	7	5 a 10	0,7	0,6 a 1,2	13		5 a 20
4 a 8 anos	130		45 a 65	25	ND	25 a 35	10	5 a 10	0,9	0,6 a 1,2	19		10 a 30
Meninos													
9 a 13 anos	130		45 a 65	31	ND	25 a 35	12	5 a 10	1,2	0,6 a 1,2	34		10 a 30
14 a 18 anos	130		45 a 65	38	ND	25 a 35	16	5 a 10	1,6	0,6 a 1,2	52		10 a 30
19 anos	130		45 a 65	38	ND	20 a 35	17	5 a 10	1,6	0,6 a 1,2	56		10 a 35
Meninas													
9 a 13 anos	130		45 a 65	26	ND	25 a 35	10	5 a 10	1,0	0,6 a 1,2	34		10 a 30
14 a 18 anos	130		45 a 65	26	ND	25 a 35	11	5 a 10	1,1	0,6 a 1,2	46		10 a 30
19 anos	130		45 a 65	25	ND	20 a 35	12	5 a 10	1,1	0,6 a 1,2	46		10 a 35
Gestação													
≤ 18 anos	175		45 a 65	28	ND	20 a 35	13	5 a 10	1,4	0,6 a 1,2	71		10 a 35
19 a 30 anos	175		45 a 65	28	ND	20 a 35	13	5 a 10	1,4	0,6 a 1,2	71		10 a 35
31 a 50 anos	175		45 a 65	28	ND	20 a 35	13	5 a 10	1,4	0,6 a 1,2	71		10 a 35
Lactação													
≤ 18[a]	210		45 a 65	29	ND	20 a 35	13	5 a 10	1,3	0,6 a 1,2	71		10 a 35
19-30[a]	210		45 a 65	29	ND	20 a 35	13	5 a 10	1,3	0,6 a 1,2	71		10 a 35
31-50[a]	210		45 a 65	29	ND	20 a 35	13	5 a 10	1,3	0,6 a 1,2	71		10 a 35

Fonte: adaptado dos relatórios das DRI. Ver www.nap.edu.

[a]ND = Não foi possível determinar, devido à falta de dados sobre efeitos adversos nesse grupo etário e em relação à incapacidade de lidar com quantidades excessivas. A ingestão deve ser proveniente somente de fontes alimentares, para impedir níveis altos de consumo.

[b]Baseado em 1,5 g/kg/dia para lactentes, 1,1 g/kg/dia para 1 a 3 anos, 0,95 g/kg/dia para 4 a 13 anos, 0,85 g/kg/dia para 14 a 18 anos, 0,8 g/kg/dia para adultos e 1,1 g/kg/dia para gestantes (usando-se o peso pré-gestacional) e mulheres em fase de lactação.

Fonte: IOM (2005).

ANEXO XXXV
Valores de EAR para nutrientes

Grupo etário	Cálcio (mg/dia)	Cobre (µg/dia)	Iodo (µg/dia)	Ferro (µg/dia)	Magnésio (µg/dia)	Molibdênio (µg/dia)	Fósforo (mg/dia)	Selênio (µg/dia)	Zinco (mg/dia)	Carboidrato totalmente digerível (g/dia)	Folato (µg/dia)[a]	Niacina (mg/dia)[b]	Riboflavina (mg/dia)
Lactentes													
0 a 6 meses	ND	ND	ND	ND	ND	ND	ND	ND	ND	ND	ND	ND	ND
7 a 12 meses	ND	ND	ND	6,9	ND	ND	ND	ND	2,5	ND	ND	ND	ND
Crianças													
1 a 3 anos	500	260	65	3	65	13	380	17	2,5	100	120	5	0,4
4 a 8 anos	800	340	65	4,1	110	17	405	23	4,0	100	160	6	0,5
Meninos													
9 a 13 anos	1.100	540	73	5,9	200	26	1055	35	7,0	100	250	9	0,8
14 a 18 anos	1.100	685	95	7,7	340	33	1055	45	8,5	100	330	12	1,1
19 anos	800	700	95	6,0	330	34	580	45	9,4	100	320	12	1,1
Meninas													
9 a 13 anos	1.100	540	73	5,7	200	26	1055	35	7,0	100	250	9	0,8
14 a 18 anos	1.100	685	95	7,9	300	33	1055	45	7,3	100	330	11	0,9
19 anos	800	700	95	8,1	255	34	580	45	6,8	100	320	11	0,9
Gestação													
≤ 18 anos	1.000	785	160	23	335	40	1055	49	10	135	520	14	1,2
19 a 30 anos	800	800	160	22	290	40	580	49	9,5	135	520	14	1,2
31 a 50 anos	800	800	160	22	300	40	580	49	9,5	135	520	14	1,2
Lactação													
≤ 18 anos	1.000	985	209	7	300	35	1055	59	10,9	160	450	13	1,3
19 a 30 anos	800	1000	209	6,5	255	36	580	59	10,4	160	450	13	1,3
31 a 50 anos	800	1000	209	6,5	265	36	580	59	10,4	160	450	13	1,3

Adaptado dos relatórios das DRI.
[a] Como equivalente de folato dietético (DFE); 1DFE = 1 µg de folato dietético = 0,6 µg de ácido fólico de alimentos fortificados ou suplemento ingerido com alimentos = 0,5 µg de suplemento ingerido em jejum.
[b] Como equivalente de niacina (NE); 1 mg de niacina = 60 mg de triptofano.
Fonte: IOM (1997); IOM (1998); IOM (2000); IOM (2001); IOM (2005); IOM (2011).

ANEXO XXXVI
Valores de EAR para nutrientes

Grupo etário	Tiamina (mg/dia)	Vitamina A (µg/dia)[a]	Vitamina B_6 (mg/dia)	Vitamina B_{12} (µg/dia)	Vitamina C (mg/dia)	Vitamina D (µg/dia)	Vitamina E (mg/dia)[b]
Lactentes							
0 a 6 meses	ND	ND	ND	ND	ND		ND
7 a 12 meses	ND	ND	ND	ND	ND		ND
Crianças							
1 a 3 anos	0,4	210	0,4	0,7	13	10	5
4 a 8 anos	0,5	275	0,5	1,0	22	10	6
Meninos							
9 a 13 anos	0,7	445	0,8	1,5	39	10	9
14 a 18 anos	1,0	630	1,1	2,0	63	10	12
19 anos	1,0	625	1,1	2,0	75	10	12
Meninas							
9 a 13 anos	0,7	420	0,8	1,5	39	10	9
14 a 18 anos	0,9	485	1,0	2,0	56	10	12
19 anos	0,9	500	1,1	2,0	60	10	12
Gestação							
≤ 18 anos	1,2	530	1,6	2,2	66	10	12
19 a 30 anos	1,2	550	1,6	2,2	70	10	12
31 a 50 anos	1,2	550	1,6	2,2	70	10	12
Lactação							
≤ 18 anos	1,2	885	1,7	2,4	96	10	16
19 a 30 anos	1,2	900	1,7	2,4	100	10	16
31 a 50 anos	1,2	900	1,7	2,4	100	10	16

[a] Como equivalentes de atividade de retinol (RAE). 1 RAE = 1 µg retinol, 12 µg β-caroteno, 24 µg α-caroteno ou 24 µg β-criptoxantina. Para calcular RAE a partir de equivalentes de retinol (RE) de carotenoides pró-vitamina A em alimentos, divede-se o valor de RE por 2. Para vitamina A pré-formada em alimentos ou suplementos e para carotenóides pró-vitamina A de suplementos, 1 RE = 1 RAE.

[b] Como α-tocoferol; α-tocoferol inclui *RRR*-α-tocoferol (a única forma de α-tocoferol que ocorre naturalmente em alimentos) e a forma *2R*-estereoisomérica do α-tocoferol (*RRR*-, *RSR*-, *RRS*-, *RSS*-α-tocoferol) que estão presentes nos alimentos fortificados e nos suplementos. Não são incluídas as formas *2S*-estereoisoméricas.

Fonte: IOM (1998); IOM (2000); IOM (2001); IOM (2011).

ANEXO XXXVII
Valores de AI e UL[a] para eletrólitos e água

Grupo etário	Sódio AI (g/dia)	Sódio UL (g/dia)	Cloro AI (g/dia)	Cloro UL (g/dia)	Potássio AI (g/dia)	Potássio UL	Água AI (L/dia)	Água UL	Sulfato inorgânico AI	Sulfato inorgânico UL
Lactentes										
0 a 6 meses	0,12	ND	0,18	ND	0,4	ND	0,7	ND		ND
7 a 12 meses	0,37	ND	0,57	ND	0,7	ND	0,8	ND		ND
Crianças										
1 a 3 anos	1,0	1,5	1,5	2,3	3,0	ND	1,3	ND		ND
4 a 8 anos	1,2	1,9	1,9	2,9	3,8	ND	1,7	ND	Recomendações de ingestão para este nutriente não foram estipuladas. Esse nutriente encontra-se disponível na água e em alimentos que contêm aminoácidos sulfurados metionina e cisteína, sendo que uma dieta adequada em proteínas e estes aminoácidos deve fornecer sulfato inorgânico em quantidade suficiente a partir da lise destes componentes.	ND
Meninos										
9 a 13 anos	1,5	2,2	2,3	3,4	4,5	ND	2,4	ND		ND
14 a 18 anos	1,5	2,3	2,3	3,6	4,7	ND	3,3	ND		ND
19 anos	1,5	2,3	2,3	3,6	4,7	ND	3,7	ND		ND
Meninas										
9 a 13 anos	1,5	2,2	2,3	3,4	4,5	ND	2,1	ND		ND
14 a 18 anos	1,5	2,3	2,3	3,6	4,7	ND	2,3	ND		ND
19 anos	1,5	2,3	2,3	3,6	4,7	ND	2,7	ND		ND
Gestação										
14 a 18 anos	1,5	2,3	2,3	3,6	4,7	ND	3,0	ND		ND
19 a 50 anos	1,5	2,3	2,3	3,6	4,7	ND	3,0	ND		ND
Lactação										
14 a 18 anos	1,5	2,3	2,3	3,6	5,1	ND	3,8	ND		ND
19 a 50 anos	1,5	2,3	2,3	3,6	5,1	ND	3,8	ND		ND

Adaptado dos relatórios das DRI. Ver www.nap.edu.

[a]UL = o maior valor de ingestão diária do nutriente que provavelmente não oferece risco de efeitos adversos. A não ser que esteja especificado de outro modo, os valores de UL representam a ingestão total provinda de alimentos, água e suplementos. Devido à falta de dados adequados, não puderam ser estabelecidos valores de UL para potássio, água e sulfato inorgânico. Na ausência de UL, deve-se ter maior cautela para não consumir quantidades acima das ingestões recomendadas.

ND: Não foi possível determinar.

Fonte: IOM (2004).

ANEXO XXXVIII
Valores de RDA, AI e UL[a] para elementos

Grupo etário	Arsênico[b] RDA/AI	Arsênico[b] UL	Boro RDA/AI	Boro UL (mg/dia)	Cálcio RDA (mg/dia)	Cálcio AI (mg/dia)	Cálcio UL (mg/dia)	Cromo AI (µg/dia)	Cromo UL	Cobre RDA (µg/dia)	Cobre AI (µg/dia)	Cobre UL (µg/dia)	Flúor AI (mg/dia)	Flúor UL (mg/dia)
Lactentes														
0 a 6 meses	ND[b]	ND[c]	ND	ND		200	1.000	0,2	ND		200	ND	0,01	0,7
7 a 12 meses	ND	ND	ND	ND		260	1.500	5,5	ND		220	ND	0,5	0,9
Crianças														
1 a 3 anos	ND	ND	ND	3	700		2.500	11	ND	340		1.000	0,7	1,3
4 a 8 anos	ND	ND	ND	6	1.000		2.500	15	ND	440		3.000	1	2,2
Meninos														
9 a 13 anos	ND	ND	ND	11	1.300		3.000	25	ND	700		5.000	2	10
14 a 18 anos	ND	ND	ND	17	1.300		3.000	35	ND	890		8.000	3	10
19 anos	ND	ND	ND	20	1.000		2.500	35	ND	900		10.000	4	10
Meninas														
9 a 13 anos	ND	ND	ND	11	1.300		3.000	21	ND	700		5.000	2	10
14 a 18 anos	ND	ND	ND	17	1.300		3.000	24	ND	890		8.000	3	10
19 anos	ND	ND	ND	20	1.000		2.500	25	ND	900		10.000	3	10
Gestação														
≤ 18 anos	ND	ND	ND	17	1.300		3.000	29	ND	1.000		8.000	3	10
19 a 30 anos	ND	ND	ND	20	1.000		2.500	30	ND	1.000		10.000	3	10
31 a 50 anos	ND	ND	ND	20	1.000		2.500	30	ND	1.000		10.000	3	10
Lactação														
≤ 18 anos	ND	ND	ND	17	1.300		3.000	44	ND	1.300		8.000	3	10
19 a 30 anos	ND	ND	ND	20	1.000		2.500	45	ND	1.300		10.000	3	10
31 a 50 anos	ND	ND	ND	20	1.000		2.500	45	ND	1.300		10.000	3	10

Adaptado dos relatórios das DRI. Ver www.nap.edu.

[a]UL = o nível máximo de ingestão de nutriente diária que provavelmente não oferece risco de efeitos adversos. A não ser que esteja especificado de outro modo, os valores de UL representam a ingestão total proveniente de alimentos, água e suplementos.

[b]ND = Não foi possível determinar, devido à falta de dados sobre efeitos adversos nesse grupo etário e em relação à incapacidade de lidar com quantidades excessivas. A ingestão deve ser proveniente somente de fontes alimentares para impedir níveis altos de consumo.

[c]Apesar de a UL para arsênico não ter sido determinada, não há justificativa para adicionar arsênico aos alimentos ou suplementos.

Fonte: IOM (1997); IOM (2001); IOM (2011).

ANEXO XXXIX
Valores de RDA, AI e UL[a] para elementos

Grupo etário	Iodo RDA (µg/dia)	Iodo AI (µg/dia)	Iodo UL (µg/dia)	Ferro RDA (mg/dia)	Ferro AI (mg/dia)	Ferro UL (mg/dia)	Magnésio[b] RDA (mg/dia)	Magnésio AI (mg/dia)	Magnésio UL (mg/dia)	Manganês AI (mg/dia)	Manganês UL (mg/dia)	Molibdênio RDA (µg/dia)	Molibdênio AI (µg/dia)	Molibdênio UL (µg/dia)
Lactentes														
0 a 6 meses		110	ND[c]		0,27	40		30	ND	0,003	ND		2	ND
7 a 12 meses		130	ND	11		40		75	ND	0,6	ND		3	ND
Crianças														
1 a 3 anos	90		200	7		40	80		65	1,2	2	17		300
4 a 8 anos	90		300	10		40	130		110	1,5	3	22		600
Meninos														
9 a 13 anos	120		600	8		40	240		350	1,9	6	34		1.100
14 a 18 anos	150		900	11		45	410		350	2,2	9	43		1.700
19 anos	150		1.100	8		45	400		350	2,3	11	45		2.000
Meninas														
9 a 13 anos	120		600	8		40	240		350	1,6	6	34		1.100
14 a 18 anos	150		900	15		45	360		350	1,6	9	43		1.700
19 anos	150		1.100	18		45	310		350	1,8	11	45		2.000
Gestação														
≤ 18 anos	220		900	27		45	400		350	2,0	9	50		1.700
19 a 30 anos	220		1.100	27		45	350		350	2,0	11	50		2.000
31 a 50 anos	220		1.100	27		45	360		350	2,0	11	50		2.000
Lactação														
≤ 18 anos	290		900	10		45	360		350	2,6	9	50		1.700
19 a 30 anos	290		1.100	9		45	310		350	2,6	11	50		2.000
31 a 50 anos	290		1.100	9		45	320		350	2,6	11	50		2.000

Adaptado dos relatórios das DRI. Ver www.nap.edu.

[a]UL = o maior valor de ingestão diária do nutriente que provavelmente não oferece risco de efeitos adversos. A não ser que esteja especificado de outro modo, os valores de UL representam a ingestão total provinda de alimentos, água e suplementos.

[b]Para o magnésio, os valores de UL referem-se apenas à ingestão proveniente de suplementação medicamentosa e não inclui a ingestão proveniente de água e de alimentos.

[c]ND = Não foi possível determinar, devido à falta de dados sobre efeitos adversos neste grupo etário e em relação à incapacidade de lidar com quantidades excessivas. A ingestão deve ser proveniente somente de fontes alimentares para impedir níveis altos de consumo.

ANEXO XL
Valores de RDA, AI e UL[a] para elementos

Grupo etário	Níquel RDA/AI	Níquel UL (mg/dia)	Fósforo RDA (mg/dia)	Fósforo AI (mg/dia)	Fósforo UL (mg/dia)	Selênio RDA (µg/dia)	Selênio AI (µg/dia)	Selênio UL (µg/dia)	Silício RDA/AI	Silício UL	Vanádio[c] RDA/AI	Vanádio[c] UL (mg/dia)	Zinco RDA (mg/dia)	Zinco AI (mg/dia)	Zinco UL (mg/dia)
Lactentes															
0 a 6 meses	ND	ND		100	ND		15	45	ND	ND[b]	ND	ND		2	4
7 a 12 meses	ND	ND		275	ND		20	60	ND	ND	ND	ND	3		5
Crianças															
1 a 3 anos	ND	0,2	460		3.000	20		90	ND	ND	ND	ND	3		7
4 a 8 anos	ND	0,3	500		3.000	30		150	ND	ND	ND	ND	5		12
Meninos															
9 a 13 anos	ND	0,6	1250		4.000	40		280	ND	ND	ND	ND	8		23
14 a 18 anos	ND	1,0	1250		4.000	55		400	ND	ND	ND	ND	11		34
19 anos	ND	1,0	700		4.000	55		400	ND	ND	ND	1,8	11		40
Meninas															
9 a 13 anos	ND	0,6	1.250		4.000	40		280	ND	ND	ND	ND	8		23
14 a 18 anos	ND	1,0	1.250		4.000	55		400	ND	ND	ND	ND	9		34
19 anos	ND	1,0	700		4.000	55		400	ND	ND	ND	1,8	8		40
Gestação															
≤ 18 anos	ND	1,0	1.250		3.500	60		400	ND	ND	ND	ND	12		34
19 a 30 anos	ND	1,0	700		3.500	60		400	ND	ND	ND	ND	11		40
31 a 50 anos	ND	1,0	700		3.500	60		400	ND	ND	ND	ND	11		40
Lactação															
≤ 18 anos	ND	1,0	1.250		4.000	70		400	ND	ND	ND	ND	13		34
19 a 30 anos	ND	1,0	700		4.000	70		400	ND	ND	ND	ND	12		40
31 a 50 anos	ND	1,0	700		4.000	70		400	ND	ND	ND	ND	12		40

Adaptado dos relatórios das DRI. Ver www.nap.edu.

[a] UL = o maior valor de ingestão diária do nutriente que provavelmente não oferece risco de efeitos adversos. A não ser que esteja especificado de outro modo, os valores de UL representam a ingestão total proveniente de alimentos, água e suplementos.

[b] Apesar de o silício não ter demonstrado efeitos adversos em humanos, não há justificativa para adicionar silício a suplementos.

[c] Apesar de não serem observados efeitos adversos em humanos a partir da ingestão de vanádio presente nos alimentos, não há justificativa para adicioná-lo aos alimentos; os suplementos de vanádio devem ser usados com cuidado. A UL deste nutriente é baseada nos efeitos adversos observados em estudos experimentais com animais e este dado pode ser usado para se estabelecer a UL para adultos, mas não para crianças e adolescentes.

Fonte: IOM (1997); IOM (2000); IOM (2001).

ANEXO XLI
Valores de RDA, AI e UL[a] para vitaminas

Grupo etário	Biotina AI (µg/dia)	Biotina UL	Colina AI (mg/dia)	Colina UL (mg/dia)	Folato[d] RDA (µg/dia)	Folato[d] AI (µg/dia)	Folato[d] UL[c] (µg/dia)	Niacina[e] RDA (mg/dia)	Niacina[e] AI (mg/dia)	Niacina[e] UL[c] (mg/dia)	Ácido pantotênico AI (mg/dia)	Ácido pantotênico UL (mg/dia)	Riboflavina RDA (mg/dia)	Riboflavina AI (mg/dia)	Riboflavina UL (mg/dia)
Lactentes															
0 a 6 meses	5	ND[b]	125	ND		65	ND[b]		2	ND	1,7	ND[b]		0,3	ND
7 a 12 meses	6	ND	150	ND		80	ND		4	ND	1,8	ND		0,4	ND
Crianças															
1 a 3 anos	8	ND	200	1.000	150		300	6		10	2	ND	0,5		ND
4 a 8 anos	12	ND	250	1.000	200		400	8		15	3	ND	0,6		ND
Meninos															
9 a 13 anos	20	ND	375	2.000	300		600	12		20	4	ND	0,9		ND
14 a 18 anos	25	ND	550	3.000	400		600	16		30	5	ND	1,3		ND
19 anos	30	ND	550	3.500	400		1.000	16		35	5	ND	1,3		ND
Meninas															
9 a 13 anos	20	ND	375	2.000	300		600	12		20	4	ND	0,9		ND
14 a 18 anos	25	ND	400	3.000	400 h		600	14		30	5	ND	1,0		ND
19 anos	30	ND	425	3.500	400 h		1.000	14		35	5	ND	1,1		ND
Gestação															
≤ 18 anos	30	ND	450	3.000	600 g		800	18		30	6	ND	1,4		ND
19 a 30 anos	30	ND	450	3.500	600 g		1.000	18		35	6	ND	1,4		ND
31 a 50 anos	30	ND	450	3.500	600 g		1.000	18		35	6	ND	1,4		ND

(continua)

ANEXO XLI
Valores de RDA, AI e UL[a] para vitaminas (*continuação*)

Grupo etário	Biotina AI (μg/dia)	Biotina UL	Colina AI[f] (mg/dia)	Colina UL (mg/dia)	Folato[d] RDA (μg/dia)	Folato[d] AI (μg/dia)	Folato[d] UL[c] (μg/dia)	Niacina[e] RDA (mg/dia)	Niacina[e] AI (mg/dia)	Niacina[e] UL[c] (mg/dia)	Ácido pantotênico AI (mg/dia)	Ácido pantotênico UL (mg/dia)	Riboflavina RDA (mg/dia)	Riboflavina AI (mg/dia)	Riboflavina UL (mg/dia)
Lactação															
≤ 18 anos	35	ND	550	3.000	500g		800	17		30	7	ND	1,6		ND
19 a 30 anos	35	ND	550	3.500	500g		1.000	17		35	7	ND	1,6		ND
31 a 50 anos	35	ND	550	3.500	500g		1.000	17		35	7	ND	1,6		ND

Adaptado dos relatórios das DRI. Ver www.nap.edu.

[a]UL = o maior valor de ingestão diária do nutriente que provavelmente não oferece risco de efeitos adversos. A não ser que esteja especificado de outro modo, os valores de UL representam a ingestão total provinda de alimentos, água e suplementos. Devido à falta de dados adequados, não puderam ser estabelecidos valores de UL para riboflavina, ácido pantotênico, biotina. Na ausência de UL, deve-se ter maior cautela ao se consumir quantidade acima das ingestões recomendadas.

[b]ND = Não foi possível determinar, devido à falta de dados sobre efeitos adversos nesse grupo etário e em relação à incapacidade de lidar com quantidades excessivas. A ingestão deve ser proveniente somente de fontes alimentares para impedir níveis altos de consumo.

[c]UL para niacina e folato aplicam-se às formas sintéticas obtidas de suplementos, alimentos fortificados ou à combinação de ambos.

[d]Como equivalente de folato dietético (DFE); 1DFE = 1 μg de folato dietético = 0,6 μg de ácido fólico de alimentos fortificados ou suplemento ingerido com alimentos = 0,5 μg de suplemento ingerido em jejum.

[e]Equivalente de niacina (NE); 1mg de niacina = 60mg de triptofano; 0 a 6 meses = niacina pré-formada (não como NE).

[f]Embora valores de AI tenham sido estabelecidos para colina, há poucos dados para se avaliar se uma suplementação de colina é necessária a em todos os estágios e ciclos de vida, e é possível que a necessidade de colina possa ser atingida pela síntese endógena em alguns desses estágios.

[g]Supõe-se que mulheres consumirão 400 μg provenientes de suplementos ou alimentos fortificados até que a gestação seja confirmada e elas entrem em cuidado pré-natal, que ocorre ordinariamente depois do fim do período periconcepcional – o período crítico para a formação do tubo neural.

[h]Considerando-se as evidências que relacionam a ingestão de folato a defeitos no tubo neural no fetos recomenda-se que todas as mulheres em idade fértil consumam 400 μg a partir de suplementos ou alimentos fortificados além da ingestão de folato obtida por meio da dieta.

Fonte: IOM (1998).

ANEXO XLII
Valores de RDA, AI e UL[a] para vitaminas

Grupo etário	Tiamina RDA (mg/dia)	Tiamina AI (mg/dia)	Tiamina UL	Vitamina A[c] RDA (µg/dia)	Vitamina A[c] AI (µg/dia)	Vitamina A[c] UL (µg/dia)	Vitamina B$_6$ RDA (mg/dia)	Vitamina B$_6$ AI (mg/dia)	Vitamina B$_6$ UL (mg/dia)	Vitamina B$_{12}$ RDA (µg/dia)	Vitamina B$_{12}$ AI (µg/dia)	Vitamina B$_{12}$ UL
Lactentes												
0 a 6 meses		0,2	ND[b]		400	600		0,1	ND[b]		0,4	ND
7 a 12 meses		0,3	ND		500	600		0,3	ND		0,5	ND
Crianças												
1 a 3 anos	0,5		ND	300		600	0,5		30	0,9		ND
4 a 8 anos	0,6		ND	400		900	0,6		40	1,2		ND
Meninos												
9 a 13 anos	0,9		ND	600		1.700	1,0		60	1,8		ND
14 a 18 anos	1,2		ND	900		2.800	1,3		80	2,4		ND
19 anos	1,2		ND	900		3.000	1,3		100	2,4		ND
Meninas												
9 a 13 anos	0,9		ND	600		1.700	1,0		60	1,8		ND
14 a 18 anos	1,0		ND	700		2.800	1,2		80	2,4		ND
19 anos	1,1		ND	700		3.000	1,3		100	2,4		ND
Gestação												
≤ 18 anos	1,4		ND	750		2.800	1,9		80	2,6		ND
19 a 30 anos	1,4		ND	770		3.000	1,9		100	2,6		ND
31 a 50 anos	1,4		ND	770		3.000	1,9		100	2,6		ND
Lactação												
≤ 18 anos	1,4		ND	1200		2.800	2,0		80	2,8		ND
19 a 30 anos	1,4		ND	1300		3.000	2,0		100	2,8		ND
31 a 50 anos	1,4		ND	1300		3.000	2,0		100	2,8		ND

Adaptado dos relatórios das DRI. Ver www.nap.edu.

[a]UL = o maior valor de ingestão diária do nutriente que provavelmente não oferece risco de efeitos adversos. A não ser que esteja especificado de outro modo, os valores de UL representam a ingestão total provinda de alimentos, água e suplementos. Devido à falta de dados adequados, não puderam ser estabelecidos valores de UL para tiamina, vitamina B$_{12}$. Na ausência de UL, deve-se ter maior cautela ao se consumir quantidade acima das ingestões recomendadas.

[b]ND = Não foi possível determinar, devido à falta de dados sobre efeitos adversos nesse grupo etário e em relação à incapacidade de lidar com quantidades excessivas. A ingestão deve ser proveniente somente de fontes alimentares para impedir níveis altos de consumo.

[c]Como Equivalentes de Atividade de Retinol (RAE). 1 RAE = 1 µg retinol, 12 µg β-caroteno, 24 µg α-caroteno ou 24 µg β-criptoxantina. Para se calcular RAE a partir de Equivalentes de Retinol (RE) de carotenoides pró-vitamina A em alimentos, divide-se o valor de RE por 2. Para vitamina A pré-formada em alimentos ou suplementos e para carotenoides pró-vitamina A de suplementos, 1 RE = 1 RAE.

Fonte: IOM (1998); IOM (2001).

Anexo XLIII
Valores de RDA, AI, UL[a] para vitaminas

Grupo etário	Vitamina C RDA (mg/dia)	Vitamina C AI (mg/dia)	Vitamina C UL (mg/dia)	Vitamina D RDA[d,e] (µg/dia)	Vitamina D UL (µg/dia)	Vitamina E[c,f] RDA (mg/dia)	Vitamina E[c,f] AI (mg/dia)	Vitamina E[c,f] UL (mg/dia)	Vitamina K AI (µg/dia)	Vitamina K UL
Lactentes										
0 a 6 meses		40	ND[b]	10	25		4	ND[b]	2,0	ND
7 a 12 meses		50	ND	10	38		5	ND	2,5	ND
Crianças										
1 a 3 anos	15		400	15	63	6		200	30	ND
4 a 8 anos	25		650	15	75	7		300	55	ND
Meninos										
9 a 13 anos	45		1.200	15	100	11		600	60	ND
14 a 18 anos	75		1.800	15	100	15		800	75	ND
19 anos	90		2.000	15	100	15		1000	120	ND
Meninas										
9 a 13 anos	45		1.200	15	100	11		600	60	ND
14 a 18 anos	65		1.800	15	100	15		800	75	ND
19 anos	75		2.000	15	100	15		1.000	90	ND
Gestação										
≤ 18 anos	80		1.800	15	100	15		800	75	ND
19 a 30 anos	85		2.000	15	100	15		1.000	90	ND
31 a 50 anos	85		2.000	15	100	15		1.000	90	ND

(continua)

Anexo XLIII
Valores de RDA, AI, UL[a] para vitaminas (continuação)

Grupo etário	Vitamina C RDA (mg/dia)	Vitamina C AI (mg/dia)	Vitamina C UL (mg/dia)	Vitamina D RDA[d,e] (µg/dia)	Vitamina D UL (µg/dia)	Vitamina E[c,f] RDA (mg/dia)	Vitamina E[c,f] AI (mg/dia)	Vitamina E[c,f] UL (mg/dia)	Vitamina K AI (µg/dia)	Vitamina K UL
Lactação										
≤ 18 anos	115		1.800	15	100	19		800	75	ND
19 a 30 anos	120		2.000	15	100	19		1.000	90	ND
31 a 50 anos	120		2.000	15	100	19		1.000	90	ND

Adaptado dos relatórios das DRI. Ver www.nap.edu.

[a] UL = o maior valor de ingestão diária do nutriente que provavelmente não oferece risco de efeitos adversos. A não ser que esteja especificado de outro modo, os valores de UL representam a ingestão total proveniente de alimentos, água e suplementos. Devido à falta de dados adequados, não puderam ser estabelecidos valores de UL para vitamina K. Na ausência de UL, deve-se ter maior cautela ao se consumir quantidade acima das ingestões recomendadas.

[b] ND = Não foi possível determinar, devido à falta de dados sobre efeitos adversos nesse grupo etário e em relação à incapacidade de lidar com quantidades excessivas. A ingestão deve ser proveniente somente de fontes alimentares para impedir níveis altos de consumo.

[c] UL para vitamina E aplica-se às formas sintéticas obtidas de suplementos, alimentos fortificados ou à combinação de ambos.

[d] Como calciferol; 1 µg de calciferol = 40 UI (unidades internacionais) de vitamina D.

[e] Na ausência de exposição adequada à luz solar.

[f] Como α-tocoferol; α-tocoferol inclui *RRR*-α-tocoferol (a única forma de α-tocoferol que ocorre naturalmente em alimentos) e a forma *2R*-estereoisomérica do α-tocoferol (*RRR*, *RSR*, *RRS*-, *RSS*- α-tocoferol) que estão presentes nos alimentos fortificados e suplementos. Não são incluídas as formas 2S-estereoisoméricas de α-tocoferol (*SRR*, *RSR*, *RRS*- e *SSS*- α-tocoferol) que também são encontradas em alimentos fortificados e suplementos.

Fonte: IOM (1997); IOM (2000); IOM (2001).

ANEXO XLIV
Distribuição em percentis da pressão arterial segundo percentis de estatura e idade
(sexo masculino)

Idade (anos)	PA Percentil	PA sistólica (mmHg) Percentil de altura							PA diastólica (mmHg) Percentil de altura						
		5	10	25	50	75	90	95	5	10	25	50	75	90	95
1	50	80	81	83	85	87	88	89	34	35	36	37	38	39	39
	90	94	95	97	99	100	102	103	49	50	51	52	53	53	54
	95	98	99	101	103	104	106	106	54	54	55	56	57	58	58
	99	105	106	108	110	112	113	114	61	62	63	64	65	66	66
2	50	84	85	87	88	90	92	92	39	40	41	42	43	44	44
	90	97	99	100	102	104	105	106	54	55	56	57	58	58	59
	95	101	102	104	106	108	109	110	59	59	60	61	62	63	63
	99	109	110	111	113	115	117	117	66	67	68	69	70	71	71
3	50	86	87	89	91	93	94	95	44	44	45	46	47	48	48
	90	100	101	103	105	107	108	109	59	59	60	61	62	63	63
	95	104	105	107	109	110	112	113	63	63	64	65	66	67	67
	99	111	112	114	116	118	119	120	71	71	72	73	74	75	75
4	50	88	89	91	93	95	96	97	47	48	49	50	51	51	52
	90	102	103	105	107	109	110	111	62	63	64	65	66	66	67
	95	106	107	109	111	112	114	115	66	67	68	69	70	71	71
	99	113	114	116	118	120	121	122	74	75	76	77	78	78	79
5	50	90	91	93	95	96	98	98	50	51	52	53	54	55	55
	90	104	105	106	108	110	111	112	65	66	67	68	69	69	70
	95	108	109	110	112	114	115	116	69	70	71	72	73	74	74
	99	115	116	118	120	121	123	123	77	78	79	80	81	81	82
6	50	91	92	94	96	98	99	100	53	53	54	55	56	57	57
	90	105	106	108	110	111	113	113	68	68	69	70	71	72	72
	95	109	110	112	114	115	117	117	72	72	73	74	75	76	76
	99	116	117	119	121	123	124	125	80	80	81	82	83	84	84
7	50	92	94	95	97	99	100	101	55	55	56	57	58	59	59
	90	106	107	109	111	113	114	115	70	70	71	72	73	74	74
	95	110	111	113	115	117	118	119	74	74	75	76	77	78	78
	99	117	118	120	122	124	125	126	82	82	83	84	85	86	86
8	50	94	95	97	99	100	102	102	56	57	58	59	60	60	61
	90	107	109	110	112	114	115	116	71	72	72	73	74	75	76
	95	111	112	114	116	118	119	120	75	76	77	78	79	79	80
	99	119	120	122	123	125	127	127	83	84	85	86	87	87	88
9	50	95	96	98	100	102	103	104	57	58	59	60	61	61	62
	90	109	110	112	114	115	117	118	72	73	74	75	76	76	77
	95	113	114	116	118	119	121	121	76	77	78	79	80	81	81
	99	120	121	123	125	127	128	129	84	85	86	87	88	88	89
10	50	97	98	100	102	103	105	106	58	59	60	61	61	62	63
	90	111	112	114	115	117	119	119	73	73	74	75	76	77	78

(continua)

ANEXO XLIV
Distribuição em percentis da pressão arterial segundo percentis de estatura e idade
(sexo masculino) (*continuação*)

Idade (anos)	PA Percentil	PA sistólica (mmHg) Percentil de altura							PA diastólica (mmHg) Percentil de altura						
	95	115	116	117	119	121	122	123	77	78	79	80	81	81	82
	99	122	123	125	127	128	130	130	85	86	86	88	88	89	90
11	50	99	100	102	104	105	107	107	59	60	61	62	63	63	63
	90	113	114	115	117	119	120	121	74	75	75	76	77	78	78
	95	117	118	119	121	123	124	125	78	79	80	81	82	82	82
	99	124	125	127	129	130	132	132	86	87	88	89	90	90	90
12	50	101	102	104	106	108	109	110	59	60	61	62	63	63	64
	90	115	116	118	120	121	123	123	74	75	75	76	77	78	79
	95	119	120	122	123	125	127	127	78	79	80	81	82	82	83
	99	126	127	129	131	133	134	135	86	87	88	89	90	90	91
13	50	104	105	106	108	110	111	112	60	60	61	62	63	67	67
	90	117	118	120	122	124	125	126	75	75	76	77	78	79	79
	95	121	122	124	126	128	129	130	79	79	80	81	82	83	83
	99	128	130	131	133	135	136	137	87	87	88	89	90	91	91
14	50	106	107	109	111	113	114	115	60	61	62	63	64	65	65
	90	120	121	123	125	126	128	128	75	76	77	78	79	79	80
	95	124	125	127	128	130	132	132	80	80	81	82	83	84	84
	99	131	132	134	136	138	139	140	87	88	89	90	91	92	92
15	50	109	110	112	113	115	117	117	61	62	63	64	65	66	66
	90	122	124	125	127	129	130	131	76	77	78	79	80	80	81
	95	126	127	129	131	133	134	135	81	81	82	83	84	85	85
	99	134	135	136	138	140	142	142	88	89	90	91	92	93	93
16	50	111	112	114	116	118	119	120	63	63	64	65	66	67	67
	90	125	126	128	130	131	133	134	78	78	79	80	81	82	82
	95	129	130	132	134	135	137	137	82	83	83	84	85	86	87
	99	136	137	139	141	143	144	145	90	90	91	92	93	94	94
17	50	114	115	116	118	120	121	122	65	66	66	67	68	69	70
	90	127	128	130	132	134	135	136	80	80	81	82	83	84	84
	95	131	132	134	136	138	139	140	84	85	86	87	87	88	89
	99	139	140	141	143	145	146	147	92	93	93	94	95	96	97

PA: pressão arterial.
Fonte: Sociedade Brasileira de Cardiologia. I Diretriz de Prevenção de Aterosclerose na Infância e na Adolescência. Arq Bras Cardiol. 2005; 85(6).

ANEXO XLV

Distribuição em percentis da pressão arterial segundo percentis de estatura e idade (sexo feminino)

Idade (anos)	PA Percentil	PA sistólica (mmHg) Percentil de altura							PA diastólica (mmHg) Percentil de altura						
		5	10	25	50	75	90	95	5	10	25	50	75	90	95
1	50	83	84	85	86	88	89	90	38	39	39	40	41	41	42
	90	97	97	98	100	101	102	103	52	53	53	54	55	55	56
	95	100	101	102	104	105	106	107	56	57	57	58	59	59	60
	99	108	108	109	111	112	113	114	64	64	65	65	66	66	67
2	50	85	85	87	88	89	91	91	43	44	44	45	46	46	47
	90	98	99	100	101	103	104	105	57	58	58	59	60	61	61
	95	102	103	104	105	107	108	109	61	62	62	63	64	65	65
	99	109	110	111	112	114	115	116	69	69	70	70	71	72	72
3	50	86	87	88	89	91	92	93	47	48	48	49	49	50	51
	90	100	100	102	103	104	106	106	61	62	62	62	63	64	65
	95	104	104	105	107	108	109	110	65	66	66	66	67	68	69
	99	111	111	113	114	115	116	117	73	73	74	74	74	75	76
4	50	88	88	90	91	92	94	94	50	50	51	52	52	53	54
	90	101	102	103	104	106	107	108	64	64	65	66	67	67	68
	95	105	106	107	108	110	111	112	68	68	69	70	71	71	72
	99	112	113	114	115	117	118	119	76	76	76	77	78	79	79
5	50	89	90	91	93	94	95	96	52	53	53	54	55	55	56
	90	103	103	105	106	107	109	109	66	67	67	68	69	69	70
	95	107	107	108	110	111	112	113	70	71	71	72	73	73	74
	99	114	114	116	117	118	120	120	78	78	79	79	80	81	81
6	50	91	92	93	94	96	97	98	54	54	55	56	56	57	58
	90	104	105	106	108	109	110	111	68	68	69	70	70	71	72
	95	108	109	110	111	113	114	115	72	72	73	74	74	75	76
	99	115	116	117	119	120	121	122	80	80	80	81	82	83	83
7	50	93	93	95	96	97	99	99	55	56	56	57	58	58	59
	90	106	107	108	109	111	112	113	69	70	70	71	72	72	73
	95	110	111	112	113	115	116	116	73	74	74	75	76	76	77
	99	117	118	119	120	122	123	124	81	81	82	82	83	84	84
8	50	95	95	96	98	99	100	101	57	57	57	58	59	60	60
	90	108	109	110	111	113	114	114	71	71	71	72	73	74	74
	95	112	112	114	115	116	118	118	75	75	75	76	77	78	78
	99	119	120	121	122	123	125	125	82	82	83	83	84	85	86
9	50	96	97	98	100	101	102	103	58	58	58	59	60	61	61
	90	110	110	112	113	114	116	116	72	72	72	73	74	75	75
	95	114	114	115	117	118	119	120	76	76	76	77	78	79	79
	99	121	121	123	124	125	127	127	83	83	84	84	85	86	87
10	50	98	99	100	102	103	104	105	59	59	59	60	61	62	62
	90	112	112	114	115	116	118	118	73	73	73	74	75	76	76

(*continua*)

ANEXO XLV

Distribuição em percentis da pressão arterial segundo percentis de estatura e idade (sexo feminino) (*continuação*)

Idade (anos)	PA Percentil	PA sistólica (mmHg) Percentil de altura							PA diastólica (mmHg) Percentil de altura						
	95	116	116	117	119	120	121	122	77	77	77	78	79	80	80
	99	123	123	125	126	127	129	129	84	84	85	86	86	87	88
11	50	100	101	102	103	105	106	107	60	60	60	61	62	63	63
	90	114	114	116	117	118	119	120	74	74	74	75	76	77	77
	95	118	118	119	121	122	123	124	78	78	78	79	80	81	81
	99	125	125	126	128	129	130	131	85	85	86	87	87	88	89
12	50	102	103	104	105	107	108	109	61	61	61	62	63	64	64
	90	116	116	117	119	120	121	122	75	75	75	76	77	78	78
	95	119	120	121	123	124	125	126	79	79	79	80	81	82	82
	99	127	127	128	130	131	132	133	86	86	87	88	88	89	90
13	50	104	105	106	107	109	110	110	62	62	62	63	64	65	65
	90	117	118	119	121	122	123	124	76	76	76	77	78	79	79
	95	121	122	123	124	126	127	128	80	80	80	81	82	83	83
	99	128	129	130	132	133	134	135	87	87	88	89	89	90	91
14	50	106	106	107	109	110	111	112	63	63	63	64	65	66	66
	90	119	120	121	122	124	125	125	77	77	77	78	79	80	80
	95	123	123	125	126	127	129	129	81	81	81	82	83	84	84
	99	130	131	132	133	135	136	136	88	88	89	90	90	91	92
15	50	107	108	109	110	111	113	113	64	64	64	65	66	67	67
	90	120	121	122	123	125	126	127	78	78	78	79	80	81	81
	95	124	125	126	127	129	130	131	82	82	82	83	84	85	85
	99	131	132	133	134	136	137	138	89	89	90	91	91	92	93
16	50	108	108	110	111	112	114	114	64	64	65	66	66	67	68
	90	121	122	123	124	126	127	128	78	78	79	80	81	81	82
	95	125	126	127	128	130	131	132	82	82	83	84	85	85	86
	99	132	133	134	135	137	138	139	90	90	90	91	92	93	93
17	50	108	109	110	111	113	114	115	64	65	65	66	67	67	68
	90	122	122	123	125	126	127	128	78	79	79	80	81	81	82
	95	125	126	127	129	130	131	132	82	83	83	84	85	85	86
	99	133	133	134	136	137	138	139	90	90	91	91	92	93	93

PA: pressão arterial.

Fonte: Sociedade Brasileira de Cardiologia. I Diretriz de Prevenção de Aterosclerose na Infância e na Adolescência. Arq Bras de Cardiol. 2005; 85(6).

Índice Remissivo

A

Ácido(s)
- fólico, recomendações, 54
- graxos
- - insaturados, 366
- - monoinsaturados, 366
- - poli-insaturados, 366
- - saturados, 366
- - trans, 366
- sérico, valores de referência, 242
- úrico, 39
- - valores de referência, 242
- urinário, valores de referência, 242
Aconselhamento nutricional, 9-18
- adolescentes, 12
- atendimento individualizado, 12
- crianças, 12
- educação alimentar e nutricional, 17
- estratégias, 11
- etapas, 11
- fatores de interferência na adesão, 10
- gestantes, 12
- grupo focal, 13
- - famílias, 15
- - pacientes, 17
- - pais, 16
Adoçantes comercializados no Brasil, 89
Adolescentes, 67-79
- aconselhamento nutricional, 12
- anamnese
- - alimentar, 6, 67
- - clínica, 67
- avaliação
- - antropométrica, 68
- - - situações especiais, 74
- - crescimento linear, 73
- - laboratorial, 76
- exame físico, 67
- maturação sexual, 74
- recomendações nutricionais, 76
- - energia, 77
- - fibra alimentar, 79
- - ingestão de líquidos, 79
- - macronutrientes, 77
- - micronutrientes, 79
AI (ingestão adequada), 362
Albumina, 30
Álcool
- gestação, 90
- lactação, 63
Aleitamento materno, 109-118
- aconselhamento e amamentação, 111
- centro de incentivo (Instituto de Medicina Integral Prof. Fernando Figueira),116
- como fazer para amamentar, 118
- composição do leite materno cru, 110
- cuidados com as mamas, 117
- fissuras nos mamilos, 118
- ingurgitamento mamário, 118
- leite humano proveniente de bancos de leite humano, 111
- ordenha e estoque, informações, 116
- pega e posição corretas do bebê, 118
- vantagens, 109
Alergia alimentar, 195
- características da dieta, 198
- classificação, 196
- diagnóstico, 196
- etiologia, 196
- objetivos da terapia nutricional, 198

- recomendações, 198
- rotulagem nutricional, 356
- sinais e sintomas, 196
- tratamento, 197
Alimentação
- complementar, 121
- - escolha dos alimentos, 122
- processos de aprendizagem, 130
- saudável, 129-135
- - gestação, 85
Alimentos, 361-378
- ácidos graxos, 366
- alergênicos na gestação, 91
- cálcio, 368
- carboidratos, 364
- construtores, 363
- energéticos, 364
- ferro, 369
- fibras, 377
- fontes, 362
- fósforo, 370
- funções, 361
- grupos, 362
- lipídios, 366
- magnésio, 371
- minerais, 367
- potássio, 367
- proteínas, 364
- reguladores, 367
- sódio, 367
- vitaminas, 372
- zinco, 371
Amamentação, 109
- aconselhamento, 111
- como fazer, 118
- cuidados com as mamas, 117
- fissuras nos mamilos, 118
- ingurgitamento mamário, 118
- orientações, 111
- pega e posição corretas do bebê, 118
- problemas comuns, 114
- problemas relacionados, 114
- técnicas, 112
- vantagens, 109
Aminoácidos, 364
Aminotransferases, 38
Anamnese nutricional, 3-7
- adolescência, 6

- dados relevantes, 4
- fases pré-escolar e escolar, 6
- gestação, 5
- período neonatal ao segundo ano de vida, 5
Anemia(s), 29
- ferropriva, 157-160
- - características da dieta, 159
- - diagnóstico, 158
- - etiologia, 157
- - objetivos da terapia nutricional, 159
- - orientação nutricional, 93
- - recomendações, 160
- - sinais e sintomas, 157
- - tratamento, 158
Antropometria, avaliação de crianças e adolescentes, 68
- indicadores, 71
- instrumentos para aferição de medidas, 70
- situações especiais, 74
Arco corneal, 230
Avaliações (exame laboratorial), 29-39
- bioquímica, 30
- - estado nutricional proteico, 30
- - ferritina, 31
- - transferrina, 31
- creatinina, 37
- estado nutricional
- - cálcio, 32
- - ferro, 31
- - folato, 33
- - sódio, 32
- - vitaminas
- - - A, 33
- - - B_{12}, 33
- - - C, 34
- - - D, 33
- - - K, 34
- zinco, 32
- fatores de risco para doenças cardiovasculares, 34
- - glicemia, 34
- - hemoglobina glicosilada, 36
- - insulina, 36
- - teste oral de tolerância à glicose, 35
- fósforo, 37
- função
- - hepática, 38
- - renal, 37
- gestação, 52

- hematológicas, 29
- - hematócrito, 30
- - hemoglobina, 29
- lipídica, 36
- potássio, 38
Azia, orientação nutricional, 92

B

Bancos de leite humano, 111
Bilirrubinas, 38

C

Cabelo, sinais de deficiência nutricional, 69
Cacifo, 98
Cafeína
- gestação, 88
- lactação, 64
Cálcio, 368
- recomendações, 32
- - gestação, 54
Carboidratos, 364
- características, 131
- contagem, 249
- fontes alimentares, 131
- funções, 131
Carga glicêmica dos alimentos, 250
Chá, gestação, 91
Constipação intestinal, 163-169
- aguda, 163
- características da dieta, 168
- classificação 163
- crônica, 163
- definição, 163
- diagnóstico, 164
- etiologia, 163
- objetivos da terapia nutricional, 168
- orientação nutricional, 93
- recomendações, 168
- sinais e sintomas, 163
- tratamento, 165
- - dietético, 166
Consumo alimentar, 21-27
- métodos retrospectivos, 24
- - história alimentar, 25
- - questionário de frequência alimentar, 24
- - recordatório de 24h, 24

- - registro alimentar, 25
- - - pesado, 25
Creatinina, 37
Crescimento linear, avaliação, 73
Crianças, 67-79
- aconselhamento nutricional, 12
- aleitamento materno exclusivo até os 6 meses, 122
- - consistência das preparações, 123
- - escolha dos alimentos, 122
- - evite oferecer para menores de 1 ano, 125
- - frequência e quantidade das preparações, 124
- - higienização dos alimentos, utensílios e mãos, 125
- - oferta
- - - alimentos, 124
- - - líquidos, 124
- - preparo da papa
- - - fruta, 123
- - - salgada, 123
- anamnese
- - alimentar, 5
- - clínica, 67
- - nutricional, 67
- avaliação
- - antropométrica, 68
- - - situações especiais, 74
- - crescimento linear, 73
- - laboratorial, 76
- exame físico, 67
- maturação sexual, 74
- menos de 1 ano não amamentadas exclusivamente até os 6 meses, 125
- - consistência e frequência dos alimentos, 126
- - horário de preparo, 126
- - reconstituição do leite, 126
- menos de 1 ano não amamentadas exclusivamente até os 6 meses, 125
- recomendações nutricionais, 76
- - energia, 77
- - fibra alimentar, 79
- - ingestão de líquidos, 79
- - macronutrientes, 77
- - micronutrientes, 79

D

Deficiências nutricionais conforme o local do corpo, 69
Dentes, sinais de deficiências nutricionais, 69

Desenvolvimento psicomotor, sinais de deficiências nutricionais, 69
Desimpactação fecal, 165
Desnutrição, 147-155
- características da dieta, 151
- diagnóstico, 148
- etiologia, 147
- objetivos da terapia nutricional, 150
- recomendações, 154
- - dietético, 151
- tratamento, 148
Diabetes melito, 245-259
- características da dieta, 248
- contagem de carboidratos, 249
- diagnóstico, 246
- diário glicêmico, 259
- gestação, 103-107
- - alimentos preferidos e evitados, 107
- - características da dieta, 105
- - diagnóstico, 104
- - etiologia, 103, 245
- - monitoramento e acompanhamento pós-parto, 106
- - necessidades nutricionais, 104
- - objetivos da terapia nutricional, 104
- - recomendações gerais, 106
- - tratamento, 104
- monitoramento, 254
- objetivo da terapia nutricional, 248
- - dietéticas, 248
- recomendações, 255
- rotulagem nutricional, 351
- tipo 1, 245
- tipo 2, 245
- tratamento, 246
- - insulínico, 246
Diarreia, 171-175
- aguda, 173
- diagnóstico, 172
- etiologia, 171
- objetivos da terapia nutricional, 175
- persistente, 174
- probióticos, 175
- tratamento, 172
Dislipidemia, 227-223
- características da dieta, 236
- classificação, 227
- diagnóstico, 228
- etiologia, 227
- objetivos da terapia nutricional, 236
- recomendações, 237
- rotulagem nutricional, 353
- tratamento, 230
- - dietético, 231
Doença(s)
- cardiovasculares, avaliação dos fatores de risco, 34
- celíaca, 201
- - assintomática ou silenciosa, 202
- - características da dieta, 204
- - clássica ou típica, 202
- - diagnóstico, 202
- - etiologia, 201
- - latente ou potencial, 202
- - não clássica ou atípica, 202
- - objetivos da terapia nutricional, 204
- - oligoassintomática, 202
- - recomendações, 204
- - rotulagem nutricional, 355
- - sinais e sintomas, 201
- - tratamento, 202
- hipertensivas da gestação, 95-101
- - classificação, 96
- - diagnóstico, 96
- - dieta, características, 99
- - etiologia, 96
- - recomendações, 100
- - terapia nutricional, objetivos, 99
- - tratamento, 96
- - - dietético, 98
- inflamatória intestinal, 183-188
- - características da dieta, 186
- - diagnóstico, 184
- - etiologia, 183
- - objetivos da terapia nutricional, 186
- - recomendações, 187
- - sinais e sintomas, 183
- - tratamento, 184
- - - dietético, 184
- renal crônica, 213
- - características da dieta, 215, 216
- - definição, 213
- - diagnóstico, 214

- - etiologia, 213
- - fase
- - - dialítica, 216
- - - pré-dialítica, 215
- - objetivos da terapia nutricional, 215, 216
- - recomendações
- - - gerais, 218
- - - nutricionais, 217
- - tratamento, 214
DRI (ingestão dietética de referência), 361

E

EAR (necessidade média estimada), 362
Eclâmpsia, 97
Educação alimentar e nutricional, 17
Edulcorantes
- gestação, 88
- lactação, 64
Estado
- nutricional, avaliação
- - bioquímica, 30
- - cálcio, 32
- - ferro, 31
- - sódio, 32
- - vitaminas, 33
- - zinco, 32
Esvaziamento do fecaloma, 165
Exame(s)
- físico
- - adolescentes, 67
- - crianças, 67
- laboratoriais, interpretação, 29-39
- - ácido úrico, 39
- - adolescentes, 76
- - albumina, 30
- - aminotransferases, 38
- - bilirrubinas, 38
- - cálcio, 32
- - creatinina, 37
- - crianças, 76
- - estado nutricional proteico, 30
- - ferritina, 31
- - ferro, 31
- - folato, 33
- - fósforo, 37
- - função renal, 37
- - glicemia, 34
- - hematócrito, 30
- - hemoglobina, 29, 36
- - insulina, 36
- - lipídios, 36
- - potássio, 38
- - sódio, 32
- - teste oral de tolerância à glicose, 35
- - transferrina, 31
- - vitamina
- - - B_{12}, 33
- - - C, 34
- - - D, 33
- - - K, 34
- - zinco, 32

F

Face, sinais de deficiência nutricional, 69
Fenilalanina, 356
Ferritina, 31
Ferro, 369
- heme, 369
- não heme, 369
- recomendações, 31
- - gestação, 54
Fibra alimentar, 79, 167, 377
Fibrose cística, 261-266
- características da dieta, 266
- diagnóstico, 262
- etiologia, 261
- manifestações, 261
- monitoramento laboratorial, 264
- necessidades energéticas, 263
- objetivos da terapia nutricional, 265
- recomendações, 266
- - vitaminas, 265
- sinais e sintomas, 261
- tratamento, 262
- - dietético, 262
Flatulência, orientação nutricional, 93
Folato, 33
Formulações enterais, 318-328
Fósforo, 37, 370
Função
- hepática, avaliação, 38
- renal, avaliação, 37

G

Gastrostomia, 315
Gestação, 45-57
- aconselhamento nutricional, 12
- ajustes fisiológicos, 91
- alimentação saudável, 85
- - açúcares, doces, óleos e gordura, 86
- - arroz e feijão, 86
- - carnes e ovos, 86
- - cereais, 86
- - distribuição de nutrientes por grupo de alimentos, 85
- - frutas, 86
- - laticínios, 86
- - leguminosas, 86
- - leite e derivados, 86
- - líquidos, 86
- - temperos, 86
- - vegetais, 86
- anamnese alimentar, 5
- avaliação, 46
- - laboratorial, 52
- cálculo das necessidades energéticas, 49
- características da dieta, 91
- fatores de risco na dieta, 88
- - álcool, 90
- - alimentos alergênicos, 91
- - cafeína, 88
- - chá, 91
- - edulcorantes, 88
- gemelar, 55
- - micronutrientes, recomendações, 57
- - necessidades energéticas, 56
- - proteínas, recomendações, 57
- idade gestacional, avaliação do estado nutricional, 48
- medidas de composição corporal, 48
- objetivos da terapia nutricional, 92
- recomendações nutricionais, 46, 52
- - ácido fólico, 54
- - cálcio, 54
- - distribuição de nutrientes, 52
- - ferro, 54
- - micronutrientes, 53
- - proteínas, 52, 364
- - vitaminas
- - - A, 53
- - - C, 53
- - - D, 54
- - zinco, 55
- sintomas e sinais digestivos comuns, orientação nutricional, 92
- - anemia ferropriva, 93
- - constipação intestinal, 93
- - flatulência, 93
- - náuseas e vômitos, 92
- - picamalácia, 93
- - pirose (azia), 92
- - sialorreia (salivação excessiva), 93
- única, avaliação do estado nutricional, 46
- - ganho ponderal, 47
- - pré-gestacional, 46
Glicemia, 34
Gorduras
- características, 131
- fontes alimentares, 131
- funções, 131

H

Hematócrito, 30
Hemoglobina, 29
- glicosilada, 36
Hidrogenação, 366
Higienização dos alimentos, utensílios e mãos, 125
Hipertensão arterial, 207
- adolescentes, 208
- características da dieta, 210
- crônica, 95, 97
- diagnóstico, 208
- escolares, 208
- etiologia, 207
- gestacional, 97
- lactentes, 208
- objetivos da terapia nutricional, 210
- pré-escolares, 208
- recém-nascidos, 208
- recomendações, 210
- rotulagem nutricional, 350
- transitória, 97
- tratamento, 209
Hiperuricemia, 241
- características da dieta, 242
- diagnóstico, 241

- objetivos do tratamento, 242
- recomendações, 243
Hipoglicemia, 257
História alimentar, 25

I

Imunidade, sinais de deficiências nutricionais, 69
Índice glicêmico, 250, 365
Insulina, 36
- tratamento, 246
Intolerância alimentar, 191
- características da dieta, 194
- classificação, 192
- diagnóstico, 192
- lactose, 191
- objetivos da terapia nutricional, 194
- recomendações, 194
- sinais e sintomas, 192
- tratamento, 193
Introdução de novos alimentos, 124

J

Jejunostomia, 315

L

Lábios, sinais de deficiência nutricional, 69
Lactação, recomendações nutricionais, 61-65
- características da dieta, 62
- fatores de risco na dieta da nutriz, 63
- - álcool, 63
- - cafeína, 64
- - edulcorantes, 64
- - leite de vaca, 64
- - vegetais, 64
- necessidades nutricionais, 62
- - carboidratos, 62
- - energia, 62
- - lipídios, 63
- - minerais, 63
- - proteína, 62
- - vitaminas, 63
- objetivos da terapia nutricional, 62
- retenção e perda ponderal no pós-parto, 61
Laxantes, 166

Leite
- integral
- - líquido, 128
- - pó, 127
- materno
- - cru, composição, 110
- - ordenha e armazenamento, 114
- - reconstituição, 126
- vaca, na lactação, 64
Lipídios, 366
Líquido
- ingestão para crianças e adolescentes, 79
- oferta, 124

M

Macronutrientes
- adolescentes, 77
- crianças, 77
- leite humano, 110
Magnésio, 371
Massa muscular, sinais de deficiências nutricionais, 69
Maturação sexual, 74
Micronutrientes, recomendações
- crianças e adolescentes, 79
- gestação gemelar, 57
- leite humano, 110
Minerais, 367
- características, 131
- fontes alimentares, 131
- funções, 131
Mucosas, sinais de deficiências nutricionais, 69

N

Náuseas e vômitos, orientação nutricional, 91
Necessidades nutricionais/recomendações nutricionais
- carboidratos, 62
- crianças e adolescentes, 76
- - macronutrientes, 77
- energéticas
- - crianças e adolescentes, 77
- - gestação gemelar, 56
- - lactação, 62
- lactação, 62
- - lipídios, 63
- - minerais, 63

- - proteínas, 62
- - vitaminas, 63
Nefropatias, 213-223
- doença renal crônica, 213
- transplante renal, 221
Novos alimentos, introdução, 124
- frequência e horários, 126
Nutrição
- enteral, 313-338
- - administração, 334
- - administração, métodos, 316
- - complicações, 316
- - dietas artesanais, 330
- - fórmulas e suplementos, 319-328
- - monitoramento, 333, 334
- - necessidades nutricionais, 317
- - preparações, 334, 335
- - seleção da dieta, 318
- - seleção da via de acesso, 314
- - tipos de sonda, 315
- materna, 85-93
- - açúcares, doces, óleos e gorduras, 86
- - ajustes fisiológicos na gestação, 91
- - alimentação saudável, 85
- - arroz e feijão, 86
- - carne e ovos, 86
- - cereais, 86
- - dieta, características, 92
- - distribuição de nutrientes por grupo de alimentos, 85
- - doces, 86
- - fatores de risco na dieta, 88
- - - álcool, 90
- - - alimentos alergênicos, 91
- - - cafeína, 88
- - - chá, 91
- - - edulcorantes, 88
- - frutas, 86
- - gorduras e óleos, 86
- - laticícios, 86
- - leguminosas, 86
- - leite e derivados, 86
- - líquidos, 86
- - objetivos da terapia nutricional, 92
- - sinais e sintomas digestivos comuns na gestação, orientação nutricional, 92
- - - anemia ferropriva, 93
- - - constipação intestinal, 93
- - - flatulência, 93
- - - náuseas/vômitos, 92
- - - picamalácia, 93
- - - pirose (azia), 92
- - - sialorreia (salivação excessiva), 93
- - temperos, 86
- - vegetais, 86
Nutrientes, distribuição por grupo de alimentos, 85

O

Obesidade, 137-145
- características da dieta, 144
- classificação, 137
- diagnóstico, 138
- etiologia, 137
- objetivos da terapia nutricional, 144
- prevenção, 144
- recomendações gerais, 144
- tratamento, 140
- - dietético, 141
Obstipação intestinal, ver Constipação intestinal
Olhos, sinais de deficiências nutricionais, 69
Ossos, sinais de deficiências nutricionais, 69

P

Papas salgada e de frutas
- consistência, 123
- frequência, 124
- preparo, 123
- quantidade, 124
Paralisia cerebral, 269-311
- atáxica, 270
- avaliação antropométrica, 271
- características da dieta, 273
- classificação, 270
- coreoatetósica, 270
- curvas para avaliação do estado nutricional (GMFCS), 276-311
- - estatura para idade, 278, 279, 284, 285, 290, 291, 296, 297, 302, 303, 308, 309
- - IMC para idade, 280, 281, 286, 287, 292, 293, 298, 299, 304, 305, 310, 311
- - peso para idade, 276, 277, 282, 283, 288, 289, 294, 295, 300, 301, 306, 307
- diagnóstico, 269

- espástica, 270
- estimativa da altura de pacientes, 272
- etiologia, 269
- incidência, 269
- mista, 270
- necessidades nutricionais, 272
- objetivos da terapia nutricional, 273
- recomendações, 273
- repercussões nutricionais, 270
- tratamento dietético, 273

Pele, sinais de deficiências nutricionais, 69
Perfil lipídico, 36
Perímetros
- cefálico (PC), 72
- torácico (PT), 72

Peso, controle (rotulagem nutricional), 354
Picamalácia, orientação nutricional, 93
Pirâmide dos alimentos, 131, 363
Pirose, orientação nutricional, 92
Plasticidade cerebral, 270
Pós-parto, retenção e perda ponderal, 61
Potássio, 38, 367
Pré-eclâmpsia, 97
Pressão arterial (PA), 95
Probióticos, 175
Promoção da saúde, 130
Proteínas, 364
- características, 131
- fontes alimentares, 131
- funções, 131
- recomendações na gestação gemelar, 57

Q

Questionário de frequência alimentar, 24

R

RDA (ingestão dietética recomendada), 362
Receitas, 381
- crianças no primeiro ano de vida, 382
- diabéticos, 388
- equivalência de pesos e medidas, 381
- hipercalóricas, 387
- laxantes, 385
- saudáveis, 384
- sem glúten, 391
- sem lactose e proteína do leite de vaca, 392

Reconstituição do leite, 126
Recordatório de 24h, 24
Refluxo gastresofágico, 177-180
- características da dieta, 179
- diagnóstico, 178
- etiologia, 178
- objetivos da terapia nutricional, 179
- recomendações, 179
- tratamento, 178

Registro alimentar, 25
- pesado, 25

Rins, 213
Rotulagem nutricional, 345
- alimentos para fins especiais, 349
- componentes, 345
- conteúdo líquido e drenado, 346
- denominação de venda do alimento, 345
- informação nutricional
- - alergias alimentares, 356
- - alimentos
- - - à base de cereais, 357
- - - transição, 357
- - complementar, 349
- - controle do peso, 354
- - diabetes, 351
- - dislipidemias, 353
- - doença
- - - cardiovascular, 353
- - - celíaca, 355
- - fenilcetonúricos, 356
- - fórmulas infantis, 356
- - hipertensão, 350
- - obrigatória, 347
- lista de ingredientes, 346
- lote, identificação, 346
- origem, identificação, 346
- prazo de validade, 347
- preparo e instruções de uso do produto, 347

S

Sal, consumo, 97
Salivação excessiva, orientação nutricional, 93
Sialorreia, orientação nutricional, 93
Síndrome(s)
- HELLP, 97
- hipertensivas da gestação (SHG), 95
- - dieta, características, 99

- - etiologia, 96
- - recomendações gerais, 100
- - terapia nutricional, objetivos, 99
- - tratamento, 96
- - - dietético, 98
Sódio, 32, 99, 367
Suplemento de ferro, 160

T

Taxa
- filtração glomerular, 213
- metabolismo basal, crianças e adolescentes, 78
Tecido adiposo, sinais de deficiências nutricionais, 69
Terapia de nutrição enteral (TNE), 313
Teste oral de tolerância à glicose (TOTG), 35
Transferrina, 31
Transplante renal, 221
- características da dieta, 222
- definição, 221
- objetivos da terapia nutricional, 222
- recomendações, 223
- terapia nutricional, 221

U

UL (limite superior tolerável de ingestão), 362
Ureia, 37

V

Vegetais na lactação, 64

Vigência de baixo peso, 70
Vitamina(s), 372
- A, 33, 372
- - gestação, recomendações, 53
- B_1 (tiamina), 372
- B_{12} (cianocobalamina), 33, 375
- B_2 (riboflavina), 373
- B_3 (niacina), 373
- B_5 (ácido pantotênico), 374
- B_6 (piridoxina), 374
- B_9 (ácido fólico, folato), 375
- C (ácido ascórbico), 34, 375
- - gestação, recomendações, 53
- características, 131
- D, 33, 376
- - gestação, recomendações, 54
- E, 376
- fontes alimentares, 131
- funções, 131
- K, 34, 377

X

Xantelasmas, 230
Xantomas, 230

Z

Zinco, 371
- recomendações, 32
- - gestação, 55

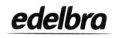

Impressão e Acabamento
E-mail: edelbra@edelbra.com.br
Fone/Fax: (54) 3520-5000
Impresso em Sistema CTP